I0042064

TRAITÉ

DE

PHARMACIE GALÉNIQUE

11.704 — 8.
13.192 — 13.19D

Tout exemplaire de cet ouvrage non revêtu de ma signature sera réputé contrefait.

PARIS. — IMPRIMERIE ÉMILE MARTINET, RUE MIGNON, 2.

11.705

TRAITÉ

DE

HARMACIE GALÉNIQUE

PAR

A. EDME BOURGOIN

Docteur ès sciences.

Professeur à l'École supérieure de pharmacie de Paris, professeur agrégé à la Faculté
de médecine de Paris, membre de l'Académie de médecine, etc.

Avec 89 figures intercalées dans le texte

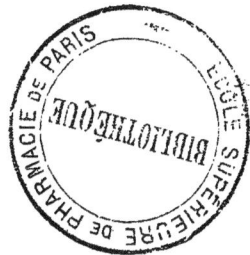

BIBLIOTHÈQUE ÉCOLE SUPÉRIEURE DE PHARMACIE DE PARIS

PARIS

ADRIEN DELAHAYE et ÉMILE LECROSNIER, ÉDITEURS

PLACE DE L'ÉCOLE-DE-MÉDECINE

1880

Tous droits réservés.

A

M. CHATIN

DIRECTEUR DE L'ÉCOLE SUPÉRIEURE DE PHARMACIE DE PARIS
MEMBRE DE L'INSTITUT
MEMBRE DU CONSEIL SUPÉRIEUR DE L'INSTRUCTION PUBLIQUE, ETC.

HOMMAGE DE RESPECTUEUX ATTACHEMENT

EDME BOURGOIN.

PRÉFACE

Ce livre n'est ni un compendium de pharmacie, comme celui de Deschamps, d'Avallon; ni un recueil de formules, à la manière de l'officine de Dorvault; ni même un traité didactique complet, comme celui de Soubeiran : j'ai voulu simplement y développer les principales questions qui font partie du domaine de la pharmacie galénique.

Il s'adresse donc surtout aux élèves, à ceux qui préparent leurs examens semestriels ou définitifs, aux candidats pour l'internat en pharmacie, aux étudiants en médecine et aux médecins qui désirent s'initier à la préparation des médicaments officinaux et magistraux. Il sera utile aussi, je l'espère, aux praticiens qui tiendront à se mettre au courant des récents progrès de la science.

Depuis la ruine de la polypharmacie et l'introduction rationnelle, en thérapeutique, des médicaments simples, la pharmacie galénique a subi de profondes modifications. Elle pourra encore se transformer, se modifier, se simplifier, par l'abandon de formules compliquées, mais elle ne sera jamais détruite, parce que la *forme* du médicament aura toujours une influence capitale dont il est impossible au clinicien de ne point tenir compte : l'extrait d'opium, le laudanum de Sydenham, la décoction blanche, par exemple, ne seront jamais remplacés exactement ni par la morphine, ni par le phosphate de chaux simplement pulvérisé.

Je divise ce traité en trois parties.

Dans la première partie, je m'attache aux généralités, à l'élection et à la récolte, à la description des opérations pharmaceutiques, physiques ou chimiques, qui sont indispensables à connaître pour confectionner les médicaments. J'y rattache les produits qui en découlent plus spécialement, comme le noir animal, l'amidon torréfié, les poudres médicamenteuses.

Bien des systèmes ont été proposés pour classer les médicaments au point de vue pharmacologique. Je me contente de les diviser en médicaments *internes* et en médicaments *externes*. Cette division est simple et d'une haute utilité dans la pratique. A la vérité, la ligne de démarcation n'est pas toujours parfaitement tranchée, mais il est toujours facile de rapporter chaque médicament à la section qui lui convient. Le laudanum de Sydenham, par exemple, quelquefois employé à l'intérieur, vient se ranger naturellement parmi les vins médicinaux ; l'huile phosphorée trouve sa place parmi les huiles médicinales, etc.

Le deuxième livre comprend la description des médicaments *internes ;* le troisième, celle des médicaments *externes.* Je passe successivement en revue les préparations les plus importantes, en suivant à peu près la marche du Codex, c'est-à-dire en commençant par les plus simples et en finissant, autant que possible, par les plus complexes.

J'insiste de préférence sur le mode de préparation de chaque médicament et sur sa composition chimique, en laissant volontairement dans l'ombre les détails qui sont plus particulièrement du ressort de la matière médicale.

Puisse ce livre être utile à la jeunesse des écoles, et je serai amplement récompensé du travail qu'il m'a coûté.

Paris. — Août 1880.

TABLE DES MATIÈRES

ET DES CHAPITRES CONTENUS DANS L'OUVRAGE

LIVRE PREMIER

OPÉRATIONS PHARMACEUTIQUES

LIVRE DEUXIÈME

MÉDICAMENTS INTERNES

MÉDICAMENTS OBTENUS PAR SOLUTION

HYDROLÉS

TABLE. XI

MÉDICAMENTS ANOMAUX

LIVRE TROISIÈME

MÉDICAMENTS EXTERNES

DOCUMENTS

TABLE.   XIII

FIN DE LA TABLE DES MATIÈRES

TRAITÉ

DE

PHARMACIE GALÉNIQUE

LIVRE PREMIER

GÉNÉRALITÉS

CHAPITRE PREMIER

OBJET DE LA PHARMACIE. — DU MÉDICAMENT. — ALLOPATHIE ET HOMÉOPATHIE

On définit ordinairement la pharmacie : l'art de préparer les médicaments. C'est ce que l'on peut en dire de plus général, cette dénomination étant parfaitement appropriée à son objet, car elle tire son origine du mot grec φάρμαχον, médicament.

Néanmoins, on peut dire que la pharmacie est à la fois une science et un art.

C'est un art, car elle exige de celui qui veut la pratiquer un laborieux apprentissage.

C'est une science, car elle est soumise à des lois qu'on ne saurait impunément éluder; elle s'appuie sur des principes nettement définis, sur des règles établies par l'expérience et sanctionnées par toutes les recherches scientifiques modernes.

En raison de ce double caractère, elle appelle à son secours les sciences qui l'environnent, notamment la physique, la chimie, l'histoire naturelle.

Le pharmacien pèse, mesure les médicaments qu'il confectionne. Il utilise le calorique pour préparer les infusions, les digestions, les décoctions; pour séparer les principes volatils contenus dans les matières organiques, par exemple dans la préparation des eaux distillées et dans celle des alcoolats.

Il met à contribution les sciences naturelles pour apprendre à connaître et à classer les matières minérales, les végétaux, les animaux ou parties d'animaux employés en médecine.

Mais c'est surtout à la chimie qu'il fait les emprunts les plus nombreux. Après avoir été en quelque sorte le berceau de la chimie, la pharmacie prend à celle-ci ses procédés les plus délicats d'analyse immédiate, ses méthodes les plus exactes pour préparer cette multitude de corps que l'on comprend maintenant sous le nom de médicaments chimiques.

Par la rigueur de ses méthodes, par les connaissances spéciales qu'elle exige de ceux qui la cultivent, la pharmacie est donc à la fois une science et un art, et l'on peut dire ici que l'art et la science sont inséparables. Le premier cependant a la prééminence, car il est primordial et fondamental : il pose des problèmes à la science, qui les examine, les résout, et la puissance de l'art se trouve par là augmentée et fortifiée. Citons quelques exemples à l'appui de cette proposition.

Voici des végétaux marins torréfiés, formant, par exemple, la base de la célèbre poudre de Sancy. L'expérience a appris depuis longtemps que cette préparation est très efficace dans un certain nombre de maladies : pourquoi guérit-elle le goître? La science nous enseigne qu'elle doit cette propriété à l'iode qu'elle renferme, fait qui ne pouvait être mis en lumière qu'après la belle découverte de Courtois.

Les pilules de Blaud se préparent en prenant parties égales de sulfate de fer et de carbonate de potasse. Le premier de ces sels est astringent et irritant; à haute dose, il agit comme poison et détermine des effets éméto-cathartiques. Le second est alcalin, caustique, d'un usage dangereux à l'intérieur. Par le mélange de ces deux corps, il y a double décomposition, formation d'un sel ferreux inoffensif, qui rend de précieux services à la thérapeutique. Mais ce nouveau sel est peu stable, il se péroxyde avec la plus grande facilité au contact de l'air, ce qui est un inconvénient, les recherches de M. Cl. Bernard nous ayant appris que les sels de fer ne peuvent être utilisés par l'organisme qu'à l'état de protosels. On s'explique dès lors les modifications apportées à la formule primitive, qui donnait un produit trop altérable, puis finalement l'abandon presque complet des pilules de Blaud et l'emploi général des pilules de Vallet, qui sont d'une meilleure conservation.

On avait observé depuis longtemps que le looch blanc du codex, additionné de calomel, ne tarde pas à prendre une teinte grisâtre, et peut devenir, à la suite de cette addition, un violent poison. Les recherches de Bussy et Buignet nous donnent définitivement la véritable explication de ce fait étrange : le liquide laiteux, au lieu de ne contenir que quelques dixièmes de milligrammes d'acide cyanhydrique, provenant du dédoublement de l'amygdaline, renferme alors un autre poison tout aussi redoutable, le sublimé corrosif. De là le précepte de supprimer les amandes amères dans un looch qui doit contenir du calomel en suspension.

Sans multiplier les exemples qui précèdent, concluons donc que l'art et la science sont inséparables, qu'ils doivent être également cultivés par le praticien.

Il résulte aussi de là que l'on ne saurait diviser la pharmacie, comme on l'a proposé quelquefois, en pharmacie théorique et en pharmacie pratique. Pour les besoins de l'étude, et pour nous conformer à la méthode d'enseignement généralement suivie nous la diviserons en pharmacie galénique et en pharmacie chimique, en donnant toutefois à la première de ces divisions une signification différente de celle qui lui avait été attribuée par les anciens.

La *pharmacie chimique* s'occupe de l'étude des médicaments simples ou composés, en général bien définis, tels qu'on les trouve dans la première partie du codex : les corps simples, les acides, les oxydes, les sels, les alcaloïdes, etc.

Sous la dénomination de *pharmacie galénique*, on ne doit pas entendre la pharmacie de Galien ou des anciens auteurs, la polypharmacie en un mot, mais bien celle qui comprend l'ensemble des médicaments préparés spécialement dans les officines, comme les poudres, les potions, les pommades, les extraits, les eaux distillées, etc.

La pharmacie galénique, ainsi comprise, formera la base de ce traité. Elle y sera exposée au double point de vue de la pratique et de la théorie. Son histoire se liant intimement à celle du médicament, il convient tout d'abord de définir ce dernier.

En général, il est facile de différencier les aliments, les médicaments et les poisons.

Les aliments comprennent toutes les substances qui servent ou sont susceptibles de servir à la nutrition. Les uns s'adressent de préférence à l'assimilation et sont utilisés pour réparer les pertes de l'organisme; ce sont les matières albuminoïdes, constituant les aliments *réparateurs* ou *plastiques*. Les autres favorisent l'assimilation, développent surtout du calorique par leur combustion facile avec l'oxygène; ce sont les aliments *respiratoires* ou *combustibles*, comprenant les matières grasses, saccharines et féculentes.

Le médicament, comme son nom l'indique, a pour objet la guérison des maladies, quelle que soit du reste sa nature, qu'il tire son origine du règne organique ou du règne inorganique.

Sous le nom générique de poisons, on comprend toutes les substances qui, introduites dans l'économie par une voie quelconque, agissent d'une manière nuisible sur le sang et sur les tissus.

D'une manière générale, on peut dire que les aliments sont des modificateurs de la santé; les médicaments, des modificateurs de la maladie. Les premiers sont indispensables à l'homme sain, désagréables et parfois nuisibles aux malades; les seconds, au contraire, sont désagréables à l'homme sain, utiles, nécessaires, sinon agréables à l'homme malade.

Mais, de même que la ligne de démarcation entre les aliments plastiques et respiratoires ne saurait être tracée d'une manière absolue, de même ici tel aliment devient parfois médicament ou réciproquement, comme c'est le cas des boissons et des bouillons alimentaires, qui peuvent devenir médicamenteux.

Bien plus, la manière d'envisager le médicament a souvent varié dans l'histoire de la science et suivi les fluctuations des doctrines médicales.

Certains réformateurs, Broussais par exemple, venant à nier la maladie, ou plus exactement ne la considérant que comme un *accident*, une simple perturbation physiologique, ont, par une conséquence logique, nié le médicament. Dans ce cas, la médecine devient nécessairement expectative, elle se réduit à quelques principes hygiéniques, et la pharmacologie dès lors n'a plus sa raison d'être. Dans un semblable système, toute distinction de nature entre les maladies disparaît, le médicament devient inutile, et la ruine de la pharmacie galénique entraîne nécessairement celle de la matière médicale. Mais les faits sont plus forts que les théories purement spéculatives, et de telles doctrines, plutôt physiologiques que médicales, sont toujours destinées à disparaître avec les auteurs qui les ont préconisées.

Il est une autre école qui a eu un grand retentissement et qui possède encore des adeptes : je veux parler de l'homéopathie.

Si l'homéopathie venait à prévaloir définitivement, il faudrait changer de fond en comble la pharmacologie actuelle. Arrêtons-nous donc un instant ici, et faisons voir que ce système, pas plus que celui de Broussais, n'est en rapport avec la réalité des choses.

Au point de vue pharmacologique, il y a dans l'homéopathie deux choses à considérer : 1° une idée nouvelle du médicament; 2° une manière nouvelle de l'administrer.

Pour Hahnemann, un médicament est une substance qui possède une propriété morbifique particulière, c'est-à-dire qui est susceptible de faire naître une maladie artificielle; celle-ci possède à son tour la propriété de faire disparaître la maladie naturelle à laquelle elle ressemble le plus, soit en s'y substituant, soit en l'épuisant, et par suite en faisant disparaître les actions morbides. D'où la création du *similia similibus*, opposé à l'adage hippocratique : *Contraria contrariis curantur*. A son tour, la maladie artificielle, n'étant point d'ailleurs dangereuse par elle-même, n'a qu'une courte durée et s'éteint spontanément dès qu'elle a détruit la maladie primitive.

D'autre part, comme la cause efficiente des maladies naturelles, toujours d'après le réformateur allemand, consiste dans une aberration dynamique, ou, si l'on veut, dans un changement immatériel de notre être, il en résulte que le médicament ne peut agir que par ses propriétés dynamiques; ses propriétés physiques et chimiques ne comptant plus pour rien, il convient de dégager sa vertu curative par une extrême division. De là l'emploi des dilutions illimitées dans un véhicule neutre qui n'est qu'un support dynamisé, l'usage de doses infinitésimales.

Pour justifier la première de ces propositions, l'action substitutive des médicaments, Hahnemann cite l'exemple de la vaccine, qui préserve de la variole. Cela est vrai; mais la vaccine se substitue-t-elle à la variole? nullement, car le vaccin ne guérit pas la variole. Sans doute il agit à dose extrêmement faible, à la manière des virus, des miasmes, des venins; mais comprendre ces derniers sous le nom de médicaments, c'est faire preuve de plus d'adresse que de raison. En effet, un virus peut se propager, se reproduire, se multiplier au point d'infecter toute la masse du sang, comme les bactéridies de la maladie charbonneuse. Qui oserait soutenir qu'il en est de même d'un médicament?

Quant à l'action tout à la fois morbifique et substitutive attribuée par Hahnemann au médicament, elle est démentie par les faits, même les plus vulgaires. Il arrive souvent à un expérimentateur de rester exposé pendant toute une journée aux émanations de la cuve à mercure; or, d'après les expériences de Merget, dans les ateliers de tain, les vapeurs mercurielles sont répandues partout, depuis le plancher jusqu'au plafond : a-t-on jamais vu dans ces conditions le chimiste ou l'ouvrier contracter les maladies que le mercure guérit?

Voici du sulfate de quinine. A faible dose il peut enrayer une fièvre paludéenne qui va foudroyer l'organisme : a-t-on observé une seule fois que ce sel, à n'importe quelle dose, a déterminé chez l'homme sain une maladie de nature analogue?

La doctrine homéopathique ne se soutient donc par aucun côté. Elle se réduit, en somme, à la médecine stahlienne ou expectative, avec la grandeur en moins et le charlatanisme en plus.

Ajoutons cependant, pour être juste, que lorsqu'un système a su capter l'attention des savants et réunir de nombreux adeptes, c'est qu'il répond nécessairement à certaines aspirations et qu'il peut dès lors indirectement conduire à quelques conséquences heureuses. C'est le cas de l'homéopathie, qui a produit, au point de vue pharmacologique, deux résultats utiles :

1° Elle a remis en honneur les médicaments simples, et par suite contribué à nous débarrasser d'une foule de remèdes indigestes empruntés à la polypharmacie.

2° Elle a fait connaître les alcoolatures, ces remèdes précieux qui sont les teintures mères des homéopathes.

Cette digression sur l'homéopathie était nécessaire pour faire justice d'un système condamné encore plus par les faits que par le sens commun. Revenons maintenant à la saine notion du médicament.

La doctrine allopathique admet avec raison que le médicament agit par impression, c'est-à-dire par l'ensemble de ses propriétés physiques et chimiques. C'est ce que l'expérience indique de la façon la plus nette pour tout esprit non prévenu. Au surplus, les recherches modernes, celles de M. Cl. Bernard, par exemple, ne peuvent laisser aucun doute sur ce point. Seulement, d'après leur mode d'action, il est nécessaire de distinguer plusieurs espèces de médicaments.

D'abord ceux qui, administrés à doses suffisantes, peuvent modifier certains actes physiologiques. Tel est le cas de l'eau de Seltz, qui facilite la digestion ; de la rhubarbe, qui, à doses faibles et répétées, combat la constipation. Refuserons-nous à l'eau de Seltz et à la rhubarbe le titre de médicaments, par cela seul qu'on peut les prendre impunément en état de santé ? évidemment non. Cette première catégorie de médicaments se différencie nettement des poisons.

Il est d'autres substances qui, administrées à l'homme en santé, modifient les propriétés physiologiques des organes et sont susceptibles d'exciter en même temps une ou plusieurs propriétés morbides. C'est ainsi que l'opium agit dans plusieurs circonstances comme un excellent médicament, et dans d'autres comme un véritable poison. La chimie nous donne la clef de cette apparente anomalie, car elle nous révèle que ces médicaments sont en réalité fort complexes et que plusieurs principes immédiats de propriétés diverses se trouvent réunis sous un petit volume.

Enfin, il est une troisième classe de médicaments dont les effets

physiologiques ne sont nullement en rapport avec les propriétés
thérapeutiques. Ce sont surtout les médicaments spécifiques,
comme le mercure, l'iode, le quinquina.

Sans nous étendre davantage sur ce point des doctrines médicales, et, pour nous en tenir strictement au point de vue pharmacologique, nous diviserons simplement les médicaments en deux
classes :

1° Les médicaments pour usage interne ;

2° Les médicaments pour usage externe.

Les uns et les autres peuvent être officinaux ou magistraux,
simples ou composés.

Est-il nécessaire d'ajouter qu'une substance à telle dose peut
être un remède héroïque, et à telle autre dose un poison des plus
dangereux. D'où la nécessité pour le pharmacien de connaître les
principales règles de la posologie, bien que ces notions ne fassent
pas essentiellement partie de l'enseignement pharmaceutique.

CHAPITRE II

ÉLECTION ET RÉCOLTE

MATIÈRES MINÉRALES : CRAIE; ARGILES; ÉPITHÈME ARGILEUX. — MATIÈRES ANI-
MALES : SCINQUE; HYRACEUM; YEUX D'ÉCREVISSES; TRÉHALA; CLOPORTES; TOILES
D'ARAIGNÉES; ÉPONGES.

La pharmacie considérée pratiquement a pour objet :
1° La collection des substances médicamenteuses;
2° La préparation des médicaments;
3° Leur conservation.

On entend par *collection* la récolte des drogues simples, le choix que l'on doit en faire avant de les transformer en médicaments.

Élection et récolte des matières minérales.

Les substances médicamenteuses tirent leur origine du règne inorganique et du règne organique. Le premier comprend les minéraux; le second, les animaux et les végétaux.

Les substances minérales tirées directement du sol sont peu nombreuses. On peut même remarquer que le pharmacien n'en récolte pour ainsi dire aucune, soit parce qu'elles existent rarement dans les localités qu'il habite, soit parce qu'il trouve plus économique de les acheter ou de les préparer de toutes pièces.

Cependant quelques-unes peuvent être récoltées directement. La seule recommandation à faire dans ce cas, c'est de les prendre dans le plus grand état de pureté possible et de se laisser guider par les préceptes de la minéralogie. Exemples :

Antimoine (natif, sulfuré, oxydé, kermès minéral).

Oxydes de manganèse (hausmanite, braunite, acerdèse, pyrolusite).

Carbonate de chaux (craie, marbre, calcaire).

Phosphate de chaux (apatite, phosphorite, coprolithes).

Argiles (kaolin, bols, ocres, terre à foulon, etc.).

Au besoin on peut les purifier ou même les préparer directement, comme le carbonate de chaux.

Veut-on, par exemple, purifier le phosphate de chaux, que l'on rencontre en si grande abondance dans presque toutes les régions de la France ? On dissoudra le minerai pulvérisé dans l'acide azotique ou dans l'acide chlorhydrique et on précipitera la solution filtrée par l'ammoniaque.

A propos des matières minérales, nous dirons seulement ici quelques mots de la craie, si répandue dans le bassin de Paris, et des argiles qui font partie d'un certain nombre de médicaments.

La craie est une substance blanche, opaque, très tendre, souvent pulvérulente, faisant effervescence avec les acides.

Elle est du reste loin de se présenter partout avec les mêmes caractères, le même degré de pureté, ce qui tient à ce que son origine est variable. Aussi distingue-t-on : 1° la craie *blanche*, qui est la plus pure ; 2° la craie *tuffeau*, qui offre parfois assez de solidité pour servir de pierre à bâtir ; 3° la craie *chloritée*, qui doit son nom à la multitude de petits grains verts qu'elle renferme à l'état de mélange.

On y trouve de nombreux débris organiques, principalement des mollusques qui se différencient de ceux que nous connaissons aujourd'hui. Bien plus, d'après les recherches microscopiques d'Ehrenberg, la craie serait en grande partie formée par la dépouille fossile d'êtres organisés appartenant à la famille des Nautilites et à celle des Polythalamies. Ces êtres sont tellement petits qu'un morceau de craie du poids de 500 grammes en renferme plus de dix millions !

La craie constitue des terrains d'une immense étendue dans toutes les parties du monde. En France, elle entoure de tous côtés le bassin parisien : d'une part, par la Touraine, la Sologne et la Normandie ; de l'autre, par la Picardie, l'Artois et l'Auxerrois.

Elle constitue toutes les falaises, depuis Calais jusqu'à Honfleur, traverse la Manche et se retrouve sur les côtes d'Angleterre. Dans la Champagne elle apparaît à la surface du sol, qu'elle rend à peu près stérile. Enfouie sous le terrain parisien, elle affleure cependant à Bougival, et surtout au sud de Paris, à Meudon.

Paris tire la craie dont il a besoin de ces deux dernières localités. Cependant, en pharmacie, lorsque l'on veut se procurer du carbonate de chaux en poudre impalpable et parfaitement pur, il est préférable de décomposer un sel de chaux soluble, par exemple le chlorure de calcium, par une solution de carbonate de soude :

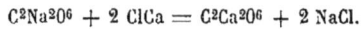

$$C^2Na^2O^6 + 2 \ ClCa = C^2Ca^2O^6 + 2 \ NaCl.$$

Les argiles sont essentiellement constituées par du silicate d'alumine hydraté. Généralement elles sont douces et onctueuses au toucher, happent à la langue, forment avec l'eau une pâte liante qui peut revêtir les formes les plus variées.

Les argiles pures sont uniquement formées de silice, d'alumine et d'eau; mais elles contiennent souvent de la chaux, de la magnésie, du fer, du carbonate de chaux. Ces matières étrangères changent assez les propriétés générales des argiles pour qu'il soit nécessaire de distinguer quatre catégories :

1° Les argiles pures, infusibles ou apyres ;

2° Les argiles fusibles ;

3° Les argiles ferrugineuses ;

4° Les argiles effervescentes ou marnes argileuses.

Les argiles pures restent blanches au feu et y sont complètement infusibles. Lorsqu'on les chauffe, elles abandonnent de l'eau, prennent du retrait, acquièrent une dureté considérable et perdent la propriété de faire pâte avec l'eau.

La plus importante de toutes est le kaolin, qui provient de la décomposition lente des roches feldspathiques, notamment des pegmatites, des granites et des porphyres. Dans les environs de Limoges, on peut suivre toutes les phases de la décomposition, depuis le silicate double d'alumine alcalin, qui est le feldspath, jusqu'au silicate d'alumine hydraté, qui constitue le kaolin.

A côté du kaolin, qui sert à fabriquer la porcelaine, viennent prendre place les argiles *plastiques*, qui sont moins pures et qui ne servent qu'à fabriquer des poteries, dites de grès, ou des faïences opaques. Elles sont compactes, douces au toucher, quelquefois translucides, susceptibles de former avec l'eau une pâte très liante et très tenace. Elles renferment toujours de petites quantités de chaux, de magnésie, d'oxyde de fer.

Lorsque la proportion de ces oxydes augmente notablement, les argiles se délitent plus facilement dans l'eau et deviennent fusibles à une haute température. Elles sont utilisées à la confection des poteries communes, des fourneaux; les modeleurs s'en servent sous le nom de *terre glaise*. Cette argile est très commune au sud de Paris, à Vanves, à Vaugirard, à Arcueil-Cachan. On la rencontre également au nord de la capitale, à Montmartre par exemple; mais elle est alors mélangée à une grande quantité de carbonate de chaux et elle prend plus spécialement le nom de marne argileuse.

Les argiles ferrugineuses sont les plus importantes à connaître pour le pharmacien.

Elles doivent leur couleur jaune ou d'un rouge plus ou moins foncé aux quantités variables d'oxyde de fer qu'elles renferment. On y distingue plusieurs variétés :

1° La *sanguine*, argile d'un rouge vif, à texture compacte, qui sert à fabriquer des crayons, en raison de la propriété qu'elle possède de laisser sur le papier des traces d'un rouge vif.

2° Le *bol d'Arménie*, argile ocreuse rouge, qui était autrefois retirée d'Orient, mais que l'on se procure maintenant en France, dans les environs de Blois et de Saumur. Elle est plus compacte, plus dure, d'un rouge moins vif que la précédente. Elle renferme ordinairement des grains siliceux qu'il convient de séparer par dilution, lorsqu'elle doit servir à la préparation de l'électuaire diascordium.

3° La *terre sigillée*, argile ocreuse pâle, sous forme de petits pains orbiculaires, aplatis et marqués d'un cachet. Elle renferme moins d'oxyde de fer que le bol d'Arménie. Elle fait partie de quelques préparations galéniques, notamment de la confection d'hyacinthe.

4° L'*ocre jaune*, argile assez homogène, presque pulvérulente, que l'on rencontre dans la Brie, dans les départements de la Nièvre et du Cher. Calcinée, elle constitue l'ocre rouge qui est utilisée dans la peinture en bâtiments.

5° La *terre d'Ombre*, argile terreuse, sans consistance, d'un grain très fin, se délayant facilement dans l'eau. Elle nous vient du Levant, et surtout de la province d'Ombrie, en Italie.

6° La *terre de Sienne*, qui nous vient également d'Italie. Elle est compacte, en petites masses d'un brun rougeâtre, à cassure luisante. Calcinée, elle prend une couleur brun rougeâtre très foncé. Comme la précédente, elle est très estimée dans la peinture.

Depuis longtemps l'argile humide est employée dans la médecine vétérinaire. Récemment M. P. Vigier a proposé de s'en servir en chirurgie pour le pansement des plaies, à la condition toutefois de la mélanger à de la glycérine, afin de mieux l'appliquer à l'usage médical.

Pour faire cet épithème argileux, on prend :

> Argile fine et humide...................... 100 grammes.
> Glycérine................................. 50 —

On triture le tout dans un mortier ; on obtient ensuite un mélange exempt de grumeaux, parfaitement homogène, en terminant l'opération sur un porphyre.

Lorsque l'on ne peut utiliser que de l'argile desséchée, il faut tenir compte de l'eau perdue, et alors la formule prend la forme suivante :

> Argile pulvérisée finement................. 75 grammes.
> Eau...................................... 25 —
> Glycérine................................. 50 —

Pour se servir de cette préparation, on l'étale sur un linge en couche peu épaisse. Afin d'éviter que la masse ne se dessèche, on recouvre le pansement d'une feuille de taffetas gommé ou mieux de gutta-percha.

Cet épithème adhère à la peau, empêche le glissement et ne se corrompt jamais, ce qui lui donne un avantage incontestable sur les corps gras. Il isole parfaitement les plaies du contact de l'air,

bonne condition pour diminuer la suppuration et avancer la ci-
catrisation.

Élection et récolte des matières animales.

Autrefois les remèdes tirés du règne animal étaient très nombreux. On peut se convaincre de cette vérité en parcourant les
anciens traités de matière médicale. On s'imaginait que les animaux devaient donner les remèdes les plus héroïques. C'est ainsi
que l'homme, l'être par excellence, devait fournir les médicaments les plus précieux ; à une époque qui n'est pas éloignée de
la nôtre, le savant Lémery vantait l'efficacité de la poudre de
crâne humain et recommandait l'emploi de celle qui provenait
d'une personne ayant péri de mort violente !

Peu à peu ces recettes, aussi bizarres qu'inutiles, ont disparu
des pharmacopées. Chose digne de remarque, les plus grands
esprits ne sont pas toujours restés à l'abri des préjugés de leurs
contemporains : Linné, qui a fait justice de la plupart de ces
médicaments absurdes, préconisait encore, dans sa matière médicale, la graisse de chat sauvage et l'huile de petits chiens !
Aujourd'hui même, le codex de 1866 ne conserve-t-il pas les
vipères dans la thériaque? Les progrès de la science, plus encore
que le bon sens, nous ont heureusement débarrassés de la plupart de ces remèdes dépourvus de toute vertu médicale, de telle
sorte que le nombre des animaux ou produits animaux utilisés en
thérapeutique est singulièrement restreint.

Lorsque l'on doit employer des animaux entiers ou simplement
leur chair, il est évident qu'il faut, en général, choisir ceux qui
sont vigoureux et parvenus au terme de leur croissance. Alors
seulement les tissus et les sucs qui les imprègnent ont acquis tout
leur développement. Néanmoins, dans quelques cas rares on préfère l'emploi de jeunes animaux : le veau et le poulet, par exemple, servent à préparer des bouillons plus légers et plus gélatineux que ceux qui sont obtenus avec la chair des animaux adultes.

Les matières animales actuellement employées peuvent être
divisées en trois sections :

1° Les animaux ou produits animaux habituellement employés en médecine, exemples : huiles de poisson, produits musqués, insectes vésicants, sangsues, excroissances galliques, tréhala.

2° Les animaux ou produits animaux rarement employés, exemples : scinque, cloportes et cochenilles ; huîtres sèches, coraux, éponges ; blanc de baleine, bile, yeux d'écrevisses et toiles d'araignées ;

3° Les animaux ou produits animaux d'un emploi accessoire en médecine. Tels sont : les os, le sang, la chair musculaire, l'albumine, la gélatine, les graisses, les huiles, le lait, les œufs, le miel et la cire.

Laissant de côté les produits précédents, qui sont longuement décrits dans les traités spéciaux ou que nous retrouverons plus tard dans le cours de cet ouvrage, nous ne nous attacherons ici qu'à ceux qui présentent quelques particularités intéressantes au point de vue pharmacologique. Dans cette catégorie viennent se ranger : le scinque, l'hyracéum, les cloportes, les yeux d'écrevisses, le tréhala, les toiles d'araignées et les éponges.

Du scinque.

Le scinque des pharmaciens, *Scincus officinalis* (Schreb), *Lacerta scincus* (Linn.), *El Adda* des Arabes, est un tout petit reptile de l'ordre des Sauriens, de la famille des Scincidés, assez rapproché du lézard commun. On le trouve dans le sud de l'Algérie et du Maroc, en Arabie, en Égypte et jusque dans l'Abyssinie.

Son corps, qui ne dépasse guère vingt centimètres, se confond insensiblement avec la queue, qui forme à son tour le tiers de la longueur totale. Le corps est d'un jaune argenté, parsemé de bandes transversales noirâtres, le tout recouvert d'écailles imbriquées, uniformes et luisantes. Ses dents sont petites et pointues ; ses pieds sont courts, onguiculés, avec des doigts libres.

Avant de l'expédier en Europe on enlève les intestins, on coupe le bout de la queue et on le fait sécher. On remplit la cavité viscérale de plantes aromatiques et on l'emballe dans des feuilles sèches d'absinthe.

Le scinque a été considéré pendant longtemps comme l'un des remèdes les plus précieux parmi ceux qui sont fournis par les animaux. Il entrait dans la composition de plusieurs médicaments compliqués qui sont maintenant tombés dans l'oubli, notamment dans le célèbre électuaire de Mithridate. A son défaut, on préconisait comme succédanés : le lézard commun, *Lacerta agilis* (Linn), si répandu dans nos pays; l'anolis roquet, *Anolius bullaris* (Cuv.); l'iguane à col nu, *Iguana nudicollis* (Cuv.).

Il y a quelques années, le Dr Gosse (de Genève) a cherché à remettre en honneur les vertus médicales des Sauriens. D'après lui, ces animaux sont des excitants énergiques, des sudorifiques puissants, qui peuvent rendre d'utiles services à la thérapeutique. C'est revenir à la pratique des anciens, qui vantaient les reptiles dans une foule de maladies; la vipère, à elle seule, par exemple, servait de base à un grand nombre de médicaments, comme des poudres, des vins, des sirops, des gelées, des pommades, etc.

De l'hyracéum.

L'hyracéum a été proposé comme un succédané du castoréum, à une époque où ce dernier avait atteint un prix élevé. Les auteurs l'attribuent au daman, *Hyrax capensis* (Cuv.), petit animal qui vit au cap de Bonne-Espérance et qui semble établir le passage entre les rongeurs et les pachydermes, comme l'a fait remarquer Isid. Geoffroy Saint-Hilaire.

On a admis pendant longtemps, sur la foi des Hollandais, que l'hyracéum n'était autre chose que l'urine desséchée du daman. Mais, d'après l'analyse chimique et l'examen microscopique, il est plus vraisemblable de croire que ce produit résulte du mélange des excréments et de l'urine, desséchés, durcis par évaporation. En effet, à la manière de certains rongeurs, les damans ont l'habitude de déposer leurs excréments, urine et fèces, toujours dans le même endroit, distant de trois ou quatre pieds de leur habitation.

Quoi qu'il en soit, l'hyracéum est un produit solide, d'un brun noirâtre, assez dur, susceptible de se ramollir à l'air humide ou même entre les doigts. Son odeur est forte, désagréable, urineuse, rappelant de loin celle du castoréum. Il n'abandonne presque rien à l'alcool et à l'éther, mais il se dissout en partie dans l'eau, surtout à chaud.

D'après Reichel, il contient des matières grasses, de l'urée, de l'acide urique, des sels alcalins et ammoniacaux, de la chaux, de la magnésie, des fibres et des poils entremêlés. Au microscope, on y découvre des fragments de végétaux, des trachées encore appréciables, des poils, du sable siliceux, des lamelles rhomboïdales d'acide urique (L. Soubeiran).

L'hyracéum nous est expédié du Cap dans des boîtes cylindriques en fer blanc du poids d'une livre environ. Il est maintenant rarement employé et destiné sans doute à ne plus se trouver que dans les collections de matière médicale.

Des yeux d'écrevisse.

Ils sont produits par l'écrevisse, *Astacus fluviatilis*, crustacé décapode qui habite les rivières et les ruisseaux de l'Europe.

Au printemps, on trouve dans l'estomac de ce crustacé deux petites concrétions, de nature calcaire, servant, d'après Réaumur, à consolider la nouvelle enveloppe de l'animal. Aussi disparaissent-elles après la mue.

Les yeux d'écrevisse sont des corps arrondis, comprimés, marqués sur l'une des faces d'un sillon circulaire; leur diamètre varie de 12 à 15 millimètres, et leur poids moyen est de un gramme environ. Ils sont formés de carbonate de chaux uni à une petite quantité de matière organique. Les plus estimés venaient d'Astrakan.

Après avoir joui d'une grande vogue, ils sont maintenant peu employés. On les réduisait en poudre, on les lavait à l'eau bouillante, on les porphyrisait ensuite et on en formait une pâte que l'on façonnait en trochisques. Cette préparation portait le nom d'*yeux d'écrevisse préparés*.

D'après leur composition, les yeux d'écrevisse sont absorbants, possèdent, par exemple, la propriété de neutraliser les aigreurs de l'estomac. Mais nous possédons des substances qui jouissent de propriétés analogues et dont les effets sont même plus sûrs, comme la craie et la magnésie. Aussi les yeux d'écrevisse ne font plus guère actuellement partie que de quelques poudres dentifrices.

Du tréhala.

Le tréhala est une coque, sorte de nid, que l'on récolte en Orient sur une échinope syrienne (Synanthérées). On le rencontre surtout dans les espaces qui séparent Alep de Bagdad.

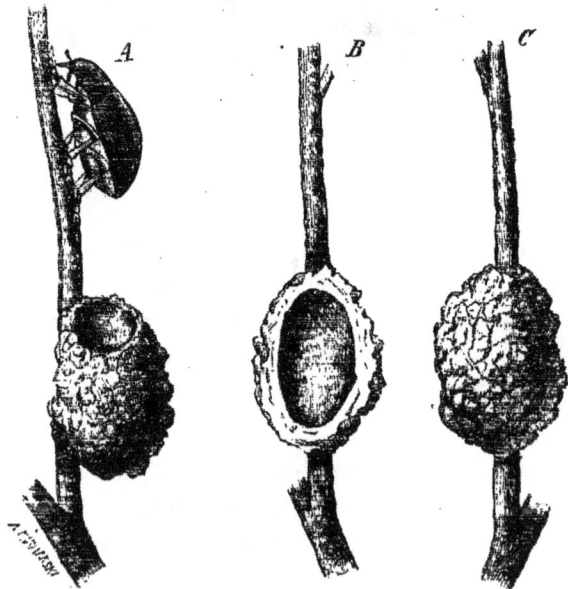

FIG. 1.

A. Larin, Larinus subrugosus (L. Nidificans, Guib.). — B. Intérieur du nid. — C. Nid en place.

Il est produit par le larin, *Larinus subrugosus* (Chevrolat), *Larinus nidificans* (Guib.), coléoptère tétramère, de la famille des Rhynchophores.

Le tréhala consiste en une masse ovoïde, grossièrement rugueuse à la surface, appliquée contre un rameau dans le sens du plus grand diamètre. A l'extrémité supérieure, on remarque ordinairement une ouverture circulaire qui a permis à l'insecte de s'échapper d'une grande cavité interne. La surface de cette dernière est lisse, blanchâtre ou légèrement rougeâtre.

Le tissu du tréhala est dur, d'apparence amylacée; sa saveur est mucilagineuse et sucrée. Il est formé de mucilage, de gomme, d'amidon, enfin d'une matière sucrée particulière qui a été désignée sous le nom de tréhalose, identique avec le mycose du seigle ergoté.

D'après M. Berthelot, on extrait ce sucre au moyen de l'alcool bouillant. Par le refroidissement, il se dépose des cristaux durs, sucrés, solubles dans l'eau, insolubles dans l'alcool froid, appartenant au quatrième système cristallin.

Ce corps est surtout remarquable par son pouvoir rotatoire, qui est considérable, environ triple de celui du sucre de canne.

Il est très stable, car il ne s'altère pas à 180°. Il répond à la formule

$$C^{24}H^{22}O^{22} + 2 H^2O^2.$$

A 100° il perd ses quatre équivalents d'eau et possède alors la même composition que les saccharoses.

En Orient, on fait avec le tréhala une tisane par décoction, à la dose de 15 à 20 grammes par litre, remède vulgaire que l'on recommande dans les maladies des organes respiratoires.

On l'emploie aussi dans l'alimentation, et, sous ce rapport, son usage en Turquie et en Syrie est aussi répandu, dit-on, que celui du tapioca en France.

Des cloportes.

Le cloporte, *Oniscus asellus* (Linn.), est un petit crustacé isopode, de la famille des Oniscides, que l'on trouve dans les lieux humides ou peu éclairés, comme les caves, les celliers, sous les pierres, dans les vieux murs, etc. Les cloportes vivent de matières végétales et animales en décomposition; ils fuient la lumière et jouissent de la singulière faculté de se rouler en boule au moindre danger.

Ils sont ovovivipares et les jeunes ne subissent pas de métamorphoses, à cela près qu'ils n'ont au début que 10 à 12 pattes et qu'ils changent plusieurs fois de peau.

Les cloportes que l'on rencontre dans le commerce viennent ordinairement d'Italie et appartiennent à une variété spéciale, l'armadillo, *Oniscus armadillo* (Linn.), qui est caractérisée par le défaut d'appendices à la partie postérieure du corps.

De tout temps les cloportes et les armadillo ont été préconisés par les médecins. Dès l'époque de Gallien, on les vantait dans le traitement des maladies viscérales. Leur réputation, comme diurétiques et apéritifs, est sans doute due à ce que l'on admet dans leur substance la présence de chlorures et d'azotates de potassium et de calcium.

Un grand nombre de formules anciennes contiennent la poudre de ces petits crustacés, par exemple, les pilules balsamiques de Morton. Pour préparer cette poudre, Baumé dit gravement qu'il faut choisir les cloportes des bois, les laver, les faire mourir dans du vin blanc, enfin les faire sécher au soleil ou dans une étuve avant de les pulvériser.

Des toiles d'araignée.

Les araignées, ou plus exactement les aranéides, constituent une tribu nombreuse de la classe des Arachnides, que Linné plaçait à tort parmi les insectes.

La plupart de ces petits animaux construisent des toiles qui servent de pièges aux êtres dont ils font leur nourriture. La soie qu'ils filent est sécrétée par des glandules irrégulières desquelles partent neuf paires de canaux qui, après s'être enroulés cinq ou six fois sur eux-mêmes, viennent déboucher dans de petits réservoirs allongés. Les canaux excréteurs aboutissent à six petits renflements, charnus, percés d'une infinité de petits trous et constituant les filières. Chaque fil, malgré sa grande ténuité, est donc composé d'autant de filaments qu'il y a de mamelons et de petits trous à chaque mamelon. Tout d'abord, il n'est formé que par une matière visqueuse à laquelle un certain degré d'évaporation ou de dessiccation donne de la ténacité.

Autrefois on préparait avec les toiles d'araignée des cataplasmes contre l'hystérie, des pilules contre les fièvres; on en retirait par la distillation les fameuses gouttes de Montpellier, autrefois vantées contre l'apoplexie, aujourd'hui tombées dans un juste oubli. Les toiles d'araignée peuvent rendre des services pour arrêter les hémorragies capillaires; encore vaut-il mieux se servir de l'agaric.

Des éponges.

Les éponges sont formées par des agrégats d'animaux appartenant à la classe des Polypiers.

L'espèce la plus connue, l'éponge usuelle, *Spongia usitatissima* (Lamk), vulgairement *Spongia officinarum*, se rencontre dans la Méditerranée, particulièrement autour des îles de l'Archipel grec, attachée aux rochers dans les endroits les moins exposés aux vagues et aux courants.

Elle est composée d'un tissu léger, quoique résistant, élastique, lacuneux, d'un brun rouge. Elle est recouverte d'une couche mucoso-gélatineuse; ce n'est pas dans cette couche, comme on l'a cru, mais bien dans les vacuoles de la masse fibreuse, que vivent les polypes sous forme de colonie dont l'individualité est assez mal définie.

Les éponges ont des œufs graniformes, blanchâtres ou jaunâtres, qui produisent des embryons non ciliés dans l'intérieur desquels s'organisent des cellules contractiles, puis des spicules, et qui, d'après Lieberkühn, se garnissent enfin de cils vibratiles.

L'éponge est formée d'une matière albuminoïde, fibroïne de Mulder, soluble dans les acides minéraux énergiques et dans les alcalis caustiques; on y rencontre également, soit à l'état de combinaison, soit simplement à l'état de mélange, de nombreux éléments : de l'iode, du brome, du soufre, du phosphore, du carbonate et du phosphate de chaux, du chlorure de sodium, de la silice, de la magnésie, de l'alumine.

D'après Croockewitz, l'éponge fine et lavée possède la composition centésimale suivante :

Carbone... 47,16
Hydrogène... 6,31
Azote... 16,15
Oxygène... 29,90
Iode.. 1,08
Soufre.. 0,50
Phosphore... 1,9

On sait que les matières albuminoïdes sont caractérisées par la présence de l'azote dans la proportion de 15 à 16 p. 100. Mulder admet, sans raisons suffisantes, que le tissu de l'éponge est formé d'une matière organique azotée, identique avec la fibroïne de la soie.

Les éponges sont utilisées sous trois formes : éponges à la ficelle, à la cire, calcinées. Nous reviendrons sur ces dernières à propos de la torréfaction. Les deux premières sont employées pour la dilatation des plaies.

D'après le Codex, pour préparer les éponges à la ficelle, on bat des éponges fines avec un maillet, afin d'en détacher le sable et les débris de coquilles; on les fait ensuite tremper dans de l'eau tiède pendant vingt-quatre heures, et, après deux ou trois lavages, tandis qu'elles sont encore humides, on les enveloppe complètement avec une cordelette de chanvre dite *fouet*, de manière à ne laisser aucun intervalle entre les nœuds. On fait sécher à l'étuve.

Pour s'en servir, on détache la ficelle par un bout et on met à découvert la quantité que l'on veut utiliser, en faisant un nouveau nœud pour empêcher la ficelle de se dérouler davantage. Par imbibition, cette partie mise à nu se gonfle dans les plaies et produit la dilatation désirée.

Les éponges à la cire sont nettoyées d'abord comme précédemment, c'est-à-dire soumises au battage et au lavage. On les coupe ensuite par tranches que l'on plonge dans de la cire jaune fondue on prolonge le contact jusqu'à consomption d'humidité, de manière à ce que le tissu soit complètement imprégné de cire. On soumet ensuite à une pression modérée chaque morceau entre des plaques chauffées. Après refroidissement, on enlève la cire en excès qui peut adhérer sur les bords et on conserve pour l'usage.

Les éponges à la ficelle sont généralement préférées pour la dilatation des trajets fistuleux et des orifices de quelques plaies.

On peut avec Peyrilhe résumer en deux mots les propriétés des éponges : *naturelles*, elles sont absorbantes ; *préparées*, elles sont dilatantes ; *torréfiées*, elles sont fondantes.

Chacun connaît l'emploi usuel des éponges dans la toilette ; c'est assurément là leur usage le plus important.

————

CHAPITRE III

Il est toujours facile de se prononcer sur la valeur d'un médicament simple, parce qu'il présente, en général, des caractères bien définis. Il n'en est plus de même lorsqu'il s'agit de médicaments complexes d'origine végétale, soit parce que leurs principes actifs sont mal connus ou difficilement dosables, soit parce que quelque signe vraiment spécifique fait défaut. Dans ce cas, il est nécessaire, pour apprécier la qualité du produit, d'avoir égard à l'ensemble de tous ses caractères. Sans doute, il serait préférable de récolter soi-même les plantes pharmaceutiques, mais ce précepte est le plus souvent inapplicable.

Au point de vue de la récolte, on peut diviser les végétaux en végétaux *indigènes* et en végétaux *exotiques*.

Dans le choix des végétaux exotiques, on doit prendre en grande considération leurs caractères physiques et les soumettre à l'analyse chimique, lorsqu'ils renferment un principe dosable, comme un alcaloïde, un acide organique, une résine, un tannin, etc.

Les médicaments indigènes, pouvant être récoltés directement, donnent lieu à quelques remarques générales au double point de vue de leur élection et de leur conservation.

Dans la récolte des végétaux, il faut avoir égard aux circonstances suivantes :

1° La culture; 2° le climat; 3° le terrain; 4° l'âge; 5° la saison.

1° *Culture.* La culture a une influence considérable sur le développement de certains principes immédiats. Tout le monde sait que les arbres fruitiers, qui ne produisent à l'état sauvage que des fruits acerbes, donnent, par une culture convenable, des fruits de plus en plus sucrés. Semblablement, beaucoup de Chicoracées, âpres à l'état inculte, perdent une partie de leur amertume, deviennent plus aqueuses, plus succulentes dans nos jardins.

Les violettes cultivées sont plus suaves, plus aromatiques que les violettes des champs. L'expérience nous apprend qu'il faut préférer les simples aux doubles, celles du printemps à celles de l'automne.

La culture développe également les principes aromatiques des Ombellifères, des Labiées et même de certaines Crucifères.

Il est cependant quelques plantes pour lesquelles la culture est moins importante ou même indifférente. C'est ce qui paraît avoir lieu pour les Solanées vireuses; car, d'après les expériences de M. Lefort, 100 gr. de poudre de belladone contiennent 0,47 d'atropine quand cette poudre provient de feuilles cultivées, et 0,46 lorsqu'elle a été obtenue avec des feuilles sauvages.

· En dehors de ces modifications utiles imprimées aux végétaux, il faut encore rapporter à la culture les immenses avantages que l'on retire de l'acclimatation des espèces dans des pays souvent fort éloignés du lieu où elles croissent spontanément. Le quinquina nous en fournit un exemple.

On sait qu'il est récolté dans les Andes, à des altitudes de douze à treize cents mètres. Cette récolte se pratique en Amérique d'une façon si barbare qu'il ne faut s'étonner ni du renchérissement progressif du prix des quinquinas, ni des craintes justifiées de voir les espèces bientôt anéanties. Ce sont sans doute ces considérations qui ont suggéré aux Hollandais l'idée de transporter les quinquinas à Java, dès l'année 1852, essai qui a parfaitement réussi sous l'habile impulsion de Hasskarl et surtout de M. de Vry. Grâce aux efforts persévérants de Robert Markham, de Marc Ivor, de Hovard, l'arbre a été planté avec succès dans les Indes Britanniques. Enfin, par l'opération dite du moussage, on est parvenu à augmenter dans une énorme proportion la quantité des alcaloïdes contenus dans l'écorce.

2° *Climat.* Le climat a une grande influence sur la vie végétative, ce qui se conçoit aisément, la température ayant une part considérable dans le développement des végétaux.

C'est ainsi que le réséda, plante chétive et annuelle dans nos pays, est vivace dans les déserts de l'Égypte. Il en est de même de la belle-de-nuit et du *Cobea scandens* au Pérou.

Le ricin, qui paraît originaire de l'Inde où il n'est qu'un arbrisseau, est un arbre véritable en Amérique, tandis qu'en France ce n'est guère qu'une herbe vigoureuse.

On conçoit aussi qu'une température convenable puisse déterminer l'élaboration de certains principes aromatiques et les rendre plus ou moins abondants. En effet, d'après Reybaud, en Provence, les Labiées à la distillation donnent un rendement plus considérable en essences que celles qui croissent dans le nord; par contre, l'huile volatile est moins suave qu'aux environs de Paris.

D'après Bonastre et Lodibert, le girofle dans l'Inde est très riche en caryophylline; ce principe, rare dans le girofle de Bourbon, fait totalement défaut dans celui de Cayenne.

Des variations analogues se remarquent dans la composition de la cannelle, quant à sa suavité et à sa qualité, suivant qu'elle provient d'écorces récoltées à Ceylan ou dans les pays qui la cultivent de seconde main, comme à Bourbon, à Cayenne et au Brésil.

On peut dire, d'une manière générale, que les plantes qui croissent dans les pays chauds sont plus riches en principes immédiats et plus actives que celles qui proviennent des lieux qui se rapprochent sous certains rapports de leur habitat naturel. D'où le précepte de se servir autant que possible des plantes ou parties de plantes exotiques provenant des lieux où elles croissent spontanément, comme la cannelle, le girofle, l'opium, la rhubarbe, etc.

S'il y a culture, il faut choisir un site analogue à l'endroit où la plante se propage naturellement : les quinquinas ne réussissent bien dans les Indes, comme en Amérique, qu'à une certaine hauteur au-dessus du niveau des mers.

3° *Terrain.* L'influence du terrain est incontestable. Braconnot, ayant fait germer du blé dans de la fleur de soufre et ayant ensuite retiré par calcination plus de cendres que les semences n'en contenaient, avait admis que les plantes pouvaient créer de toute pièce des substances minérales. Cette conclusion était inexacte : les expériences de de Saussure et celles de Lassaigne prouvent que les matières minérales contenues dans les végétaux proviennent exclusivement du sol. Or, certains végétaux exigeant impérieusement dans leurs tissus la présence de tel ou tel corps simple, on comprend dès lors que là où ce principe fera défaut, toute végétation sera rendue impossible.

Les Borraginées croissent de préférence dans les terrains nitrés; il en est de même de la pariétaire, qui se plaît sur les vieilles murailles plus ou moins salpêtrées.

Certaines plantes renferment naturellement des sels de soudé, de l'iode, du brome; aussi les rencontre-t-on sur le rivage ou dans la mer, comme les Algues, les Fucus, les Laminaires, les Salicornia, les Salsola. Par contre, les végétaux terrestres renferment de préférence des sels de potassium.

On a remarqué que certaines Solanées, et surtout les Crucifères, croissent avec plus de vigueur dans les terrains fortement azotés et dans le voisinage des habitations, ce qui indique qu'une matière animalisée semble nécessaire à l'élaboration de leurs principes immédiats.

On rencontre parfois dans les tissus certains métaux nobles, comme le fer. Le zinc à été rencontré dans une variété de violette appelée *fleur de calamine* (viola tricolor) qui croît en Prusse et qui est propre aux terrains calaminaires. Les mineurs connaissent très bien cette particularité, puisqu'ils se laissent guider par cette plante pour découvrir les minerais zincifères.

Enfin, il est des plantes médicinales qui exigent des assolements. Après trois années dans un même terrain, on a remarqué que la menthe poivrée dégénère et que son huile essentielle perd en qualité.

A l'appui des remarques qui précèdent, voici quelques exemples de végétaux qui renferment dans leurs tissus des éléments spéciaux;

Silice. — Joncs, chaume des céréales.

Alumine. — Ellébore noir, fougère mâle, vanille, vétiver.

Soude. — Végétaux marins, sapins.

Phosphates. — Semences des céréales.

Nitre. — Pariétaires, Borraginées.

Oxalate de chaux. — Rhubarbe, pilocereus senilis, variolaire, etc.

Il faut non seulement tenir compte de la nature des terrains, mais aussi de leur exposition, de leur état de sécheresse et d'humidité.

On sait que les Ombellifères, au point de vue de leurs propriétés médicales, peuvent être partagées en deux groupes, suivant qu'elles sont aromatiques ou vireuses. Chose digne de remarque, les premières, qui se plaisent dans les terrains secs, peuvent devenir vénéneuses dans les terrains humides.

D'après Bally, l'aconit des montagnes est plus actif que celui qui croît dans les vallées. Il en est de même de la valériane, d'après Haller.

Les bulbes croissent de préférence dans les terrains secs et légers ; une terre poreuse est nécessaire au développement facile des racines fibreuses.

Une exposition vive à la lumière rend les végétaux plus sapides, plus riches en matières colorantes, tandis que dans l'obscurité, ils pâlissent, perdant leur chlorophylle, s'étiolent et dégénèrent rapidement.

4° *Age*. Dans les premières périodes de la végétation, les plantes ne renferment souvent que des sucs aqueux, mucilagineux, dépourvus de toute activité. Par les progrès de l'âge, l'élaboration devient plus parfaite et de nouveaux principes se développent, tels que des huiles essentielles, des résines, des gommes, de l'amidon, des sucres, du tanin, des acides, des alcalis organiques. C'est pour cette raison que les jeunes pousses de l'apocyn, de la viorne clématite, et même de l'aconit, peuvent être impunément prises à l'intérieur.

Même observation pour les sucs : 50 kilogrammes d'hysope avant la floraison ont donné à la distillation 150 grammes d'essence, et 288 grammes après la floraison. Voici un autre exemple non moins instructif sur la variation des matières sucrées :

Sucre dans le suc.	De la canne....	lors de la floraison..	5°	à l'aréomètre.
		4 mois plus tard....	14°	—
	De la betterave.	au printemps.......	5°	—
		en automne........	10°	—

D'après M. Joulie, le sorgho renferme des sucres dont la nature et la quantité varient suivant l'âge : tandis que la proportion de saccharose augmente graduellement jusqu'à la maturité, le sucre réducteur, au contraire, diminue, et la somme totale de matière sucrée augmente.

Cependant, il ne faut pas dépasser un certain âge, car il arrive un moment où des principes d'abord élaborés diminuent et même disparaissent tout à fait. M. Lefort a prouvé que la racine de belladone de trois à quatre ans donne de 0,47 à 0,49 p. 100 d'atropine, tandis que celle de huit à neuf ans en fournit seulement de 0,25 à 0,31 p. 100.

La flexibilité des jeunes tissus est une preuve que les sucs sont surtout abondants au début de la vie végétative; par suite des progrès de l'âge, les sels solubles disparaissent peu à peu, les cellules s'incrustent de substances minérales insolubles; aussi est-ce dans les plantes herbacées que l'on rencontre de préférence les sels de potasse, et dans les tissus compacts que l'on observe surtout les sels calcaires.

5° *Saison.* D'après ce qui précède, on conçoit facilement qu'il n'est pas indifférent de recueillir les plantes dans une saison ou dans une autre. Il est évident que lorsqu'il s'agit de plantes annuelles, il faut les prendre au moment où elles ont acquis leur entier développement. Les plantes bisannuelles ne seront récoltées que pendant la seconde année de leur existence. C'est ainsi que, d'après les observations du Dr Withering, observations qui datent de près d'un siècle et qui ont été confirmées par les belles recherches de M. Nativelle, les feuilles de digitale ne doivent être cueillies que pendant la seconde année, lorsque les fleurs font leur apparition sur la tige. Au début, la digitale est aqueuse, riche en digitaléine, et ce n'est que pendant la deuxième période de sa végétation qu'elle renferme surtout de la digitaline cristallisée.

Les anciens attachaient tant d'importance à cette question, que Van Helmont nommait *temps balsamique* l'époque la plus favorable à la récolte des végétaux.

Les anciens auteurs, Lobel, Valérius Cordus, Baumé, donnent dans leurs pharmacopées un tableau qui a été complété par les modernes, et dont nous reproduisons ci-après un aperçu, pour le climat de Paris, sous le nom de Calendrier pharmaceutique.

Règle générale, pour faire la récolte des végétaux, il faut autant que possible choisir un temps sec et chaud; la dessiccation est plus facile et la conservation mieux assurée.

CALENDRIER PHARMACEUTIQUE.

Janvier et Février....	Noix de cyprès, pulmonaire de chêne. Champignons médicinaux.
Mars et Avril.......	Bourgeons de peuplier, de sapin. Ficaire, mandragore. Fleurs { — narcisse — pêchers, primevère. tussilage — violettes — ortie blanche.
Mai-Juin-Juillet-Août.	en général : Feuilles — fleurs — sommités fleuries. Fruits — semences. Cantharides.
Septembre....... ...	Racines (quelquefois au printemps). Nerprum — ricin — sureau, yèble — airelle. Alkekenge — cynorrhodons. Miel et cire.
Octobre-Novembre... Décembre..........	Bois — Tiges ligneuses. Bulbes (scille — colchique — lys, etc) Écorces (chêne — sagou — marronnier).

Les *racines* et les *rhizomes* sont ordinairement récoltés pendant l'automne, et quelquefois au début du printemps. Après la maturation des graines les sucs ne sont plus attirés au sommet de l'axophyte, et à la sève ascendante succède souvent une sève descendante désignée sous le nom de sève d'août; les racines deviennent succulentes et restent telles jusqu'à ce que la végétation détermine vers l'axe un nouveau courant pour le développement des jeunes bourgeons et des feuilles.

La récolte d'automne est la plus commode et la plus importante. Au surplus, qu'elle ait lieu à cette époque ou au printemps, les racines doivent être succulentes, flexibles et non ligneuses. Il faut en excepter cependant celles dont on n'emploie que l'écorce, comme le quintefeuille et la cynoglosse. On évitera l'emploi des racines trop jeunes, car leurs sucs ne sont pas suffisamment élaborés. Enfin les racines bisannuelles ne seront récoltées que la seconde année, pendant l'hiver.

Les principes actifs contenus dans les racines sont très variables : dans les Malvacées et dans les Borraginées on trouve des matières mucilagineuses; dans les Ombelifères, des oléo-résines et des huiles essentielles; parfois ce sont des glucosides, comme dans la réglisse; ou des alcaloïdes, comme dans la racine de belladone. La garance et l'orcanette sont remarquables par leur matière colorante; le ratanhia et la filipendule, par leur principe tannique; etc.

Avant de quitter ce sujet, faisons remarquer que l'on désigne sous le nom de racines un grand nombre de produits qui ne sont que des tiges souterraines ou rhizomes. D'après M. Baillon, viennent se ranger dans cette catégorie : le fraisier, la benoite, les Amomacées, la fougère mâle, les chiendents, l'asperge, l'ellébore blanc, etc.; de telle sorte que le nombre des rhizomes employés est plus considérable que celui des vraies racines; parmi celles-ci on peut citer : la pivoine, l'aconit, le pyrèthre, le raifort. Quant à la rhubarbe, toujours d'après le même savant, elle doit être considérée comme une véritable tige.

Les *bois* doivent être également récoltés à l'arrière-saison pour les mêmes raisons physiologiques que celles qui viennent d'être invoquées à propos des racines. D'après les expériences de Knight, c'est à cette époque que le ligneux donne la plus forte proportion d'extrait et que la densité atteint sa valeur maximum; on a proposé d'écorcer les arbres pour augmenter cette densité, mais ce point de culture médicale exige de nouvelles recherches.

L'étude comparée des racines et des tiges démontre que les principes actifs tendent à se localiser dans les couches externes. De là l'importance exceptionnelle de certaines écorces pour l'usage médical. Il y a plus, les diverses parties de l'écorce sont loin de posséder la même richesse. Pour citer un exemple, d'après Howard, l'écorce du *C. lancifolia* a donné pour 100 grammes les résultats suivants :

Couches externes (cellulaires)	Quinine...............	1,18
	Cinchonine..........	1,02
Couches internes (fibreuses)	Quinine............	nulle
	Cinchonine.........	0,93

On trouve dans les écorces : des résines, des oléo-résines, des huiles essentielles, comme dans les Cannellacées, es Laurinées, les Simaroubées, les Croton; quelques-unes doivent leurs propriétés au tanin, comme le marronnier d'Inde, le chêne, les lilas ; mais les plus précieuses sont celles qui renferment des alcaloïdes, comme les Cinchonées et les Strychnos.

Les écorces sont ordinairement récoltées pendant l'hiver. Il faut les prendre sur des individus vigoureux et rejeter celles qui sont trop âgées, parce qu'elles sont souvent épuisées, autant par les progrès de l'âge que par les agents extérieurs.

Les *feuilles* sont cueillies quand la végétation est dans toute sa force, avant que les sucs ne soient accaparés par les organes de la reproduction. Les jeunes feuilles sont, il est vrai, gorgées de suc, mais celui-ci n'est pas suffisamment élaboré.

Comme les racines et les écorces, les feuilles peuvent contenir des principes très divers : des substances mucilagineuses, des oléo-résines, des huiles essentielles, des alcaloïdes, des gluco-sides. Parfois deux principes importants s'y rencontrent simulta-nément, comme dans le boldo, dont les feuilles renferment à la fois un alcaloïde, la boldine, et une huile essentielle très odorante.

Les *fleurs* employées en pharmacie sont nombreuses. Celles de mauve, de violette, de bouillon blanc, de coquelicot, sont utilisées pour leurs principes adoucissants ; celles des Labiées et des Com-posées, pour leurs huiles volatiles ; celles des Rosacées, pour leur tanin. Quelques fleurs renferment des principes immédiats doués de propriétés spéciales, comme le kousso, le semen-contra, la ta-naisie, le safran, le colchique d'automne.

En thèse générale, on fait la cueillette des fleurs lorsque les pétales ont acquis tout leur développement et sont dans tout leur éclat. Il n'y a d'exception que pour la rose de Provins, dont les boutons sont plus riches en tanin et en matière colorante que la fleur épanouie.

Tantôt la récolte se fait le matin, c'est lorsque les fleurs doivent être employées à l'état de fraîcheur, dans la préparation des eaux distillées, par exemple ; tantôt on attend que la rosée soit dissipée, c'est lorsque l'on doit en effectuer la dessiccation pour les conser-ver dans les officines.

Les *fruits*, au point de vue de la récolte, peuvent être divisés en fruits secs et en fruits charnus.

Les premiers doivent être détachés de la tige dès que la graine et le péricarpe sont arrivés au terme de leur croissance. C'est pour récolter trop tard certains fruits capsulaires, comme le pavot, qu'un grand nombre de fruits sont à peu près inertes.

Même observation à propos des fruits charnus dont la maturation s'achève dans le fruitier. Baumé a fait depuis longtemps la remarque que les framboises, les mûres, les groseilles, donnent des sucs visqueux et des sirops qui s'altèrent facilement lorsque la maturation est trop avancée.

Les *semences*, il est à peine nécessaire de le faire remarquer, doivent être recueillies à l'époque de la maturité parfaite, c'est-à-dire au moment de la déhiscence des valves pour les fruits capsulaires, et de la maturité du péricarpe pour les fruits charnus. Lorsque la coque qui les renferme doit être rejetée, comme pour les cardamomes, il y a avantage à ne les sortir de leurs loges qu'au moment du besoin, étant efficacement garanties jusque-là du contact de l'air et de toute cause extérieure de détérioration.

Choix des parties végétales.

Toutes les parties d'une plante médicinale ne sont pas également actives. Les principes immédiats sont ordinairement localisés, et cette localisation peut être étudiée au triple point de vue de l'histologie, de l'organographie et des familles médicales.

Tantôt ces principes proviennent de la transformation des cellules, comme la gomme adragante, les mucilages de lin, de coings et de psyllium ; ou bien se développent dans l'intérieur des cellules, comme l'amidon, les essences, les baumes, les matières grasses et même certains cristaux de nature minérale ; tantôt on les trouve dans des vaisseaux ou dans des lacunes : dans les laticifères chez les Papavéracées (opium), les Chicoracées (lactucarium), les Apocynées et les Asclépiadées (scammonée de Montpellier), les Morées (caoutchouc) ; dans des espaces lacunaires, cnez les Orchidées (salep), les Rosacées (gommes) ; dans des canaux sécréteurs, chez les Ombellifères et les Araliacées (gommes-résines), les Composées (essencès d'absinthe, de camomille), les Conifères (résines, térébenthines, essences).

Il faut donc, d'après cela, se laisser guider par l'observation pour déterminer les parties des végétaux les plus propres à l'usage médical. Notons cependant que nos sens sont souvent d'excellents guides pratiques pour nous déceler les parties les plus actives, parce qu'en général ces dernières sont les plus aromatiques et les plus sapides. On choisit :

Les *racines* et les *rhizomes*, dans les Ammomacées, les Renoncuacées, les Borraginées, les Convolvulacées, les Dryadées, les Valérianées, les Fougères ;

Les *bois*, dans les Rutacées ;

Les *écorces*, dans les Laurinées, les Daphnacées, les Cinchonées, les Cephælis ;

Les *feuilles*, dans les Malvacées, les Chicoracées, les Solanées, les Scrofulariées ;

Les *fleurs* et les *sommités fleuries*, dans les Malvacées, les Violariées, les Labiées, les Rosacées ;

Les *fruits* et les *graines*, dans les Ombillifères, les Aurantiacées, les Papavéracées.

Lorsqu'il s'agit d'une plante nouvelle, c'est évidemment au chimiste et au naturaliste, autant qu'au physiologiste, qu'il faut s'adresser pour déterminer définitivement quels sont les organes auxquels il convient de donner la préférence pour confectionner les médicaments.

Dessiccation : rôle de l'eau de végétation.

La dessiccation consiste à enlever l'eau de végétation contenue dans les matières organiques. Elle a pour but la conservation de ces substances, afin de rendre leur transport facile et leur administration possible en toute saison.

Dans tout être vivant, il se fait constamment des échanges de matériaux du dehors au dedans et du dedans au dehors. Par suite du mouvement même de la vie, il y a des phénomènes continuels de combinaison, de décomposition, de combustion ; la matière de l'être se brûle sans interruption, soit pour renouveler les tissus, soit pour fournir du calorique, destruction qui implique impérieusement l'emploi des aliments réparateurs; mais ces derniers, à l'exception des matières grasses, qui sont simplement liquéfiées, ne peuvent pénétrer dans l'organisme qu'à l'état de dissolution. Ce qui précède s'applique aussi bien aux végétaux qu'aux animaux : les expériences précises de Th. de Saussure prouvent qu'une matière insoluble, quelque ténue qu'on la suppose, n'est pas absorbée par les racines.

Chez les êtres très simples, comme les infusoires astomes, le *Volvox globator*, la pénétration du dehors au dedans se fait par osmose; mais chez les êtres supérieurs, il faut un système spécial de vaisseaux pour transporter les liquides nourriciers dans toutes les parties de l'organisme. Enfin, pour que le tissu puisse poursuivre son évolution naturelle et remplir ses fonctions physiologiques, pour qu'il puisse vivre en un mot, il doit contenir des quantités d'eau déterminées.

D'après les expériences de M. Chevreul, les tendons, les ligaments, le tissu jaune élastique, les cartilages, la fibrine, l'albumine de l'œuf, renferment de 60 à 85 p. 100 d'eau que l'on peut enlever directement dans le vide sec. Toutes leurs propriétés sont alors modifiées, mais elles reparaissent lorsque l'on plonge ces organes dans l'eau : le tendon redevient souple et satiné; le tissu jaune élastique reprend son élasticité; le cartilage, sa flexibilité et sa blancheur. L'auteur attribue avec raison ces propriétés à la présence de l'eau, puisqu'elles se manifestent lorsque la matière azotée s'unit avec ce liquide et qu'elles disparaissent par la dessiccation.

Une preuve directe de l'existence de l'eau en nature dans les tissus, c'est qu'il est possible d'en séparer une portion notable par simple expression entre plusieurs doubles de papier Joseph, en prenant soin d'empêcher l'évaporation. Par ce moyen, la proportion d'eau que l'on enlève aux tendons est assez grande pour qu'ils deviennent transparents et qu'ils perdent leur flexibilité.

D'après mes expériences sur le cerveau de l'homme, la matière blanche du cerveau renferme en moyenne 73,5 p. 100 d'eau, tandis que la matière grise en contient 83 p. 100.

Suivant Berzelius, le cristallin de l'œil renferme normalement 58 p. 100 d'eau. Parfaitement limpide dans les premières périodes de la vie, cet organe commence à jaunir légèrement vers l'âge de 40 ans, et il est ordinairement jaune d'ambre chez le vieillard. Met-on ce cristallin dans l'eau, il redevient blanc; réciproquement, est-il ensuite placé dans un milieu absorbant, comme dans une solution concentrée de chlorure de sodium, il reprend sa couleur jaune.

La sclérotique doit son aspect blanc de lait à de l'eau; car, en se desséchant, elle devient transparente, tandis qu'elle reprend ses propriétés primitives en s'imbibant d'eau.

Ces exemples montrent bien, d'abord que l'eau existe constamment et que, par suite, sa présence est indispensable aux tissus, ensuite qu'une légère variation suffit pour amener des changements notables dans les propriétés physiques et physiologiques.

Le rôle de l'eau est encore mis en lumière dans les phénomènes que nous présentent les animaux reviviscents. Chacun sait que les rotifères, les tardigrades, les anguillules, périssent au-dessus de 50°, mais qu'ils peuvent supporter une température de 100° et revenir à la vie, quand ils ont été desséchés avec une grande lenteur, singularité qui trouve sans doute son explication dans cette remarquable propriété que possède l'albumine desséchée à basse température de rester soluble dans l'eau, même après avoir subi une température de 100 à 110°.

Les remarques précédentes s'appliquent aussi bien aux végétaux qu'aux animaux. Il y a plus, la proportion d'eau est sensiblement la même dans les deux cas, car les plantes perdent d'ordinaire par la dessiccation les 3/4 de leur poids, c'est-à-dire renferment environ 75 p. 100 d'eau.

Autant l'eau est nécessaire et indispensable aux organes pendant la vie, autant elle est inutile et nuisible après la mort : les phénomènes de fermentation, de putréfaction, de pourriture, prennent leur essor sous son influence, jusqu'à ce que la matière organique soit complètement détruite. Il ne faudrait pas croire cependant que toute vie disparaît dès qu'une partie végétale est détachée de son axe. D'après les intéressantes expériences de MM. Lechartier et Bellamy, les fruits mûrs, abandonnés dans une atmosphère d'oxygène ou d'air, absorbent lentement l'oxygène et produisent de l'acide carbonique.

Que l'on mette, par exemple en février, des pommes dans un flacon tubulé, disposé pour recueillir les gaz sur la cuve à mercure, on observera les phénomènes suivants :

1° L'oxygène est absorbé et de l'acide carbonique se dégage régulièrement; la proportion de ce gaz va en diminuant jusqu'en mars, époque à laquelle elle devient nulle.

2° Il y a un temps d'arrêt, de mars en avril, auquel succède un autre dégagement gazeux qui dépasse bientôt celui du début, atteint en juin sa valeur maximum, diminue, puis finalement disparaît.

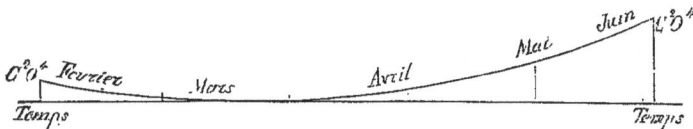

Fig. 2.

Tous ces phénomènes sont corrélatifs de la présence de l'eau.

Dans la première période, de février en mars, les cellules continuent à végéter dans l'air confiné; les matières organiques, particulièrement les sucres, se transforment en alcool, en acide carbonique, et même en eau, par suite de leur combustion lente avec l'oxygène; dans la deuxième période, le dégagement gazeux est dû à la présence du ferment bourgeonnant.

Il résulte de ces faits que lorsque l'acide carbonique ne se produit plus normalement, les cellules perdent toute vitalité et que la matière reste inerte tant qu'un ferment organisé ne se développe pas dans son intérieur.

MM. Bellamy et Lechartier ont expérimenté sur des poires, des cerises, des groseilles, des figues, des citrons, des châtaignes, de l'orge, des feuilles de cerisier, de groseiller : les résultats ont été les mêmes qu'avec les pommes.

On peut conclure de ce qui précède que pour conserver les substances organiques, il est de toute nécessité de les soustraire à l'action destructive de leur eau de végétation. En pharmacologie, la dessiccation est ordinairement utilisée pour atteindre ce but.

Les méthodes de dessiccation sont régulières ou irrégulières.

Nous n'avons pas à nous occuper ici des dernières, qui sont parfois employées par les herboristes, mais qui doivent être bannies de la pratique pharmaceutique.

La dessiccation s'opère méthodiquement au moyen des séchoirs et des étuves.

Un *séchoir* est une pièce placée ordinairement sous les combles, une sorte de grenier aéré qui s'échauffe sous l'influence de la radiation solaire. Il doit être exposé au midi avec des ouvertures placées du côté qui favorise l'introduction de l'air chaud, le midi ou l'ouest dans nos climats. Ces ouvertures doivent être munies de persiennes, et même de volets ou de châssis vitrés qui sont utilisés en temps de pluie.

Il convient d'étaler les plantes sur un grand espace et de renouveler souvent les surfaces. A cet effet, on se sert avec avantage de claies disposées sur des patins mobiles que l'on peut éloigner ou rapprocher à volonté. Parfois, on fait avec les plantes de petits paquets que l'on suspend en guirlandes à l'aide de cordelettes.

Les racines succulentes ou trop volumineuses sont coupées en tranches minces, après avoir été lavées ou secouées dans un sac de toile pour en détacher la terre adhérente.

La dessiccation des tiges, des bois, des écorces, des semences, des fruits secs ou peu charnus, ne présente aucune difficulté.

Celle des fleurs exige des précautions particulières en raison de la délicatesse de leur tissu. C'est ordinairement sur des claies tendues ou sur des tamis qu'on les étale au séchoir, en prenant soin de les retourner souvent et de ne jamais les exposer directement à l'action des rayons solaires. Il importe aussi que leur dessiccation soit rapide.

On fait subir à quelques-unes d'entre elles une opération préalable : on enlève le calice et les onglets des pétales d'œillets et de roses rouges, on sépare le calice de la violette.

Une *étuve* est une chambre d'une capacité variable chauffée par un poêle placé à l'extérieur. De ce poêle partent des tuyaux qui sont autant que possible disposés dans le sens horizontal, afin que les couches d'air chaud qui les environnent puissent s'élever rapidement vers les régions supérieures. Une ouverture pratiquée au sommet de la pièce, ou mieux à la partie inférieure, comme dans le système préconisé par M. Cooper, donne issue aux couches d'air chargées d'humidité; elles sont remplacées par d'autres couches qui s'échauffent en passant dans des cylindres disposés dans le foyer même du fourneau.

Dans la dessiccation à l'étuve, il est important de ne pas exposer immédiatement les plantes à l'action d'une chaleur trop élevée, car elles subiraient une sorte de coction qui amènerait l'altération de leurs principes immédiats. On commence par une température de 25 à 30 degrés que l'on élève peu à peu jusqu'à 35 ou 40 degrés au plus.

La dessiccation à l'étuve est nécessaire pour toutes les substances qui sont très succulentes, comme l'orpin, le joubarbe, les fruits charnus, les bulbes de scille et de colchique.

Pour la scille, on enlève le plateau et les enveloppes extérieures, qui sont toujours plus ou moins altérées, on rejette les parties centrales, qui sont trop mucilagineuses, et on ne conserve que les squames intermédiaires après les avoir découpées en lanières étroites.

Les bulbes de colchique sont mondés de leur tunique noirâtre avant d'être mis à l'étuve.

Indépendamment de l'étuve qui vient d'être décrite, il en existe d'autres d'une capacité moindre, comme l'étuve à briques de M. Ortlieb, décrite sous le nom de *séchoir à air chaud*, et dont les dimensions sont si minimes qu'elle n'occupe guère que l'espace d'un mètre cube. Elle se compose d'une porte et de trois murs en briques dressées, contenant sept larges tamis carrés, séparés par un intervalle de quelques centimètres, le tout chauffé de l'extérieur par un petit fourneau en tôle. Deux ouvertures munies de coulisses donnent issue aux couches d'air chargées d'humidité.

La petite étuve à double enveloppe de Gay-Lussac, qui rend de si grands services aux chimistes, peut également être utilisée dans le laboratoire du pharmacien.

L'étuve à courant d'air de M. Coulier mérite une mention spéciale. La coupe verticale ci-après permet d'en saisir le mécanisme.

Toutes les pièces de cette petite étuve sont en fer étamé, et ri-

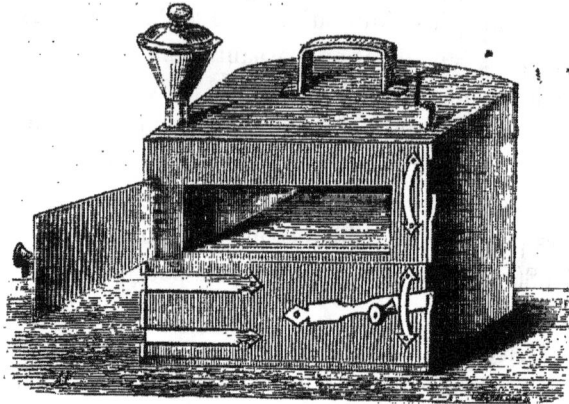

Fig. 3. — Étuve de Gay-Lussac.

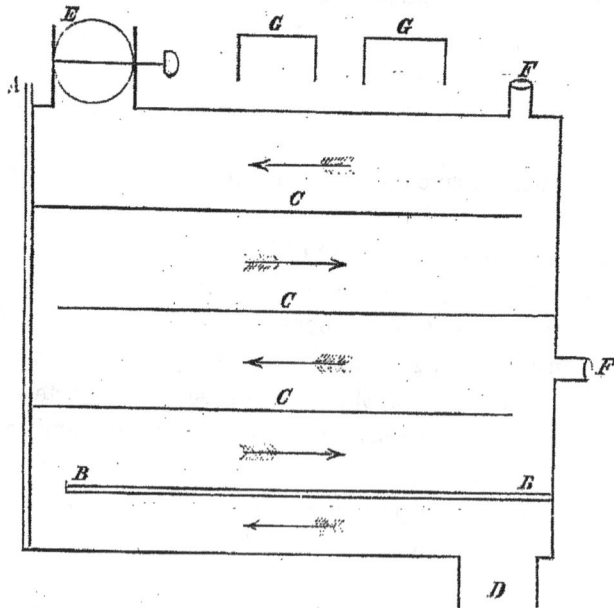

Fig. 4. — Schéma de l'étuve de M. Coulier.

A. Porte mobile à coulisses. — BB. Rayon en fer-blanc. — CC. Rayons en verre sur lesquels on dispose les substances à dessécher. — D. Entrée de l'air chaud. — E. Sortie munie d'une clef. — FF. Ouvertures qui peuvent servir au besoin à mettre des thermomètres. — GG. Couvercles destinés aux ouvertures D et E pendant le refroidissement.

vées, afin d'éviter les accidents provenant de la fusion des soudures, car on peut élever au besoin la température au-dessus de 200°, bien qu'une température inférieure à 100° soit suffisante dans la plupart des cas.

On chauffe avec une lampe à niveau constant qui ne laisse pas développer de fumée. On peut aussi se servir avec avantage d'un bec de Bunsen alimenté par le gaz d'éclairage; si, en outre, on dispose d'un régulateur, le régulateur de Cavaillé-Coll, par exemple, l'appareil peut fonctionner nuit et jour avec la plus grande régularité; car une fois réglée la température reste sensiblement constante, malgré les variations de pression.

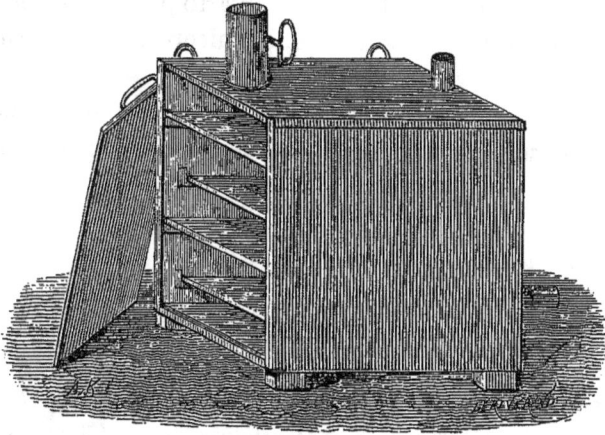

Fig. 5. — Étuve à courant d'air de M. Coulier.

Nous avons dit qu'en moyenne les végétaux perdaient, comme les substances animales, 75 p. 100 de leur poids. Ce n'est là qu'une indication générale qu'il convient maintenant de préciser, car il peut être utile de connaître plus exactement cette perte au point de vue de la posologie des médicaments.

En consultant les tableaux qui ont été dressés à ce sujet, notamment ceux de Henry et Guibourt, on trouve pour 100 parties de végétaux frais les résultats suivants :

1° Les *racines* donnent un résidu sec compris entre 24 et 32 p. 100, soit en moyenne 28 p. 100. Exemples :

Ache, angélique, asperge, bardane, bryone, consoude, fougère, guimauve, jusquiame, oseille, patience, valériane.

2° Les *tiges*, les *bois*, les *écorces* et les *bourgeons* fournissent un rendement de 32 à 44 p. 100, moyenne 38 p. 100. Tels sont : les bourgeons de peuplier (38 p. 100), les tiges de douce-amère (32 p. 100), les écorces de saule (44 p. 100), de chêne (41 p. 100), de marronnier (38 p. 100), d'orme (37 p. 100).

3° Les *feuilles* présentent de grandes variations. Toutefois, la moyenne est de 22 p. 100. Exemples :

Absinthe, armoise, ciguë, digitale, hysope, mauve, mélisse, menthe poivrée, pariétaire, rue, sauge, tanaisie.

Quelques-unes, celles qui sont mucilagineuses ou très aqueuses, ne donnent qu'un rendement de 12 à 15 p. 100, comme la belladone, la bétoine, la bourrache, la chicorée, la guimauve, la jusquiame, la ményanthe, le stramonium.

D'autres, en petit nombre toutefois, ont un tissu beaucoup plus ferme et se rapprochent des racines sous ce rapport : l'oranger (46 p. 100), la centaurée et la pervenche (37 p. 100), le caille-lait et la saponaire (31 p. 100).

4° Les *fleurs*, terme moyen, fournissent seulement 20 p. 100. Exemples :

Guimauve, molène, primevère, tussilage, œillet, pivoine, roses pâles.

Comme pour les feuilles, il y a des exceptions assez nombreuses. Tantôt le rendement est très faible (fleurs de mauves, de muguet, de pêcher, d'orties blanches, de pensées, etc.), tantôt il est assez élevé (aconit, camomille, matricaire, thym, roses rouges).

En examinant seulement la question dans son ensemble, on trouve que 2 parties de matières sèches proviennent de :

Ecorces, bois, tiges.........................	5 parties.
Racines....................................	7 —
Feuilles....................................	9 —
Fleurs.....................................	10 —

La moyenne générale est :: 1 : 4; en d'autres termes, de 4 kilog. de plantes fraîches, on retire 1 kilog. de produit sec, soit 25 p. 100.

Il faut se rappeler que les chiffres précédents ne sont vrais que d'une manière générale et qu'ils ne sont utiles à connaître que dans leur ensemble. S'il s'agit d'une feuille, par exemple, le rendement est bien :: 2 : 9, en moyenne; mais tandis qu'avec la bourrache, plante très mucilagineuse, le rapport est :: 2 : 17, il est au contraire :: 2 : 4,5 pour l'oranger, dont les feuilles sont, par exception, très peu chargées de suc.

Il ne faut pas oublier non plus que le rendement peut varier pour la même plante suivant l'âge, la nature du terrain, l'époque de l'année à laquelle la récolte a eu lieu. Citons deux ou trois exemples à l'appui de cette remarque.

100 parties de racines fraîches de valériane sauvage ont donné :

En mai....................................	29,9 parties.
En juin...................................	31 —
En novembre..............................	33,9 —

Avec la cynoglosse :

En janvier................................	25 parties
En mai....................................	17,5 —

Avec la consoude :

En mars...................................	28,8 —
En juin...................................	23,5 —
En novembre..............................	31,2 —

On observera que ces données sont en parfait accord avec les préceptes qui ont été posés à propos de l'élection et de la récolte des racines pendant l'hiver.

Conservation.

Les substances végétales, comme les substances animales, après avoir été récoltées, mondées avec soin, puis desséchées méthodiquement, doivent être, autant que possible, mises à l'abri de l'air, de la lumière et de l'humidité, causes générales de détérioration des matières organiques. L'air agit par l'oxygène, son principe actif, et aussi par la vapeur d'eau, les germes et les poussières atmosphériques qu'il charrie continuellement dans sa

masse; la lumière, surtout par ses rayons les plus réfrangibles,
détruit les matières colorantes et altère sans doute aussi beaucoup d'autres principes immédiats.

Lorsque les plantes viennent d'être desséchées, elles sont cassantes; mais si on les abandonne à l'air libre elles reprennent
rapidement une certaine flexibilité, parce que leur tissu est devenu très hygrométrique. Il faut éviter cette action, qui devient
l'une des causes principales d'altération, parce que la présence
de l'eau, comme nous l'avons dit, prédispose aux phénomènes de
fermentation, de décomposition, de putréfaction.

Pour conserver les substances on se sert de vases en verre noir,
en faïence, en porcelaine ou en grès, que l'on remplace pour les
objets volumineux par des boîtes ou des tonneaux qui sont peints
à l'extérieur et garnis intérieurement d'un papier dont la colle a
été additionnée d'un insecticide, comme l'aloès et l'alun. Les estagnons en fer blanc sont aussi d'un excellent usage pour la conservation des fleurs.

Lorsque l'on doit expédier au loin une grande quantité de produits, on peut avantageusement mettre à profit le procédé amé-
ricain. Il consiste à tasser fortement les plantes médicinales à
l'aide de la presse, de manière à leur faire acquérir une densité
qui se rapproche de celle du bois. C'est ainsi que l'on nous expédie en Europe le matico, le *Lobelia inflata*, le tabac. Le même
procédé s'applique en Allemagne, en Angleterre, et maintenant
en France, au transport et à la conservation du houblon. On
conçoit facilement pourquoi ce moyen réussit admirablement
puisque l'on élimine à peu près complètement, et d'une manière
aussi simple que possible, les effets pernicieux de l'air, de la lumière et de l'humidité.

Nous avons déjà fait remarquer qu'il n'est pas indifférent de se
servir de plantes desséchées ou non. Dans la presque totalité des
cas, il est vrai, la dessiccation se borne à enlever l'eau de végétation; mais cette soustraction peut présenter des inconvénients :
on sait, par exemple, que la dessiccation détruit les vertus médicinales des Renonculacées, des arums et des sumacs; que les
feuilles de laurier-cerise perdent graduellement la faculté de
donner à la distillation de l'acide cyanhydrique; que les Cruci-

fères sont dans le même cas, au point de vue de la propriété
d'engendrer l'huile volatile sulfurée qui les caractérise. De là la
nécessité d'employer ces plantes dans leur état de fraîcheur.

On y parvient en se servant de sable très sec. Ce procédé s'applique avec succès aux racines de raifort, d'iris, de grenadier,
de réglisse. On y a également recours pour conserver les bulbes,
à l'exception de ceux de scille et de colchique.

Lorsque l'on est appelé, rarement il est vrai, à garder des animaux vivants, il faut les placer dans les conditions qui les
éloignent le moins de celles où ils vivent naturellement. Les sangsues, les écrevisses, les grenouilles, sont mises dans de l'eau que
l'on renouvelle souvent. Lorsque les sangsues doivent être gar-
dées pendant toute l'année, il y a avantage à les installer dans un
petit bassin tapissé d'une couche d'argile et contenant quelques
herbes aquatiques. Ces annélides s'enfoncent pendant l'hiver dans
l'argile détrempée et y restent jusqu'à la belle saison.

Enfin, pour les produits rares, à tissu délicat, on peut faire
usage de procédés spéciaux de conservation. Nous rapporterons
seulement ici celui de Reveil et Berjot.

Procédé Berjot et Reveil.

Depuis longtemps les praticiens se sont occupés des moyens
de conserver les plantes avec leurs formes habituelles.

Il y a un siècle, Quer a proposé à l'Académie de Bologne d'o-
pérer la dessiccation au soleil entre des feuilles de papier peu
comprimées. On détachait des tiges les feuilles et les fleurs; après
la dessiccation on remettait le tout en place avec de la colle forte
ou de la gomme.

A peu près à la même époque, Monty proposa l'emploi des fruits
de millet, puis celui du sable de rivière, et ensuite celui du sable
blanc chauffé à la température du corps humain, 37 à 38 degrés.
C'est ce dernier mode opératoire auquel se sont définitivement
arrêtés, en le perfectionnant, Reveil et Berjot.

On prend du sable blanc, tamisé, bien lavé, puis séché à
150 degrés environ. D'autre part, on fait fondre dans une capsule

un mélange à parties égales de blanc de baleine et d'acide stéarique. On prend alors :

Sable blanc préparé............................	25 kilog.
Acide stéarique...................... } a a....	
Blanc de baleine..................... }	20 grammes.

On verse le mélange fondu sur le sable chaud et on brasse fortement de manière à graisser convenablement chaque grain.

On met une couche de ce sable stéariné dans une caisse de grandeur convenable, haute de 12 centimètres environ, et dont le fond à coulisse est surmonté d'un treillage en fil de fer; on dispose ensuite à la surface les plantes, que l'on espace avec soin; on moule les corolles dans le sable, et on recouvre le tout d'une nouvelle couche de peu d'épaisseur. A la rigueur, on peut superposer deux couches de plantes, mais il est plus prudent de s'en tenir à une couche unique. On porte l'appareil à l'étuve ou dans un four dont la température ne doit pas dépasser 45 degrés. La dessiccation est rapide. Lorsqu'on suppose qu'elle est terminée, on enlève le fond de la caisse, le sable traverse le treillage, et les plantes, mises à nu, sont brossées avec un blaireau.

L'éclat, la couleur et les moindres particularités des organes sont reproduits par ce procédé. Les fleurs blanches gardent leur aspect mat; les fleurs jaunes et bleues ne sont pas modifiées; mais les couleurs rouges et violettes se foncent légèrement.

On place les produits préparés dans des bocaux en verre contenant de la chaux vive, recouverte d'un papier de soie et d'un peu de mousse. Il est bon de fermer hermétiquement le goulot au moyen d'un bouchon enduit d'un mastic de gomme laque, ou de le recouvrir d'une coiffe en caoutchouc.

Ce procédé s'applique à la rigueur à toutes les plantes médicinales, comme la violette, la mauve, le bouillon blanc, la mélisse, la menthe, les sommités fleuries; il est cependant difficilement applicable à certaines plantes visqueuses, comme la jusquiame. Il est surtout appelé à rendre des services aux naturalistes voyageurs, aux horticulteurs, aux professeurs de matière médicale; enfin, il peut être mis à contribution pour enrichir les musées des écoles de pharmacie et de médecine.

OPÉRATIONS PHARMACEUTIQUES

Les opérations pharmaceutiques sont indispensables à connaître pour la préparation des médicaments. Il y a plus : suivant que l'on emploie tel ou tel procédé, on peut obtenir des médicaments qui sont loin de remplir les mêmes indications thérapeutiques, bien qu'au premier abord les différences paraissent insignifiantes

L'oxyde jaune de mercure, formé par précipitation, est plus actif que l'oxyde rouge, obtenu par la décomposition de l'azotate de mercure sous l'influence de la chaleur, et cependant ces deux corps ont exactement la même composition chimique.

On reprend l'extrait d'opium par l'eau ; au moyen de cette petite manipulation, que l'on serait tenté de regarder comme superflue, on sépare de la résine et de la narcotine.

Le Codex prescrit avec raison de préparer l'extrait de gaïac par décoction : traitée par macération, ou même par infusion, la poudre de gaïac donne un médicament à peu près inerte.

Tantôt les opérations pharmaceutiques se réduisent à une simple action mécanique ou à l'emploi du calorique, tantôt elles consistent dans l'emploi d'un véhicule approprié. On peut donc les diviser en trois séries :

1° Celles qui exigent seulement l'intervention de la chaleur : la torréfaction, la calcination, la carbonisation, la décrépitation, la fusion, la solidification, la sublimation.

2° Celles qui sont purement mécaniques, comme l'expression, la filtration, la pulvérisation, la cribration, etc.

3° Celles dans lesquelles on fait intervenir un liquide : la macération, l'infusion, la digestion, la lixivation, la distillation.

À la suite des généralités dans lesquelles nous allons entrer,
nous rattacherons les médicaments qui résultent plus spécialement des opérations correspondantes, comme le noir animal, le
charbon végétal, les poudres médicamenteuses, la glace artificielle, etc. Observons toutefois que cette marche ne saurait être
généralisée, parce qu'il est rare qu'un médicament n'exige, pour
être préparé, qu'une seule manipulation, ce qui implique, en général, la nécessité de séparer les modes opératoires de leurs applications pharmaceutiques.

CHAPITRE PREMIER

Torréfaction.

Nous avons vu que la dessiccation avait simplement pour objet d'enlever aux plantes leur eau de végétation, en évitant autant que possible toute altération du parenchyme. Dans la torréfaction, au contraire, il y a toujours altération partielle, soit parce que la chaleur fait disparaître des matières volatiles, inutiles ou nuisibles, soit parce qu'elle a pour effet de modifier certains principes immédiats.

La torréfaction se fait de deux manières : tantôt elle s'effectue dans des vases peu profonds, dans une capsule de porcelaine ou dans une bassine chauffés directement à feu nu ou au bain de sable, en ayant soin d'agiter constamment la matière avec une spatule afin d'uniformiser l'action de la chaleur; tantôt on renferme le produit dans un cylindre de tôle que l'on fait tourner sur son axe au-dessus d'un foyer de bois ou de charbon. Cet instrument, qui porte improprement le nom de *brûloir*, est d'un usage vulgaire pour la torréfaction du café.

La torréfaction était autrefois très usitée. On s'en servait pour dissiper, disait-on, le principe vireux de l'opium; pour faire perdre à la rhubarbe ses propriétés laxatives et lui conserver seulement ses vertus astringentes; pour rendre les glands amers et astringents; dans l'industrie, on torréfie encore parfois les semences huileuses pour en dessécher le mucilage, afin de faciliter ensuite l'extraction de l'huile; mais comme ce procédé fait toujours subir aux huiles une altération sensible, il n'est applicable qu'à celles qui sont destinées aux arts et à l'éclairage. Il doit être rejeté de l'usage médical. Bref, la torréfaction ne s'applique plus guère qu'au café, à la chicorée, au cacao, à la fécule et aux éponges.

Café. — D'après Payen, le café contient :

De la caféine, de l'acide cafétannique, des matières grasses, azotées et sucrées, des sels.

La caféine, $C^{16}H^{10}Az^4O^4$, découverte par Runge en 1820, identifiée par Jobst et Muller avec la théine, découverte dans le thé en 1827 par Oudry, est un alcaloïde faible, cristallisable, fusible à 178° et même volatilisable. Tandis qu'elle est peu soluble dans l'eau froide et surtout dans l'éther, elle se dissout facilement dans l'alcool et dans le chloroforme. Elle existe dans la semence : en partie à l'état de liberté, car on peut en extraire directement par épuisement au moyen du chloroforme; en partie combinée à un tanin, l'acide cafétannique, sous forme de cafétannate double de caféine et de potasse (chlorogénate double de Payen).

Elle existe non seulement dans le café et dans le thé, mais aussi dans plusieurs autres végétaux, comme le *Paullinia sorbilis*, l'*Ilex paraguayensis*.

Au point de vue de la torréfaction, sa propriété caractéristique est la suivante : quand elle est combinée à un acide organique susceptible de lui céder de l'hydrogène, ce qui est son cas naturel, elle dégage à chaud de la méthylamine; il en est de même quand on la traite par la potasse caustique. Ajoute-t-on à une infusion de café torréfié une solution alcaline, on perçoit alors aisément l'odeur désagréable de l'alcaloïde volatil de M. Wurtz.

D'après Payen, une torréfaction trop avancée détruit complètement le sel double; sous l'influence d'une chaleur modérée, l'altération est moins profonde, le sel double est partiellement décomposé avec mise en liberté d'une partie de la caféine.

Le café renferme plusieurs matières aromatiques, peu ou point solubles dans l'eau; les plus solubles sont les plus importantes et celles qui paraissent être de préférence modifiées par le calorique.

Elles sont intimement unies à la matière grasse, qui existe toujours en quantité notable, 13 p. 100 environ dans le café moka. L'essence la plus soluble, que l'on peut isoler par une distillation très ménagée à une température qui ne doit pas dépasser 90 à 100°, possède une odeur si pénétrante, qu'une seule gouttelette communique à un litre de lait l'arome du café.

Payen a constaté que le café perd d'autant plus de ses principes solubles et de ses matières azotées, que la torréfaction est plus avancée ; qu'il en est de même de l'arome, lequel finit par prendre une odeur empyreumatique. Il ne faut donc faire éprouver au café qu'une torréfaction légère, de manière à ce que la perte ne dépasse jamais 20 p. 100. D'après Dausse, les cafés américains doivent subir un déchet de 20 p. 100 ; ceux de Bourbon et d'Afrique, 16 à 18 p. 100 ; ceux de Moka et de Java, 15 à 16 p. 100, au plus.

En résumé, la torréfaction du café amène certaines modifications partielles : 1° dans la caféine ; 2° dans les principes aromatiques ; 3° dans l'acide cafétannique.

Chicorée. — La torréfaction communique à la racine de chicorée sauvage, *Cichorium intybus*, de la famille des Composées, une amertume et un arome qui se rapproche quelque peu de celui du sucre caramélisé.

Cette fabrication, proposée en 1771 par Valmont de Bomare, tenue d'abord secrète pendant une trentaine d'années, est devenue industrielle en Belgique et dans les départements du nord de la France. La racine est coupée en morceaux, desséchée dans des étuves, puis torréfiée dans des brûloirs. On lustre les morceaux, appelés cossettes, avec une petite quantité de beurre, on les pulvérise ensuite et on débite la poudre qui en résulte sous le nom de *café-chicorée*. D'après Dausse le déchet est de 28 p. 100.

La poudre de chicorée, ainsi préparée, doit être d'un brun noirâtre, d'une saveur amère, douée d'une odeur aromatique non désagréable.

Cacao. — Le cacao est la semence du cacaotier, *Theobroma cacao* (Byttnériacées), arbre originaire du nouveau monde et naturalisé aux Antilles. Il se compose d'un tégument scarieux, brun fauve ou rougeâtre, recouvrant un embryon de même couleur, d'une odeur faible et d'une saveur légèrement amère. Tantôt les semences, séparées de la pulpe aigrelette au milieu de laquelle elles sont disséminées, sont immédiatement soumises à la dessiccation, tantôt on les enfouit pendant quelque temps dans la terre, ce qui donne les cacaos terrés.

Le cacao contient un alcaloïde faible, cristallisable, la théobromine, qui est l'homologue inférieur de la caféine, c'est-à-dire qui en diffère par C^2H^2 en moins. Au surplus, d'après Strecker, on obtient de la caféine en traitant la théobromine argentique par l'éther méthyliodhydrique.

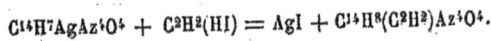

$$C^{14}H^7AgAz^4O^4 + C^2H^2(HI) = AgI + C^{14}H^8(C^2H^2)Az^4O^4.$$

Il n'y a donc rien d'étonnant à ce que la caféine, qui est de la méthylthéobromine, donne par la torréfaction de la méthylamine.

Contrairement à ce qui a lieu pour le café, la torréfaction du cacao a moins pour but de modifier les principes immédiats que de rendre les enveloppes friables et enlever une odeur de moisi qui se développe souvent pendant le transport en Europe. Nous reviendrons sur cette opération à propos du chocolat.

Fécule. — La conversion de la fécule en un produit qui a été d'abord considéré comme une sorte de gomme a été faite pour la première fois par Bouillon-Lagrange. Ce savant a observé que l'amidon torréfié devient soluble dans l'eau et il a proposé de le substituer à la gomme dans la préparation de l'encre. Actuellement, il est utilisé dans la chapellerie, dans l'apprêt des étoffes et des toiles, dans la fabrication du cirage.

Le procédé primitif consistait à chauffer dans une bassine de l'amidon pulvérisé jusqu'à ce que le mélange ait acquis une couleur *gris cendré*; on remuait constamment avec une spatule en bois afin d'obtenir une égale répartition de la chaleur dans toute la masse.

En 1819, Lassaigne fit voir que la solution aqueuse de ce produit précipite par l'alcool, développe avec l'eau iodée une couleur purpurine, enfin ne donne pas d'acide mucique par oxydation, caractères qui différencient nettement l'amidon torréfié des matières gommeuses.

Postérieurement, Payen, s'étant proposé d'obtenir pour l'in-

dustrie un produit aussi peu coloré que possible, a conseillé le
mode opératoire suivant :

$$\text{Léiocome} \begin{cases} \text{Fécule} \dots\dots\dots\dots\dots\dots\dots\dots \quad 1000 \text{ kilog.} \\ \text{Eau} \dots\dots\dots\dots\dots\dots\dots\dots\dots \quad 300 \; - \\ \text{Acide azotique} \dots\dots\dots\dots\dots \quad 2 \; - \end{cases}$$

On porte d'abord le mélange dans un séchoir, puis dans une
étuve pendant deux heures et demie, à une température comprise
entre 110 et 120°. A 100°, il faut quatre heures environ, et à 130°
trente à quarante minutes seulement pour effectuer la transformation.

En remplaçant l'acide nitrique par l'acide chlorhydrique, on
obtient un produit commercial parfaitement blanc.

Voyons maintenant comment on peut se rendre compte des
transformations qu'éprouve la fécule sous l'influence de la chaleur
et des acides dilués.

Considérons la matière amylacée comme un hexaglucoside,
c'est-à-dire comme un corps qui résulte de l'union de six molécules de glucose avec élimination de six molécules d'eau :

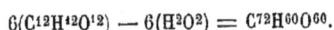

$$6(C^{12}H^{12}O^{12}) - 6(H^2O^2) = C^{72}H^{60}O^{60}.$$

Maintenu pendant longtemps à 100°, l'amidon éprouve une
transformation isomérique et se change en amidon soluble, caractérisé par la propriété de se dissoudre dans l'eau et de former une solution qui bleuit par l'iode, comme le générateur;
cependant, d'après Musculus, ce corps ne serait que de la *dextrine
insoluble à froid*, qu'il désigne encore sous le nom de *dextrine
globulisée*.

Sous l'influence de la diastase et de l'eau, lorsque l'action n'est
pas trop prolongée, on peut admettre qu'il y a dédoublement partiel, production de glucose et formation de dextrine insoluble à
froid, rapidement soluble dans l'eau chauffée à 50° :

$$C^{72}H^{60}O^{60} + H^2O^2 = C^{12}H^{12}O^{12} + C^{60}H^{50}O^{50}.$$

Mais par l'action de la chaleur seule, convenablement graduée,
il ne peut se produire que du glucosane :

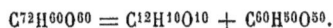

$$C^{72}H^{60}O^{60} = C^{12}H^{10}O^{10} + C^{60}H^{50}O^{50}.$$

La dextrine insoluble, sous l'influence prolongée des mêmes

agents, se dédouble à son tour en glucose et en dextrine soluble :

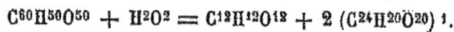

$$C^{60}H^{50}O^{50} + H^2O^2 = C^{12}H^{12}O^{12} + 2\,(C^{24}H^{20}O^{20})\,{}^{1}.$$

On sait que la dextrine ordinaire, par une ébullition prolongée avec l'eau acidulée, se transforme intégralement en glucose :

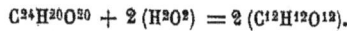

$$C^{24}H^{20}O^{20} + 2\,(H^2O^2) = 2\,(C^{12}H^{12}O^{12}).$$

Par la torréfaction en présence des acides, ces divers produits prennent simultanément naissance, de telle sorte que la fécule torréfiée, le léiocome et la gomméline peuvent renfermer les principes suivants :

1° De l'amidon soluble;

2° De la dextrine insoluble à froid, corps isomérique ou identique avec le précédent;

3° De la dextrine soluble ou dextrine ordinaire;

4° Du glucose dextrogyre;

5° Du glucosane.

A ces différents produits il faut encore ajouter, indépendamment de la maltose, une substance qui se développe spécialement sous l'influence du calorique, la *pyrodextrine*. Elle se forme par perte des éléments de l'eau, surtout à une température de 200 à 210°. C'est une matière brune, soluble dans l'eau, insoluble dans l'alcool. Sa solution aqueuse, qui est très foncée, réduit la liqueur cupropotassique et précipite par l'acétate de plomb ammoniacal. Elle est très stable, car elle résiste à une température de 210° et à l'action des acides dilués. C'est elle qui communique une teinte grisâtre à l'amidon torréfié par le procédé de Bouillon-Lagrange.

La dextrine commerciale sert en chirurgie à confectionner des

---

1. Dans des recherches récentes, MM. Musculus et Gruber admettent qu'il se forme, par l'action de la diastase sur l'amidon, de la maltose, sucre découvert par Dubrunfaut, et de la dextrine :

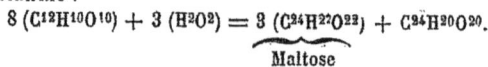

$$8\,(C^{12}H^{10}O^{10}) + 3\,(H^2O^2) = 3\,(C^{24}H^{22}O^{22}) + C^{24}H^{20}O^{20}.$$
$$\overline{\text{Maltose}}$$

La maltose, par hydratation, se dédoublant en deux molécules de glucose :

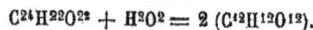

$$C^{24}H^{22}O^{22} + H^2O^2 = 2\,(C^{12}H^{12}O^{12}).$$

En résumé, dans l'état actuel de la science, on doit considérer l'amidon comme un polysaccharide de la formule

$$n\,(C^{12}H^{10}O^{10}),$$

dans laquelle la valeur de n reste à déterminer

bandes agglutinatives pour la consolidation des fractures. Voici la
formule qui a été préconisée par Velpeau :

Dextrine du commerce.........................	100 parties.
Eau de vie camphrée.........................	60 —
Eau tiède...................................	40 —

Le mélange s'hydrate, forme après deux ou trois minutes un
liquide de consistance mucilagineuse que l'on applique sur des
bandes de toile.

Les bandes prennent en séchant une grande solidité. On les
enlève facilement en les humectant avec de l'eau tiède.

Éponges torréfiées. — On prend de l'éponge fine, brute, compacte,
non lavée ; on la déchire par petits morceaux pour en isoler les
coquillages et les autres débris étrangers, on la secoue fortement
dans un sac de toile pour enlever la poussière. On la torréfie ensuite à un feu modéré dans un brûloir à café, jusqu'à ce qu'elle
devienne d'un brun noirâtre et qu'elle ait perdu le quart de son
poids. On la pulvérise et on la renferme dans un flacon bien
bouché. Il est bon de n'en préparer que de petites quantités à la
fois et de la renouveler de temps en temps.

Le codex de 1758 faisait faire l'opération dans un creuset
fermé, chauffé au rouge pendant une heure, ce qui fournit de l'é-
ponge *calcinée*. Baumé, en parlant de cette préparation, remarque
judicieusement qu'elle ne donne qu'un produit inerte, qu'une
matière charbonneuse qui ne se distingue en rien du charbon ordinaire. C'est sans doute pour cette raison que le codex de 1818
ne fait pas même mention de ce médicament.

A la suite de quelques recherches sur la composition de la
poudre de Sancy, préconisée contre le goître, Henry et Guibourt
ont fait sur les éponges des observations intéressantes qui ont
ramené l'attention sur cette question.

Nous avons déjà dit que les éponges sont essentiellement constituées par une matière animale qui contient, outre le carbone,
l'hydrogène et l'oxygène, de petites quantités d'iode, de brome, de
soufre et de phosphore. Lorsqu'on les traite par l'eau, même après
une ébullition prolongée, le décoctum ne contient qu'une très
petite quantité d'iode. Vient-on alors à torréfier le tissu ainsi

épuisé, l'eau enlève de nouveau de l'iode en proportion plus grande que la première fois. Il faut donc en conclure que la plus grande partie de ce métalloïde est à l'état de combinaison intime avec le tissu, et que la torréfaction est nécessaire pour le mettre en liberté, ou plus exactement pour l'engager dans une combinaison soluble.

En cherchant à déterminer quel était le degré de chaleur le plus convenable pour transformer l'iode en iodure soluble, Guibourt est arrivé aux conclusions suivantes :

1° L'éponge, très légèrement torréfiée, donne une poudre mordorée ne contenant qu'une petite quantité d'iode soluble.

2° Torréfiée au brun noir, dans un brûloir à café, sa richesse en iode se trouve augmentée.

3° Soumise à la calcination, elle ne donne plus d'iode par ébullition dans l'eau; mais le soluté, neutre dans les deux premiers cas, est alors fortement alcalin et dégage de l'acide sulfhydrique par l'acide chlorhydrique.

D'après cela, il est facile de se rendre compte des modifications successives qu'éprouve l'éponge sous l'influence du calorique: tant qu'il n'y a que carbonisation de la matière organique, l'iode réagit sur le carbonate de chaux qui existe toujours dans l'éponge la mieux nettoyée, de manière à former de l'iodure de calcium. A la chaleur rouge, ce sel est entièrement décomposé et l'iode se volatilise; en outre, le carbone, à cette haute température, réduit les sulfates avec formation de sulfures dont le caractère basique est très prononcé.

L'éponge, moyennement torréfiée, doit donc être adoptée pour l'usage médical. Elle fournit par l'eau un soluté neutre, à odeur légèrement empyreumatique, développant une couleur bleue très intense par le chlore et l'eau amidonnée et ne dégageant aucune odeur sulfureuse par l'acide chlorhydrique.

Calcination. — Creusets.

La calcination est une opération fort ancienne dont la théorie se rattache intimement à l'histoire de la science.

Avant l'origine de la chimie pneumatique, cette opération s'appliquait surtout à la transformation des métaux en chaux métalliques (oxydes). « Calciner, dit Bernard Palissy, se dit de toutes choses qui se rendent en chaux par l'action du feu ; » définition qui est du reste en rapport avec l'étymologie du mot chaux : *calx, calcis.*

Géber, Cæsalpin, Cardan, Libavius avaient remarqué que les métaux augmentent de poids par la calcination.

Au xvii⁰ siècle, Jean Rey dit positivement que, dans la calcination, il y a pénétration des éléments de l'air, qui se fixe et s'épaissit dans le métal.

Cependant d'autres expérimentateurs avaient obtenu des résultats contradictoires. C'est ainsi que Brun, pharmacien à Bergerac, avance que l'étain augmente de poids, tandis que le contraire a lieu pour le plomb. En réalité, il y a augmentation dans les deux cas: mais dans le dernier le creuset s'imprègne d'une partie de l'oxyde de plomb.

Au xviii⁰ siècle, Stahl, développant les idées de Bécher, son maître, imagine la célèbre théorie du phlogistique, qui peut se résumer dans les deux propositions suivantes :

1° Un métal est un corps composé d'une chaux unie à du phlogistique ;

2° Le feu existe sous deux états, à l'état libre (feu ordinaire), et à l'état de combinaison (phlogistique).

Un métal perd-il son phlogistique, il ne reste plus qu'une chaux métallique ; réciproquement, chauffe-t-on une chaux avec un corps très chargé de phlogistique, comme le charbon, la graisse, les huiles, elle se transforme en métal par la fixation du phlogistique.

Stahl et ses partisans connaissaient très bien l'augmentation du poids des métaux par la calcination ; mais pour eux ce fait, loin d'infirmer la théorie, venait au contraire la confirmer. Car, disait-on, le phlogistique, étant plus léger que l'air, tend à soulever le corps auquel il est combiné et à lui enlever une partie de son poids ; en perdant son phlogistique, ce corps doit donc augmenter de poids.

Lavoisier le premier a donné la véritable explication du phénomène : dans la calcination, il y a simplement fixation de l'air vital (oxygène), l'un des éléments de l'air, sur le métal.

Ainsi, tandis que dans la théorie stahlienne la calcination des métaux est une opération analytique, puisque le métal se dédouble en phlogistique et en chaux, dans la théorie moderne, au contraire, c'est une opération synthétique, une véritable combinaison.

Actuellement, la calcination a une signification plus étendue : elle comprend toutes les opérations dans lesquelles un corps est soumis à l'action d'une chaleur intense. En métallurgie elle est très employée sous le nom de *grillage ;* quand on l'applique à la destruction par le feu des matières végétales afin d'en déterminer les cendres, elle constitue l'*incinération.* On calcine ou on incinère les plantes marines pour en retirer des sels, comme des bromures et des iodures ; les plantes terrestres, pour en extraire de la potasse perlasse.

Lorsque la destruction totale de la matière organique est difficile, on peut la faciliter par l'emploi d'un sel capable de fournir de l'oxygène, comme l'azotate de potasse, le chlorate de potasse, ou mieux l'azotate d'ammoniaque, qui se décompose complètement sous l'influence de la chaleur sans laisser de résidu.

La calcination s'effectue dans des creusets dont la nature est très variable. Ils peuvent être en platine, en argent, en fer, en porcelaine, en terre réfractaire, parfois même en plombagine.

L'argile et le sable forment la base des creusets de Hesse. On les préfère aux creusets de Paris, qui sont plus tendres et plus poreux, pour calciner le carbonate de chaux, le carbonate de magnésie, l'alun, la corne de cerf ; toutefois, ils sont encore trop perméables pour servir à la fusion de certains sels, comme le nitrate d'argent, le sel marin, l'azotate de potasse.

Les creusets de platine sont journellement employés dans les recherches analytiques. Il faut cependant les éviter lorsque les matières renferment ou peuvent donner au rouge des alcalis et des sulfures métalliques ; avec certains métaux fusibles, comme le plomb, le bismuth et l'étain ; enfin, lorsqu'il se produit un dégagement de chlore, de brome, d'iode ou de fluor. Exemple : dans l'essai d'une céruse broyée, la litharge est ramenée à l'état métallique par les matières organiques (huile de lin, essence de térébenthine), et un creuset de platine serait rapidement percé par le plomb mis en liberté. On effectue alors la calcination dans une capsule de porcelaine.

Les creusets d'argent sont d'un usage fréquent dans les calcinations délicates. La fusibilité de l'argent s'oppose cependant à ce qu'on puisse s'en servir, comme du platine, pour des températures très élevées. On les emploie dans les laboratoires pour fondre la potasse caustique, le nitrate d'argent et quelques autres sels. Ils sont attaqués par le soufre, le phosphore, les sulfates et les phosphates mêlés à des matières organiques, les nitrates acides, enfin par certains métaux, comme le bismuth, l'antimoine, le plomb, l'étain.

Décrépitation.

Plusieurs corps, soumis brusquement à l'action d'une température élevée, font entendre un bruit particulier, une sorte de pétillement. C'est ce phénomène que l'on désigne sous le nom de décrépitation.

La décrépitation paraît due à des causes diverses :

1° A de l'eau interposée qui se réduit en vapeur et sépare les particules solides ;

2° A des gaz qui sont emprisonnés dans la masse et font éclater les lamelles en augmentant de volume sous l'influence du calorique ;

3° Aux dégagements gazeux qui résultent de la décomposition de la matière par l'action du feu.

D'après A. Baudrimont, le plus souvent la décrépitation est due à la séparation de lamelles, mauvaises conductrices de la chaleur et susceptibles de clivage. En effet, lorsqu'une substance conduit mal la chaleur, ses parties superficielles, s'échauffant les premières, se dilatent et se détachent d'autant mieux des parties voisines, qui n'ont pas atteint la même température, qu'elles possèdent à un plus haut degré la propriété de se cliver. C'est sans doute pour cette raison que certaines substances humides et lamelleuses, comme les argiles schisteuses, décrépitent fortement, tout en étant dépourvues de structure cristalline.

On peut diviser les corps qui décrépitent en deux séries :

1° Les corps fixes, comme les chlorures et bromures de potassium ou de sodium, le fluorure de calcium, les sulfates de potassium, de strontium et de baryum, le chromate et le bichromate de potassium, la galène cubique ou laminaire, etc.

2° Les corps qui se décomposent en donnant naissance à des produits aériformes. Tantôt ils sont anhydres, comme les nitrates de baryum et de plomb, le spath d'Islande, le cyanure de mercure; tantôt ils sont hydratés, comme l'émétique, la crème de tartre, l'acétate de cuivre, le gypse, le ferrocyanure de potassium, etc.

Certains sels qui renferment de l'eau de cristallisation, mais qui ne sont point susceptibles de clivage, ne décrépitent pas au feu, comme le carbonate de soude, le sulfate de soude, le sulfate de magnésie.

Carbonisation.

La carbonisation, comme son nom l'indique, est une opération qui a pour but de détruire les matières organiques, de manière à mettre en liberté le carbone qu'elles contiennent. Toutefois, une partie du carbone se combine avec les autres éléments, notamment avec l'oxygène et l'hydrogène, pour donner naissance à de l'acide carbonique, à de l'oxyde de carbone, à des carbures d'hydrogène et à divers produits pyrogénés. C'est sous l'influence du calorique qui se dégage dans ces combustions que la carbonisation devient possible.

La carbonisation est donc une opération tenant en quelque sorte le milieu entre la torréfaction, qui n'altère que légèrement les principes immédiats, et la calcination, qui détermine leur destruction totale. Elle s'applique aux substances animales comme aux substances végétales. Nous ne nous occuperons ici que du charbon animal, du charbon végétal et du noir de fumée.

Charbon animal.

Il se prépare au moyen des os, dont voici la composition, d'après Berzélius :

Matières organiques		33,30
Matières inorganiques.	Phosphate de chaux	51,04
	Carbonate de chaux	11,30
	Fluorure de calcium	2
	Phosphate de magnésie	1,16
	Chlorure de sodium et soude	1,20

On soumet les os à l'action du feu de deux manières différentes :

1° A air libre, comme dans la préparation du phosphore; c'est une calcination à blanc, car les matières organiques sont entièrement détruites;

2° En vase clos : l'air brûle incomplètement les matières organiques, et comme c'est le carbone qui échappe en grande partie à l'action de la chaleur, cette opération constitue une véritable carbonisation.

Le noir animal ou charbon d'os se fabrique surtout dans le département de la Seine. Pour donner une idée de cette industrie, disons seulement qu'en 1858 la consommation de la viande à Paris a été de 150 millions de kilogrammes renfermant $\frac{1}{5}$ d'os, soit 30 millions de kilogrammes.

On commence par mettre à part les *os de travail* pour la tabletterie; le reste est ensuite divisé en trois parties :

1° Les os à gélatine;

2° Les os gras;

3° Les os secs.

Les premiers, qui comprennent les os minces et spongieux, sont réservés pour la fabrication de la gélatine.

Les seconds, avant leur carbonisation, sont divisés mécaniquement ou mieux à la main. Voici leur teneur en matières organiques :

Osséine	32 p. 100.
Graisse	8 à 10 —
Albumine	1 —

On enlève la graisse par ébullition dans l'eau, ou au moyen du sulfure de carbone, si l'opération n'a pas lieu lorsque les os sont encore frais.

Les os secs sont employés directement à la fabrication du noir.

On carbonise les os dans des cylindres en fonte ou dans des

vases en terre. Tantôt ceux ci sont superposés et se ferment réciproquement ; tantôt ils sont disposés sur une seule rangée, et alors on recouvre chacun d'eux d'un couvercle luté avec de la terre à four. On chauffe au rouge pendant 7 à 8 heures, ce qui fournit 60 p. 100 environ de charbon contenant 10 à 12 p. 100 de carbone.

La régularité du chauffage, voilà la condition essentielle pour la réussite de cette opération : si on chauffe trop peu, il reste des matières empyreumatiques abondantes qui ont une odeur des plus désagréables ; si on chauffe trop fort, le phosphate de chaux éprouve un retrait qui diminue la porosité du charbon et enlève à ce dernier une partie de sa puissance décolorante.

On ne retire les vases qu'après refroidissement complet. On broie leur contenu à l'aide de cylindres cannelés convenablement rapprochés. On blute ensuite les grains sur une série de toiles métalliques ; d'abord sur un tamis fin, pour séparer la folle farine, dont il convient d'éviter autant que possible la formation ; puis sur des toiles de moins en moins serrées pour obtenir des grains de différentes grosseurs.

Le charbon animal, tel qu'il existe dans le commerce, n'a pas une composition absolument constante. Voici sa composition moyenne :

Noir animal.
- 1° Charbon azoté............ 10 à 12 p .100
- 2° Matières minérales, 88 à 90 p. 100.
  - Phosphate de chaux.
  - Carbonate de chaux.
  - Sulfures de calcium, de fer.
  - Oxyde de fer, fer carburé, silice.

Pour mettre en évidence cette compositon assez compliquée, il suffit de traiter un peu de noir par de l'acide chlorhydrique ; on observe alors :

1° Un dégagement d'acide carbonique ;

2° Une odeur désagréable due à de l'acide sulfhydrique provenant de la décomposition des sulfures.

Le liquide filtré donne :

1° Avec l'ammoniaque, un précipité de phosphate de chaux, soluble dans les acides ;

2° Avec l'oxalate d'ammoniaque, un abondant dépôt d'oxalate de chaux ;

3° Avec le prussiate jaune, la réaction des sels de fer.

Propriétés. En 1770, Lowitz, chimiste russe, signale les propriétés antiseptiques du charbon végétal, découvre ses propriétés décolorantes et absorbantes. Il observe que le charbon décolore un grand nombre de solutions et les prive de toute odeur. Il propose d'appliquer ce procédé à la conservation de l'eau sur les navires en additionnant le liquide de charbon pulvérisé et de quelques gouttes d'acide sulfurique.

Au commencement du siècle, Berthollet modifie avantageusement cette méthode en conseillant de calciner légèrement la surface interne des tonneaux.

En 1810, Cadet, pharmacien à Paris, applique le charbon de bois à la décoloration des sirops. A la même époque, Figuier, professeur à Montpellier, découvre que le charbon animal possède une puissance décolorante supérieure à celle du charbon végétal; à partir de ce moment, le charbon animal devient d'un usage vulgaire pour décolorer le vinaigre, et est employé avec un succès inespéré au raffinage des sucres.

Comment le noir animal agit-il pour amener la décoloration? Cette question a été résolue par les expériences de M. Bussy.

Dans une dissolution sulfurique faite avec 1 partie d'indigo, 7 parties d'acide et 92 parties d'eau, ajoutons du charbon et agitons fortement le tout. Il y a bientôt décoloration, car le liquide filtré n'a plus qu'une teinte légèrement jaunâtre. Si nous versons maintenant sur le filtre de l'eau bouillante, additionnée d'une petite quantité de carbonate de soude, à l'instant la liqueur passera colorée en bleu : l'indigo n'a donc pas été détruit, mais simplement fixé par le charbon. Remettons ensuite le charbon ainsi lavé avec la liqueur bleue et ajoutons un peu d'acide sulfurique : il y aura de nouveau décoloration. D'après cela, il est certain que le charbon agit physiquement, et non par action chimique, puisque la matière colorante est simplement fixée et peut être remise en liberté sans aucune modification.

De ses nombreuses expériences M. Bussy conclut :

1° Que la propriété décolorante est inhérente au carbone, toutes les autres substances qui l'accompagnent, l'azote, les sels, étant inertes;

2° Qu'un charbon est d'autant plus décolorant qu'il est plus poreux.

Mais les propriétés du charbon s'épuisent rapidement. On est parvenu à les faire reparaître par la revivification, opération qui comprend :

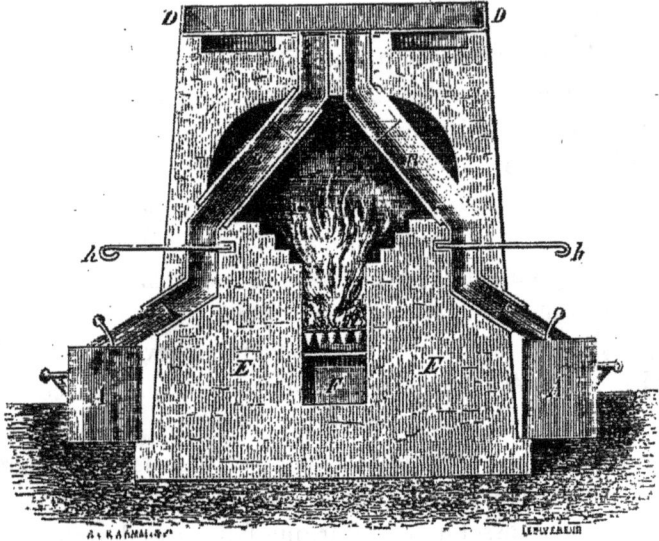

FIG. 6.

AA. Étouffoirs. — BB. Tuyaux contenant le noir que l'on fait tomber dans les étouffoirs, après calcination, au moyen des registres h, h. — F. Foyer. — DD. Séchoirs chauffés par la flamme perdue du foyer. — EE. Massif en maçonnerie dans l'axe duquel est disposé le foyer.

1° Un lavage à l'eau ;

2° Une nouvelle calcination au rouge d'une demi-heure environ dans une vingtaine de tuyaux disposés autour d'un foyer, comme dans le four coulant de Crespel-Dellisse ;

3° Un léger broyage entre deux meules pour enlever un vernis charbonneux, brillant, qui recouvre les grains et qui provient de la destruction d'un peu de matière organique adhérente (Kuhlmann).

On peut revivifier le noir 25 à 30 fois, car la perte dans chaque opération ne dépasse pas 5 p. 100. Les débris servent à faire le *noir animalisé*, qui est utilisé comme engrais.

Lorsque le noir ainsi revivifié doit servir au raffinage, il est né-

cessaire de le purifier au moyen de la vapeur d'eau surchauffée.
S'il est destiné à des usages pharmaceutiques, il convient d'o-
pérer cette purification par des lavages convenables.

D'après Blondeau, on prend :

Noir animal...	8 parties
Eau...	Q.S. —
Acide chlorhydrique..............................	1 —

On forme avec le charbon et de l'eau une pâte demi-liquide, à
laquelle on ajoute l'acide chlorhydrique. Après une demi-heure
de contact, on lave le tout à trois ou quatre reprises avec de l'eau
bouillante et on fait sécher.

Charbon végétal.

On l'obtient industriellement de deux manières :

Par la calcination en vases clos dans des cylindres de fonte,
opération qui donne de l'acide acétique et les produits pyrogénés qui l'accompagnent;

Par la calcination du bois sur les lieux même d'extraction, méthode fort ancienne, puisque Théophraste et Pline la relatent
dans leurs écrits. Voici en quoi elle consiste :

Au centre d'une aire plane et circulaire, on dispose verticalement quelques pièces de bois de manière à former une sorte de
cheminée de $0^m,30$ de diamètre environ; on dispose le bois autour
d'elle sur trois étages, de manière à ce que l'axe de chaque bûche
se trouve également dans un plan sensiblement vertical; on recouvre le tout de feuilles, de menu charbon et de terre. Après
avoir pratiqué à la base des ouvertures ou *événts*, pour permettre l'introduction de l'air jusqu'au centre, on jette du charbon embrasé dans la cheminée; puis la combustion est conduite
méthodiquement en pratiquant de haut en bas de nouvelles ouvertures horizontales, jusqu'à ce que la carbonisation soit complète.

Ebelmen, qui a étudié spécialement les carbonisations du bois
en meules, est arrivé aux deux conclusions suivantes:

1° L'oxygène de l'air, qui pénètre par les évents, se change complètement en acide carbonique;

2° Cet oxygène se porte tout entier sur le carbone déjà formé, et son action est nulle sur les produits de la distillation du bois, de telle sorte que cette dernière s'opère de la même manière qu'en vase clos.

Ainsi, l'oxygène de l'air entretient la combustion en se combinant constamment avec le carbone, qui est directement en rapport avec le bois non carbonisé. L'acide carbonique produit est assez refroidi par la distillation pour qu'il ne puisse se transformer en oxyde de carbone, ce qui occasionnerait une énorme perte de carbone. En un mot, il se forme tout juste la quantité d'acide carbonique nécessaire à la décomposition du bois et à sa transformation en charbon.

Enfin, Ebelmen a constaté que la carbonisation s'opère de haut en bas : en arrêtant la carbonisation à mi-chemin, on constate, en effet, que le charbon forme un cône renversé dont la base est tournée en haut.

Le charbon de bois n'est pas du carbone pur. Il renferme toujours des substances minérales que l'on peut enlever, si cela est nécessaire, en le faisant bouillir avec de l'eau aiguisée d'acide chlorhydrique; il retient obstinément de l'hydrogène, dont on ne peut le débarrasser qu'en le chauffant au rouge dans un courant de chlore.

Pour l'usage médical, le charbon de bois léger est ordinairement préféré. Les charbons de coudrier, de liège, de quinquina, de tilleul, recommandés par quelques pharmacopées, ne possèdent en réalité aucune propriété spéciale.

Le charbon dit *de Belloc* est obtenu au moyen de jeunes branches de peuplier que l'on calcine en vase clos; on le lave ensuite à grande eau, à trois ou quatre reprises différentes, on le fait sécher et on le pulvérise.

Le charbon végétal jouit de propriétés absorbantes qui sont dues à sa porosité. Th. de Saussure a démontré que les gaz sont absorbés avec d'autant plus d'énergie qu'ils sont plus solubles dans l'eau. Récemment, Melsens a observé que ce phénomène est accompagné d'un dégagement de chaleur, même pour les liquides, comme le brome, et qu'on pouvait l'utiliser pour liquéfier plusieurs gaz coercibles, tels que le chlore, l'ammoniaque, l'acide sulfureux, l'acide sulfhydrique, l'acide bromhydrique, la cyanogène, etc. Que l'on chauffe à 100°, par exemple, dans l'une des branches du tube recourbé de Faraday, du charbon de bois saturé de chlore, on recueillera du chlore liquide dans l'autre branche convenablement refroidie.

Par le fait de leur condensation, les gaz n'éprouvent aucune altération chimique, car on peut les mettre en liberté dans le vide.

La *décoloration* et la *désinfection* ne sont que des conséquences de la faculté d'absorption; aussi ces deux propriétés sont-elles d'autant moins marquées que la porosité elle-même est moins développée. Sous ce rapport, le noir d'os tient le premier rang, tandis que le coke occupe le dernier, comme l'indique la classification suivante :

> Charbon animal
> — de bois
> Braise de boulanger
> Noir de fumée calciné
> Coke.

Notons enfin que le charbon possède la propriété de s'emparer d'un grand nombre de matière salines, de quelques matières organiques, comme les alcaloïdes, les principes amers et les substances albuminoïdes, circonstance dont il faut tenir compte dans les recherches médico-légales. Par contre, il est sans action sur d'autres corps, les matières sucrées, par exemple, particularité qui a été mise très heureusement à profit par Cl. Bernard pour rechercher le sucre dans les liquides de l'économie.

Noir de fumée.

On peut l'obtenir avec des matières résineuses ou goudronneuses, et même avec de la houille.

On fait brûler les matières premières dans un petit fourneau, et on conduit les produits de la combustion dans une grande pièce terminée en cône, comme l'indique la figure ci-contre (fig. 7).

Les particules de charbon se condensent en grande partie contre les parois latérales, qui sont recouvertes de toile grossière ou de peau de mouton; un cône mobile en tôle râcle en descendant ces parois et ramène le charbon à la partie inférieure de la chambre.

Le noir de lampe est un noir de fumée de belle qualité obtenu par la combustion des huiles lourdes, des goudrons, des pétroles, des graisses brûlées.

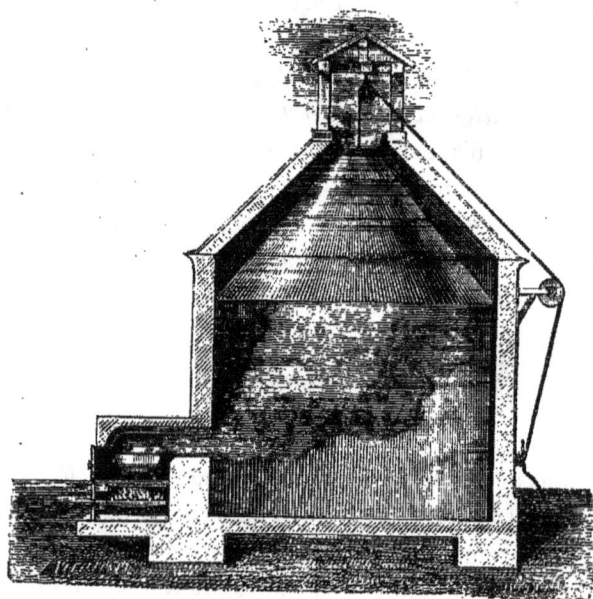

FIG. 7.

Le noir de fumée est beaucoup plus riche en carbone que le noir animal, puisqu'il en contient environ 80 p. 100 de son poids. Voici, d'après Braconnot, sa composition moyenne :

Carbone.. 79
Matières organiques.. 7,5
— minérales... 5,5
Eau... 8

On l'épure en le calcinant dans des cylindres en tôle, en le lavant ensuite avec de l'eau acidulée avec de l'acide chlorhydrique, puis en dernier lieu avec de l'eau pure.

Il sert à la fabrication de l'encre d'imprimerie, de l'encre de Chine et des crayons noirs.

CHAPITRE II

FUSION. — MÉLANGES RÉFRIGÉRANTS : GLACE ARTIFICIELLE. — SOLIDIFICATION.
SURFUSION. — VAPORISATION. — ÉVAPORATION.

La matière se présente à nous sous trois formes : elle est solide, liquide ou gazeuse. Le calorique est la force qui préside à ces changements d'état. Chauffe-t-on un corps solide? en général, il devient liquide; ce liquide, soumis à l'action d'une température plus élevée, se réduit en vapeurs. Réciproquement, par un refroidissement graduel, le corps redevient liquide, puis solide.

Ce sont ces modifications physiques qui avaient surtout frappé les anciens, et c'est à ce point de vue qu'il faut se placer pour comprendre la signification de leurs quatre éléments : l'air, l'eau, la terre et le feu. Pour eux, la *terre* représentait l'état solide de la matière; l'*eau*, l'état liquide; l'*air*, l'état gazeux. Quant à l'élément du *feu*, il répondait vaguement à ce que l'on a longtemps considéré comme des fluides impondérables, la chaleur, la lumière, l'électricité, alors que nous savons maintenant qu'il s'agit en réalité de mouvements produits dans la matière pesante et dans un milieu spécial, l'éther, partout répandu dans l'univers.

Nous allons passer en revue les changements d'état des corps en nous attachant moins aux lois générales, qui sont du ressort de la physique, qu'aux faits particuliers qui intéressent la pharmacologie.

Fusion.

En général, chaque corps défini fond à une température invariable que l'on nomme son *point de fusion*, et dès que ce point

est atteint, la température reste constante pendant toute la durée
du changement d'état, la chaleur fournie par le foyer étant exclusivement employée à effectuer le travail moléculaire dont le résultat est la désagrégation du corps solide.

Rien de plus variable que les points de fusion des différents
corps solides : si l'on rangeait sous ce rapport les corps dans une
série continue, on peut dire sans exagération que l'on parcour-
rait tous les degrés de l'échelle thermométrique. Les uns fondent
au-dessous de zéro, comme l'acide sulfureux à — 100°, l'acide
carbonique à — 78°, le mercure à — 40°, l'anhydride hypoazotique à — 9°; les autres, et c'est le plus grand nombre, ont un
point de fusion supérieur à celui de la glace.

D'après les expériences de Despretz, on peut admettre que tous
les corps, lorsqu'ils ne se décomposent pas, sont susceptibles
d'être amenés à l'état liquide sous l'influence d'une température
suffisamment élevée.

Lorsqu'un corps se décompose dans les conditions ordinaires,
si l'on parvient par un moyen quelconque à empêcher ou à limiter
la décomposition, il y a fusion. Tel est le cas du carbonate de
chaux, qui fond, comme l'a vu Hall, quand on le chauffe dans un
canon de fusil hermétiquement clos; l'acide carbonique, mis en
liberté au début, exerce une pression rapidement croissante qui
rend bientôt impossible toute décomposition nouvelle.

Pour déterminer un point de fusion, on suit le plus souvent la
marche suivante : on introduit une petite quantité de matière
dans un mince tube de verre que l'on dispose ensuite dans un
bain convenablement approprié (eau, acide sulfurique, huile,
blanc de baleine, paraffine, etc.), contenant un thermomètre très
sensible; on maintient la température au voisinage du point de
fusion et l'on répète l'opération autant de fois qu'il est nécessaire
pour avoir une détermination parfaitement exacte.

Certains corps, comme le verre, beaucoup de corps gras et résineux, passent graduellement de l'état solide à l'état liquide,
éprouvent en un mot la *fusion pâteuse*; alors leur point de fusion
ne peut plus être nettement défini.

D'après les expériences de W. Thompson, de Mousson et de
Bunsen, la pression amène des changements faibles, il est vrai,

mais sensibles, dans les points de fusion, ce qui est d'accord avec la théorie; en effet, le corps se dilate-t-il en fondant, ce qui est le cas le plus général, la thermodynamique enseigne que le point de fusion doit s'élever avec la pression; le contraire a-t-il lieu, comme on l'observe pour la glace, la fonte, l'antimoine, le bismuth et l'argent, la pression abaisse le point de fusion.

En pharmacie, la fusion est employée non seulement pour caractériser les corps, mais aussi pour constater leur degré de pureté.

La cire, par exemple, fond entre 63° et 65°; mais lorsqu'elle est additionnée de suif, elle fond à une température plus basse. On a même indiqué cette particularité pour déterminer la proportion de suif frauduleusement introduite dans la masse.

Le beurre de cacao fond vers 30°, tandis que les matières qu'on y ajoute ordinairement par fraude, le suif et la cire, fondent à un degré plus élevé. On peut donc juger de son degré de pureté d'après cette seule donnée.

La fusion est aussi utilisée par le praticien pour dégager quelques principes immédiats facilement fusibles des substances organiques qui les environnent. Nous en verrons des exemples dans la préparation de l'axonge, dans celle du beurre de cacao, etc.

Elle fournit un moyen aussi prompt que commode pour pulvériser certains corps qui ne pourraient être réduits en poudre que très difficilement par tout autre moyen. C'est ainsi qu'en faisant tomber du plomb fondu sur un disque horizontal animé d'un mouvement de 2000 tours à la minute, on peut pulvériser en quelques instants plusieurs kilogrammes de métal.

Un grand nombre de sels hydratés, quand on les chauffe, éprouvent la *fusion aqueuse*, c'est-à-dire fondent dans leur eau de cristallisation. L'alun, par exemple, qui renferme 24 équivalents d'eau, fond à 92° et reprend sa transparence par le refroidissement, sans avoir éprouvé d'altération dans sa composition chimique. A 100° il perd 10 équivalents d'eau, et à 180° il n'en renferme plus qu'un seul; lorsque l'on dépasse 200°, il devient anhydre et constitue l'alun calciné; chauffé à une température très élevée, il donne ensuite un mélange de sulfate de potassium et d'alumine, puis en dernier lieu un résidu fixe d'alumine et de potasse.

Enfin, on a parfois recours à la fusion pour obtenir les corps à l'état cristallisé. Chose digne de remarque, les cristaux obtenus par ce procédé ne sont pas toujours identiques à ceux qui sont fournis par d'autres méthodes. Chacun sait que le soufre cristallise par fusion en prismes obliques qui appartiennent au 5e système cristallin, tandis que les cristaux naturels ou ceux qui se déposent à basse température dans le sulfure de carbone sont des octaèdres droits qui appartiennent au 4e système.

Mélanges réfrigérants : Glace artificielle.

Un corps peut passer de l'état solide à l'état liquide dans des conditions différentes de celles qui viennent d'être signalées. Mettez un morceau de sucre dans de l'eau, il va disparaître, et comme on obtient alors un liquide parfaitement limpide, il faut en conclure que le corps solide a éprouvé une véritable fusion. Il n'y a donc rien d'étonnant à ce que ce phénomène de *dissolution* consomme une certaine quantité de chaleur. Il ne diffère en réalité de la fusion que parce qu'il ne se produit plus à une température fixe.

Il faut remarquer que la dissolution, qui produit toujours du froid, est souvent accompagnée de phénomènes concomitants, de combinaisons, de contractions de volume, etc., qui déterminent au contraire un dégagement de chaleur, de telle sorte que l'on ne peut observer en réalité, dans ce cas, que la différence des deux effets thermiques.

Mêle-t-on une partie d'acide sulfurique avec cinq parties de neige, il y a production d'un froid intense; opère-t-on le mélange de ces deux corps dans une proportion inverse, il y a élévation de température. L'abaissement de température produit par la dissolution des corps a été utilisée pour former des *mélanges réfrigérants*.

Voici quelques exemples de ces sortes de mélanges :

2 parties de glace pilée et 1 partie de sel marin produisent un froid de 20 degrés au-dessous de zéro. Un tel mélange est souvent employé dans les laboratoires; parce qu'il est facile de se le procurer dans les grandes villes, où la glace ne fait jamais défaut.

4 parties de chlorure de calcium hydraté, sous forme pulvérulente, et 3 parties de neige déterminent un abaissement de température de 50° au-dessous de zéro. La quantité de sel peut être augmentée sans inconvénient, mais non celle de la neige.

Dans les pharmacies, on se sert le plus souvent d'un mélange d'acide chlorhydrique et de sulfate de soude. Ce sont là précisément les deux corps qui servent ordinairement à opérer la congélation de l'eau dans les glacières artificielles les plus répandues.

Decourdemanche (de Caen), Malapert (de Poitiers), Boutigny (d'Évreux), Filhol (de Toulouse), Toselli à Paris, ont proposé des appareils qui reposent sur les mêmes principes.

L'appareil de Boutigny, par exemple, se compose simplement d'une boîte en chêne de 36 centimètres de longueur, de 8 centimètres de largeur et de 16 centimètres de hauteur; elle reçoit deux boîtes en fer-blanc suffisamment espacées pour introduire entre elles le mélange réfrigérant; elles peuvent contenir 1500 grammes d'eau environ, qui sont solidifiés par 3 doses ayant chacune la composition suivante :

> Sulfate de soude cristallisé et pulvérisé............ 1500 grammes
> Acide sulfurique étendu et refroidi................ 2000 —

Pour étendre l'acide, on en prend 7 parties auxquelles on ajoute 5 parties d'eau.

La malle-glacière de Toselli est constituée par un petit barillet ouvert à l'une de ses extrémités; elle contient 5 à 6 cylindres en fer-blanc, à diamètres inégaux, contenant l'eau que l'on veut congeler; l'espace compris entre ces cylindres et les parois du tonneau est comblé avec de l'azotate d'ammoniaque additionné de son poids d'eau. On ferme hermétiquement la partie supérieure à l'aide d'un couvercle, on dispose le tout sur un axe horizontal, et, à l'aide d'une manivelle, on fait tourner l'appareil pendant 5 minutes. Des vases en fer-blanc on retire alors des cylindres creux de glace, que l'on introduit les uns dans les autres pour en former un cylindre solide du poids de 500 grammes.

Comme l'eau commence à se dilater vers 4° et augmente brusquement de volume en se solidifiant, il ne faut pas remplir complètement les cylindres, chacun d'eux ne devant contenir qu'une quantité de liquide proportionnelle à son diamètre.

Le nitrate d'ammoniaque est un sel avantageux, car les sels ammoniacaux sont maintenant à bas prix. Au surplus, on peut retirer par évaporation le sel ammoniacal et le faire servir à de nouvelles opérations.

A l'aide du système Carré, on fabrique actuellement de la glace au moyen du froid produit par l'évaporation rapide de certains corps très volatils. Au début, on avait préconisé l'éther, qui a ensuite été avantageusement remplacé par l'ammoniaque.

Le petit modèle, à marche intermittente, est formé d'un cylindre A rempli aux trois quarts d'une solution saturée d'ammoniaque

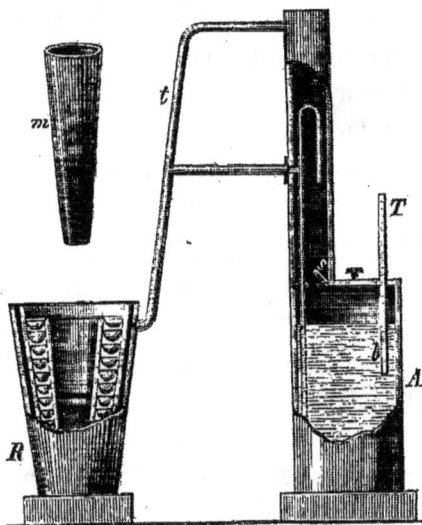

Fig. 8.
Appareil Carré pour la fabrication de la glace.

et communiquant, par l'intermédiaire d'un tube t, avec un récipient R. Celui-ci, qui est parfaitement clos, comme la chaudière, possède une forme conique et annulaire, de manière à présenter suivant son axe un espace vide dans lequel s'adapte un vase métallique M à parois minces. Il est bon de verser de l'alcool entre ce vase et la paroi annulaire, afin d'obtenir par un contact parfait un refroidissement rapide. C'est en vue de concourir au même but que l'espace annulaire est muni d'une série de petits godets dans lesquels vient se liquéfier le gaz ammoniaque. Au cylindre est adapté en *b* un petit tube en fer forgé qui est destiné à recevoir de l'huile et un thermomètre T pour surveiller la marche de l'opération.

On chauffe le cylindre à l'aide d'un fourneau. Le gaz ammoniaque se dégage par la petite soupape *s* et vient se liquéfier en R sous l'influence de sa propre pression. L'opération est terminée lorsque le thermomètre marque 130° environ. Si donc on place à ce moment au centre du récipient le vase M contenant de l'eau, celle-ci se solidifiera dès que l'ammoniaque liquéfiée pourra se volatiliser et retourner à son point de départ au moyen d'un tube plongeur; et ce résultat sera atteint si l'on refroidit le cylindre au moyen d'un courant d'eau froide.

Dans les villes pourvues de glacières, les appareils frigorifiques sont inutiles. Il en est tout autrement dans les petites localités, et c'est alors que le pharmacien doit se munir d'un appareil congélateur économique, pouvant donner deux ou trois kilogrammes de glace dans l'espace d'une heure.

Toutefois, si l'on est pris au dépourvu, on peut se servir à la rigueur de deux vases, l'un extérieur en fer émaillé, muni d'un robinet à sa partie inférieure, l'autre en terre ou en bois contenant l'eau qu'il s'agit de congeler, On introduit dans l'espace annulaire de 8 à 10 centimètres le mélange réfrigérant, que l'on renouvelle au besoin deux ou trois fois.

A défaut d'un endroit spécial, la glace se conserve à la cave dans des couvertures de laine, ou dans des pots bien couverts, entourés de plumes.

Solidification, — Surfusion.

Lorsqu'un corps liquéfié est soumis à un refroidissement graduel, le thermomètre indique une température décroissante aussi longtemps que l'état physique n'éprouve aucune modification; dès que la solidification commence, la marche du thermomètre est troublée, et on observe un temps d'arrêt qui persiste pendant tout le temps de la solidification; celle-ci est donc, comme la fusion, caractérisée par les deux lois suivantes : température fixe de solidification, constance de la température pendant que le phénomène s'accomplit.

Il est probable qu'aucun corps liquide ne pourrait résister à la solidification si nos moyens de réfrigération étaient assez puissants. Aussi beaucoup de gaz liquéfiés, l'ammoniaque, le cyanogène, l'acide carbonique, ont été solidifiés. Despretz a fait voir que l'alcool devient tellement visqueux qu'il ne peut plus couler quand on le soumet à l'action d'un mélange d'éther, d'acide carbonique solide et de protoxyde d'azote liquide.

En général, la température de solidification est la même que celle de la fusion; mais il est des circonstances qui font varier le point de solidification seulement, et qui l'abaissent parfois dans une énorme proportion, phénomène connu sous le nom de *surfusion*.

La surfusion s'observe principalement dans les trois cas suivants :

1° *Lorsque l'eau tient en dissolution certains sels, comme le sulfate de soude.*

A 11° par exemple, 100 parties d'eau dissolvent 26 parties de ce sel, et 210 parties à 103°; il semble donc que cette dernière solution, ramenée à 11°, laissera déposer 184 parties de sel; mais dans une ampoule fermée, à l'abri de l'air, la solution reste liquide, même après une agitation prolongée; elle cristallise ordinairement d'une façon brusque lorsque l'on casse la pointe de l'ampoule. Gernez a donné l'explication de ce fait singulier : la sursaturation cesse sous l'influence d'une parcelle solide de sulfate de soude, sel qui existe toujours dans l'enceinte où se fait l'expérience. En tout cas, la solidification a lieu immédiatement quand on touche la solution avec une trace de ce sel.

Le soufre ordinaire fond au voisinage de 111°. Recouvre-t-on sa surface d'une solution saturée de chlorure de calcium, la température peut descendre à 100°, sans que la solidification ait lieu. Dans cet intervalle de température, un cristal octaédrique n'amène aucun changement; mais la surfusion cesse immédiatement dès qu'on fait tomber dans la masse un petit cristal prismatique; or, on sait qu'au-dessus de 100° la seule forme possible du soufre est celle d'un prisme oblique. La forme du cristal est donc aussi nécessaire que sa nature pour mettre fin à la surfusion.

2° *Lorsqu'un liquide est contenu dans un tube capillaire et mouille les parois du tube.*

De l'eau introduite dans un verre capillaire de $\frac{1}{10}$ de millimètre de diamètre ne se solidifie pas, même quand on abaisse la température à 17°; passé ce terme, la congélation a lieu, en dehors de toute agitation : propriété très favorable aux plantes, qui toutes renferment des canaux très déliés remplis de sucs aqueux; si ce liquide se congelait dès que la température tombe au-dessous de zéro, par suite de l'augmentation de volume le tissu serait rapidement désorganisé.

3° *Quand le liquide est abandonné à un refroidissement très lent.*
Tel est le cas de l'eau refroidie lentement dans un milieu assez calme pour éviter tout ébranlement dans la masse : la température peut descendre jusqu'à 20 degrés au-dessous de zéro sans qu'il y ait congélation. Le moindre mouvement vibratoire, l'introduction dans le liquide de la plus petite parcelle de glace qui, comme on sait, est cristallisée, détermine la solidification, et la température remonte a zéro.

Ce phénomène de surfusion n'est pas spécial à l'eau; on le retrouve dans l'étain, le salpêtre, le phosphore, etc. C'est ainsi que le phosphore, qui fond à 44°, peut rester liquide jusque dans le voisinage de zéro, si l'on n'agite point l'eau sous laquelle il est placé.

Nous avons vu que dans les corps gras et résineux les changements d'état ne se manifestaient souvent que d'une manière lente et graduelle; la surfusion est en outre un phénomène très commun.

En thèse générale, lorsqu'il s'agit d'un corps bien défini, comme l'acide stéarique, la température de solidification se confond avec celle de la fusion; mais s'il s'agit de mélanges complexes, de principes immédiats intimement unis, comme les graisses, on observe alors que le thermomètre descend rapidement, reste stationnaire, puis remonte, par suite d'une solidification partielle; ce dernier maximun est seul constant, alors que le premier temps d'arrêt est au contraire très variable.

Parmi les corps gras qui, une fois fondus, conservent avec persistance leur liquidité, il faut citer le beurre de cacao. Il reste liquide, bien que la température soit de 15 à 20° au-dessous du point de fusion; puis tout d'un coup, sans cause apparente, il se solidifie et la température s'élève.

Il est probable que le phénomène de la surfusion est dû à la difficulté qu'éprouvent les molécules à s'orienter pour prendre l'état solide; il faut une cause extérieure, un choc, un cristal de la nature de ceux qui tendent à se former, pour faire cesser cette inertie. Au surplus, si par un moyen quelconque on empêche les molécules d'obéir à leur action réciproque, on retarde à volonté la solidification; par exemple, de l'eau énergiquement comprimée peut être amenée au-dessous de zéro et persister à l'état de liquide malgré une violente agitation.

Dans la pratique pharmaceutique, il est parfois utile de surveiller la solidification des corps, de manière à la produire dans des conditions déterminées. Tantôt on se propose de laisser déposer les fèces pour purifier certains produits naturels, comme dans la purification du beurre de cacao, qui abandonne par un refroidissement lent l'eau et les débris qu'il contient; tantôt il convient d'agiter modérément la masse pendant qu'elle est encore liquide, afin d'obtenir un produit homogène, comme l'indique le Codex dans la préparation de l'axonge, qui est un mélange de principes immédiats.

Enfin, un refroidissement lent favorise la cristallisation des corps et on met souvent à profit cette circonstance pour obtenir de beaux cristaux.

Vaporisation. — Évaporation.

Presque tous les liquides et beaucoup de corps solides sont susceptibles de donner des vapeurs à la température ordinaire ou à partir d'une certaine température.

D'une manière générale, le mot *vaporisation* s'applique au passage de l'état liquide à l'état gazeux lorsque les vapeurs se forment rapidement sous l'influence de la chaleur. Par *évaporation*, on désigne surtout la production lente des vapeurs à la surface des liquides abandonnés à eux-mêmes.

Quand le liquide est exposé au contact de l'air ou placé dans le vide, il se dégage constamment à sa surface des vapeurs qui s'insinuent lentement entre les molécules gazeuses ou qui se répandent rapidement dans le vide ambiant. Si l'espace est limité, la saturation a bientôt lieu et l'évaporation a un terme : la vapeur acquiert une tension maximum qu'elle ne peut dépasser tant que la température reste constante.

Dans l'air sec et à une température fixe, Dalton a démontré que la quantité d'eau évaporée dans l'unité de temps est proportionnelle à la force élastique de la vapeur à la température de l'expérience ; toutes choses égales d'ailleurs, elle est donc d'autant plus considérable que la température est plus élevée. Dans une atmosphère humide, elle est proportionnelle à la différence (F—f) entre la tension maximum et la tension actuelle de la vapeur contenue dans l'air. Comme elle est en outre évidemment proportionnelle à la surface S du liquide, il en résulte que si on désigne par C un coefficient constant, sa valeur est représentée par l'équation suivante :

$$L = C \times S \times (F\text{-}f);$$

formule qui s'applique à l'air sec en faisant f=0.

Dalton a reconnu que cette formule est applicable à l'alcool avec le même coefficient ; comme ce liquide a une force élastique plus considérable, il s'ensuit qu'il doit s'évaporer beaucoup plus rapidement, ce qui est d'accord avec l'expérience.

Les divers liquides s'évaporent donc avec plus ou moins de facilité. En général, ceux qui s'évaporent à l'air le plus aisément sont ceux qui ont le point d'ébullition le plus bas ; par contre, ceux qui ont un point d'ébullition très élevé, comme les huiles essentielles, n'éprouvent qu'une évaporation insensible. Cette propriété, par exemple, devient nulle pour l'acide sulfurique, qui bout au-dessus de 300°.

La couche d'air en contact avec le liquide qui s'évapore commence évidemment par se saturer de vapeurs : est-elle immobile, l'évaporation se ralentit, puis s'arrête ; se renouvelle-t-elle par l'agitation, ce qui est le cas ordinaire, l'évaporation est continue et le liquide finit par disparaître en totalité.

Dans la pratique on met constamment à profit cette conséquence des lois de l'évaporation pour accélérer la concentration des liquides chargés de principes médicamenteux. La diminution de la pression extérieure, l'élévation de la température, le peu de

vapeur d'eau contenue dans l'air, le renouvellement des couches
d'air par l'agitation, l'augmentation des surfaces libres, telles sont
les causes qui favorisent l'évaporation et qu'il faut s'efforcer d'u-
tiliser pour se débarrasser rapidement d'un excès d'eau dans un
liquide qui doit être amené à un certain degré de concentration.

Considérées au point de vue pratique, la vaporisation et l'évaporation constituent en réalité deux opérations essentiellement distinctes : dans la vaporisation, on a pour but d'utiliser les vapeurs,
comme dans les fumigations ; dans l'évaporation, on a surtout
en vue d'enlever les liquides pour obtenir un résidu médicamenteux. C'est ainsi que l'on évapore des solutions aqueuses pour
les transformer en sirops, pour les réduire en consistance d'extrait, etc.

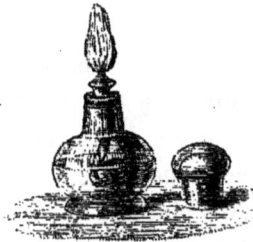 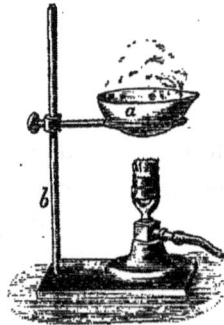 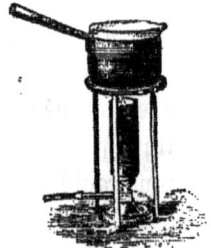

FIG. 9.   FIG. 10.   FIG. 11.

Lorsque l'évaporation a lieu à la température ordinaire, elle
est dite spontanée. Effectuée sous l'influence de la chaleur, elle a
lieu le plus souvent au bain-marie, ou encore à l'ébullition, qui
n'est, comme on le verra, qu'un cas particulier de la vaporisation.
Lorsque l'on n'a que peu de liquide à évaporer, on verse la solution dans une capsule de porcelaine que l'on dispose sur un support et que l'on chauffe directement, soit avec une lampe à alcool
(fig. 9), soit sur un bec de Bunsen (fig. 10). A la fin de l'évaporation, alors que l'on peut craindre quelques projections, on place
la capsule sur un vase métallique vide (fig. 11) pour égaliser la
chaleur et servir de bain-marie.

Dans les laboratoires, lorsque le liquide est altérable, on se sert souvent d'une cloche sous laquelle on dispose un corps très avide d'eau, comme l'acide sulfurique concentré, la chaux vive, la potasse caustique, le chlorure de calcium fondu. Enfin, comme les vapeurs se forment rapidement dans le vide, la machine pneumatique est quelquefois mise à profit. Son emploi a été autrefois préconisé par Cadet pour préparer les extraits des solanées vireuses; mais comme cet instrument n'existe que rarement dans les officines, et que, d'ailleurs, il ne peut servir que pour de petites quantités de liquide, on a imaginé des appareils spéciaux sur lesquels nous reviendrons à propos des extraits.

CHAPITRE III

Lorsqu'il s'agit de séparer des particules solides d'un liquide ou d'isoler deux liquides hétérogènes non miscibles, opérations purement mécaniques, on a recours à divers procédés généraux qui varient suivant la nature des substances mélangées.

Dans la pratique pharmaceutique, on fait surtout un usage fréquent des quatre modes opératoires suivants :

1° La décantation ;
2° La filtration ;
3° La clarification ;
4° L'expression.

Nous allons rapidement les passer en revue en insistant sur les détails qui peuvent intéresser le pharmacien, et en laissant de côté ce qui a trait plus spécialement à la chimie analytique ou aux arts industriels.

Décantation.

Elle consiste à séparer un liquide d'un dépôt qui s'y est formé. Ordinairement, par un repos prolongé, les produits solides qui troublent la transparence d'un liquide se déposent lentement au fond des vases, par suite d'une densité supérieure à celle du milieu ambiant. Il suffit donc d'incliner le vase avec précaution pour opérer la séparation.

Lorsque le dépôt est léger et qu'il a une tendance à se répandre dans les couches environnantes, il vaut mieux faire écouler le liquide par une ouverture latérale munie d'un robinet et pratiquée dans la partie inférieure de la paroi, un peu au-dessus de la surface du dépôt ; quand la clarification est parfaite, on ouvre graduellement le robinet et on fait écouler le liquide, tant qu'il passe parfaitement limpide.

Lorsque l'on opère sur de petites quantités, il est commode de se servir de vases légèrement coniques, plus larges en bas qu'en haut, car une telle inclinaison des parois s'oppose à l'adhérence des précipités, qui se déposent complètement et qui ne peuvent plus se déplacer que difficilement lors de la décantation.

La décantation s'effectue aussi très souvent à l'aide du siphon. Le plus simple de ces appareils consiste en un tube recourbé à deux branches inégales ; la courte branche plonge dans le liquide, on aspire avec la bouche par l'autre extrémité, et l'écoulement qui se manifeste continue tant que l'extrémité inférieure de la petite branche plonge dans les couches liquides.

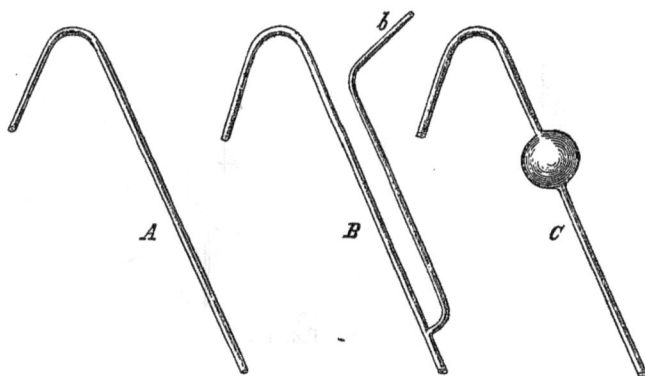

FIG. 12.

Lorsque le liquide est dangereux, l'aspiration ne peut plus se faire directement. Il convient alors d'adapter un tube latéral b (fig. 12) vers la partie inférieure de la grande branche. Pour amorcer ce siphon, on ferme l'ouverture inférieure avec le doigt, on aspire en b avec la bouche et on enlève le doigt dès que le liquide parvient vers l'extrémité inférieure de la grande branche.

Ce liquide dégage-t-il des vapeurs délétères, on remplit le siphon de ce liquide ou de tout autre qui peut sans inconvénient se mêler au produit; on ferme les deux extrémités et on plonge la petite branche dans le liquide à décanter.

On a parfois recours au siphon de Bunten, qui porte une boule vers la partie supérieure de la grande branche (fig. 12, C); on remplit celle-ci de liquide et on immerge l'autre extrémité : la boule se vide en partie et l'amorcement se trouve produit d'une manière aussi simple qu'ingénieuse. Cette disposition est fort commode quand il s'agit de liquides renfermés dans des vases à ouverture étroite.

Pour de petites quantités de liquide on se sert avec avantage de pipettes en verre. Une pipette est un tube terminé inférieurement par une ouverture étroite et muni suivant sa longueur d'une partie renflée en forme de boule ou de cylindre (fig. 13).

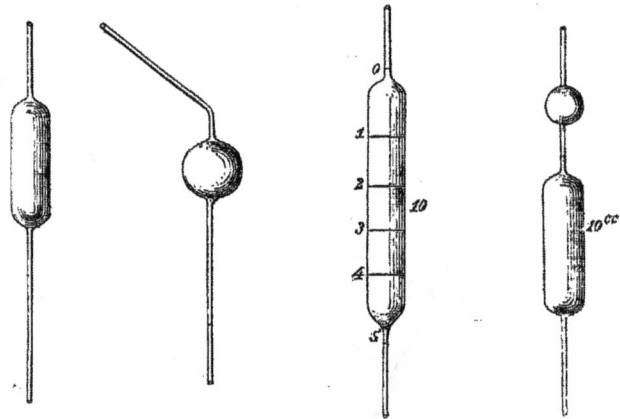

Fig. 13.

Le maniement de ces appareils est des plus simples. On plonge leur extrémité inférieure dans le liquide et on aspire avec la bouche par l'autre extrémité; on bouche ensuite cette dernière avec le doigt légèrement mouillé. On peut transporter le tout d'un endroit dans un autre, sans qu'il y ait perte d'une seule gouttelette liquide; l'écoulement a lieu dès que l'on enlève le doigt.

Si le liquide est corrosif ou s'il émet des vapeurs dangereuses à respirer, il convient d'agir avec précaution; ou mieux, si rien ne s'y oppose, on introduit dans la partie inférieure de la pipette une petite quantité d'eau. C'est à ce petit artifice qu'il faut recourir quand on manie des liquides non miscibles à l'eau, comme le brome. En outre, rien n'empêche que l'instrument soit gradué, ce qui permet de mesurer le liquide sur lequel on opère.

Enfin, on fait quelquefois usage dans la décantation d'une mèche de coton ou d'une petite bande de papier non collé que l'on recourbe en deux branches inégales; on plonge la plus courte dans le liquide, et ce petit système fonctionne par capillarité, à la manière d'un siphon, ne laissant au fond du vase, sous forme de précipité, que les matières étrangères.

Filtration.

La filtration est une opération qui se rapproche de la précédente en ce sens qu'elle a pour but de séparer un liquide des matières étrangères qu'il tient en suspension; mais elle s'exécute d'une manière différente, par l'intermédiaire d'un filtre.

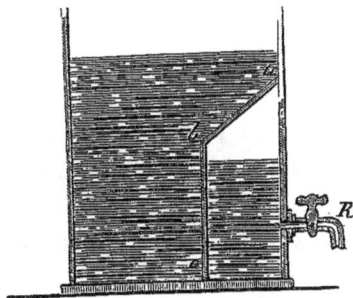

FIG. 14.

Rien de plus varié que la nature et la disposition des filtres. On peut se servir : de matières minérales (pierres poreuses, verre pilé, sable, grès, glaswolle, amiante); de tissus de fil, de feutre, de laine ou de coton; de papier en feuilles ou en pâte.

Dans l'économie domestique, on utilise pour filtrer l'eau les pierres poreuses, comme l'indique la figure ci-dessus.

La surface filtrante *a b c* se recouvre promptement d'un dépôt qu'il faut enlever de temps en temps; autrement la filtration languit et cesse bientôt tout à fait. On a proposé l'emploi de pierres artificielles contenant du charbon; mais ce corps, malgré ses propriétés absorbantes, est peu efficace, car ses pores sont rapidement obstrués, et il n'agit plus alors que mécaniquement, à la manière des autres matériaux auxquels il est mélangé.

On a aussi recours à d'autres moyens : soit à des couches alternatives de sable et de charbon qui retiennent le limon et les matières étrangères en suspension; soit à de la laine tontisse rendue imputrescible, d'après le procédé Souchon, au moyen de plusieurs immersions préalables dans une infusion de noix de galle, puis dans un bain bouillant d'acétate de fer; soit enfin à des éponges superposées séparées entre elles par un petit intervalle.

On a remarqué que l'eau filtrée est moins aérée que celle qui s'est clarifiée par le repos; aussi cette dernière doit-elle être, en général, préférée comme eau potable.

Le sable, le grès, le verre pilé servent dans les laboratoires à filtrer les liquides corrosifs, comme les acides minéraux. On dispose dans la douille d'un entonnoir des morceaux de verre grossiers, on ajoute ensuite du verre plus divisé et on recouvre le tout d'une couche pulvérulente. L'acide, en filtrant à travers cette colonne, abandonne les matières étrangères qui troublaient sa transparence.

Le verre que l'on emploie dans cette opération doit être préalablement lavé, d'abord à l'acide chlorhydrique, puis à grande eau. La même manipulation s'applique également au grès et au sable.

Lorsqu'il s'agit de filtrer des substances qui s'altèrent au contact des matières organiques, comme des solutions de permanganate de potassium, on se sert avec avantage de l'asbeste ou amiante, qui est un silicate double de magnésie et de chaux, inaltérable et infusible, ce qui permet de l'employer de nouveau après l'avoir fait rougir au feu pour détruire les matières organiques qu'il peut contenir.

Récemment on a préconisé, sous le nom de coton de verre ou *glaswolle*, du verre étiré en fil ayant la souplesse de la soie la plus délicate. Il s'obtient très simplement en filant du verre de bohême fondu sur un cylindre échauffé auquel on imprime un mouvement rotatoire. Pour s'en servir, on l'introduit dans un entonnoir ordinaire ou muni d'un petit renflement à la partie supérieure de la douille, et l'on verse dessus le liquide à filtrer.

On utilise le glaswolle : pour filtrer des solutions acides ou alcalines; des solutions salines, comme le nitrate d'argent; le collodion, la liqueur de Fehling, etc. Il est même préférable à l'amiante, qui se met plus difficilement en boule et qui présente l'inconvénient de se détacher par fragments venant flotter dans le liquide filtré. Enfin, il peut servir un très grand nombre de fois, puisqu'il suffit, pour le purifier, de le laver à grande eau et de le faire sécher.

A l'aide des étoffes de fil, de laine, de molleton, on effectue des filtrations qui sont moins parfaites que les précédentes et que l'on désigne sous le nom de *colatures*. Tantôt la colature s'exécute au moyen des *étamines* ou des *blanchets* que l'on tend à la main ou que l'on fixe sur un châssis; tantôt au moyen des *chausses* dites d'*Hippocrate*, sortes de sacs en laine ou en feutre ayant la forme d'un cône renversé. Le fond du cône peut être soulevé par une ficelle, ce qui permet d'activer la filtration en mettant de nouvelles surfaces en contact avec les liqueurs. Ces appareils, en raison de la grande hauteur de la colonne liquide, débitent beaucoup; mais les premières portions qui passent sont ordinairement troubles et il convient de les remettre sur le filtre. Ils sont fort employés pour les sirops et les liqueurs neutres qui ne doivent pas avoir une transparence parfaite; on évite leur emploi pour les solutions alcalines qui désorganisent rapidement les tissus.

Les filtres de coton sont ordinairement réservés pour les liquides précieux, non corrosifs, comme les huiles essentielles. On tasse légèrement dans le col d'un entonnoir une petite quantité de coton cardé, de manière à ce que l'essence s'écoule goutte à goutte dans le récipient.

De toutes les substances employées pour opérer la filtration, c'est sans contredit le papier gris qui rend les plus grands services. On se sert de papier gris non collé, dit papier joseph, en forme de cône *simple* ou *plissé*, disposé dans un entonnoir de verre.

Les filtres lisses s'obtiennent simplement en pliant en quatre

suivant deux diamètres qui se coupent à angle droit, une feuille
de papier circulaire; leur disposition dans l'entonnoir est telle
qu'ils doivent s'appliquer exactement contre les parois, car c'est
seulement lorsque cette condition est remplie qu'ils fonctionnent
avec régularité.

On se sert de filtres lisses quand il faut recueillir et au besoin
doser les matières solides; il est alors fort commode de procéder
au lavage de ces dernières, soit au moyen de l'eau que l'on ajoute
directement, soit au moyen d'une bouteille à laver, comme celle
de la figure 15, qui se trouve dans tous les laboratoires.

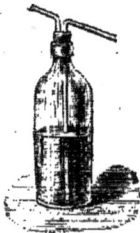
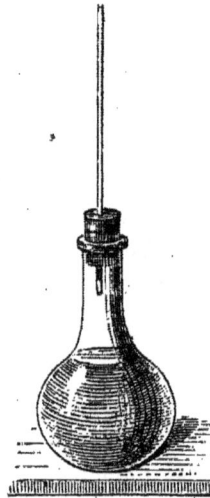
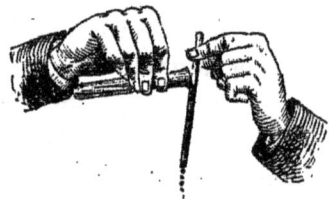

Fig. 15.   Fig. 16.   Fig. 17.
Bouteille de Berzelius.

A-t-on besoin d'un jet mince et rapide pour détacher les matières qui adhèrent aux parois des filtres, on se sert de la bouteille à
laver de Berzelius. Elle est uniquement formée d'un petit flacon
au bouchon duquel on adapte un tube capillaire. On souffle fortement par le tube de manière à augmenter la pression intérieure;
si alors on renverse le flacon, l'eau qu'il contient sera projetée au
dehors sous forme de mince filet. Enfin, quand le précipité est très
lourd et se dépose avec facilité, on peut le laver par décantation,
c'est-à-dire avec des quantités successives d'eau distillée que l'on

décante chaque fois : une tige de verre mouillée (fig. 17), tenue contre la lèvre du tube ou du verre à expériences aide beaucoup à décanter le liquide sans déplacer le précipité.

Parfois on se contente d'étendre une feuille de papier à la surface d'une étamine tendue sur un châssis, mais la filtration est toujours très lente. Aussi est-il préférable de se servir de la pâte à papier, d'après le procédé de Desmarets. Nous reviendrons sur cette question à propos des sirops et des mellites.

Les filtres à plis sont d'un usage beaucoup plus fréquent. Comme les plis se déforment rapidement sous l'influence de la pression, et comme le liquide ne passe facilement que dans les points où le papier n'est pas en contact avec le verre, on a proposé l'emploi de brins de paille; d'entonnoirs en fil métallique ayant la forme de la feuille de papier plié; d'entonnoirs à cannelures droites ou mieux en spirales obtenues par le moulage.

Dans tous les cas il importe surtout de disposer avec soin le filtre dans l'entonnoir : si on l'enfonce trop, il tend à former inférieurement une sorte de bourrelet qui ralentit l'écoulement; si on l'enfonce trop peu, sa partie inférieure se déforme, s'arrondit et se déchire avec facilité. Enfin, il ne faut pas oublier de placer entre l'entonnoir et le col du flacon qui sert de récipient un peu de papier plié en plusieurs doubles, petite précaution qui n'a pas seulement pour but d'assujettir plus solidement l'entonnoir, mais surtout d'établir avec l'extérieur une libre communication et d'éviter par conséquent tout excès de pression à l'intérieur. Cet excès de pression ralentirait la filtration et même pourrait l'arrêter tout à fait.

Le choix du papier a une importance particulière. On se sert le plus souvent de papier gris ou blanc et de papier Berzelius.

Le papier gris est ordinairement très impur. Il doit sa coloration à la présence de l'oxyde de fer. Pour lui donner plus de poids, on y ajoute souvent frauduleusement des sels calcaires, du sable, de l'argile, etc. On a trouvé des papiers à filtrer qui renfermaient jusqu'à 12 p. 100 de carbonate de chaux; un tel papier produit une vive effervescence au contact des liquides acides, et si l'acide se combine à la chaux pour former un sel insoluble, on obtient un liquide trouble ou même laiteux.

Si l'on n'a que du papier gris à sa disposition et s'il s'agit de filtrer un liquide destiné à l'usage interne, il convient de laver le filtre au préalable avec de l'eau aiguisée d'acide chlorhydrique pour enlever la chaux et l'oxyde de fer; on termine ensuite par un lavage à l'eau ordinaire, puis à l'eau distillée, jusqu'à ce que cette dernière ne précipite plus par le nitrate d'argent.

Pour éviter ces opérations, il est préférable de se servir de papier blanc; celui-ci est de bonne qualité lorsqu'il donne moins de 0, 20 de résidu à la calcination. On peut au besoin le laver à l'eau bouillante, s'il s'agit de filtrer des liqueurs de table qui doivent avoir une saveur très franche, ou des médicaments peu sapides, comme le petit-lait. On enlève par là les matériaux solubles qui se dissoudraient dans les liquides en leur communiquant une odeur et une saveur désagréables.

Enfin le papier suédois dit Berzelius ne laisse presque rien à l'incinération. Il est surtout réservé pour des expériences précises, dans les analyses qui comportent un dosage exact des matières solides ou liquides.

Certaines filtrations ne peuvent se faire facilement qu'à chaud, comme celles des corps gras liquides, l'huile de ricin par exemple, ou solides et facilement fusibles, comme l'huile de laurier, le beurre de cacao. On se sert alors d'un entonnoir métallique à double enveloppe possédant : 1° une tubulure qui sert à introduire de l'eau entre les deux enveloppes; 2° un tube C muni d'un robinet d'écoulement; 3° un appendice B qui communique avec le double fond et qui est chauffé avec une lampe à alcool; 4° une tubulure D qui sert à l'introduction de la vapeur quand on veut entretenir l'échauffement à l'aide de cet agent (fig. 18).

Lorsqu'on ne possède pas cet appareil, on conçoit que l'on puisse à la rigueur le remplacer par un entonnoir ordinaire que l'on dispose dans une étuve; la chaleur de l'étuve liquéfie les corps gras et diminue la viscosité des liquides huileux.

Enfin, on évite la déperdition des liquides volatils ou l'altération de ceux qui se modifient au contact de l'air, par l'emploi de l'appareil de Donavan, modifié par Riouffe. Il se compose d'un entonnoir dans lequel on place un filtre en rapport avec la nature du liquide à filtrer, un filtre de papier, un tampon de coton, de glaswolle, d'amiante ou de fulmicoton, une couche de verre pilé, etc. Le couvercle de l'entonnoir est percé de trois ouvertures : la première *t* est en rapport avec un tube en S qui sert à l'introduction du liquide; la seconde *c* établit une communication avec

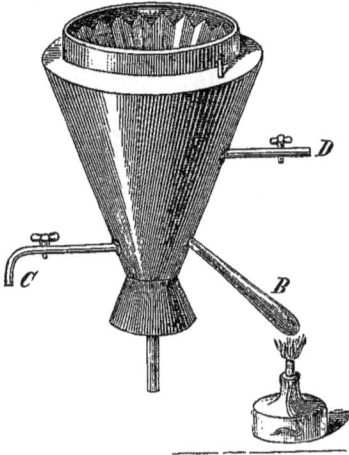

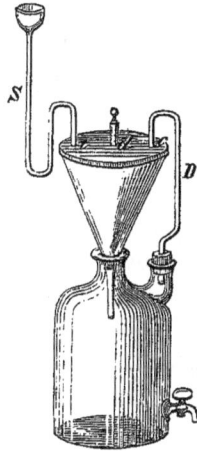

Fig. 18.   Fig. 19.

le récipient à l'aide d'un tube latéral D qui empêche tout excès de pression entre les deux vases. La troisième ouverture *d*, qui peut être fermée par un bouchon à l'émeri, donne issue à l'air; on la maintient ouverte pendant l'introduction du liquide, on la ferme ensuite et la filtration s'exécute avec régularité (fig. 19).

Clarification.

La dépuration des liquides ou même des solides, en vue de séparer les matières étrangères qu'ils contiennent, prend le nom de *clarification*. Cette opération est une sorte de purification par intermède; car elle repose sur l'emploi d'un corps capable de se modifier par la chaleur ou par les agents chimiques.

En pharmacie on utilise le plus souvent l'albumine de l'œuf, l'albumine végétale, la gélatine, la colle de poisson.

L'eau albumineuse, que l'on remplace avantageusement dans

les arts par le sang des animaux, est d'un usage très général. Sous l'influence de la chaleur elle se coagule à partir de 60°; en devenant insoluble, elle forme des réseaux qui englobent les particules étrangères et les entraîne à la surface en vertu de sa légèreté; on l'enlève ensuite sous forme d'écume.

Ce mode opératoire s'applique au sirop de sucre ordinaire et à beaucoup d'autres sirops. On opère ainsi la clarification des sirops au moyen du charbon et de la pâte à papier par le procédé de Desmarets.

La colle de poisson est employée dans la préparation de la tisane de Feltz, dans celle de la gelée de mousse de Corse; on s'en sert pour clarifier la bière, et, concurremment avec la gélatine, dans le collage des vins.

Les sucs végétaux contiennent souvent de l'albumine végétale à l'état de dissolution; il suffit de les chauffer pour coaguler ce principe, qui agit alors mécaniquement, à la manière de l'albumine de l'œuf. C'est précisément en s'appuyant sur cette particularité que l'on dépure les sucs des solanées vireuses avant de les concentrer sous forme d'extrait, comme les sucs de ciguë, de belladone, de datura stramonium.

Dans les arts la défécation du jus de betterave s'effectue au moyen de la chaux, qui non seulement sature les acides libres, mais aussi forme avec l'albumine végétale une combinaison insoluble et avec le sucre un saccharate de chaux plus stable que le sucre lui-même. L'excès de chaux est enlevé, soit par l'alun ammoniacal ou mieux le phosphate d'ammoniaque, soit par un courant d'acide carbonique.

On peut aussi rapprocher de la clarification l'opération du *clairçage*, qui consiste à faire filtrer dans une masse cristalline une solution concentrée de même nature. On clairce, par exemple, les pains de sucre à l'aide d'une solution concentrée de sucre pur, afin de déplacer la mélasse qui imprègne les cristaux.

Expression.

L'expression est une opération toute mécanique qui consiste à séparer d'une substance molle et solide les liquides qu'elle renferme.

Lorsque la pression doit être modérée, on se contente parfois de presser entre les mains les matières convenablement divisées, comme dans là préparation des sucs non dépurés par la méthode de Storck ; mais cette méthode est si imparfaite que l'on a le plus souvent recours à un carré de toile dans lequel on exprime le produit.

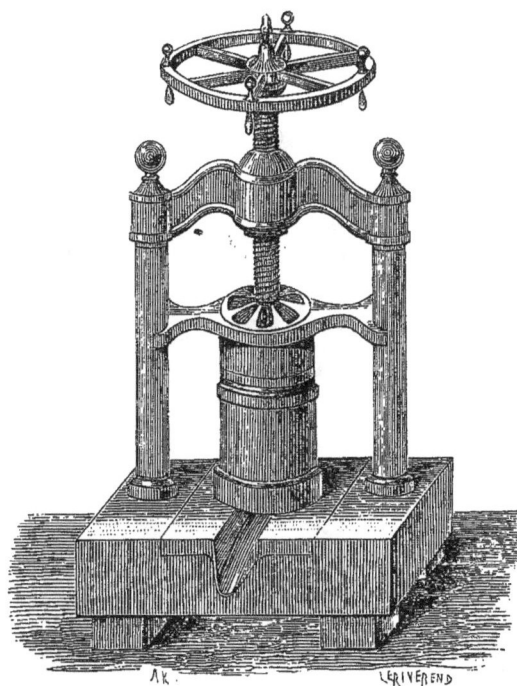

Fig. 20.

Pour les teintures préparées par macération, on se sert avec avantage de la presse de M. Collas ou d'une presse analogue (fig. 21). C'est une petite presse portative en fonte, d'une seule pièce, pouvant se fixer sur une table à l'aide de quatre vis.

Lorsque la pression doit être plus considérable, on a recours aux presses hydrauliques, aux presses à leviers, à cylindre ou à vis ; ces dernières sont à peu près les seules que l'on rencontre dans les officines (fig. 20).

Les précautions à prendre pour que l'opération réussisse bien sont les suivantes :

1° Il faut éviter de comprimer les matières entre des tablettes formées de corps susceptibles de réagir sur elles. Aussi, en pharmacie, les presses sont-elles munies d'une double paire de plaques, l'une en cuivre, l'autre en étain.

2° Les matières seront disposées en couches uniformes, afin que la pression puisse s'exercer également sur toute la masse.

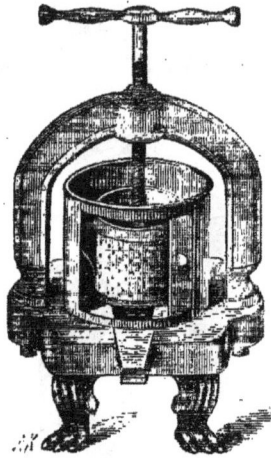

FIG. 21.

3° La pression doit être graduée convenablement ; car s'il est possible de comprimer sans beaucoup de précautions les fruits charnus et les plantes herbacées dont les sucs très fluides traversent aisément les sacs de toile, il n'en est pas de même des liquides visqueux, qui ne s'écoulent qu'avec difficulté. Comme l'expulsion de ces liquides ne peut se faire que couche par couche, une pression brusque amènerait des déchirures dans les enveloppes et l'opération serait manquée.

4° Enfin lorsque les principes qu'il s'agit d'extraire ne sont pas fluides à la température ordinaire, il convient de les exprimer entre deux plaques chauffées à une température voisine de 100°.

Cette précaution doit être prise pour l'extraction de l'huile d'œufs, des beurres de cacao et de muscade, de l'huile des fruits de laurier.

CHAPITRE IV

DE LA PULVÉRISATION

La pulvérisation est une opération qui a pour but de diviser les corps solides en particules plus ou moins ténues.

Comme forme pharmaceutique, la poudre présente de précieux avantages :

1° Elle permet de multiplier les surfaces, ce qui donne une activité plus grande au médicament.

2° Elle est apte à former des mélanges intimes, comme des opiats, des électuaires, des potions, etc., ou à se laisser pénétrer facilement par les dissolvants que l'on veut saturer de ses principes solubles.

3° Son administration est facile, car, en général, elle est prescrite à petites doses ; lorsqu'elle ne peut agir qu'à haute dose, il est préférable de recourir à une autre forme pharmaceutique.

Toutes les substances solides peuvent-elles être amenées à l'état de poudre impalpable ? en un mot, la matière est-elle divisible à l'infini ?

Les anciens ont successivement expérimenté sur tous les corps sans rencontrer aucune exception, et les modernes, qui ont trouvé tant de corps nouveaux, surtout depuis un siècle, sont arrivés au même résultat, à savoir, qu'il n'y a aucune limite perceptible à la divisibilité. Il est facile de démontrer que nos sens ne peuvent atteindre qu'à un certain degré de petitesse et que les dernières parcelles que nous apercevons sont encore formées d'une multitude de parties distinctes.

Deux sens seulement peuvent nous donner la notion de la grandeur des objets, *le toucher* et *la vue.*

Par le sens du toucher, qui existe sur toute la surface cutanée, mais qui est surtout localisé dans la main, nous apprécions les contours et la forme géométrique des corps, nous sentons des objets tellement déliés, qu'il en faudrait des centaines pour égaler l'épaisseur d'un millimètre.

L'acier poli, le diamant, le verre, donnent à la main la sensation d'une surface géométrique, et cependant ces surfaces sont travaillées avec de l'émeri ou de l'égrisée, c'est-à-dire avec des poussières qui creusent des sillons proportionnés à leur grandeur : voilà donc des aspérités et des cavités que le toucher ne peut plus sentir.

Ce qui échappe au toucher est encore perceptible à la vue, car les parcelles d'or qui adhèrent au toucheau, par exemple, et que la main ne peut plus déceler, sont facilement aperçues en raison de leur couleur jaune qui se détache sur le fond sombre de la pierre. C'est pour la même raison que l'on voit distinctement des bulles de savon qui n'ont plus que $\frac{1}{10000}$ de millimètre de diamètre d'épaisseur; mais une bulle qui n'aurait que $\frac{1}{400000}$ de millimètre de diamètre ne pourrait être vue par aucun moyen.

Un grand nombre d'objets qui échappent à la vue sont encore visibles au moyen d'instruments grossissants. En effet, le microscope nous a révélé l'existence de tout un monde d'infiniment petits qui sont encore formés d'un nombre immense de particules. Pour ne citer qu'un exemple, une seule gouttelette de sang contient des milliers de globules rouges, et chacun de ces globules renferme à son tour de l'eau, un stroma, de l'hémoglobine, des lécithines, de la cholestérine, des sels; or, l'hémoglobine à elle seule, dans une de ses molécules, ne renferme pas moins de six éléments : carbone, hydrogène, oxygène, azote, soufre et fer.

Bien que la chimie, par les lois des proportions définies et des proportions multiples, nous enseigne que la divisibilité de la matière a probablement un terme, concluons donc, d'après ce qui précède, que, dans la pratique, il n'y a pas de limite perceptible à la divisibilité, et qu'une substance solide quelconque étant donnée, on pourra toujours l'amener à l'état de poudre impalpable.

Autrefois, les poudres que l'on rencontrait dans les officines étaient assez grossières; maintenant, grâce à l'emploi d'appareils perfectionnés, elles sont ordinairement d'une grande ténuité. Leur finesse se reconnaît au toucher, à leur aspect mat, à leur adhérence; car, lorsqu'elles sont impalpables, elles coulent en quelque sorte à la manière d'un liquide.

En général, il y a avantage à pousser la pulvérisation jusque dans ses dernières limites, car la division, en multipliant les surfaces, augmente la puissance thérapeutique du médicament. Il y a cependant quelques exceptions, par exemple, pour les poudres irritantes, comme les cantharides, et les poudres sternutatoires, qui pourraient déterminer des accidents lorsque leur ténuité est trop considérable.

Si tous les corps solides peuvent être réduits en poudre, il s'en faut de beaucoup qu'ils puissent l'être par les mêmes procédés; dans le choix de ces derniers, il faut faire entrer en ligne de compte les propriétés physiques, comme les propriétés chimiques. En outre, il faut souvent faire subir aux substances quelques manipulations préliminaires, telles que : la dessiccation, l'extinction, la division ou section, l'émondation, la cribration.

La dessiccation préalable est indispensable; la pulvérisation ne saurait s'appliquer à des substances gorgées d'eau; en outre, les poudres humides ne se conservent pas. Il est même bon de remettre à l'étuve, avant de les pulvériser, les substances organiques qui sont desséchées depuis longtemps, car il n'est pas rare qu'elles aient emprunté à l'atmosphère une notable quantité d'eau. Pour les matières minérales, les sels hydratés par exemple, on les prive parfois de leur eau d'hydratation, comme c'est le cas du sulfate de fer cristallisé dans la préparation des pilules de Blaud.

L'extinction est maintenant peu employée depuis que l'on a supprimé les matières minérales d'un grand nombre de médicaments composés. Elle s'applique aux substances argileuses et siliceuses, que l'on rougit au feu et que l'on projette ensuite dans l'eau; sous l'influence du calorique, les molécules s'écartent, mais, par l'action du froid les couches superficielles se contractant brusquement, il en résulte une sorte d'équilibre instable dans la masse, qui tombe en poussière au moindre choc. C'est quelque chose d'analogue à ce qui se passe dans la préparation des larmes bataviques, dont les phénomènes de rupture sont surtout attribués à la tension des couches extérieures, qui subissent inégalement l'action de la trempe et qui sont, par suite, inégalement dilatées. Toutefois, une seule extinction est ordinairement insuffisante, et il faut répéter l'opération plusieurs fois.

La division ou section est d'une évidente nécessité lorsque les matériaux à pulvériser sont volumineux. On se sert d'instruments tranchants, de couteaux, de ciseaux, de haches.

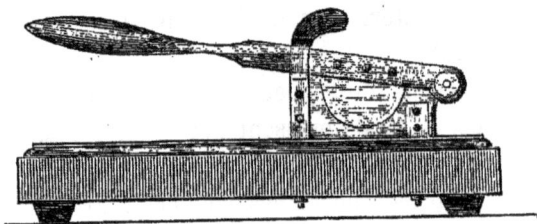

Fig. 22.

Le plus important de ces instruments est le couteau à manche, qui appartient à un levier du deuxième genre. Ordinairement la lame est plane, mais quand on lui donne une forme hémi-circulaire, comme dans l'appareil d'Arnheiter et Petit, on possède un couteau doué d'une grande puissance, capable de diviser les substances ligneuses les plus dures (fig. 22).

On peut rapprocher de la division ou section : la *rasion*, *raspation* de quelques auteurs, qui s'opère à l'aide d'une lime ou d'une râpe, laquelle s'applique au bois de gayac, au quassia amara, au santal rouge et au santal citrin, à la racine de sassafras ; la *quassation*, qui a pour but de diviser les corps durs, soit à l'aide d'un marteau, soit en les frappant dans un mortier.

Dans l'*émondation* ou *cribration* on sépare les parties inertes ou altérées, ainsi que les matières étrangères. On crible les racines d'angélique, d'aristoloche, d'arnica, de contrayerva, de serpentaire de Virginie, de valériane, etc., afin de détacher et de séparer la terre qui est engagée dans leurs radicelles ; on fait subir la même opération à plusieurs fleurs pour en éliminer la poussière, les débris d'étamines, d'insectes ou de matières terreuses. On vanne les séminoïdes des Ombellifères.

Quelques substances doivent subir des manipulations particulières ayant pour objet une sorte de préparation ou de purification préalable. En voici quelques exemples.

Avec une spatule, on frappe sur une table la mousse de Corse pour en dégager les graviers et les petits coquillages; avant de la piler dans un mortier de fer et de la passer au tamis de soie, il convient encore de la contuser dans un mortier de marbre, avec un pilon de bois, et de la cribler. Alors seulement elle est privée de tous les corps étrangers qui l'accompagnent.

On rejette les semences des capsules de pavot et de la coloquinte, tandis qu'on les conserve dans les cardamomes, dont on rejette au contraire le péricarpe scarieux.

On détache par l'action de l'eau bouillante l'enveloppe des amandes, des pignons d'Inde et des semences froides, avant de les réduire à l'état de pâte fine ou d'émulsion.

Les coquilles d'œuf et d'huître, le corail, les yeux d'écrevisse, les os de sèche, la corne de cerf calcinée, sont mondés avec soin avant d'être contusés dans un mortier.

Le riz, en raison de sa consistance cornée, doit être arrosé de temps en temps sur une toile avec de l'eau froide, jusqu'à ce qu'il soit devenu opaque et friable. On le pulvérise ensuite sans résidu et on fait sécher la poudre à l'étuve.

Le codex recommande de laisser tremper le salep dans l'eau froide pendant 12 heures, afin de pouvoir en détacher facilement les enveloppes; en outre, l'eau qui pénètre dans son tissu change en quelque sorte sa structure et la masse devient plus friable.

C'est pour obtenir un résultat analogue que l'on soumet à l'action de la vapeur d'eau la noix vomique et les semences de Saint-Ignace, ce qui permet ensuite de les passer au moulin et de les contuser dans un mortier.

Afin de faciliter la pulvérisation, il faut couper transversalement certaines écorces très fibreuses, celles de garou, par exemple, en tranches très étroites. La même manipulation s'applique à l'écorce de chêne et à celle de simarouba. On prive d'autres

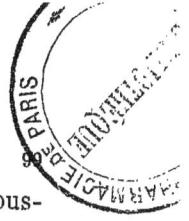

écorces, comme celles de quinquina gris, des cryptogames qui peuvent se trouver à leur surface.

Il existe huit modes principaux de pulvérisation usités dans les officines :

1° La contusion ;

2° La trituration ;

3° Le frottement ;

4° La mouture ;

5° La porphyrisation ;

6° La dilution ;

7° La pulvérisation par intermède ;

8° La pulvérisation chimique.

I. Contusion.

C'est le mode de pulvérisation le plus usité en pharmacie. Il s'exécute au moyen d'un mortier muni d'un pilon.

Lorsque les substances sont très denses, difficiles à pulvériser, on se sert d'un mortier de fer. Il faut cependant le proscrire lorsque la poudre doit être incolore ou qu'il faut éviter la présence de quelques parcelles métalliques. S'agit-il de pulvériser des matières minérales très dures, on a recours au mortier d'agate des

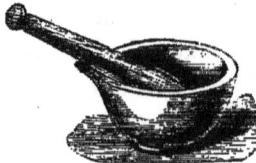

FIG. 23.
Mortier.

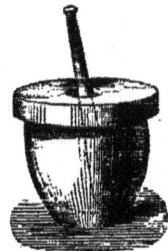

FIG. 24.
Mortier couvert.

minéralogistes. En pharmacie, on se sert couramment de mortiers en marbre, en verre, en porcelaine (fig. 23-27).

Lorsque l'on pulvérise un corps par contusion, il arrive néces-

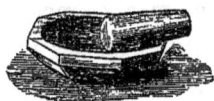

FIG. 25.
Mortier d'agate.

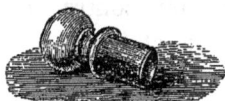

FIG. 26.
Tête de laiton du pilon d'agate.

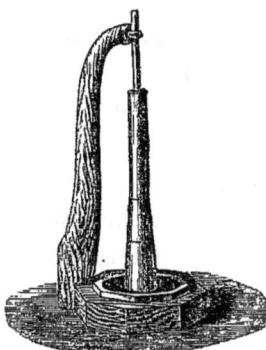

FIG. 27.
Pilon fixé dans un anneau.

sairement qu'à un moment donné une partie du produit a la ténuité voulue; mais elle est mélangée à des parties plus ou moins grossières, de telle sorte qu'il serait à peu près impossible de terminer l'opération, à moins de la prolonger outre mesure. De là la nécessité de séparer de temps en temps les parties les plus fines. On se sert alors d'un tamis, sorte de tissu en crin ou en soie tendu sur un cylindre de bois sur lequel on peut adapter un couvercle, de manière à éviter toute déperdition. L'emploi d'un tamis couvert est surtout nécessaire lorsque l'on veut obtenir des poudres très fines; sans cette précaution, d'après Henry, la perte peut s'élever, en moyenne, de 7 à 8 p. 100. Soit pour cette raison, soit parce que la poussière est dangereuse à respirer, il faut se servir d'un tamis couvert pour les substances suivantes :

Arnica	Gommes-résines
Bétoine	Résines
Ellébore blanc	Cantharides
Coloquinte	—
Garou	Sels de cuivre
Ipéca	— de mercure
Jalap	Acide arsénieux
Scille, etc.	Oxyde rouge de mercure.

Pour toutes ces substances, il est même bon de recouvrir le

mortier, soit d'un sac de peau disposé en forme de cône dont le sommet est fortement fixé au pilon, soit d'un couvercle en bois pour éviter les projections (fig. 24). Comme l'a judicieusement fait remarquer Baumé, il y a déjà longtemps, ce mode opératoire est bien préférable à celui qui consiste à fixer les poussières en ajoutant dans le mortier soit de l'huile ou des amandes, soit un peu d'eau.

Enfin, dans le tamisage, il est nécessaire de remuer circulairement le tamis ou simplement de l'agiter avec les mains; car, si l'on frappait fortement le bord du tamis contre un plan résistant, en vue d'abréger l'opération, on obtiendrait une poudre non homogène, remplie, par exemple, de fibres végétales.

D'après le codex, on pulvérise au mortier de fer :

Racines :		Feuilles et fleurs;	Sommités fleuries;
Aunée	Ipéca	Asarum	Marjolaine
Bardane	Jalap	Belladone	Millepertuis
Bistorte	Rhubarbe	Ciguë	Origan
Bryone	Salep	Jusquiame	Petite centaurée
Colombo	Quassia râpé	Nicotiane	Rue
Curcuma	Sassafras râpé	Oranger	Sabine
Gengembre	Valériane	Stramonium	—
Iris	Ellébore	—	Séminoïdes
			d'ombellifères
Patience	Polygala	Kousso	—
Pyrèthe	Serpentaire	—	Cantharides
Tormentille	Squames de scille.	Graine de lin	Cloportes
Zédoaire		— Moutarde	Cochenille
		Seigle ergoté.	Charbon végétal.

Le même procédé s'applique à la pulvérisation d'un certain nombre de matières minérales, telles que :

Bioxyde de manganèse	Cinabre
Oxyde de plomb fondu	Oxysulfure d'antimoine
Sous-acétate de cuivre	Sulfure d'antimoine.

On se sert d'un mortier de marbre et d'un pilon de bois pour les substances suivantes :

Armoise	Muscades	Bicarbonate de soude
Digitale	Riz	Nitrate de potasse
Dictame de Crète	Mousse de Corse	Alun
Sucre très blanc	Savon blanc	Tartrate de potasse neutre
		Sel de Seignette.

Les produits chimiques, salins ou acides, et, en général, les sels blancs qui, par leur dureté ou leur acidité, pourraient attaquer les mortiers de marbre ou perdre leur blancheur dans un mortier de fer, sont pulvérisés dans des mortiers de porcelaine. Exemples :

Acide arsénieux	Acide citrique
Emétique	— oxalique
Oxyde rouge de mercure	— tartrique
Sublimé	Tartate acide de potasse
Sulfure jaune d'arsenic	— ferrico-potassique
— rouge d'arsenic	Sulfate de potasse.

II. Trituration.

La trituration consiste à écraser la substance dans un mortier, en imprimant au pilon un mouvement circulaire. Elle s'applique aux matières ayant peu de cohésion, ou qui se ramollissent sous l'influence de chocs répétés, comme les gommes-résines.

Autrefois, pour pulvériser les gommes-résines, on recommandait d'ajouter un peu d'huile au fond du mortier et d'huiler légèrement la tête du pilon ; mais ce moyen est mauvais, parce que l'huile rancit et que l'opération reste toujours difficile à exécuter. J'en dirai tout autant du moyen indiqué par Guibourt, lequel consiste à dessécher au préalable les gommes-résines à l'étuve, car on change la nature du médicament par la perte ou l'altération des principes volatils.

Au surplus, il est rare que les gommes-résines soient administrées en nature ; on les associe le plus souvent à d'autres substances et on les pulvérise par intermède. Cependant, si l'opération doit être exécutée à sec, on suit la marche qui est donnée par le codex : on monde la gomme-résine des impuretés qui peuvent y adhérer, on la pulvérise grossièrement et on la fait sécher par une exposition convenable dans une étuve modérément chauffée. On achève la pulvérisation par trituration dans un mortier de fer et on passe la poudre au tamis de soie couvert.

On applique ce procédé aux substances suivantes :

Assa-fœtida	Myrrhe
Euphorbe	Oliban

Gomme-ammoniaque   Scammonée
— gutte.

La poudre de castoréum s'obtient également par trituration;
on déchire les poches, on rejette l'enveloppe extérieure et autant
que possible les membranes intérieures, puis, après séchage dans
une étuve modérément chauffée, on pulvérise par trituration dans
un mortier de fer et on passe au tamis de soie.

Un procédé analogue s'applique à l'opium. On le coupe par
tranches minces que l'on fait sécher à l'étuve.; on le pulvérise
ensuite par contusion et par trituration.

Enfin les substances suivantes sont pulvérisées par simple trituration dans un mortier de fer et passées au tamis de soie :

Benjoin	Résine de gaïac
Colophane	— de mastic
Succin	— de sandaraque
	— de sangdragon.

Pour quelques sucs végétaux concrets, comme l'aloès et le cachou, il faut piler grossièrement le produit dans un mortier de
fer, puis, après dessiccation parfaite, pulvériser par trituration et
passer au tamis de soie.

IV. Mouture.

Elle s'exécute dans les officines au moyen de moulins à dents
de fer ou à noix d'acier, analogues à ceux qui servent à moudre
le poivre et le café.

Pour pulvériser la noix vomique, on lave les semences à l'eau
froide, on les expose sur un tamis de crin à la vapeur de l'eau
bouillante, et quand elles sont bien ramollies, on les broie dans
un moulin à poivre. Il ne reste plus qu'à faire sécher la poudre
à l'étuve et à la passer à travers un tamis de crin serré.

La mouture s'applique aussi à la préparation de la poudre de
farine de lin et à celle de la moutarde.

Au lieu de piler la graine de lin dans un mortier de fer, à l'aide
d'un pilon à tête étroite, on se sert d'un moulin dont les arêtes
tranchantes coupent les semences plutôt qu'elles ne les écrasent.

[Cette farine contient donc toute la graine, amande et spermoderme; comme elle renferme une grande quantité d'huile, en moyenne 30 p. 100, elle doit être récemment préparée et ne présenter aucune rancidité. Bien préparée, elle est douce au toucher et s'agglomère quand on la presse entre les mains; elle forme émulsion avec l'eau et ne doit pas bleuir par la teinture d'iode.

On prépare de la même manière la poudre de moutarde noire, dite farine de moutarde.

La farine de moutarde possède la couleur jaune verdâtre de l'amande, mélangée au rouge brunâtre du spermoderme. Elle n'est pas amère, ne bleuit pas par la teinture d'iode et dégage une huile volatile très âcre quand on la délaye avec de l'eau.

V. Porphyrisation-Trochiscation.

La porphyrisation consiste à pulvériser les corps sur une table plane, nommée porphyre, à l'aide d'une molette de même nature.

On donne le nom de porphyre à une roche très dure, compacte, susceptible d'un beau poli, ayant pour base une pâte feldspathique homogène ou de pétrosilex. On peut cependant se servir d'une table quelconque, pourvu qu'elle soit plus dure que la matière qu'il faut pulvériser.

La molette, qui est souvent simplement en verre, doit posséder une surface inférieure légèrement convexe, et non plane, afin de permettre à la matière de s'insinuer entre elle et la table.

La porphyrisation ayant pour objet d'obtenir des poudres très fines, il est évident qu'elle ne s'applique qu'aux substances déjà amenées à un certain degré de division. Elle peut s'exécuter de deux manières, soit par voie sèche, soit par voie humide.

Si l'on veut obtenir une poudre très fine, il faut broyer à sec et par petites portions, sur une table de porphyre, les substances suivantes :

Acide arsénieux	Limaille de fer
Oxyde rouge de mercure	Sels d'antimoine

Sulfure jaune d'arsenic	— de Bismuth
— rouge d'arsenic	Succin.

Lorsque les corps ne sont pas altérés par l'eau, il y a avantage à se servir de ce liquide, car l'opération s'exécute alors avec plus de facilité. Exemple :

Corne de cerf calcinée	Coraux
Sulfure de mercure	Os de seiche
Protochlorure de mercure	Pierre ponce.
	Yeux d'écrevisses.

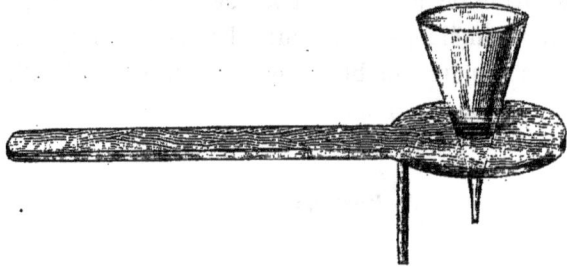

FIG. 28.

Ordinairement, tandis que la poudre est encore humide, on la transforme en trochisques. Il suffit de l'amener à l'état de pâte molle que l'on verse dans un entonnoir en fer blanc ou en verre dont le col s'applique sur l'ouverture annulaire d'une lame de bois munie d'un petit pied.

On frappe légèrement avec le pied sur une table recouverte d'une feuille de papier; à chaque petit choc, une faible portion de la masse s'échappe du bec de l'entonnoir et prend la forme d'un petit cône qui sèche parfaitement.

Prenons comme exemple la préparation de la poudre de corail rouge.

On pile le corail dans un mortier de fer et on le passe au tamis de crin. On lave la poudre à plusieurs reprises avec de l'eau bouillante, on la broie, encore humide, sur une table de porphyre, en y ajoutant au besoin un peu d'eau. On délaye la pâte dans l'eau pour séparer par décantation les parties les plus fines des parties les plus grossières; on traite celles-ci de la même manière par broyage, dilution et décantation, jusqu'à ce que l'on obtienne enfin une poudre impalpable que l'on transforme en trochisques.

Ce procédé s'applique aux yeux d'écrevisse, aux coquilles d'huître et aux coquilles d'œuf. Ici, la porphyrisation doit être précédée non seulement d'une contusion, mais encore d'un lavage à l'eau bouillante, pour entraîner une matière organique qui, en s'altérant, communiquerait à la poudre une odeur et une saveur désagréables.

VI. Dilution.

La dilution ne peut être appliquée qu'aux substances minérales sur lesquelles l'eau est sans action. Cette opération, qui est ordinairement consécutive à la porphyrisation, consiste à délayer la matière réduite en pâte dans une grande quantité d'eau ; on laisse reposer un instant, afin de permettre aux parties grossières de se déposer, on sépare le liquide trouble, et celui-ci, par le repos, abandonne la poudre fine qu'il tenait en suspension.

Pour obtenir par dilution la poudre de bol d'Arménie, on commence par pulvériser cette argile ocreuse dans un mortier, on délaye la poudre dans l'eau et on abandonne le mélange à lui-même pendant quarante-huit heures, en ayant soin de l'agiter de temps en temps. On agite ensuite vivement la masse et on décante le liquide trouble, après que les parties grossières se sont déposées. Cette manipulation est renouvelée jusqu'à ce que toutes les parties fines aient été enlevées. Le résidu est rejeté.

Toutes les liqueurs étant reposées, le dépôt est recueilli sur une toile et on le réduit en trochisques que l'on fait sécher.

La poudre de craie, la poudre de corne de cerf, ainsi que celles de toutes les matières argiliformes, s'obtiennent de la même manière.

Ce procédé peut encore s'appliquer, après porphyrisation, au sulfure d'antimoine, au sulfure de mercure, à la pierre hématite : on sépare ainsi par dilution la poudre très fine des parties moins broyées, que l'on porphyrise de nouveau.

VII. Pulvérisation par intermède.

Certaines substances ne peuvent être pulvérisées directement; elles exigent l'emploi d'un agent intermédiaire dont la nature, du reste, peut être très variable.

La fleur de soufre, le calomel sont amenés à l'état de vapeur, et c'est l'air qui, en s'interposant entre les molécules gazeuses, détermine leur condensation à l'état de poudre impalpable.

Le camphre possède une élasticité particulière qui le fait résister à l'action du pilon. Au moyen d'une râpe à sucre, on le réduit en poudre grossière que l'on passe au tamis de crin; mais on peut aussi le pulvériser extemporanément en le triturant dans un mortier après l'avoir humecté avec de l'éther ou de l'alcool rectifié.

Le phosphore est si inflammable qu'il est de toute impossibilité de le pulvériser directement à la manière ordinaire.

On a proposé de le faire fondre simplement sous l'eau dans un petit flacon bouché avec soin; on agite ensuite vivement jusqu'à refroidissement complet. Casaseca préfère se servir d'alcool concentré. Bœttger recommande de remplacer l'eau pure par de l'urine, ou mieux par une solution d'urée qui subirait une certaine décomposition; mais, d'après Blondlot, on peut substituer à l'urée toute autre substance soluble capable d'augmenter notablement la densité du liquide pulvérisateur. Il est évident, en effet, que le liquide sera d'autant plus efficace que sa densité se rapprochera davantage de 1,83, qui est la densité du phosphore solide.

Pour réduire en poudre les métaux ductiles et peu fusibles, comme l'or et l'argent, on se sert de ces métaux amenés à l'état de feuilles extrêmement légères; on triture ces dernières avec un corps dur, soluble dans l'eau, comme le sucre, le sel marin, le sulfate de potassium. On se débarrasse ensuite de l'intermède au moyen de l'eau bouillante.

Lorsqu'il s'agit de pulvériser des métaux fusibles à une température relativement basse, comme le plomb et l'étain, on les

verse, après fusion, dans une boîte en bois ou en fer garnie intérieurement d'aspérités et blanchie à la craie ; on agite vivement
jusqu'à solidification. On passe la poudre ainsi obtenue au tamis
de soie.

Le zinc se pulvérise en agitant le métal en fusion dans un mortier échauffé à l'aide d'un pilon également chauffé. Le codex recommande de préparer la poudre d'étain de la même manière.

L'emploi du calorique pour pulvériser les métaux facilement
fusibles se fait en grand à l'aide du disque de Rostaing : que l'on
verse, par exemple, du plomb fondu sur un disque en fonte ou en
terre réfractaire animé d'un mouvement circulaire de 2000 tours
à la minute, en vertu de la force centrifuge le métal sera vivement repoussé du centre à la circonférence, le liquide se divisera
à l'infini, et chaque particule, étant brusquement refroidie, conservera sa forme pulvérulente.

VIII. Pulvérisation chimique.

Ces pulvérisations s'exécutent :
1° Par précipitation ;
2° Par hydratation ;
3° Par réduction.

Veut-on obtenir du carbonate de chaux en poudre impalpable
et parfaitement pur, au lieu de pulvériser de la craie il suffira de
mélanger deux dissolutions, l'une de carbonate de soude, l'autre
d'un sel soluble de chaux, de chlorure de calcium, par exemple :

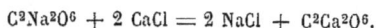

$$C^2Na^2O^6 + 2\ CaCl = 2\ NaCl + C^2Ca^2O^6.$$

Ce procédé est donc applicable à toutes les substances qui
sont insolubles ou peu solubles dans l'eau et qui peuvent être engendrées par double décomposition. L'expérience démontre que
dans ce cas la poudre qui se précipite est véritablement impalpable, plus atténuée que celle que l'on peut se procurer par tout
autre mode opératoire. Aussi l'applique-t-on à la préparation du
phosphate de chaux précipité, à celle du sous-nitrate de bismuth,
au calomel obtenu à l'aide d'un sel de mercure au minimum, etc.

Deux substances, la chaux et la baryte caustiques, se pulvéri-
sent aisément par hydratation. L'eau s'y combine avec un grand
dégagement de chaleur et il en résulte des hydrates pulvérulents.

On obtient semblablement l'hydrate de magnésie avec de la magnésie calcinée. Il suffit de délayer cette dernière dans 25 à 30
fois son poids d'eau distillée et de maintenir le tout en ébullition
pendant 20 minutes. On jette sur une toile et on dessèche la
poudre dans une étuve à une température de 50°, jusqu'à ce
qu'elle ne perde plus rien de son poids.

Au lieu de se procurer de l'or en poudre à l'aide du procédé
indiqué plus haut, on peut recourir à une solution de chlorure
d'or que l'on additionne de sulfate de protoxyde de fer : la liqueur
se trouble, le sel d'or est réduit et le métal précieux ne tarde pas
à se précipiter.

On peut rapprocher de cette action réductrice celle que l'hydrogène exerce à chaud sur le peroxyde de fer, ce qui fournit du fer
en poudre extrêmement fine, plus aisément que par la porphyrisation.

Tels sont les procédés généraux usités en pharmacie pour obtenir les poudres médicamenteuses.

Dans les arts on se sert de moyens mécaniques plus puissants.

Une série de mortiers, par exemple, dont les pilons sont mus
en commun par un arbre de couche, constitue une pilerie mécanique. Comme complément, on y ajoute une tamiserie également
mécanique, constituée par un châssis auquel une bielle communique un mouvement de va-et-vient, de manière à faire mouvoir
les tamis disposés dans les carrés de ce châssis.

Dans les ateliers de l'État, on pulvérise le charbon destiné à la
poudre de guerre dans de grands tonneaux tournant sur leur axe
et dans l'intérieur desquels circulent des gobilles, sortes de bou-
lets en fonte d'un poids considérable.

Pour la pulvérisation des substances vénéneuses, M. Gélis a
proposé l'emploi d'un cylindre en fonte dans lequel la pulvérisation s'opère au moyen de 40 à 50 kilogrammes de gobilles en
fonte, de 1 centimètre de diamètre.

Ces moyens puissants permettent à l'industrie de livrer aux
pharmaciens des poudres d'une ténuité parfaite ; mais, sauf quel-

ques cas rares, il est encore préférable de préparer soi-même les poudres dont on a besoin en se conformant aux règles que nous venons d'exposer.

Rapport entre la poudre et la matière première.

En général, une poudre bien préparée est plus active que la substance qui lui donne naissance, à moins que cette dernière ne soit sensiblement homogène; dans ce dernier cas, la pulvérisation doit être complète. Exemples :

Substances minérales	Opium	Agaric
Sels	Gomme arabique	Cannelle
Charbon	Résines	Jalap
Sucre	Gommes-résines.	Riz
Cantharides	Camphre	Valériane, etc.
	Aloès	

Pour les drogues simples dont la partie active se pulvérise en premier lieu, ce qui est le cas le plus commun, l'ancien codex prescrivait de retirer les 3/4 en poids de la substance à l'état de poudre. Le codex de 1866 conseille d'arrêter la pulvérisation quand il ne reste qu'un résidu blanchâtre, peu sapide, possédant une apparence ligneuse.

Cependant, il fait encore retirer les 3/4 pour les corps suivants :

Ipéca	Feuilles d'Armoise
Feuilles d'Asarum	— de Dictame de Crète
— de Belladone	— de Digitale
— de Ciguë	— de Stramonium.
— de Jusquiame	

Au lieu de rejeter, comme on le faisait autrefois, la première poudre obtenue avec les écorces de cascarille et de quinquina, il est préférable de nettoyer avec un couteau la surface de ces écorces pour enlever les parties détériorées et les lichens, puis de pulvériser sans résidu. On applique cette manipulation, conseillée par Henry et Guibourt, à la gomme adragante, aux écorces d'angusture vraie et d'angusture fausse, et, en général, à toutes celles qui sont recouvertes d'excroissances cryptogamiques.

D'après ce qui précède, on voit que les poudres dans leurs diverses parties sont loin d'être homogènes aux diverses époques de la pulvérisation. L'analyse chimique vient à l'appui de cette remarque : dans l'ipécacuanha, par exemple, d'après les expériences de Pelletier, tandis que le méditullium ne renferme guère que 1 p. 100 d'émétine, l'écorce en contient 16 p. 100. De là le précepte de mélanger avec soin tous les produits pour obtenir un tout homogène. On y parvient facilement en forçant de nouveau la poudre à traverser les mailles d'un tamis.

Si l'on recherche maintenant quelle influence peut exercer la pulvérisation sur la nature des corps, on reconnaîtra que le plus souvent cette influence est nulle ou à peine sensible, au moins dans l'immense majorité des cas.

Cependant, la modification peut être notable. Chacun sait que l'acide arsénieux vitreux devient opaque par le fait de la pulvérisation et que sa solubilité dans l'eau diminue dans une énorme proportion. La couleur est souvent modifiée : le cinabre, rouge-brun en masse, devient vermillon à l'état pulvérulent; l'aloès en morceaux est vert-bouteille, tandis que sa poudre est jaune d'or. Le biiodure de mercure est d'un rouge vif; le volatilise-t-on dans un petit ballon, il se dépose sous forme d'un enduit jaunâtre qui redevient rouge par le frottement, etc.

Poudres composées.

Tout ce qui précède se rapporte à la préparation des poudres simples. Il est facile maintenant de formuler les règles qui doivent guider pour obtenir les poudres composées.

Autrefois on suivait la méthode de Sylvius. Que l'on imagine une poudre dans laquelle on fait entrer des bois durs, des racines ligneuses, des feuilles, des semences, des gommes-résines : on pilera d'abord, dit Sylvius, les substances dures, on ajoutera successivement celles qui sont de moins en moins difficiles à pulvériser, et, en dernier lieu, les résines et les gommes-résines.

Baumé fait judicieusement remarquer que beaucoup de drogues, qui font partie d'une poudre composée, renferment des parties inertes qu'il convient de séparer; que les parties les plus ténues sont rejetées avec facilité dans l'atmosphère, et cela d'autant plus aisément que l'opération est plus longue. En conséquence, il pose en principe qu'il y a toujours avantage à piler et à pulvériser séparément chaque substance, à mêler le tout dans un mortier, enfin à le tamiser, pour rendre le mélange plus parfait. Il est évident que les corps qui exigent, pour être pulvérisés, l'emploi d'un intermède, comme les résines, les gommes-résines, la vanille, les semences émulsives, etc., seront également ajoutées à la fin de l'opération.

Ces observations conduisent aux règles suivantes :

1° Réduire séparément chaque substance en poudre.

2° Donner à chaque poudre le plus grand degré de finesse possible, afin de pouvoir ensuite obtenir un mélange homogène.

3° Porphyriser avec soin les matières minérales.

4° Ajouter en dernier lieu les matières molles, comme la vanille, le macis, les muscades, les amandes douces, etc., et n'ajouter qu'au moment du besoin les produits déliquescents, comme le carbonate de potassium.

5° Faire un mélange exact que l'on passe à travers un tamis de crin.

6° Enfin, de temps à autre, renouveler le tamisage pour reproduire l'homogénéité qui tend à se détruire par suite de l'inégale densité des ingrédients qui entrent dans la préparation.

Autrefois, les poudres composées étaient fort en honneur; aujourd'hui leur usage est très restreint. On peut citer, comme l'une des plus usitées, la poudre de Dower ou poudre d'ipécacuanha opiacée, dont voici la formule :

POUDRE DE DOWER.

Poudre de nitrate de potasse...	40 grammes
— de sulfate de potasse	40 —
— d'ipécacuanha............................	10 —
— réglisse.........	10 —
Extrait d'opium desséché et pulvérisé..............	10 —

On fait sécher exactement toutes ces poudres et on les mélange avec le plus grand soin. Un gramme renferme 0,09 d'extrait d'opium sec.

BOURGOIN. 8

Cette formule a subi de nombreuses modifications en passant d'un formulaire dans un autre. C'est ainsi que quelques pharmacologistes, au lieu d'extrait d'opium, prescrivent l'opium brut desséché, fondent dans un creuset les deux sels, que l'on pulvérise ensuite dans un mortier; mais cette manipulation est inutile et l'extrait fournit un médicament mieux dosé.

Le codex recommande avec raison de ne faire les poudres composées qu'en petite quantité à la fois, et même de préparer extemporanément celles dans lesquelles il entre des matières hygrométriques.

Cachets médicamenteux.

Les poudres étant ordinairement prescrites à petites doses par le médecin, il en résulte que leur administration est toujours chose assez facile. Le malade les délaye dans un peu de liquide, d'eau, de vin ou de bouillon; ou bien il les prend dans une cuillerée de soupe, dans un peu de confiture, dans du pain azyme, etc.

L'idée d'administrer certains médicaments dans du pain azyme, notamment les poudres amères ou nauséeuses, comme la rhubarbe, l'aloès, le sulfate de quinine, etc., est si naturelle qu'elle date déjà de loin. M. Limousin, habile pharmacien de Paris, a régularisé ce mode d'administration et imaginé les *cachets médicamenteux*.

Que l'on imprime dans deux petites rondelles de pain azyme une concavité suffisante pour contenir aisément le médicament, que l'on soude ces deux rondelles par leurs bords, on obtiendra un cachet qu'il sera facile d'ingurgiter et qui remplacera avantageusement les paquets, bols ou pilules que l'on prescrivait autrefois aux malades dans du pain azyme mouillé. Que l'on imprime maintenant sur chaque rondelle, à l'aide d'un mécanisme analogue à celui qui sert dans l'industrie pour estamper les feuilles de papier, ou même de métal, le nom et la dose du médicament, toute cause d'erreur sera nécessairement évitée.

L'appareil de M. Limousin comprend :

1° Une sorte de presse à disques mobiles permettant de souder des cachets de trois dimensions différentes. Le disque supérieur s'adapte exactement à vis dans la tige qui fait mouvoir le levier, tandis que le disque inférieur porte simplement une queue qui entre à frottement dans un trou disposé sur la platine, ce qui permet de substituer facilement les disques les uns aux autres (fig. 29).

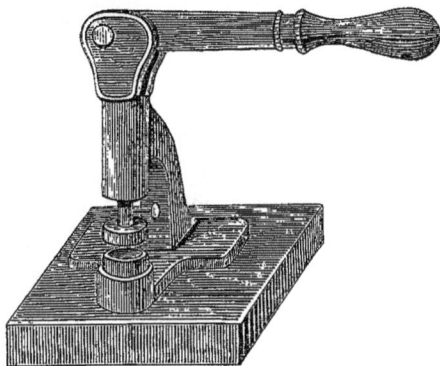

Fig. 29.
Appareil Limousin.

2° Trois planchettes garnies de rondelles concaves qui correspondent aux dimensions et à la forme des cachets que l'on veut fabriquer (fig. 30).

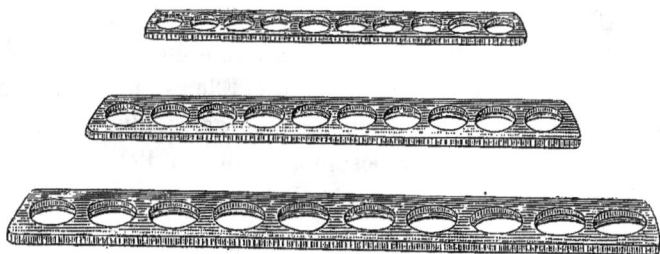

Fig. 30.

3° Trois mouilleurs ou porte-mèches pour humecter les bords des rondelles.

4° Une petite boîte renfermant une rondelle en feutre imbibée d'eau.

Pour opérer à l'aide de cet appareil, on dispose les cachets sur les disques de la planchette; on verse dans chacun d'eux la poudre au moyen d'une cuiller en bois ou mieux d'une mesure graduée à fond mobile (fig. 31).

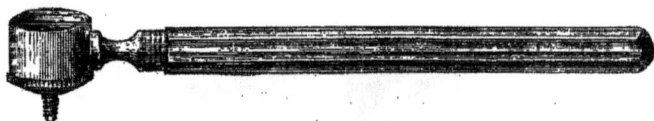

Fig. 31.
Cuiller à mesure graduée.

On presse doucement la mèche, préalablement humectée, sur les bords du cachet qui doit servir de couvercle et on place le cachet ainsi préparé sur celui qui contient la poudre. Il ne reste plus qu'à porter le tout sous le disque de la presse afin d'achever le collage et la soudure des bords.

L'appareil permet de fabriquer des cachets de trois diamètres, puisque les disques mobiles, les planchettes et les mouilleurs sont disposés par série correspondant à ces trois grandeurs.

L'auteur a simplifié son procédé en imaginant un petit appareil usuel qui permet d'opérer extemporanément et auquel il a donné le nom de *cacheteur*.

Le cacheteur se compose :

1° D'une planchette perforée d'une série de cavités de trois dimensions différentes qui permettent de préparer à volonté des cachets de trois diamètres différents. Elle est munie à l'un de ses angles d'un récipient en porcelaine garni d'un feutre que l'on humecte au moment du besoin avec un peu d'eau.

2° D'une série de timbres en bois qui correspondent aux trois dimensions des cachets remplissant à la fois l'office de mouilleurs et de presses.

3° D'une série d'entonnoirs s'adaptant exactement dans les cavités pour introduire la poudre au centre de l'enveloppe.

Voici maintenant la manière d'opérer.

1° On dispose un cachet vide dans chacune des cavités de la planchette, on adapte l'entonnoir et n verse la poudre (A).

2° On applique le timbre en bois, du côté foncé, sur le feutre imbibé d'eau afin d'en humecter le pourtour, en évitant un excès d'humidité.

3° On porte ce timbre, faisant office de mouilleur, sur la partie concave de l'enveloppe et on répartit uniformément l'humidité sur les bords (B).

4° Après avoir déposé cette enveloppe dans la cavité de la planchette, au-dessus de celle qui contient la poudre, on applique le timbre, du côté clair, dans la cavité, de manière à souder les deux enveloppes ainsi juxtaposéss, résultat que l'on obtient en imprimant au timbre un léger mouvement tournant (C).

A   B

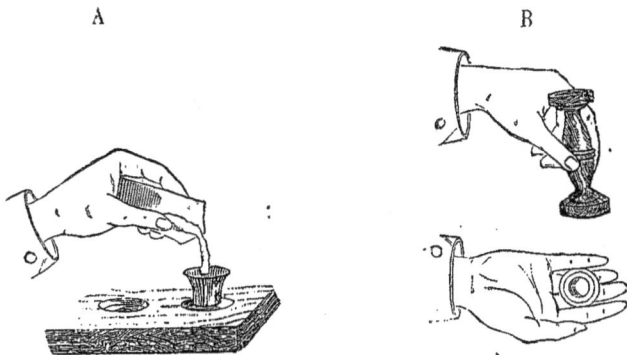

5° Enfin, on introduit l'index dans la partie perforée pour en faire sortir le cachet (D).

C   D

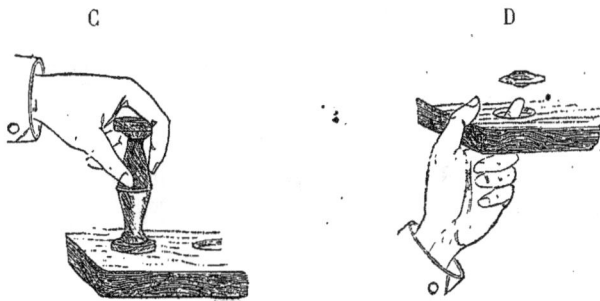

M. Limousin a également appliqué le capsulage par le pain azyme aux liquides huileux qui peuvent se conserver un temps

suffisant dans ces enveloppes sans laisser trace de leur passage
dans la bouche et dans l'arrière-bouche.

Il a désigné sous le nom de *cachets-cuiller* ces sortes d'enveloppes, qui ont en effet la forme et la contenance d'une cuillère à
café (E).

E

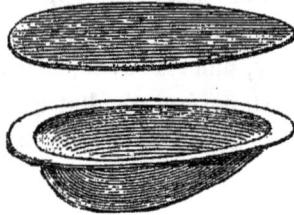

On peut au besoin doubler la capacité de l'enveloppe en se servant comme couvercle d'une seconde calotte creuse semblable à
la première.

Pour les fabriquer, on se sert d'un petit appareil qui est une
réduction du cacheteur décrit plus haut.

Ces procédés sont évidemment excellents au point de vue de la
conservation des poudres, à la condition de renfermer les cachets dans de petits cylindres en fer blanc, à l'abri de l'humidité.

Les poudres végétales et animales, en raison sans doute de la
grande surface qu'elles présentent à l'action des agents extérieurs, se conservent assez mal. On doit donc éviter d'en préparer de grandes quantités à la fois.

D'après une ancienne remarque de Baumé, elles sont surtout
sensibles à l'action de la lumière. Au soleil, les poudres des fleurs
délicates se décolorent rapidement et peuvent perdre toute odeur
dans une seule journée; les poudres colorées, comme celles de
rue, de sabine, d'absinthe, etc., perdent leur couleur verte en
très peu de temps. Même à la lumière diffuse, l'altération se produit à la longue d'une manière sensible : on constate, par
exemple, que la surface exposée au jour diffère notablement par
sa couleur de celle qui est habituellement placée du côté le moins
éclairé.

Les poudres attirant avec avidité l'humidité, il est bon de les exposer pendant quelque temps à la chaleur de l'étuve, selon le conseil de Parmentier, pour enlever la petite quantité d'eau qu'elles ont absorbée pendant leur préparation. On les renferme ensuite dans des vases de verre que l'on bouche exactement et que l'on place dans un lieu sec à l'abri de la lumière. Baumé a proposé l'emploi de vases en faïence ou en porcelaine; on pourrait encore, dit-il, se servir de bocaux en verre recouverts de papier noir, mais cela ôterait à l'officine ce coup d'œil de propreté qu'il est de la plus grande convenance de conserver.

CHAPITRE V

DE LA SOLUTION OU DISSOLUTION

PHÉNOMÈNES THERMIQUES. — DISSOLVANTS USUELS. — RELATIONS ENTRE LE DISSOLVANT ET LA NATURE DU CORPS DISSOUS. — DÉTERMINATION DE LA SOLUBILITÉ. — TABLES DE SOLUBILITÉ.

La solution ou dissolution est un phénomène qui résulte du mélange ou de la combinaison d'un liquide avec un corps solide, liquide ou gazeux, de manière à donner naissance à un nouveau liquide homogène.

Les pharmacologistes ont cherché à établir une distinction entre la solution et la dissolution.

D'après Henry et Guibourt, il y a *solution* quand on retrouve par évaporation le corps dissous avec toutes ses propriétés primitives. On opère au contraire une *dissolution* quand il y a action chimique et que les corps acquièrent des propriétés nouvelles, par exemple, lorsque l'on attaque du mercure par l'acide nitrique. Mais, comme le fait judicieusement remarquer Soubeiran, on sépare des opérations qui sont en réalité peu différentes les unes des autres ; ainsi, l'eau additionnée de chlorure de calcium anhydre serait une dissolution, tandis qu'il y aurait simplement solution avec du chlorure de calcium hydraté.

Ces distinctions sont non seulement inutiles dans la pratique, mais elles sont encore complètement inexactes au point de vue théorique.

La solution ou dissolution d'un solide dans un liquide consiste évidemment dans la diffusion des molécules du premier dans celles du second, de manière à produire une symétrie parfaite dans toute la masse. Ajoutez quelques gouttes d'eau salée dans un verre d'eau, et vous pourrez constater au moyen du nitrate d'argent qu'une partie aliquote quelconque du liquide renferme du chlorure de sodium.

On a attribué les phénomènes de solubilité ou d'insolubilité à une sorte d'antagonisme entre l'affinité et la cohésion. On a dit : un corps se dissout dans un liquide lorsque l'affinité de ce dernier est plus grande que la cohésion qui réunit entre elles les particules solides; et la dissolution n'a pas lieu quand la cohésion l'emporte sur l'affinité. Cette explication est illusoire.

En effet, l'affinité et la cohésion, considérées comme forces particulières, doivent être rejetées de la science, au même titre que l'archée de Van Helmont, la force vitale des anciens médecins, la force catalytique de quelques chimistes, etc. En quoi consiste, par exemple, la cohésion de l'or précipité d'une solution de chlorure d'or par du sulfate de protoxyde de fer? Ce métal est à l'état de poudre impalpable, et cependant, même sous cet état, il est complètement insoluble dans l'eau. D'un autre côté, dire que l'or n'a pas d'affinité pour l'oxygène à la température ordinaire, tandis que le contraire a lieu pour le potassium, c'est exprimer un fait, une propriété, une qualité de ces deux métaux, sans en donner une explication plausible.

En se basant sur l'état moléculaire des corps, soit libres, soit en combinaison, Person a envisagé la solubilité des corps, dans un véhicule quelconque, comme une véritable combinaison.

Dans l'état actuel de la science, la solution d'un solide dans un liquide doit être simplement considérée comme un changement d'état. Or, ce qu'il y a de caractéristique dans les changements d'état, ce sont les phénomènes thermiques qui les accompagnent. Sous ce rapport, il est difficile d'établir une ligne de démarcation entre la solution et la combinaison.

Lorsque l'on fait arriver un rayon solaire sur un mélange d'hydrogène et de chlore à volumes égaux, pesant 1 gramme, il y a combinaison et dégagement de 652 calories. C'est un véritable changement d'état, puisque les molécules nouvelles ne possèdent plus ni les propriétés du chlore, ni celles de l'hydrogène. Cette perte de calorique est donc ici le phénomène qui caractérise le changement d'état, car si l'on rend à l'acide chlorhydrique formé

ces 652 calories, on reproduit le chlore et l'hydrogène dans leur
état primitif, avec toutes leurs affinités par-dessus le marché.

Les phénomènes thermiques qui accompagnent les combinaisons ne sont pas toujours caractérisés par un dégagement de
chaleur. Un très grand nombre de corps se forment au contraire
avec absorption de chaleur, comme le protoxyde d'azote, d'après
Favre et Silberman, et, en général, tous les oxydes d'azote au
moyen de leurs éléments, d'après les récentes expériences de
M. Berthelot.

Dans la dissolution, il y a absorption de chaleur, ce qui tient :

1° A un changement d'état, analogue à la fusion ;

2° A l'écartement des molécules, résultat nécessaire de leur pénétration réciproque.

Mais il faut se rappeler que la dissolution peut être accompagnée de phénomènes concomitants, de telle sorte que l'on
n'observe en réalité que la résultante de tous les effets thermiques. Dans la pratique, on peut donc rencontrer les trois cas
suivants :

1° Il y a abaissement de température. Tel est le cas que l'on
cherche à réaliser dans la préparation des mélanges réfrigérants.

2° Il y a dégagement de chaleur ;

3° Le phénomène thermique apparent est nul.

Ajoute-t-on une partie de neige à cinq parties d'acide sulfurique concentré, il se produit un grand dégagement de chaleur ;
fait-on l'opération dans des proportions inverses, on obtient un
mélange réfrigérant. On doit donc pouvoir mélanger ces deux
corps en proportion telle que la température de l'acide reste invariable.

Lorsque l'on opère la dissolution d'un sel dans l'eau, du chlorure de sodium par exemple, les propriétés chimiques restent les
mêmes ; seulement, il y a liquéfaction du sel, et ce changement
d'état physique, en dehors du phénomène calorifique, est accompagné d'une variation de l'indice de réfraction, d'un changement
de densité en rapport avec l'altération du volume des éléments. Ce
sont ces phénomènes physiques qui caractérisent essentiellement
la véritable dissolution.

M. J. Regnauld a étudié les modifications qui se manifestent

quand on mélange deux dissolutions salines. Lorsque la première
contient un acide fort combiné à une base faible, et la seconde
un acide faible uni à une base puissante, il y a constamment dé-
croissance de l'indice de réfraction. Il y a au contraire une légère
augmentation lorsque la double décomposition ne peut avoir
lieu, l'acide fort étant combiné à la base forte, l'acide faible à la
base faible.

En général, deux corps qui se combinent ou se dissolvent se
contractent, et la température maximum résultant du mélange
est généralement plus petite que celle qui correspond à cette contraction ; bien plus, cette dernière, quoique considérable, peut
être accompagnée d'un abaissement de température, comme c'est
le cas de l'eau avec l'acide acétique monohydraté ou d'un mélange d'eau et d'acide cyanhydrique. Il se passe sans doute ici
quelque chose d'analogue à ce que l'on observe quand un corps
solide se dissout dans l'eau, lequel absorbe non seulement la quantité de chaleur nécessaire pour se fondre, mais aussi une certaine quantité de chaleur qui augmente avec la proportion du
dissolvant et qui correspond à l'écartement des molécules du
corps dissous.

Toutefois, certaines dissolutions qui se produisent avec un
grand dégagement de chaleur, comme la combinaison des acides
avec les bases, peuvent être accompagnées d'une dilatation notable. En effet, si l'on mélange volumes égaux de deux dissolutions, l'une acide, l'autre alcaline, de manière à obtenir une saturation parfaite, il se manifeste une augmentation permanente
du volume moyen, toutes les densités étant prises à la même température. Il faut cependant en excepter les saturations faites avec
l'ammoniaque et les ammoniaques composées, qui donnent lieu
à une contraction. On peut se rendre compte de ces différences
en remarquant que la potasse, la soude, la baryte, sont des hydrates qui font avec les acides la double décomposition, de manière à mettre en liberté une molécule d'eau :

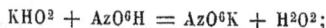

$$KHO^2 + AzO^6H = AzO^6K + H^2O^2 ;$$

tandis que les bases ammoniacales se combinent simplement à
l'acide :

$$AzO^6H + AzH^3 = AzO^6AzH^4.$$
$$AzO^6H + C^4H^7Az = AzO^6H. C^4H^7Az.$$

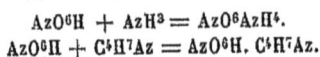

En résumé, la dissolution ne saurait être complètement séparée de la combinaison, car il y a tous les intermédiaires possibles entre les phénomènes de combinaison et les phénomènes de dissolution les mieux définis. Elle est surtout caractérisée par un changement d'état accompagné de phénomènes thermiques, et, sous ce rapport, elle vient se placer à côté de la fusion et de la combinaison; mais elle diffère de celle-ci, parce qu'elle n'a plus lieu en proportions définies; de celle-là, parce qu'elle ne se produit plus à une température fixe.

Dissolvants usités en pharmacie.

Les dissolvants les plus généralement employés en pharmacie sont les suivants :

L'eau, le vin, la bière, le vinaigre, l'alcool, l'éther ordinaire, la glycérine, les huiles fixes, le chloroforme, le sulfure de carbone, divers carbures d'hydrogène, comme la benzine, l'essence de térébenthine, les huiles de pétrole.

L'eau dissout un grand nombre d'acides minéraux et organiques, les alcalis, les matières sucrées, gommeuses, mucilagineuses, l'albumine, la gélatine; un grand nombre de principes immédiats retirés des matières d'origine végétale et animale.

Les formiates et les acétates sont solubles dans l'eau. Il en est de même des azotates, à l'exception de ceux qui sont décomposés par ce liquide, comme ceux de bismuth et d'antimoine; des chlorures, excepté ceux d'argent et des sels de mercure au minimum; des sulfates, excepté ceux de baryte et de plomb; des phosphates, excepté ceux d'argent et de plomb, etc.

Les oxalates alcalins sont solubles, la plupart des autres sont insolubles ou peu solubles.

Le vin, la bière et le vinaigre se comportent à la manière de l'eau; mais la présence d'une petite quantité d'alcool dans les deux premiers, celle de l'acide acétique dans le vinaigre, ainsi que les autres principes qu'ils peuvent tenir en dissolution, modifient dans une certaine mesure leur pouvoir dissolvant.

En général, l'alcool est apte à s'emparer des acides et des alcalis organiques, des matières grasses et résineuses, des huiles volatiles.

L'action dissolvante de l'éther est moins étendue; elle s'exerce sur les alcaloïdes, les huiles fixes et volatiles, les graisses, les résines; enfin, sur quelques sels minéraux, comme le sublimé, le perchlorure de fer, le chlorure d'or.

La glycérine possède un pouvoir dissolvant très étendu qui mériterait d'être plus utilisé qu'il ne l'est présentement à la préparation des médicaments. En effet, elle s'empare d'un grand nombre de substances qui sont solubles dans l'eau et dans l'alcool, telles que :

1° Quelques métalloïdes, le brome en toute proportion, l'iode, le soufre, le phosphore, en petite quantité;

2° Les bromures, les iodures, les chlorures, les cyanures et les sulfures alcalins;

3° Les acides minéraux et organiques, ainsi que la plupart des sels solubles dans l'eau;

4° Les alcaloïdes et leurs sels, les tanins, les gommes, les sucres, les savons, l'albumine, etc.

Sont insolubles ou peu solubles dans la glycérine : le sulfure de carbone, le chloroforme, l'éther, les corps gras, les huiles volatiles, le camphre, les acides gras, les matières résineuses, la chlorophylle.

Les huiles fixes dissolvent les corps gras, plusieurs alcaloïdes, les huiles volatiles et pyrogénées, les carbures benzéniques, la chlorophylle. Le soufre et le phosphore ne s'y dissolvent qu'en petite quantité, même à chaud; par contre, l'iode et le brome y sont très solubles, mais ces deux métalloïdes ne tardent pas à les altérer.

D'après cela, on conçoit pourquoi les huiles naturelles entraînent avec elles une proportion notable des principes actifs contenus dans les parties végétales qui servent à leur extraction. Il y a cependant quelques exceptions remarquables : les semences de belladone et de nicotiane, qui sont très vénéneuses, donnent cependant des huiles comestibles; il en est de même des amandes amères, à la condition toutefois d'opérer en dehors de la présence de l'eau.

Le chloroforme se mêle en toute proportion à l'alcool et à l'éther, aux huiles fixes et volatiles.

Il dissout facilement le phosphore, l'iode, le soufre, les corps gras, les résines, les cires, beaucoup d'alcaloïdes, et généralement les matières riches en carbone; en un mot, la plupart des substances qui sont solubles dans l'alcool et dans l'éther, et même beaucoup d'autres qui ne sont que peu ou point solubles dans ces deux véhicules.

Le sulfure de carbone possède la propriété de dissoudre l'iode, le soufre, le phosphore, l'alcool et l'éther, les corps gras, les huiles essentielles, le caoutchouc.

Il est avantageusement employé pour doser les corps gras contenus dans les matières organiques. Convenablement purifié, il a été appliqué par Millon à l'extraction du parfum de certaines fleurs, comme le jasmin, l'œillet, l'héliotrope. M. Lefort a reconnu qu'il dissout avec facilité, et sans aucune altération, les principes odorants, les matières colorantes et une partie des sels d'alcaloïdes contenus dans les plantes herbacées, ce qui permet d'obtenir des extraits sulfocarboniques propres à la préparation des huiles médicinales.

Les carbures benzéniques dissolvent les graisses, les huiles, les essences, le camphre, la cire, le caoutchouc, la gutta-percha, la quinine, la cantharidine, etc. Le pétrole, qui est un mélange de carbures forméniques, jouit de propriétés dissolvantes analogues à celles des carbures aromatiques; l'huile lourde, par exemple, qui renferme les carbures les moins volatils, a été proposée pour analyser les quinquinas et même pour préparer industriellement le sulfate de quinine.

On a remarqué qu'il existe ordinairement entre la nature du corps dissous et celle de son dissolvant une certaine corrélation.

Le mercure, par exemple, qui est un métal, dissout presque tous les métaux.

L'eau, substance minérale, est le liquide qui dissout le plus grand nombre de substances inorganiques.

L'alcool s'empare surtout des matières organiques, alors que ces dernières ne sont que peu ou point solubles dans l'eau.

Les huiles fixes dissolvent avec facilité les corps gras, qui ont une composition analogue.

Cependant l'adage des alchimistes, *le semblable dissout son semblable*, ne peut être érigé en règle absolue, car il rencontre de nombreuses exceptions. La soude et la baryte sont solubles dans l'eau; or, tandis que le sulfate du premier de ces corps est soluble, celui du second est insoluble. La magnésie est insoluble, tandis que son sulfate se dissout dans moins de quatre parties d'eau, etc.

Néanmoins, d'une manière générale, on peut dire que les phénomènes de dissolution s'observent de préférence entre les corps de nature très analogue, alors que les combinaisons ont lieu entre substances de propriétés opposées.

En général :

1° Les corps très oxygénés sont solubles dans l'eau. Les premiers termes de la série grasse, les acides formique et acétique, se mêlent à ce liquide en toute proportion ; à mesure que l'équivalent augmente, la solubilité diminue, de telle sorte que les termes les plus élevés et par suite les moins oxygénés, les acides gras proprement dits, sont insolubles dans l'eau.

2° Les corps peu oxygénés, riches en carbone et en hydrogène, sont de préférence solubles dans l'alcool et dans l'éther. Par exemple, les carbures d'hydrogène, peu ou point solubles dans l'eau, ont pour dissolvants l'alcool et l'éther.

Tout ce qui précède s'applique aux substances pures, aux principes immédiats. Lorsqu'il s'agit de substances végétales ou animales, dont la composition est toujours plus ou moins compliquée, il est difficile de préciser l'action probable de tel ou tel dissolvant, parce que les principes immédiats sont le plus souvent engagés dans des combinaisons particulières. La cantharidine est insoluble dans l'eau, et cependant une décoction de cantharides, faite avec de l'eau distillée, est vésicante. Inversement, tel principe soluble à l'état de liberté ne le sera pas à l'état de combinaison naturelle.

Enfin, certains principes actifs ne préexistent pas et ne prennent naissance que sous l'influence de l'eau : tel est le cas de l'aldéhyde benzoïque dans les amandes amères, des essences de moutarde,

de cochléaria, de raifort, etc. Le véhicule exerce donc ici une
action spéciale, en dehors de ses propriétés dissolvantes.

Détermination de la solubilité.

La saturation, dans une dissolution de température invariable,
est le terme auquel le dissolvant, toujours en contact avec le corps
à dissoudre, ne peut plus ni en prendre ni en abandonner aucune
portion. Le rapport qui existe alors entre le corps dissous et le
dissolvant détermine le degré de solubilité de ce corps pour la
température en question.

On peut obtenir une dissolution saturée de deux manières différentes :

1° On fait chauffer de l'eau avec le corps et on laisse refroidir
lentement le mélange jusqu'à ce que la température à laquelle on
veut faire la détermination soit obtenue ;

2° On met dans l'eau froide un grand excès du corps et on élève
graduellement la température.

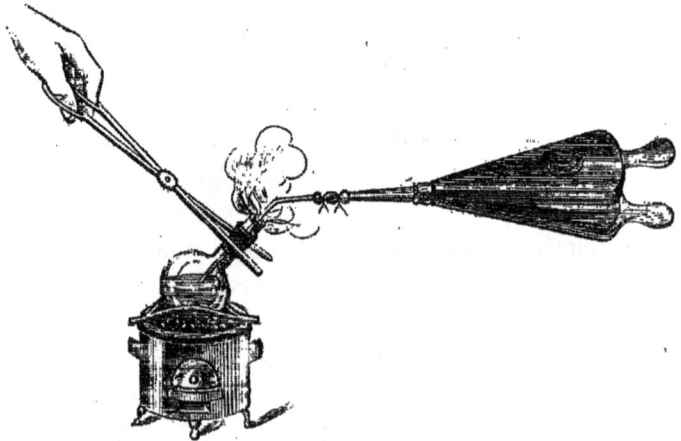

FIG. 32.
Ballon dessiccateur.

Dans chaque cas il faut maintenir la température finale pendant une heure au moins. Si l'on se met en garde contre toute

sursaturation, les deux procédés, d'après Gay-Lussac, donnent exactement le même résultat.

On verse alors une partie du produit dans un petit ballon taré ; une nouvelle pesée fait connaître le poids de la dissolution sur laquelle on opère; cette dernière est ensuite évaporée en ayant soin d'incliner à 45° le col du ballon (fig. 32), afin d'éviter toute perte par projection. On évapore à siccité et on chasse les dernières traces d'humidité à l'aide d'un tube en verre adapté à la tubulure d'un soufflet. Il ne reste plus qu'à peser de nouveau pour avoir le poids de la matière dissoute.

Soient :

P le poids de la solution introduite dans le ballon ;
p le poids du résidu.
P-p sera le poids du véhicule.
Puisque P-p contient p de matières en solution, 100 gr. contiendront

$$\frac{100 \times p}{P-p}.$$

La méthode laisse quelque incertitude lorsque la température à laquelle la dessiccation doit être faite est imparfaitement connue, et aussi lorsque la substance est très soluble ou extrèmement peu soluble. Aussi a-t-on recours, dans certains cas, à des méthodes particulières qui donnent des résultats parfaitement précis.

C'est ce qui a lieu quand l'un des éléments de la substance peut être engagé dans une combinaison insoluble. S'agit-il de déterminer la solubilité du sulfate de potasse dans l'eau, on précipite la solution saturée par un sel de baryte en excès; le précipité, lavé, puis calciné, donnera très exactement, par une simple proportion, la quantité de sel potassique tenue en dissolution.

Le sel alembroth soluble est un chlorure double de mercure et d'ammonium extrèmement soluble dans l'eau. On obtiendra avec précision la quantité de ce sel en solution saturée par l'emploi de l'acide sulfhydrique; le précipité de sulfure fera connaître le poids du mercure et, par suite, celui du sel.

Lorsqu'il s'agit d'une substance acide ou alcaline, le problème devient très facile, parce qu'il se réduit à un simple dosage alcalimétrique ou acidimétrique, dosage qui peut être effectué avec une grande précision. Prenons pour exemple la détermination de la solubilité de l'acide succinique dans l'eau.

On se sert d'eau de baryte, d'une solution titrée d'acide sulfurique, de teinture de tournesol, enfin d'une pipette à robinet de 40 à 50 centimètres cubes divisés en dixièmes de centimètres cubes, portant par conséquent de 400 à 500 divisions.

10 cent. cubes d'acide titré contenant, par exemple, 0,494 ($S^2H^2O^8$), exigeant pour la saturation 493,5 div. d'eau de baryte, 98 ($S^2H^2O^8$) exigeront :

$$\frac{493,5 \times 98}{0,494} = 97\,900,8 \text{ divisions.}$$

Ainsi 97 900, 8 div. de baryte saturent une molécule d'acide sulfurique (98), et par suite une molécule d'acide succinique (118), lequel est également un acide bibasique.

D'autre part l'expérience donne :

Solution saturée d'acide succinique à 8°,5........... 10^{gr},707 .
  — exigée pour la saturation.................... 363 div. de baryte.

D'où l'on déduit :

1° Pour la quantité d'acide succinique en dissolution :

$$\frac{118 \times 363}{97900,8} = 0,4375.$$

2° Pour l'eau :

$$10,807 - 0,4375 = 10,3695.$$

100 parties d'eau à 8°,5 renferment par conséquent 4^{gr},219 d'acide succinique.

En répétant la même opération sur des solutions saturées à diverses températures, on obtient le tableau suivant :

A 0°...	2,88
8°,5...	4,22
14°,5...	5,14
27°...	8,44
35°,5...	12,29
40°,5...	25,37
48°...	20,28

Au-dessus de 50°, la détermination de la solubilité par la méthode acidimétrique ne se fait plus facilement. Par le procédé ordinaire, qui est moins exact, procédé qui consiste à évaporer l'eau et à peser le résidu sec, on obtient les valeurs suivantes :

A 80°.. 60,775
à l'ébullition....................................... 120,36.

A partir de 50°, la solubilité croît donc très rapidement avec la température, de telle sorte qu'à l'ébullition l'acide succinique exige moins de son propre poids d'eau pour se dissoudre.

Si, à l'exemple de Gay-Lussac, on inscrit sur la ligne des abscisses les températures obtenues précédemment, et si l'on prend pour ordonnées correspondantes des longueurs proportionnelles aux quantités dissoutes, on constate que la solubilité de l'acide succinique dans l'eau est représentée par une courbe régulièrement ascendante dont la convexité est dirigée vers la ligne des abscisses (fig. 33).

Lorsque l'on compare entre elles les solubilités des corps définis, on trouve qu'elles sont représentées tantôt par des lignes droites, tantôt par des courbes régulières présentant des points singuliers.

La solubilité des sulfates de potasse et de zinc, des chlorures de potassium et de baryum, croît proportionnellement à la température et est représentée par des lignes droites; celle des azotates croît plus rapidement que la température, tandis que celle du chlorure de sodium en est presque indépendante, de telle sorte que sa ligne de solubilité est très peu inclinée sur l'axe des abscisses. La proportion de sulfate de soude qui se dissout dans 100 parties d'eau augmente rapidement jusqu'à 33°, puis diminue progressivement à mesure que l'on chauffe davantage, de manière à présenter un point singulier à cette température de 33°, etc.

J'ai démontré que les courbes de solubilité des acides salicylique et benzoïque peuvent s'exprimer, en fonction de la température, à l'aide de formules qui représentent des paraboles jusqu'au voisinage de 35°, point de croisement de deux courbes.

C'est ainsi que pour l'acide salicylique les résultats expérimentaux sont compris dans la formule :

$$x = 0,002 \ (y^2 + 10y + 750);$$

et pour l'acide benzoïque :

$$x = 0,002\ (y^2 + 10y + 850)\ [1].$$

Au-dessus de 35° les courbes changent de nature, de telle sorte que la solubilité augmente dans une plus forte proportion que ne l'indiquent les formules précédentes. Elles répondent alors à des courbes paraboliques qui conduisent à des formules du 3° degré.

La solubilité d'un grand nombre de corps est encore imparfaitement connue. Il y aurait lieu, pour les besoins de la pharmacie, de reprendre cette question dans un travail d'ensemble. Henry et Guibourt, Deschamps d'Avallon, Dorvaux, etc., ont donné dans leurs ouvrages des tables de solubilité plus ou moins étendues. Je reproduis ci-contre un tableau contenant les solubilités d'un certain nombre de substances employées en médecine.

1. x, quantité dissoute en grammes ; y, température en degrés centigrades.

COURBES DE SOLUBILITÉ DES ACIDES SALICYLIQUE ET BENZOIQUE

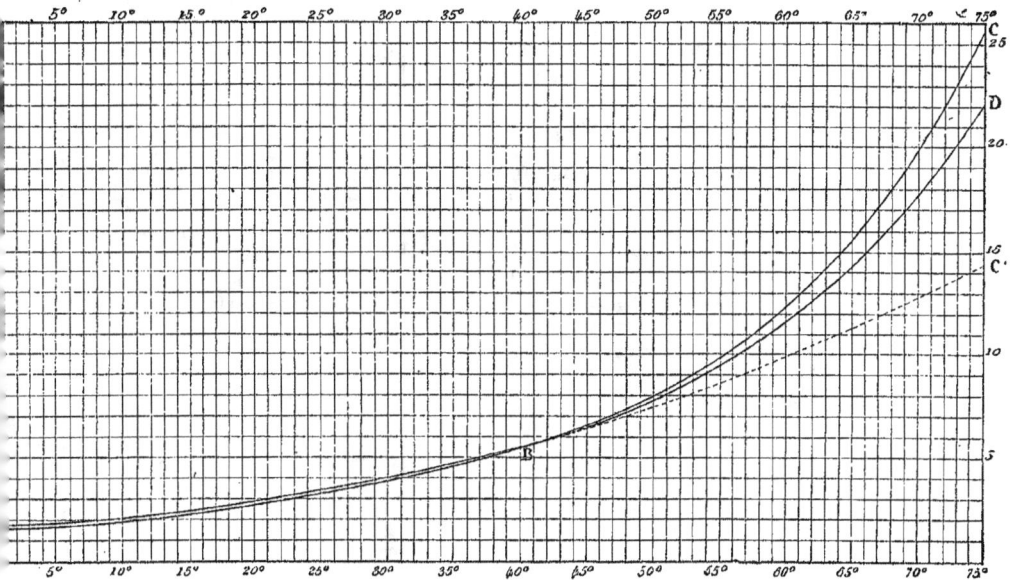

A B C , *Courbe salicylique* _ AB, *Parabole* _ BC, *Suite de la parabole.*
E B D . *Courbe de solubilité de l'acide Benzoique.*

FIG. 33.

TABLE DE SOLUBILITÉ

NOMS DES SUBSTANCES.	SOLUBILITÉ DANS 100 PARTIES			
	EAU		Alcool à 90°.	Éther.
	Froide (15°).	A l'ébullition.		
Acide arsénieux transparent.	0.97	10.72	0.72	
— — Opaque . .	1.25	12.95	0.71	
— benzoïque.	0.25 (B)	8.33	41.62 (B)	31.35 (B)
— borique.	3.90	33.67		
— citrique.	133.33	200	52.85 (B)	2.26 (B)
— cyanhydrique	En toute prop.	»	En toute prop.	En toute prop.
— lactique.	Id.	»	Id.	Id.
— oxalique (C⁴ H² O⁸) .	11.49	100	14.70 (B)	1.266 (B)
— phénique (Phénol). .	1	»	En toute prop.	En toute prop.
— succinique (C⁸ H⁶ O⁸).	5.30	120.36 (B)	12.59 (B)	1.26 (B)
— salicylique.	0.212(B)	79.25 (B)	42.09 (B)	50.47 (B)
— tartrique (C⁸ H⁶ O¹²).	150	200	41.135 (B)	0.100 (B)
— tannique (Tannin) . .	Très soluble.	»	Soluble.	Peu soluble.
Acétate neutre de plomb . .	59	»	12.5	
— basique (tri). . . .	Très soluble.		Insoluble.	
— de morphine . . .	Très soluble.		Très soluble.	
Arsénite de potassium . . .	Soluble.			
— de sodium.	0.50	2	75	
Atropine	0.20	3.33	12.50	1.67
Azotate d'argent	100	200	10	
— de baryum.	5	35.21		
— de plomb.	13.33	»		
— de potassium	25.32	335		
— de sodium	54.95	217.39		
— de strontium	20	200		
Baryte hydratée cristallisée .	4	10	0.50 (b⁴)	
Brome	3.23	»	Soluble	Très soluble
Bromoforme.	Très peu soluble		Soluble.	Soluble.
Borate de sodium prismatique.	8.33	50		
Bromure de potassium . . .	Très soluble.		Peu soluble.	Insoluble.
Brucine	0.12	0.20	Très soluble.	
Caféine	2	Très soluble	Soluble.	Peu soluble.
Camphre	0.10		120 (80°)	Soluble.
Cantharidine.	Insoluble.	»	Peu soluble.	Soluble.
Carbonate de potassium. . .	108.69	»		
Bicarbonate — cristal.	25	80		
Bicarbonate de sodium. . .	7.69	Décomposé.		
Chaux.	0.128	0.057		
Chlorate de potassium . . .	6.03	60.24		
— de sodium	33.30			

(B) Déterminations faites par l'auteur, à 15°.

TABLE DE SOLUBILITÉ

NOMS DES SUBSTANCES.	SOLUBILITÉ DANS 100 PARTIES			
	EAU		Alcool à 90°.	Ether.
	Froide (15°).	A l'ébullition.		
Chloroforme	1		En toute prop.	En toute prop.
Chlorure ferrique	Très soluble.		Très soluble	Très soluble.
— mercurique	6.57 (10°)	53.96	27.70	24.39
— de potassium. . .	33.30	59.52		
— de sodium	35.84	40.48		
— de zinc	En toute prop.	»	Très soluble.	
Chlorhydrate d'ammoniaque.	36.76	100	5	
— de morphine. .	5.60	100	Soluble.	
Bichromate de potassium . .	10			
Cinchonine	Extrêm. peu sol.	0.04	0.71 (85°)	0.26
Citrate de magnésium cristal.				
Codéine	1.26	58.8	Soluble.	Soluble.
Conicine	1	Peu soluble.	En toute prop	16.66
Cyanure de mercure	5.47	37	1	
— de potassium. . . .	Très soluble.		1	
— jaune de potassium.	29.22	100	Insoluble.	
— rouge	2.63	122	Très peu sol.	Traces.
Digitaline	Extrêm. peu sol.		Soluble.	En toute prop.
Essence d'amandes amères .	3.33		En toute prop.	Très soluble.
Iode	0.02		Très soluble.	Très soluble.
Iodoforme	Insoluble.		Très soluble.	
Iodure de potassium	140	222	18	
Lactate de zinc	1.66	16.6		
Morphine cristallisée. . . .	0.001	0.20	2.5	Traces.
Oxalate (bi-) de potassium .	2.5	18	Insoluble.	
Permanganate de potassium.	6.6			
Phosphate de sodium. . . .	25	50		
Phosphore	Insoluble,		Insoluble.	0.7
Quinine	0.0494	0.1314	46.86 (abs)	4.23
Salicine	5.6 (19°)	Très soluble.	Soluble.	Insoluble.
Strychnine	0.015 (10°)	0.04	Soluble.	Traces.
Sucre de cannes.	66.5 (12°5)	71 (45°).	0.9 (14°).	Insoluble.
Sulfate d'alum. et pot. (Alum).	5.45	133.33		
— de chaux.	0.22	0.22		
— de cuivre cristallisé .	25	50		
— de fer cristallisé. . .	50	133.33		
— de magnésie	32.76	72		
— de potassium	10.57	26.32		
— de sodium	48.13	214.28		
— de zinc	40			
— quinine ordre. . . .	0.15	3.25		
— — (bisulfate). .	9.10	»		

TABLE DE SOLUBILITÉ

NOMS DES SUBSTANCES.	SOLUBILITÉ DANS 100 PARTIES			
	EAU		Alcool à 90°.	Ether.
	Froide (15°).	A. l'ébulition.		
Sulfite de sodium.	25	60		
Sulfures potassiques	Très solubles.			
Sulfures sodiques.	Très solubles.			
Tannate de quinine.	Peu soluble.		Très soluble.	
Tartrate d'antimoine et potas	7.14	53.19		
— neutre de potassium	25	En toute prop.		
— acide de potassium	0.40	6.66		
— borico-potassique .	133.33	400		
— de potasse et de soude	40	»		
Urée	100	»	20	Très peu sol.
Valérianate d'ammoniaque .	Très soluble.		Très soluble.	
— quinine	0.9	2.4	Très soluble.	Très peu sol.
Vératrine		0.01	25	16.6

CHAPITRE VI

MÉTHODES GÉNÉRALES DE DISSOLUTION.

SOLUTION SIMPLE : COEFFICIENT DE PARTAGE. — MACÉRATION. — INFUSION.
DIGESTION. — DÉCOCTION. — LIXIVIATION.

Solution simple : Coefficient de partage.

Il y a solution simple toutes les fois qu'un corps peut se dissoudre dans un liquide sans aucun résidu. Tel est le cas de l'acide chlorhydrique dans l'eau, de l'iode dans l'alcool, du camphre et du brome dans l'éther.

Le corps est-il solide, on le divise le plus possible, on le triture dans un mortier avec une partie du dissolvant ou on agite le tout dans un flacon. On conseille également de le placer sur un diaphragme percé, disposé à la surface du dissolvant : les couches supérieures, en se saturant, deviennent plus denses, s'abaissent et sont remplacées par de nouvelles couches non saturées. Il s'établit ainsi un double courant qui est plus favorable à la solution qu'une simple agitation.

Il n'est pas indifférent d'opérer à froid ou à chaud, suivant la nature du dissolvant, et surtout celle du corps qu'il s'agit de dissoudre, ce dernier pouvant être gazeux, liquide ou solide.

1° *Gaz.* — En général, un gaz est d'autant plus soluble dans un liquide que la température est plus basse.

L'eau dissout 1000 fois son volume d'ammoniaque à 0° et seulement 750 fois son volume de ce gaz à la température de 15°; elle absorbe 500 volumes d'acide chlorhydrique à 0° et 460 volumes à la température de 20°; etc.

Ces solutions s'obtiennent à l'aide d'une série de flacons qui constituent dans les laboratoires l'appareil de Woolf (fig. 34).

Le gaz se dégage, soit dans une cornue ou dans un ballon muni d'un tube de sûreté, soit même simplement dans un flacon lorsque la réaction a lieu à froid; le 1er flacon, qui ne renferme qu'une petite quantité d'eau, sert de flacon laveur; les suivants, qui contiennent de l'eau distillée, ne doivent pas être complètement rem-

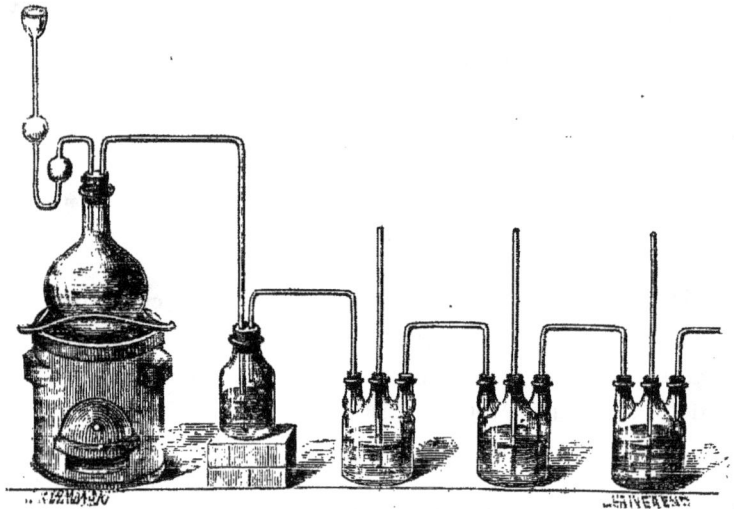

FIG. 34.
Appareil de Woolf.

plis, surtout lorsque la solution augmente notablement le volume primitif. Le mélange devient-il plus dense, comme c'est le cas de l'acide chlorhydrique, le tube adducteur arrivera seulement à la surface de l'eau; on l'enfonce au contraire jusqu'au fond du flacon lorsque la densité diminue, comme dans la préparation de l'ammoniaque. Ces précautions sont nécessaires pour obtenir des solutions saturées. Il est évident aussi que si la solution dégage de la chaleur, il est nécessaire, pour avoir des solutions très concentrées, de refroidir les flacons au moyen d'un bain d'eau froide. En effet, tandis que certains gaz se dissolvent simplement dans l'eau sans contracter avec ce liquide aucune combinaison, beaucoup d'autres, l'acide chlorhydrique par exemple, donnent naissance à des hydrates, et cette circonstance peut amener une certaine perturbation dans la solubilité. Le chlore nous fournit un curieux exemple de cette influence.

D'après Gay-Lussac, un volume d'eau dissout les quantités suivantes de chlore :

A 0°......................................	1 vol. 44
8°......................................	3 vol. 07
17°......................................	2 vol. 42
70°......................................	1 vol. 02

La solubilité augmente donc jusqu'à 8°, point où elle atteint sa valeur maximum, pour décroître ensuite graduellement avec la température, conformément à la loi formulée plus haut. Cette anomalie apparente est due à ce que le chlore se combine avec l'eau pour former un hydrate qui répond à la formule $Cl^{x}(HO)^{y}$ lequel n'est stable qu'à basse température : au-dessous de 8°, l'eau contient en solution un hydrate de chlore, tandis qu'au-dessus de cette température elle renferme du chlore en dissolution dans l'eau.

Tout ce qui précède s'applique aux dissolutions obtenues à la pression ordinaire. Sous pression la solubilité d'un gaz augmente. C'est ainsi que dans la préparation de l'eau de Seltz un même volume d'eau dissout sensiblement le même volume de gaz acide carbonique, quelle que soit la densité du gaz; mais comme cette dernière croît proportionnellement à la pression, il en résulte que les poids de gaz dissous croissent également dans le même rapport. On s'explique dès lors pourquoi certaines eaux minérales gazeuses pétillent au sortir de la source.

2° *Liquides.* — Lorsque l'on mêle deux liquides, l'opération se fait le plus souvent sans aucune précaution. Il faut cependant en excepter le cas où le mélange est susceptible de dégager beaucoup de chaleur. Pour obtenir de l'acide sulfurique dilué, on versera lentement l'acide dans l'eau, et non l'eau dans l'acide, afin d'éviter toute projection par suite d'une brusque élévation de température. S'il s'agit d'un liquide volatil et dangereux, comme le brome, on aura soin de le manier sous une couche d'eau ou d'un autre liquide convenablement approprié, capable de s'opposer à la diffusion des vapeurs délétères.

3° *Solides.* — Contrairement à ce qui a lieu pour les gaz, un solide est ordinairement d'autant plus soluble dans un liquide que
la température est plus élevée.

L'alun est vingt fois plus soluble à 100° qu'à 0°. Tandis que
l'acide salicylique exige 666 p. d'eau pour se dissoudre à la température de la glace fondante, la même quantité se dissout dans
12,6 p. d'eau bouillante.

La solubilité d'un grand nombre de corps solides augmente à
peu près proportionnellement à la température, de telle sorte que
leur courbe de solubilité diffère à peine de la ligne droite. Exemples : l'azotate de potassium, le chlorure de sodium, le chlorure
de baryum, les sulfates de magnésie et de zinc, etc. Le plus souvent la solubilité croît plus rapidement et la courbe tourne sa convexité vers la ligne des abscisses. Cette courbe est même tellement
régulière qu'on peut parfois l'exprimer par une formule, comme
on l'a vu précédemment pour les acides salicylique et benzoïque.

C'est évidemment à quelques modifications éprouvées par les
molécules sous l'influence de la chaleur qu'il faut rapporter les
anomalies que l'on observe dans la solubilité des corps solides. Si
la solubilité du sulfate de soude augmente rapidement jusqu'à 33°,
puis diminue graduellement jusqu'à 100°, par exemple, c'est
qu'au-dessus de 33° ce sel ne peut plus subsister au sein du liquide à l'état d'hydrate. La chaux est moins soluble à chaud qu'à
froid, et, chose remarquable, il en est de même de la plupart des
sels que forme cette base alcalino-terreuse : une solution de citrate ou de butyrate de chaux, saturée à froid, se trouble à chaud
et redevient limpide par le refroidissement.

Sauf ces exceptions, qui sont du reste peu nombreuses, faut-il
toujours recourir à l'action de la chaleur pour dissoudre rapidement un corps solide? Oui, si la chaleur est sans action nuisible
non seulement sur le corps solide, mais encore sur le dissolvant.
Or, tel n'est pas toujours le cas en pharmacie.

Quand le véhicule est l'eau, il n'y a ordinairement aucun inconvénient à élever la température et même à opérer à l'ébullition,
si le solide est inaltérable à 100°.

L'alcool et l'éther, il est vrai, ne s'altèrent pas à leur point d'é-
bullition; mais si l'on opère sur de notables quantités, il y a avan-

tage à éviter les déperditions et à se servir d'appareils condensateurs.

Le vin et la bière, qui sont altérables par la chaleur, ne doivent pas être chauffés; avec les huiles et la glycérine, il est prudent de ne pas dépasser la température de 100°.

Coefficient de partage. — Il est quelquefois utile en pharmacie d'extraire, au moyen d'un liquide, un corps dissous dans un autre liquide. Ce moyen s'applique, par exemple, au procédé de Stas, dans lequel on enlève par l'éther un alcaloïde, mis en liberté par la potasse, au sein d'une liqueur aqueuse.

L'expérience démontre que, même lorsqu'un corps est très soluble dans un véhicule, celui-ci en abandonne par agitation une partie à un autre liquide non miscible, bien que la solubilité dans ce dernier soit moins considérable; toutefois, c'est le dissolvant le plus actif à l'état libre qui en renferme le plus après le partage.

Le corps soluble, qu'il soit solide, liquide ou gazeux, pourvu qu'il n'y ait pas réaction chimique, se partage entre les deux dissolvants suivant une loi très simple que l'on peut formuler de la manière suivante :

Les quantités dissoutes par un même volume des deux liqueurs sont entre elles dans un rapport constant.

Ce rapport, qui est indépendant des volumes relatifs des deux dissolvants, mais qui dépend, dans une certaine mesure, de la concentration et de la température, prend le nom de coefficient de partage.

Pour concevoir comment ce coefficient est indépendant des volumes relatifs des deux dissolvants, alors que ceux-ci forment deux couches distinctes, il suffit de remarquer que l'équilibre sera stable s'il existe à la surface de contact des deux liquides, puisque là seulement s'exercent les actions qui tendent à faire passer d'un côté ou de l'autre le corps dissous; à l'un de ces liquides on pourra donc ajouter un volume quelconque du même liquide, saturé au même degré, sans troubler l'équilibre.

Mais le coefficient de partage varie par degrés successifs et continus avec la concentration et la température. En général, à mesure que les solutions sont plus diluées, l'influence du dissolvant le plus actif s'accentue, et le coefficient semble tendre vers une certaine limite, comme on peut le voir dans le système suivant, formé d'eau et d'éther tenant en dissolution de l'acide oxalique vers la température de 11° :

Poids d'acide oxalique contenu dans 10cc
do la liqueur

Aqueuse.		Ethérée.		Coefficient de partage.
0,473	....	0,052	....	9,1
0,436	....	0,046	....	9,5
0,304	....	0,031	....	9,8
0,203	....	0,0205	....	9,9

D'après MM. Berthelot et Jungfleisch, l'éther enlève à l'eau en plus forte proportion :

1° L'acide homologue le plus carburé, par exemple, l'acide succinique de préférence à l'acide acétique ;

2° L'acide monobasique de préférence à l'acide bibasique correspondant ou à un acide bibasique de composition très voisine ;

3° Les acides les moins oxygénés de préférence à ceux qui renferment autant de carbone et d'hydrogène, par exemple, l'acide succinique de préférence aux acides malique et tartrique.

II. Macération.

La macération consiste à laisser, à la température ordinaire, une substance en contact avec un liquide, de manière à dissoudre seulement les principes solubles à froid. Le produit se nomme *macératum* ou mieux *macéré*.

Il faut avoir recours à ce mode opératoire :

1° Quand les substances sont altérables par la chaleur ;

2° Lorsque le véhicule est altérable ou très volatil. C'est pour cette raison que la macération est mise en usage pour la préparation des teintures alcooliques, des vins, des vinaigres, des éthérolés ;

3° Quand on ne veut dissoudre que certains principes et en laisser d'autres qui ne peuvent entrer en dissolution que sous l'influence de la chaleur. Tel est le cas qui se présente pour quelques tisanes ; un simple macéré de guimauve est préférable à une décoction et même à une infusion, pour faire le sirop de guimauve. Dans la préparation des pâtes de réglisse, le codex recommande avec raison de dissoudre le suc dans l'eau froide et de passer au blanchet, afin de séparer les substances étrangères et les parties peu solubles, plus ou moins altérées par la chaleur.

Pour épuiser facilement les poudres végétales des principes solubles qu'elles renferment, Cadet a proposé jadis une méthode qui peut être considérée comme une sorte de *macération fractionnée*, et qui permet d'effectuer l'épuisement avec une quantité moindre de liquide que la simple macération.

Supposons en effet que 1000 grammes d'eau soient nécessaires pour épuiser une poudre d'un seul coup : trois ou quatre macérations successives faites avec 7 à 800 grammes seulement conduiront au même résultat. Nous reviendrons tout à l'heure sur ce point à propos de la lixiviation, qui est, sous ce rapport, encore plus avantageuse ; aussi beaucoup de médicaments qui étaient autrefois préparés par la méthode de Cadet, les extraits de gentiane, de ratanhia, de réglisse, de saponaire, etc., sont obtenus maintenant par l'emploi combiné de la macération et de la lixiviation.

Comme on le voit, la macération préalable devient parfois une opération préliminaire qui facilite l'action dissolvante des véhicules : elle permet au liquide de pénétrer peu à peu tous les tissus, elle rend aux cellules végétales leur souplesse et ramollit les substances desséchées ; il faut éviter toutefois que la décomposition se manifeste dans la masse, inconvénient qui peut se produire pendant les chaleurs de l'été.

Enfin, chacun sait que la macération est aussi appliquée à la conservation de certaines substances alimentaires et médicamenteuses : on fait des macérations dans le vinaigre, dans la saumure, dans l'huile d'olives, etc.

III. Infusion.

L'infusion, comme son nom l'indique (*infusus, infundere,* verser dans), consiste à verser un liquide bouillant sur une substance médicamenteuse, afin d'en extraire facilement les principes solubles.

Le produit, appelé à tort *infusion*, est un *infusum*, ou mieux un *infusé*.

C'est une opération très usitée qui s'applique aux substances à tissu délicat, comme les bourgeons, les feuilles et surtout les fleurs; celles-ci, soumises à l'influence d'une température brusque, cèdent aisément leurs matériaux solubles; mais comme l'action d'une chaleur élevée ne se fait sentir que momentanément, il n'y a pas lieu, en général, de redouter l'altération des principes immédiats; néanmoins, pour les plantes aromatiques il est bon de se servir d'un vase couvert. Ce dernier peut être en porcelaine, en faïence, en étain, etc. Les vases en verre sont rarement employés dans ce genre d'opérations, le changement de température déterminant souvent leur rupture.

L'infusion peut avoir une durée variable : un quart d'heure, une demi-heure, une heure; parfois même on laisse complètement refroidir le mélange avant de le soumettre à l'expression ou à la filtration. Veut-on faire une infusion prolongée, on chauffera graduellement l'eau et la substance jusqu'à l'ébullition et on laissera revenir lentement le tout à la température ordinaire.

La plupart des infusions s'exécutent au moyen de l'eau, liquide dont la valeur vénale est nulle. L'alcool, l'éther, sont plus rarement employés, à cause de la déperdition qui en résulte; les huiles, qu'on ne chauffe guère qu'à 100°, ne peuvent servir à faire des infusions.

On peut rapprocher de l'infusion une opération désignée par les anciens auteurs sous le nom d'*immersion*. En effet, on verse de l'eau bouillante sur quelques substances pour en modifier certaines parties sensibles à l'action de la chaleur; par ce moyen, on facilite la séparation des enveloppes qui entourent les semences émulsives, on enlève au lichen d'Islande son principe amer, on coagule en tout ou en partie les matières albuminoïdes de l'œuf, etc. Toutefois, l'immersion diffère de l'infusion et de la décoction en ce que le corps utile, au lieu de passer dans le véhicule, reste dans le corps plongé.

L'infusion est un excellent moyen de dissolution qui s'applique à la plupart des matières végétales et animales, même à celles qui sont très compactes, comme les racines, à la condition de les soumettre à une division préalable. Aussi est-elle communément employée à la confection d'une foule de médicaments : la plupart des tisanes, par exemple, se préparent par infusion. Ce mode opératoire ne faisant subir, en général, aucune altération aux principes solubles, on pourra y avoir recours pour tous les liquides qui peuvent supporter l'ébullition sans inconvénient.

IV. Digestion.

Cette opération tient le milieu entre la macération et l'infusion, le liquide étant toujours maintenu à une température inférieure à son point d'ébullition et supérieure à la température ambiante.

Elle s'exécute au bain-marie, à l'étuve, sur un feu doux, sur des cendres chaudes, dans la cucurbite d'un alambic, etc. L'exposition au soleil, *insolation* des anciens, constitue une sorte de digestion.

La digestion est assez rarement employée en pharmacie. Elle pourrait s'appliquer à la préparation de certaines tisanes, par exemple, à la tisane de salsepareille. On s'en sert pour obtenir plusieurs huiles médicinales par une *coction* qui ne change pas la nature du dissolvant.

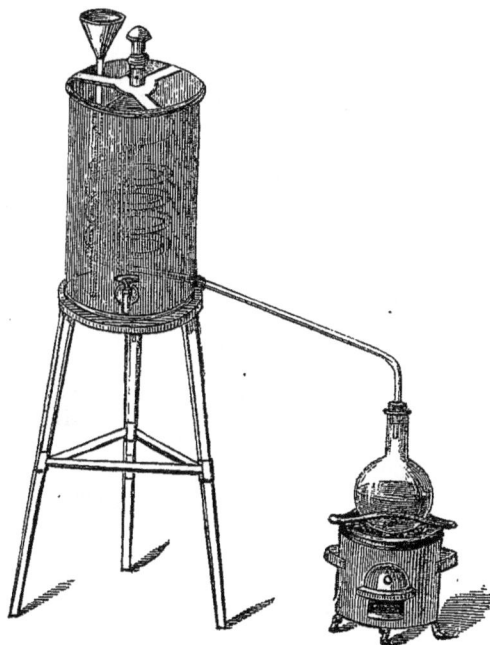

Fig. 35.

Lorsque le véhicule a de la valeur et est très volatil, comme l'alcool, l'éther, le chloroforme, il convient de pratiquer l'opération dans un vase distillatoire. Soubeiran conseille l'emploi d'un serpentin ordinaire qui permet aux vapeurs condensées de revenir facilement à leur point de départ (fig. 35).

Plusieurs appareils analogues sont encore usités dans les laboratoires, mais ils servent plutôt à des recherches de chimie analytique qu'à la préparation des médicaments.

V. Décoction.

La décoction consiste à soumettre les corps à l'action d'un liquide bouillant pendant un temps plus ou moins long. (*Decoctionem*, de *coquere*, cuire.)

Il faut au préalable diviser les substances compactes, couper les racines, au besoin les pulvériser grossièrement ou même les râper, comme dans la préparation de la tisane de gaïac. Pour dépouiller certaines substances de tous leurs principes solubles, deux ou trois décoctions sont parfois nécessaires, par exemple, dans le traitement des écorces de quinquina par l'eau acidulée pour en extraire tous les alcaloïdes.

Contrairement à ce que l'on pourrait croire, la décoction ne donne pas des liquides plus actifs ou même plus chargés que l'infusion :

1° Parce que beaucoup de matières inertes sont dissoutes;

2° Parce que les matières colorantes peuvent se fixer sur les fibres végétales (Guibourt).

En outre, lorsque l'on fait certaines préparations par décoction, comme les extraits, on constate que le médicament est loin de pouvoir se redissoudre en totalité dans l'eau. Prenons comme exemple, à l'appui de cette assertion, l'extrait de quinquina gris :

| 1 kilogramme de quinquina gris donne...... | Par infusion 160 gr. d'extrait | Partie soluble 145 gr. —insoluble 15 gr.($\frac{1}{10}$). |
| | Par décoction 255 gr.   » | Partie soluble 200 gr. —insoluble 55 gr.($\frac{1}{4}$). |

Il y a donc deux fois plus de matières insolubles dans l'extrait par décoction que dans celui qui est obtenu par infusion; en outre, l'expérience démontre qu'un même poids des deux extraits renferme sensiblement la même quantité d'alcaloïdes. Voilà pourquoi le codex recommande de préparer l'extrait de quinquina gris par infusion, et non par décoction.

La décoction altère un grand nombre de principes organiques, détermine des modifications, des combinaisons nouvelles qui nuisent à l'action thérapeutique.

Néanmoins, il faut recourir à la décoction toutes les fois que le principe actif ne peut se dissoudre sans l'action de la chaleur, étant par lui-même suffisamment stable. On applique ce procédé aux médicaments tirés du gaïac, du jalap, qui doivent leur activité à des résines peu solubles; aux lichens, aux graines des céréales, et, en général, à toutes les matières dont on veut extraire les principes amylogènes ou gélatinifères.

On peut même, dans l'industrie, au moyen d'appareils spéciaux, d'autoclaves, de digesteurs, de machines de Papin, opérer sous pression, de manière à dépasser le point d'ébullition des liquides. Dans le procédé de d'Arcet pour extraire la gélatine des os l'eau est surchauffée à 100°. Dans ce cas, la gélatine ne préexiste pas et ne prend naissance que par la modification qu'éprouve l'osséine sous l'influence d'une chaleur élevée.

VI. Lixiviation.

D'une façon générale, on désigne sous le nom de *lixiviation* (*lixivium*, lessive), toute opération industrielle ou pharmaceutique dans laquelle on épuise une substance de ses matériaux solubles en faisant passer à travers un liquide capable de les dissoudre.

La lixiviation est utilisée depuis longtemps dans les arts. Elle s'applique au lessivage des cendres des végétaux, à l'épuisement des matériaux salpêtrés, au terrage des sucres, à la préparation du café à l'aide de la cafetière à la Dubelloy.

Elle est fondée sur ce phénomène physique, qu'un liquide qui s'est emparé des parties solubles d'une poudre au milieu de laquelle il est encore placé, abandonne cette poudre quand on fait agir sur lui, de haut en bas, une autre portion du même liquide ou d'un autre liquide. Mais ce qu'il importe surtout de remarquer ici, c'est que ce procédé présente sur les autres modes de dissolution, la macération, par exemple, des avantages qui lui sont propres.

Soit 1 mètre cube de matériaux salpêtrés, contenant 40 kilog. de nitre et capable d'être épuisé par 1 500 litres d'eau. Si l'on verse d'un seul coup sur la masse toute cette quantité, on recueillera, par exemple, 1 250 litres d'eau seulement, contenant par conséquent 33^{kg},333 de salpêtre, le reste du liquide étant retenu par la poudre :

$$\frac{40 \times 1250}{1500} = 33,333.$$

Ajoutons maintenant l'eau par portions successives, d'abord 500 litres : un premier écoulement donnera 250 litres d'eau contenant 20 kilog. de nitre; en ajoutant successivement 250 litres, de manière à compléter les 1 500 litres, nous aurons cinq lavages qui fourniront à l'évaporation 38^{kg},750 de salpêtre, quantité supérieure de 5^{kg},417 à celle qui a été obtenue par simple macération.

Pour réaliser économiquement ces lessivages, on se sert, dans l'industrie, d'une série de cuves rectangulaires disposées en gradins, munies de déversoirs et contenant chacune des caisses de dimensions moindres dans lesquelles on dispose les matériaux et dont le fond est fermé par une toile métallique. On fait arriver un courant d'eau pure dans la caisse supérieure, puis le liquide tombe par le déversoir dans la caisse située immédiatement au-dessous, et ainsi de suite, jusqu'à ce qu'il arrive dans la caisse inférieure renfermant toujours des matériaux frais. Si l'on règle convenablement le courant d'eau et si l'on multiplie suffisamment les gradins, le liquide sortira très près de son point de saturation. Pour rendre l'opération continue, il suffira évidemment de rejeter en temps opportun les matériaux épuisés de la caisse supérieure, de faire remonter chaque caisse d'un gradin et de remplir la caisse inférieure de matériaux frais.

Les premières applications de cette méthode aux opérations pharmaceutiques datent des essais du comte Réal au moyen de son filtre-presse. Celui-ci se compose d'un cylindre d'étain A

(fig. 36), contenant la poudre dont on veut extraire les principes
solubles ; au-dessus de ce cylindre s'élève un long tube B, de 50 à
60 pieds, muni d'un robinet R ; pour que la poudre ne se tasse pas
trop sous une pression représentée par un volume d'eau ayant
pour base la section du cylindre et pour hauteur la distance qui
sépare la poudre du sommet du tube, on dispose dans le cylindre
plusieurs diaphragmes C percés de trous. Comme un tube aussi
élevé est incommode, Réal essaya de substituer la pression du
mercure à celle de l'eau.

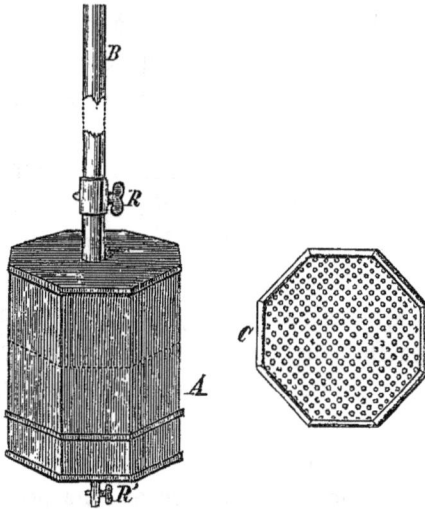

FIG. 36.— Filtre-presse Réal.

Le filtre-presse a été utilisé en France dès l'année 1816 par
C. Cadet pour obtenir des extraits de plantes dont les principes
actifs sont facilement altérables par la chaleur, comme la ciguë, la
belladone, la jusquiame, l'aconit napel. Tout en faisant l'éloge de
cet appareil, Cadet observe que son maniement est peu commode
dans la pratique, qu'il se détériore facilement en raison de l'é-
norme pression qu'il supporte, et finalement préfère l'emploi de
la méthode par macération fractionnée, à la condition toutefois
de se servir d'une bonne presse pour recueillir les macérés. Par
l'un ou l'autre de ces procédés, l'auteur obtint des extraits iden-

tiques, peu colorés, plus actifs que ceux qui se préparent par décoction. Il fait l'importante remarque qu'une poudre épuisée et imprégnée d'alcool, puis lessivée par l'eau, abandonne en premier lieu l'alcool qu'elle renferme. Ce dernier fait avait déjà été énoncé par Vauquelin, qui, en faisant passer alternativement à travers du sable de l'eau douce et de l'eau salée, constata le déplacement des liquides les uns par les autres. Plus tard, Robiquet et Boutron, dans leurs recherches de chimie analytique, remarquèrent qu'en faisant agir de l'éther sur des tourteaux d'amandes amères et de moutarde, ce véhicule chassait l'huile fixe qu'il contenait encore, sans s'y mêler.

S'emparant de ce fait et l'élevant à la hauteur d'un principe, Boullay père et fils, vers 1833, rappelèrent l'attention sur la lixiviation, à laquelle ils donnèrent le nom de *méthode de déplacement*. Ils admirent :

1° Que le filtre-presse Réal ne doit pas sa supériorité à la haute pression qu'il peut réaliser, mais à ce qu'il permet d'extraire, jusqu'à la dernière goutte, le liquide qui mouille la poudre, et par conséquent de recueillir la totalité des produits;

2° Que cet appareil, moins la pression, n'est autre chose que la cafetière à la Dubelloy, qui peut être remplacée en pharmacie soit par un cylindre d'étain, soit par un simple entonnoir en verre;

3° Que si l'on verse sur une poudre saturée d'eau une nouvelle quantité de liquide, sans ajouter aucune pression particulière, la seconde liqueur chasse la première sans s'y mêler, de telle sorte que les liquides se déplacent mutuellement, quelle que soit leur densité relative.

Voici maintenant le résumé de leurs observations sur les extraits de quinquina.

Si l'on traite par macération une partie de quinquina gris, un kilogramme par exemple, par quatre parties d'eau, on recueillera trois parties seulement de liquide, même en se servant d'une bonne presse. On perd donc le quart du produit, le liquide que la poudre retient avec opiniâtreté étant saturé au même degré que celui qui s'écoule par expression. Par lixiviation, deux parties seront obtenues; mais il suffira de verser de l'eau sur la poudre pour déplacer les deux autres parties retenues dans la masse; on aura donc recueilli tout le liquide primitif, soit quatre parties. Si l'on opère l'épuisement par le procédé de Lagaraye, procédé qui consiste à faire une macération dans 40 parties d'eau, l'écorce fournira 1/6 de son poids d'extrait; en employant le procédé du codex de 1818, c'est-à-dire en faisant deux macérations avec 10 litres d'eau en tout, on aura seulement 1/8 d'extrait. Enfin l'expérience démontre que, par lixiviation et au moyen de six parties d'eau seulement, on obtient autant d'extrait que par le procédé de Lagaraye. Il y a donc avantage à employer ce dernier mode opératoire, puisqu'il faut beaucoup moins d'eau pour épuiser la poudre.

Ce résultat a été confirmé par d'autres expérimentateurs. La méthode par déplacement a été préconisée tout d'abord par Simonin, pour préparer des liqueurs concentrées de ratanhia et de salsepareille; par F. Boudet, pour extraire facilement l'huile de fougère mâle; par Buchner, pour l'obtention des résines, notamment de la résine de jalap. Dublanc s'en est servi pour préparer l'extrait d'écorce de racine de grenadier, et Soubeiran les teintures éthérées. Un seul exemple suffira pour démontrer, dans certains cas, sa supériorité sur tous les autres procédés.

L'extrait de ratanhia a été préparé primitivement par décoction; repris par l'eau froide, il laisse environ 40 p. 100 de matières insolubles; aussi le codex de 1818 a-t-il prescrit l'emploi de l'alcool à 22°; mais un tel extrait laisse encore 25 à 30 p. 100 de résidu. Soubeiran, de son côté, à la suite d'expériences comparatives, a donné la préférence à l'infusion, qui fournit un produit laissant seulement 10 p. 100 de résidu. Par lixiviation, on obtient non seulement des liqueurs concentrées, mais encore un extrait qui est entièrement soluble dans l'eau froide. C'est donc avec raison que le codex de 1866 fait préparer par lixiviation l'extrait de ratanhia, ainsi que ceux qui présentent des particularités analogues, comme les extraits de bistorte, de gentiane, de chiendent, de réglisse, de saponaire, de douce-amère, de monésia, etc.

En 1835, dans une excellente thèse, Guillermond confirma ces résultats, tout en faisant observer que la lixiviation s'applique mal aux substances mucilagineuses, comme le séné, la bardane, la saponaire, la gentiane. Il démontra ensuite que, contrairement aux assertions de Boullay, les couches liquides se mélangent toujours plus ou moins entre elles. Il suffit, pour s'en convaincre, de dissoudre un extrait entièrement soluble dans une quantité d'eau suffisante pour imbiber une poudre complètement épuisée : l'expérience prouve qu'il faut recueillir, par déplacement, une quantité d'eau beaucoup plus considérable que celle qui mouille la poudre pour retrouver l'extrait primitivement employé. D'autre part, il est facile de démontrer que deux liquides miscibles ne se déplacent pas exactement l'un par l'autre. Que l'on imprègne, par exemple, avec de l'alcool à 80° une poudre épuisée et que l'on opère ensuite le déplacement par l'eau, on recueillera bien au début de l'alcool à 80°; mais bientôt le titre s'affaiblira graduellement et finira par tomber au-dessous de 40°, ce qui prouve qu'il y a eu mélange des couches dans une certaine proportion. Toutefois, ce mélange est parfois très faible dans certaines circonstances, comme avec l'éther et l'eau, sans doute en raison du peu de solubilité réciproque de ces deux liquides.

Enfin, contrairement à l'opinion de Boullay, toutes choses égales d'ailleurs, le mélange est d'autant moindre que la pression est plus élevée. Cela résulte des observations de A. Baudrimont sur l'extraction du suc contenu dans la pulpe de betterave.

Boullay et Guillermond ont constaté que la lixiviation directe est préférable à une macération préliminaire lorsque la poudre ne se gonfle pas sensiblement par l'eau; mais si le gonflement est considérable, il faut, d'après le conseil de Dausse, humecter la poudre avec la moitié de son poids d'eau et l'introduire dans l'appareil à déplacement, après 3 ou 4 heures de contact. Grâce à cette petite manipulation, chaque substance se dilate proportionnellement à la quantité de matières mucilagineuses qu'elle contient, les principes solubles sont ramollis, se dissolvent plus facilement, et la poudre est plus rapidement épuisée. Ce procédé est préférable à celui qui a été conseillé par Mouchon, procédé dans lequel on fait d'abord avec l'eau une pâte demi-liquide avant de procéder à la lixiviation, car on augmente toujours par là la quantité d'eau qui est strictement nécessaire pour l'épuisement.

Soubeiran a étudié avec soin l'influence du tassement et du degré de finesse des poudres sur la marche de l'opération, mais il a quelque peu exagéré la valeur de ces données. En se servant d'une poudre demi-fine et en utilisant au besoin l'artifice conseillé par Dausse, on peut dire que toutes les substances végétales sont susceptibles d'être traitées par lixiviation. Si cependant l'opération vient à être manquée, par une raison ou par une autre, on pourra toujours avoir recours à la méthode d'épuisement par macération fractionnée, comme l'indique Cadet.

La lixiviation constitue donc, en définitive, un procédé applicable à la préparation d'un grand nombre de médicaments, no-

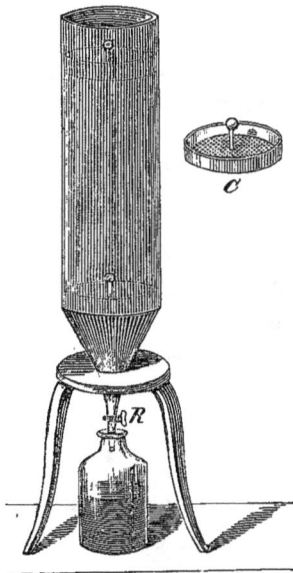
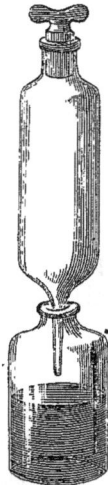
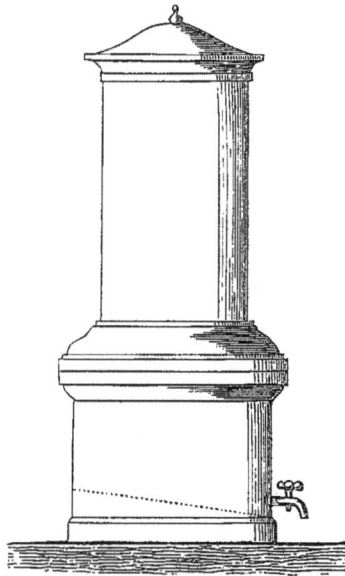

FIG. 37.   FIG. 38.   FIG. 39.

tamment des solutions concentrées, des teintures, etc. Buignet a proposé son emploi pour obtenir les vins médicinaux; elle présente ici encore des avantages incontestables sur la macération, mais le codex de 1866 ne l'a pas utilisée dans ce cas particulier. On reviendra plus tard sur cette question.

Il reste maintenant à examiner les appareils qu'il convient d'employer et les liquides qui sont le plus souvent mis en usage par les praticiens.

Boullay s'est servi' d'un simple entonnoir en verre dans la douille duquel on place un peu de coton. La forme très évasée des entonnoirs est peu propre à une lixiviation rapide. Il est préférable de se servir d'une allonge en verre placée sur une carafe. Si l'on opère sur une petite quantité de poudre et si l'on a soin d'interposer entre l'allonge et la carafe une bande de papier, afin d'éviter toute pression intérieure, l'opération marchera, en général, avec une régularité parfaite. Il est bon de munir l'allonge d'un bouchon à l'émeri, surtout si l'on se sert d'un liquide très volatil (fig. 38).

Si l'on doit traiter deux ou trois kilog. de poudre, on aura recours à l'appareil proposé par Boullay. Il se compose d'un cylindre en fer blanc ou en étain, environ quatre fois plus long que large, terminé inférieurement par une section conique et par un tuyau à robinet R (fig. 37). Au bas du cylindre, au-dessus de la partie conique, on dispose un diaphragme percé de trous que l'on recouvre d'une couche de coton cardé. On tasse la poudre dans le cylindre et l'on dispose à la surface un second diaphragme semblable au premier. Ce second diaphragme présente le double avantage de pouvoir au besoin comprimer la masse si l'écoulement est trop rapide et de permettre de verser régulièrement le liquide, de manière à le faire pénétrer graduellement dans la poudre, ce qui évite les fausses voies tant redoutées des premiers opérateurs.

Cet appareil, légèrement modifié, a été adopté par Soubeiran à la Pharmacie centrale des hôpitaux de Paris. Le cylindre métallique est solidement fixé au-dessus d'un réservoir en étain qui reçoit les produits lixiviés et les laisse écouler au dehors au moyen d'un robinet placé à la partie la plus déclive (fig. 39).

Lixiviation aqueuse. — Après avoir mis un peu de coton cardé dans le col de l'entonnoir ou sur le disque inférieur de l'appareil de Boullay, on introduit la poudre par portions successives en frappant légèrement sur les parois extérieures du cylindre, de manière à obtenir un tassement uniforme; on égalise la surface et on la recouvre d'une feuille de papier ou mieux d'un petit disque métallique percé de trous. On verse l'eau sur la poudre en couche continue; le liquide pénètre alors uniformément dans la masse, en chassant devant lui, de haut en bas, l'air atmosphérique. Si l'écoulement est trop rapide, on comprime la poudre à l'aide du diaphragme, et si ce moyen est insuffisant, on ferme partiellement le robinet inférieur. La poudre se gonfle-t-elle, on l'humecte avec la moitié de son poids d'eau, et, après quelques heures de contact, on introduit le mélange dans l'appareil. Il est bon, dans ce cas, de ne pas se servir d'une poudre trop fine. Ces préceptes s'appliquent aux racines de rhubarbe, de gentiane et de colombo, aux capsules de pavot, à la scille, au séné, aux pensées sauvages.

On se sert ordinairement d'eau froide, comme dans la préparation des extraits de gentiane, de ratanhia et de rhubarbe; mais rien n'empêche d'employer au besoin de l'eau chaude, et même de l'eau bouillante, pour obtenir un épuisement plus parfait.

Comme l'écoulement des liquides aqueux a toujours lieu plus difficilement que celui des solutions alcooliques ou éthérées, on a

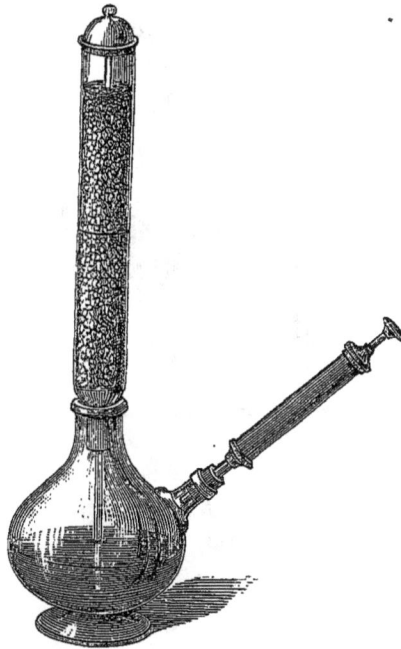

FIG. 40.

proposé l'emploi d'appareils à pression, comme ceux de Béral, de Zenneck, de Signoret; mais l'opération perd de sa simplicité, et il est à craindre, ainsi que Soubeiran l'a constaté plusieurs fois, que le liquide, traversant trop rapidement la poudre, ne dissolve qu'incomplètement les principes solubles.

Berjot a eu l'ingénieuse idée de remplacer la pression par une raréfaction de l'air dans le récipient, qui est muni latéralement

d'une petite pompe aspirante (fig. 40). Mais cet appareil n'est
guère utilisé que dans quelques opérations analytiques, par
exemple, pour la détermination exacte des corps gras contenus
dans une poudre végétale.

Lixiviation alcoolique. — Tout ce qui précède s'applique aux
lixiviations aqueuses. L'expérience démontre que la méthode est
plus facile avec l'alcool. On
peut employer une poudre
plus fine, tasser plus fortement la poudre, d'autant
plus que, si l'opération se
prolonge, il n'y a pas lieu
de redouter les fermenta-
tions. Il y a parfois avantage
à humecter la poudre avec
la moitié de son poids d'alcool, ce qui est du reste
sans inconvénient, car, d'a-
près Soubeiran, la quantité
de matières dissoutes ne
diminue pas après une ma-
cération préalable.

Lorsque l'épuisement est
terminé, la poudre retient
une notable quantité d'alcool; on a proposé d'ex-
traire ce dernier par une
lixiviation à l'eau, mais il
faut se rappeler que le mélange des deux liquides a
toujours lieu dans une certaine proportion. On n'aura
donc recours à cette manipulation que lorsqu'elle sera
sans influence sur la nature du médicament que l'on veut obtenir.

Les lixiviations alcooliques se font à froid, ce qui diminue les
chances de déperdition. Il faut cependant en excepter la lixiviation

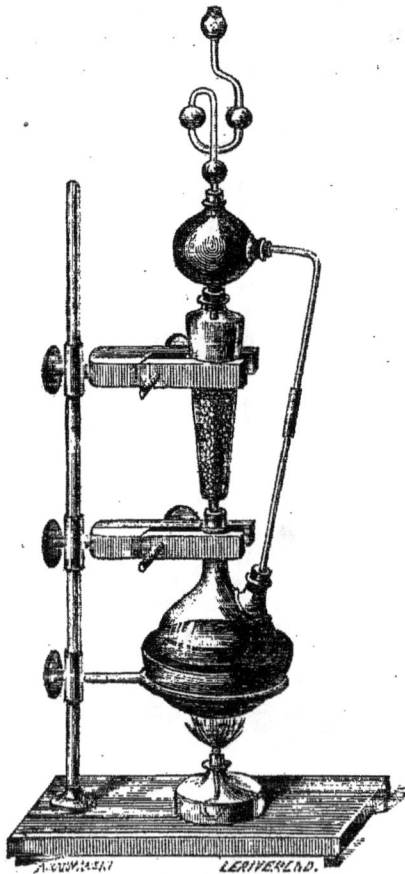

FIG. 41.
Digesteur de Payen.

des fèves de Calabar, dont les principes solubles ne sont aisément enlevés qu'à condition de se servir d'alcool bouillant.

Lixiviation avec l'éther. — Ce véhicule donne à la lixiviation de bons résultats et se laisse de plus facilement déplacer par l'eau. En raison de sa grande volatilité, il est indispensable de se servir d'une allonge munie d'un bouchon à l'émeri, ou même d'un appareil dont la partie supérieure communique avec le récipient au moyen d'un tube latéral. Dans le digesteur de Payen on peut épuiser une poudre au moyen d'une petite quantité d'un liquide très volatil, comme l'éther, le chloroforme, le sulfure de carbone (fig. 41).

En chauffant le liquide qui s'est écoulé dans le ballon, il se volatilise ; les vapeurs viennent se condenser au-dessus de la poudre, qui est de nouveau soumise à l'action du dissolvant, tandis que les matières dissoutes restent dans le récipient.

Enfin, on conçoit qu'une même poudre puisse être successivement soumise à l'action de plusieurs dissolvants. Veut-on priver la scille de tous les principes solubles qu'elle renferme, on l'épuisera d'abord par l'éther ou le sulfure de carbone purifié pour enlever les matières grasses ; puis par l'alcool, qui fournit un liquide rouge, amer, vénéneux, renfermant le principe actif ; un troisième et dernier traitement par l'eau donnera le sucre et les matières mucilagineuses.

CHAPITRE VII

DISTILLATION — SUBLIMATION.

PRINCIPES. — ALAMBIC. — DISTILLATION DES LIQUIDES MÉLANGÉS. — DISTILLATION DANS LE VIDE. — LIQUIDES SURCHAUFFÉS.

Distillation.

Soient deux vases A et B reliés entre eux au moyen d'un tube de communication. Le premier contient de l'eau à la température ambiante, qui est, je suppose, de 20°; le second est maintenu par un courant d'eau froide à une température constante de 10°, par exemple. Dans ces conditions il s'élève constamment de la surface du liquide des vapeurs ayant une force élastique qui répond à la température de 20°; elles se répandent dans le compartiment B, où elles se condensent partiellement pour prendre une

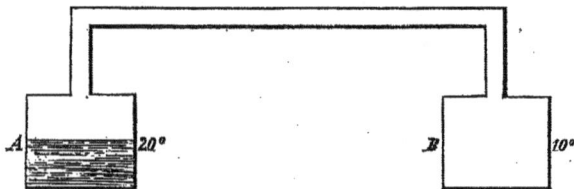

Fig. 42.

tension de vapeur qui répond à la température de 10° : tout le liquide finira donc par passer du premier vase dans le second. Tel est le principe sur lequel repose la distillation.

La distillation est une opération fort ancienne. Aristote, dans plusieurs de ses écrits, s'occupe de la vaporisation de l'eau par

la chaleur et de sa condensation par le froid : il observe que
l'eau de mer est rendue potable dans ces conditions. Six cents ans
après lui, son commentateur, Alexandre d'Aphrodisie, décrit l'o-
pération.

Pline le Naturaliste recommande la distillation pour retirer
de la résine du térébinthe l'essence qu'elle renferme. Géber, au
VIIIe siècle, admet même deux espèces de distillation : l'une qui
s'opère sous l'influence de la chaleur par l'ascension des vapeurs,
ou *per descensum;* l'autre qui consiste à séparer par filtration
les liquides des matières qu'ils tiennent en suspension. Le mot
distillation avait donc autrefois une signification plus étendue
que celle qu'on lui accorde actuellement.

La distillation a été surtout mise en honneur par les Arabes et
les alchimistes; elle leur a permis de retirer des liquides, et même
des solides, un grand nombre de principes nouveaux et de médicaments, comme l'esprit-de-vin, les essences, les alcoolats, etc.
Enfin, au siècle dernier, les académiciens soumirent une foule de
corps à la distillation en vue de s'éclairer sur la nature de leurs
principes constituants.

Actuellement, la distillation a pour objet :

1° De séparer un liquide des matières fixes qu'il contient;

2° De séparer deux ou plusieurs liquides mélangés.

En général, la distillation se fait à l'ébullition, qui n'est qu'un
cas particulier de l'évaporation des liquides. En effet, il résulte
des expériences modernes, notamment de celles de de Luc, de
Dony et de Dufour, que l'ébullition n'est autre chose qu'une éva-

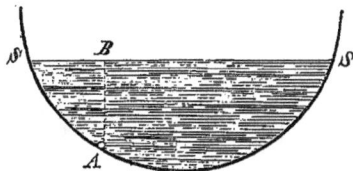

Fɪɢ. 43.

poration rapide qui s'opère sur des surfaces limitées par les bulles
d'un fluide aériforme.

Considérons une bulle d'air A, placée contre la paroi d'un vase

contenant de l'eau portée lentement à 100°; elle va se saturer de
vapeur d'eau; elle se détachera de la paroi pour s'élever à la surface lorsque sa force élastique sera suffisante pour vaincre la
pression qu'elle supporte, cette dernière étant égale au poids de
l'atmosphère augmenté du poids de la colonne liquide AB. Le
même phénomène se reproduisant pour toutes les autres petites
bulles aériformes que le liquide renferme, il en résultera un mouvement tumultueux occasionné par une multitude de bulles de
vapeur qui naissent au fond du vase, grossissent et viennent cre-
ver à la surface : c'est le phénomène de l'ébullition.

D'après les expériences très précises de Gernez, chaque bulle
de vapeur produite pendant l'ébullition entraîne avec elle une
certaine quantité d'air, et une très petite quantité de gaz suffit
pour entretenir l'ébullition.

- Théoriquement, en l'absence de toute atmosphère gazeuse au
sein du liquide, l'ébullition pourra être retardée indéfiniment,
c'est-à-dire jusqu'à la température de vaporisation totale du
liquide.

Dans les conditions ordinaires, les liquides sur lesquels nous
opérons renferment toujours une petite quantité d'air, celui-ci
étant retenu ou emprisonné à la surface des vases qui les contiennent; aussi l'ébullition se manifeste-elle le plus souvent sans
difficulté. Cependant, à la longue, une ébullition prolongée peut
devenir de plus en plus difficile; le liquide semble devenir visqueux, l'air dissous ou adhérent ayant considérablement diminué.

Ce mécanisme de l'ébullition rend compte de plusieurs particularités autrefois inexpliquées, notamment :

Du retard qu'éprouve le phénomène dans un vase de verre à
parois lisses ;

De l'efficacité des poussières métalliques, du sable, d'un petit
charbon, etc., pour régulariser l'ébullition, ces corps apportant
nécessairement au liquide de petites quantités d'air. La preuve
que ces dernières sont actives, c'est que si l'on fait naître au
moyen d'un courant électrique des bulles gazeuses dans de l'eau
chauffée au-dessus de 100°, alors que l'évaporation a lieu seulement à la surface libre, une violente ébullition se manifeste brusquement.

De ce qui précède on peut donc conclure que l'ébullition n'est qu'un cas particulier de l'évaporation des liquides.

Lorsque l'ébullition est régularisée, elle commence toujours, pour les liquides purs, à des températures déterminées : l'eau bout à 100°, l'alcool à 78°, le sulfure de carbone à 48°, l'éther à 35°, etc. Telle est la première loi de l'ébullition.

Lorsque l'on chauffe un liquide, la chaleur qu'il en reçoit élève la température, tandis que l'évaporation l'abaisse jusqu'à la limite de l'ébullition ; aussi la température tend-elle à rester constante pendant toute la durée du phénomène : c'est la deuxième

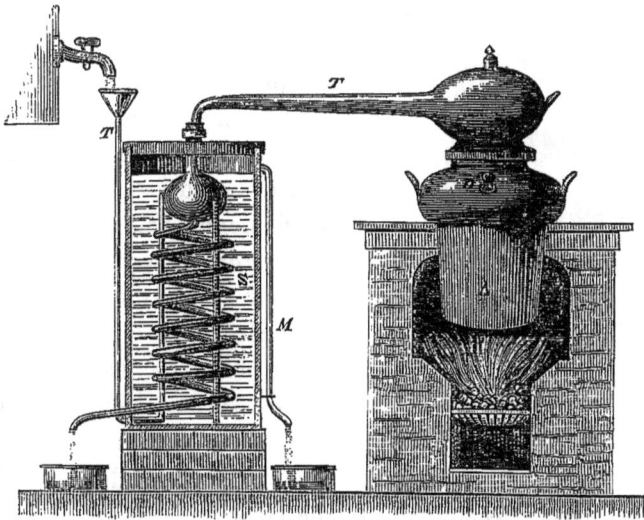

FIG. 44.
Alambic.

loi de l'ébullition. Nous verrons plus loin comment cette loi se modifie lorsque l'on soumet à la distillation, non plus un liquide homogène, mais deux ou plusieurs liquides mélangés, circonstance qui se présente souvent dans la pratique.

Dans les laboratoires, la distillation se fait à l'aide d'alambics et de cornues. Elle s'opère à feu nu, au bain de sable ou au bain-marie.

Les anciens, persuadés que la *forme* exerçait une certaine influence sur les produits de la distillation, se servaient d'appareils,

plus ou moins compliqués, mais pouvant être, en définitive, comme
dans nos appareils actuels, ramenés à trois parties fondamentales : la cucurbite, le chapiteau et le serpentin ou réfrigérant.

La chaudière ou *cucurbite* est la pièce inférieure qui reçoit le
liquide que l'on veut distiller. Elle a ordinairement la forme d'un
cône tronqué et renversé A, surmonté d'une partie renflée et arrondie qui s'appuie sur le fourneau ; elle est munie d'une douille
D, qui permet au besoin d'introduire dans l'intérieur une nouvelle
quantité de liquide. On doit pouvoir y adapter un bain-marie B
(fig. 45), sorte de seau cylindrique en étain ou en cuivre étamé
destiné à contenir, dans certains cas, le liquide à distiller.

La *tête* ou *chapiteau* s'adapte soit sur la cucurbite, soit sur le
bain-marie ; elle est munie d'un large
tuyau T qui conduit les vapeurs dans le
réfrigérant. On y adapte aussi une douille
qui permet l'introduction de nouvelles
quantités de liquide, sans qu'il soit nécessaire de démonter l'alambic.

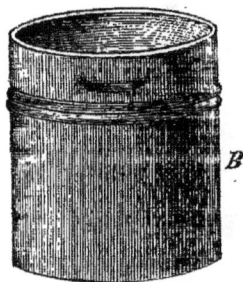

FIG. 45.
Bain-marie.

Le *réfrigérant* ou *serpentin* S est un long
tuyau d'étain auquel on donne les formes
les plus variées. Il est ordinairement con-
tourné en hélice, de manière à occuper
une grande surface sur un espace res-
treint, et renfermé dans un vase rempli d'eau froide. (fig. 44).

Mais pour le nettoyer plus facilement on lui donne quelquefois
une forme plus simple, comme celle de la figure 46, qui représente le condensateur de Schrader : la vapeur arrive d'abord dans
une espèce de boule creuse O, dans laquelle viennent déboucher
trois tubes droits qui conduisent le liquide condensé dans un
tube inférieur A B, légèrement incliné.

Le condensateur de Kolle (fig. 47), dans lequel les différentes
portions, les zigzags du serpentin, sont reliés par des pièces vis-
sées, de manière à pouvoir aisément démonter l'appareil, présente aussi une disposition qui facilite le nettoyage.

Comme les vapeurs, en se condensant, abandonnent la chaleur
qui a servi à les former, elles échauffent rapidement l'eau qui entoure le serpentin, en commençant évidemment par les couches

supérieures. De là la nécessité de renouveler cette eau en enlevant de préférence celle qui est à la surface. On y parvient très simplement en faisant plonger jusqu'au fond du seau un tube T qui amène un courant d'eau froide, tandis qu'un trop plein M déverse l'eau chaude à l'extérieur. La marche de l'opération se trouve ainsi assurée, puisque la condensation des vapeurs peut alors se faire facilement pendant toute la durée de la distillation.

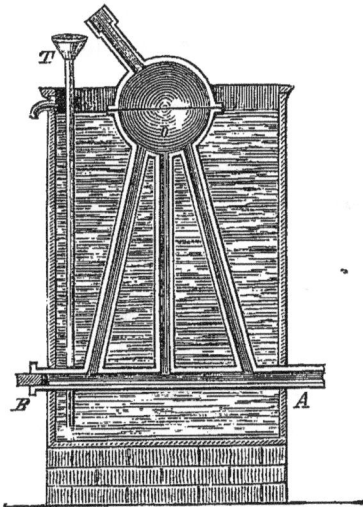

Fig. 46.
Condensateur de Schrader.

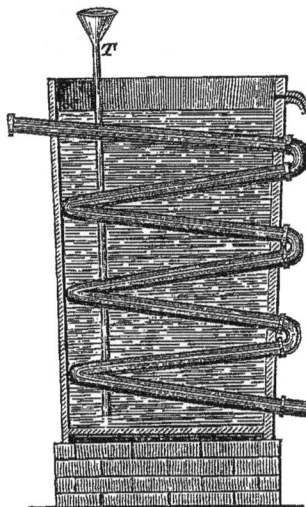

Fig. 47.
Condensateur de Kolle.

Une cornue est un vase en verre, quelquefois en terre cuite ou en porcelaine, renflé à sa partie inférieure, qui constitue la panse, et terminé à sa partie supérieure par un *col* ou *bec* qui correspond au chapiteau de l'alambic. A la suite du col on adapte souvent une allonge B qui conduit les vapeurs condensées dans un ballon C servant de récipient (fig. 48).

Il est souvent utile de munir le col d'une tubulure D, servant à l'introduction du liquide ou portant un thermomètre T, comme l'indique la figure. Enfin, lorsque les vapeurs peuvent incommoder l'opérateur, on adapte à la tubulure du ballon un long tube S que l'on dispose sous la hotte d'une cheminée.

Lorsque la distillation a lieu à feu nu, on place le fond de la

cornue sur un triangle recouvert d'une toile métallique; cette
dernière est très utile, car elle uniformise l'action de la chaleur
et elle s'oppose efficacement à la rupture, qui peut néanmoins se
produire par projection contre les parois supérieures, relativement froides; aussi, lorsque le liquide est peu volatil, convient-
il d'élever la température avec précaution et au besoin de chauffer latéralement, comme dans la distillation de l'acide sulfurique.
Il est nécessaire également, vers la fin de l'opération, de modérer
l'action du feu, pour que les parois privées de liquide ne soient
pas fracturées par la projection des gouttelettes bouillantes.

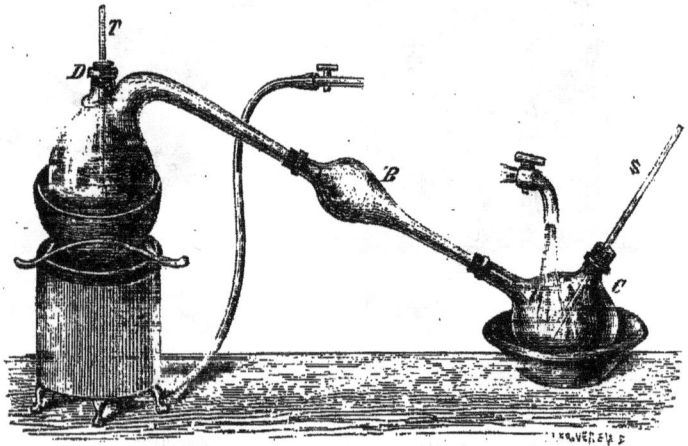

FIG. 48.
Distillation à la cornue.

Pour favoriser la condensation, on se contente parfois simplement d'humecter une bande de papier à filtrer qui s'enroule lâ-
chement autour du col et dont l'extrémité tordue sert à faire
écouler l'eau; celle-ci s'écoule goutte à goutte d'un entonnoir (e)
(fig. 49).

Afin d'éviter les surchauffes, et, par suite, les soubresauts qui
en sont la suite, on additionne au besoin le liquide d'un corps
qui puisse introduire des bulles d'air dans la masse; un petit
charbon remplit souvent cette indication. Mais il est évident que
cette addition ne doit pas être faite pendant la surchauffe, car

elle provoquerait brusquement la formation d'une quantité considérable de vapeur et l'appareil pourrait éclater. Il faut alors ralentir le feu et attendre que le liquide soit en partie refroidi.

La distillation au bain de sable se fait en plaçant la cornue dans une chaudière en tôle contenant une couche de grès pulvérisé, bien tamisé, de quelques millimètres d'épaisseur seulement ; on ajoute ensuite du sable de manière à recouvrir plus ou moins la cornue. Dans de telles conditions, l'opération peut être conduite avec une grande régularité.

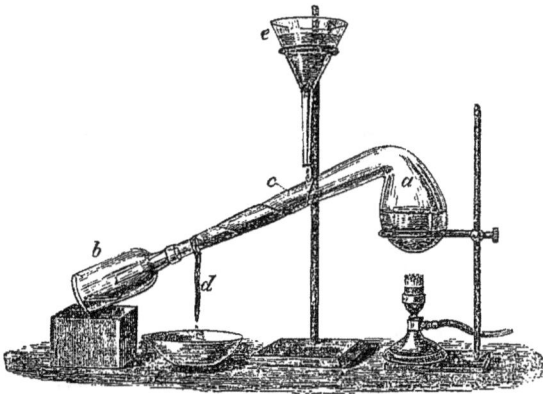

FIG. 49.

Remplace-t-on le sable par un liquide dans lequel plonge la panse de la cornue, la distillation a lieu au bain-marie. Il est nécessaire alors de fixer solidement la cornue, soit au moyen de supports, soit à l'aide de cordes qui embrassent la tubulure et viennent s'attacher aux anses de la chaudière. L'avantage de ce mode opératoire consiste d'abord dans la facilité avec laquelle on peut régler la température ; ensuite, si l'on se sert d'eau comme bain-marie, dans la certitude de ne jamais dépasser la température de 100°.

Lorsque l'on a besoin d'une température plus élevée, on l'obtient en saturant l'eau par certains sels qui ont la propriété d'élever plus ou moins le point d'ébullition. On se sert alors de l'une des solutions saturées suivantes :

SOLUTIONS SATURÉES :	Tempér. d'ébull.
Chlorure de sodium.......................................	108,4
Chlorhydrate d'ammoniaque..........................	114,2
Azotate de potasse...............	115,9
Azotate de soude...................................	121
Azotate de chaux.....................................	151
Chlorure de calcium................................	179,5
Azotate d'ammoniaque..........	180

Un bain de mercure permet de pousser la température jusqu'à 150°; au-dessus de ce point, on serait incommodé par les
vapeurs mercurielles. Avec l'acide sulfurique on peut aisément
atteindre la température de 200°.

En chauffant de l'huile pendant longtemps, elle se dépouille de
ses parties âcres et volatiles, se colore, s'épaissit et devient alors
très apte à servir de bain-marie, car, ainsi modifiée, elle permet
d'atteindre au besoin la température de 300°.

Enfin, avec certains alliages on peut atteindre des températures très élevées, comme avec l'alliage fusible de d'Arcet, qui fond
à 94°,5; celui de Wood, qui fond de 68° à 71°, et dont voici les
formules :

ALLIAGE DE WOOD :	ALLIAGE DE D'ARCET :
Cadmium, 1 à 2 parties	Étain.......... 3
Étain 2 —	Plomb......... 5
Plomb 4 —	Bismuth....... 8
Bismuth 7 à 8 —	

Le bismuth et l'étain augmentent singulièrement la fusibilité
des alliages. On sait que le bismuth fond seulement à 264° et l'é-
tain à 228°, tandis que le plomb ne fond qu'à 333° et le cadmium
à 320°. Les alliages précédents sont donc beaucoup plus fusibles
que le plus fusible des métaux qui les constituent. Dans les laboratoires on n'a recours aux bains métalliques que dans des cas
exceptionnels.

Quel que soit le procédé employé, que l'on opère au bain de
sable, à feu nu ou au bain-marie, il est bon, tant pour éviter les
pertes que pour abréger l'opération, de refroidir l'allonge et le
ballon au moyen d'un courant d'eau froide. On se sert aussi avec
plus d'avantages d'un réfrigérant de Liébig (fig. 50), sorte de manchon qui entoure le tube condensateur et dans lequel circule un

courant d'eau froide qui entre par la tubulure i pour sortir par la
tubulure g. Dans quelques cas, lorsqu'il s'agit de préparer des so-

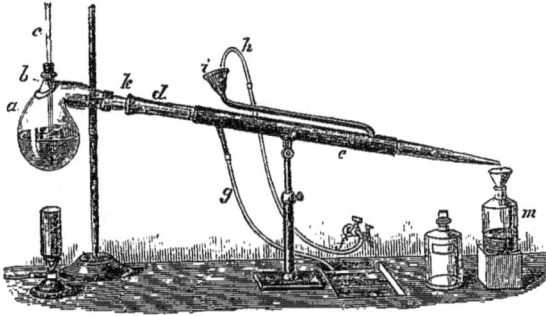

Fig. 50.

lutions saturées de gaz, on remplace la cornue par un simple bal-

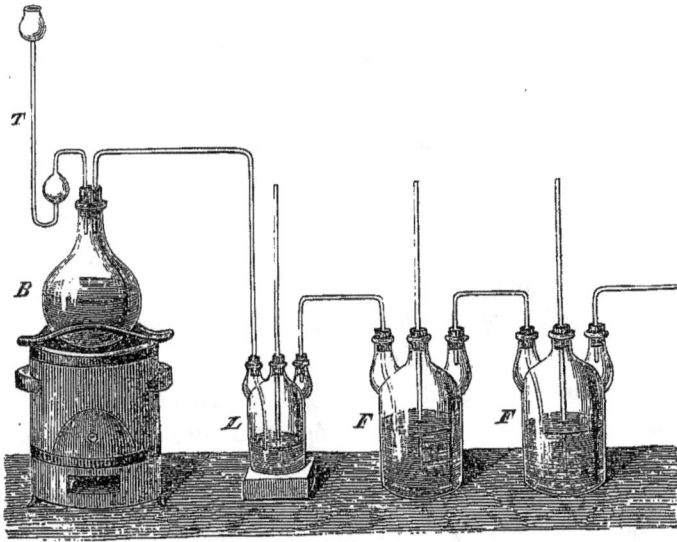

Fig. 51

lon portant un tube en S qui sert à l'introduction des liquides et
qui joue le rôle de tube de sûreté (fig. 51); au premier tube à dé-

gagement on adapte parfois un autre tube de sûreté V, dit tube
de Welter.

Enfin, s'il s'agit de distiller une très petite quantité de liquide
à une température déterminée, on aura
recours à un tout petit ballon muni d'un
col droit dans lequel s'engage un thermomètre, tandis que le produit condensé s'écoule par un petit tube latéral M
(fig. 52). On pourra aussi avoir recours
à un simple matras séparé de la cornue
ou du ballon par un long tube.

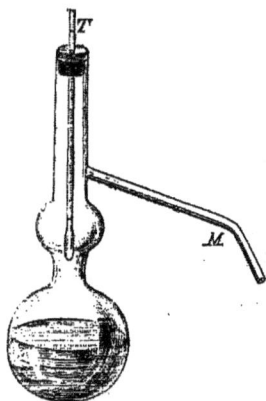

Pour certains produits pyrogénés, qui
ne se forment qu'à de hautes températures, les cornues en verre et les ballons
sont insuffisants. On a recours à des
appareils en terre qu'il convient de lu-
ter au moyen du mélange suivant :

FIG. 52.

Litharge................ ⎫
Brique pilée............ ⎬ aa P. E.
                         ⎭

On ajoute au mélange q. s. d'huile de lin pour faire une pâte
épaisse que l'on étend en couches minces autour de la cornue;
on saupoudre ensuite la surface avec du sable fin que l'on fait
tomber à l'aide d'un tamis, et on fait sécher à l'étuve. Cette préparation constitue le lut de Mohr.

Distillation des liquides mélangés. — Il arrive à chaque instant, dans la pratique, que l'on soumet à la distillation deux ou
même plusieurs liquides mélangés, inégalement volatils; tel est le
cas qui se présente dans la préparation des eaux distillées et des
alcoolats.

Deux liquides mélangés fournissent simultanément des vapeurs; en général, c'est le liquide le plus volatil qui est le plus
abondant.

Lorsque le mélange est tellement constitué que le liquide le
plus volatil est le plus abondant, il peut se comporter comme un
liquide unique, et le tout distille à une température constante.

L'alcool bout à 78°, le sulfure de carbone à 48° seulement.
Fait-on un mélange de 9 p. 100 du premier et de 91 p. 100
du second, ce mélange bout et distille entièrement à la température de 43°, c'est-à-dire à une température inférieure à celle du
point d'ébullition du liquide le plus volatil. Ajoute-t-on plus de
9 p. 100 d'alcool, une partie de celui-ci reste dans la cornue à la
fin de l'opération ; mais si la proportion est inférieure à 9 p. 100,
tout l'alcool passe dans les premiers produits de la distillation,
et, à un moment donné, il ne reste dans la cornue que du sulfure de carbone, c'est-à-dire une certaine quantité du liquide le
plus volatil, ce qui paraît en contradiction avec les idées que l'on
se fait généralement sur la distillation des liquides.

Tous ces faits cependant peuvent s'expliquer aisément par des
considérations purement physiques.

Dans le mélange précédent, la quantité de vapeur fournie dans
le même laps de temps, à l'ébullition, dépend évidemment pour
chaque corps :

1° De la tension de sa vapeur ;

2° De sa densité.

En effet, si cette dernière, par exemple, devenait double, toutes
choses égales d'ailleurs, la quantité en poids du liquide distillé
serait évidemment double. D'où il suit que les deux liquides se va-
porisent simultanément suivant des rapports de poids déterminés
par le rapport des densités de vapeur multipliés par leur tension à
l'ébullition.

En admettant que chaque corps se comporte comme s'il était
seul, et que, par suite, les vapeurs conservent leurs valeurs res-
pectives, ce qui est sensiblement vrai, l'expérience donne les valeurs suivantes à 40° :

	Tensions :	Densités de vapeur :
Sulfure de carbone................	61^{mm},8	2,65
Alcool........................	13^{mm},4	1,6
Tension totale à 40°.......	75^{mm},2	

Ainsi le mélange, vers 40°, donnera des vapeurs qui seront
dans le rapport suivant :

$$\frac{61,8 \times 2,05}{13,4 \times 1,6} = \frac{7}{1}$$

En d'autres termes, tandis qu'il se volatilisera 1 gramme d'alcool, il distillera 7^{gr},7 de sulfure de carbone, soit 11, 4 du premier pour 88, 6 du second ; en outre, le point d'ébullition devra être voisin de 40°, puisque vers cette température la tension de vapeur est sensiblement égale à la pression atmosphérique.

L'expérience démontre que le mélange se comporte comme un liquide homogène lorsqu'il renferme 9 p. 100 d'alcool et 91 p. 100 de sulfure de carbone.

La légère différence qui existe ici entre la théorie et l'expérience est due à une action réciproque attestée par le phénomène de la dissolution, car les deux liquides se mêlent en toute proportion : la tension de chaque vapeur est alors légèrement diminuée ; aussi le mélange bout-il à 43° au lieu de 40°, qui est le chiffre théorique.

Les considérations précédentes s'appliquent à des mélanges d'eau et d'alcool. Ce dernier cas est très important à considérer, car il se rencontre à chaque instant dans la préparation des médicaments.

Les expériences de Th. de Saussure, de Sömmering, de Joss et de Soubeiran, confirmées par celles de M. Berthelot, démontrent qu'une distillation simple n'opère pas de séparation sensible dans un mélange de 92 p. 100 d'alcool et de 8 p. 100 d'eau : la portion qui se vaporise à chaque instant, renfermant les deux corps mélangés dans le même rapport que la partie liquide, toute séparation est rendue impossible.

L'alcool n'existe-t-il dans le mélange qu'en faible proportion, il passera nécessairement à la distillation dans les premiers temps de l'opération. C'est sur ce principe que repose la détermination de la richesse alcoolique des vins par le procédé de Gay-Lussac, ainsi que l'enrichissement des liqueurs alcooliques.

La préparation de l'alcool en grand consiste :

1° A préparer une liqueur sucrée fermentescible ;

2° A faire fermenter cette liqueur ;

3° A séparer l'alcool formé par distillation.

Comme il est indispensable d'opérer sur des solutions étendues pour que le ferment puisse agir, il en résulte que toutes les liqueurs alcooliques qui prennent le nom de *moût* ne renferment guère que de 3 à 6 p. 100 d'alcool.

Voici la quantité de liquide qu'il faut distiller pour que tout l'alcool passe à la distillation dans les premiers produits :

$$
\text{100 kilogr. de mout :} \begin{cases}
3 \text{ p. } 100 \text{ d'alcool } - \text{ distiller } 20 \text{ kilogr.} \\
4 \text{ p. } 100 \quad - \qquad - \quad 25 \ - \\
5 \text{ p. } 100 \quad - \qquad - \quad 29 \ - \\
6 \text{ p. } 100 \quad - \qquad - \quad 33 \ -
\end{cases}
$$

On obtient alors, après cette première opération, un alcool faible d'une richesse de 18 à 20 p. 100, qu'il faut enrichir, soit par des *distillations répétées* ou par des *rectifications*, soit au moyen de *déphlegmateurs* ou *analyseurs*.

Les distillations répétées comportent l'emploi d'appareils très simples ; elles sont peu pratiquables en grand, car elles exigent trop de combustible, de temps et de main-d'œuvre.

Le principe de la rectification est celui-ci : si l'on fait arriver les vapeurs du moût dans un second vase contenant le même moût, celui-ci s'enrichira ; peu à peu sa température s'élèvera, il entrera en ébullition à une température inférieure à celle du premier moût, et il s'en échappera des vapeurs qui seront conduites dans un troisième appareil, etc. Les rectificateurs ne sont donc, au fond, que des alambics redistillateurs ; seulement les distillations successives, à partir de la seconde, s'opèrent par la chaleur latente des vapeurs dégagées du premier alambic, qui est chauffé directement.

Dans les déphlegmateurs ou analyseurs, les vapeurs sont partiellement condensées ; le liquide condensé, moins alcoolique, est ramené dans les appareils, tandis que les vapeurs très alcooliques sont condensées dans des réfrigérants.

Dans la pratique on associe souvent l'action des rectificateurs à celle des déphlegmateurs, comme dans l'appareil Laugier, qui se compose de deux chaudières superposées, d'un déphlegmateur et d'un serpentin condensateur.

Il est à noter que, même avec ces appareils perfectionnés, il est impossible d'obtenir de l'alcool absolu, l'eau et l'alcool donnant toujours simultanément des vapeurs, de telle sorte que l'on ne peut produire autre chose que des alcools très concentrés.

Il arrive parfois qu'au lieu d'opérer sur un mélange de deux liquides, comme dans les cas précédents, on opère sur un mélange de plusieurs liquides solubles les uns dans les autres, possédant toutefois séparément des points d'ébullition différents. Que l'on chauffe, par exemple, des acétates alcalins à 300°, on recueillera un mélange de carbures éthyléniques répondant à la formule $C^{2n} H^{2u}$. La séparation ne pourra se faire ici que par une série de distillations fractionnées.

On substitue alors avec avantage à une simple cornue un ballon muni d'un appareil à boule, sorte d'analyseur où se condensent partiellement les vapeurs (fig. 53).

On a imaginé plusieurs dispositions qui conduisent plus rapidement encore au but. C'est ainsi que Warren de la Rue remplace le tube à deux boules par un serpentin chauffé au bain d'huile, maintenu à une température inférieure de 2° ou 3° au point d'ébullition du liquide que l'on veut obtenir par distillation ; la vapeur se condense plus loin dans un autre serpentin refroidi, le premier serpentin jouant le rôle d'un véritable déphlegmateur.

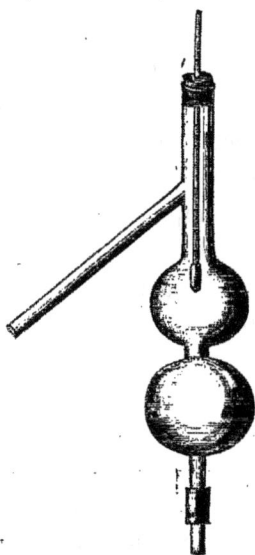

FIG. 53.
Appareil à boules.

Lorsque les liquides sont altérables par la chaleur, il convient d'effectuer les distillations à la température la plus basse possible. Il y a plus, il arrive souvent que le rapport des tensions de vapeur de deux liquides à basse température est très différent de celui de ces tensions à une température plus élevée. Exemple :

Température.	Tension de l'alcool.	Tension de l'éther.	Rapports.
31°7	102ᵐᵐ	760ᵐᵐ	13,6
Zéro	12ᵐᵐ,5	182ᵐᵐ	6,8

D'où il suit que, dans un mélange d'alcool et d'éther, il passera
d'autant moins d'alcool à la distillation que celle-ci sera faite à
une température plus basse. Or, on abaisse le point d'ébullition
en diminuant la pression, et on réalise ce phénomène en effectuant l'opération dans un vide plus ou moins parfait. En opérant
dans le vide, on abaisse de près de 100° le point d'ébullition des
liquides.

La figure 54 représente un petit appareil à distiller dans le vide;
celui-ci est fait, au moyen d'une machine pneumatique, dans un
grand ballon B; on ouvre ensuite le robinet R. En renouvelant

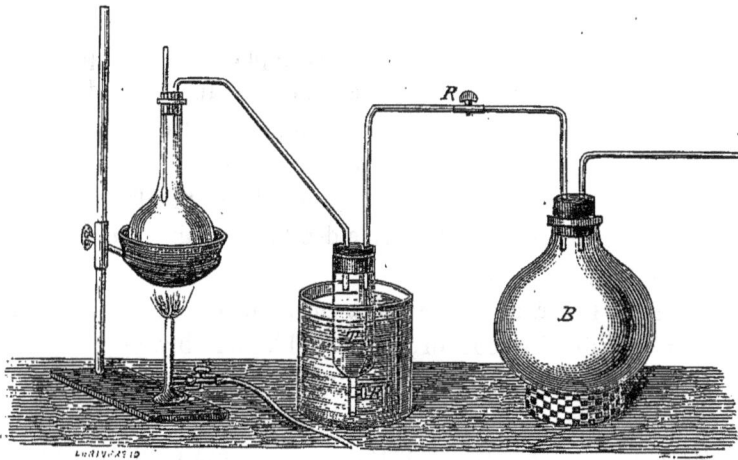

FIG. 54.
Distillation dans le vide.

plusieurs fois cette manœuvre, on enlève plus ou moins complètement l'air de l'appareil. Le liquide distille alors rapidement dans
le tube T, entouré d'un vase rempli d'eau froide, ou, au besoin,
d'un mélange réfrigérant. Un robinet inférieur R′ permet de retirer le liquide distillé sans démonter l'appareil.

Il arrive quelquefois, principalement lorsque l'on opère dans le
vide ou à une basse pression, que le liquide ne bout pas, quoique
la température soit supérieure au point d'ébullition pour la pression
ambiante. Ce phénomène de surchauffe tient à ce qu'il n'y a plus

de surfaces libres intérieures, en d'autres termes, que le liquide
est privé de bulles gazeuses.

Il ne faudrait pas croire que les liquides surchauffés ne distillent
point : la distillation se fait à la surface par une évaporation active, et souvent plus rapidement que par une distillation normale.
On doit même chercher à opérer ainsi dans le vide, car on évite
alors toute projection de liquide.

L'essence de térébenthine bout vers 156°; on abaisse la pression
à 50^{mm}, je suppose, et ce liquide entre en ébullition; les gaz
qu'elle tient en suspension sont chassés, et l'ébullition cesse pour
peu qu'on augmente la pression; on constate alors que l'on peut
ramener cette dernière à 50^{mm}, et même bien au-dessous, sans
qu'il y ait ébullition.

Il faut cependant éviter un vide trop parfait, parce que l'ébullition peut se manifester brusquement avec une sorte d'explosion.
Elle peut aussi se produire, dans les liquides surchauffés, sous l'influence d'un choc, d'un mouvement vibratoire qui détermine
la rupture de la continuité du liquide : il en résulte des surfaces
libres internes qui jouent le rôle des bulles d'air expulsées au dé
but de l'expérience.

Il est à noter que les mêmes phénomènes peuvent s'observer
dans les distillations ordinaires. L'éther bromhydrique, par
exemple, bout à 38°, 5, et on peut le surchauffer, sous la pression
atmosphérique, jusque vers 51°; mais si, à ce moment, on
donne un petit choc à la cornue, une violente ébullition se manifeste et la température descend à 38°, 5.

Dans tout ce qui précède il ne s'agit que des liquides miscibles
en toute proportion. Il reste à considérer le cas de la distillation
de plusieurs liquides non miscibles ou peu miscibles.

Lorsque l'on soumet à l'action de la chaleur un mélange de deux
liquides donnant lieu à deux couches distinctes :

1° La distillation a lieu à une température invariable, toujours
inférieure à celle du liquide le plus volatil;

2° Il existe un rapport constant entre les quantités des deux liquides simultanément condensés, ce rapport étant indépendant de
celui des quantités des deux liquides contenus dans l'appareil distillatoire.

L'eau bout à 100°, l'alcool butylique à 108°; un tel mélange entre régulièrement en ébullition à 90°,5; et pendant qu'il distille, en volume, une partie d'eau, on recueille exactement 5 parties d'alcool butylique.

Lorsqu'un seul liquide reste dans la cornue, la température s'élève rapidement à 100°, si c'est l'eau qui reste en dernier lieu, et à 108°, si c'est au contraire l'alcool butylique.

Or, à la température de 90°,5 la force élastique de la vapeur
    d'eau est égale à..................................... 534mm.
Celle de la vapeur d'alcool butylique à.................. 385mm.

La somme de ces deux quantités surpasse donc de 159mm, soit de 21 p. 100 de sa valeur, la pression atmosphérique. Il n'y a donc rien d'étonnant à ce que le mélange entre en ébullition à une température inférieure à 100°.

La présence de l'eau dans un appareil distillatoire contenant un ou plusieurs liquides non miscibles à l'eau, mais miscibles entre eux, abaisse toujours, parfois même considérablement, la température d'ébullition des liquides du mélange, celle à laquelle il peut entrer en ébullition régulière et continue. On s'explique dès lors pourquoi, sous l'influence de l'eau, les divers mélanges d'alcools éthylique, propylique, butylique et amylique, formant habituellement les queues des rectifications, peuvent passer abondamment avec l'alcool ordinaire bien au-dessous de 100°, circonstance qui rend compte de la présence de l'alcool amylique dans les trois-six connus sous le nom de *moyen goût*, et surtout de *mauvais goût*. C'est ainsi qu'un mélange intime d'eau et des quatre alcools précités peut entrer en ébullition régulière vers 85°, tandis qu'après la soustraction de l'eau ces homologues tendent à se séparer successivement à des températures de plus en plus élevées. En d'autres termes, la déshydratation préalable de semblables mélanges rend leur séparation plus prompte, plus facile et plus économique.

Sublimation.

Opération qui consiste à réduire en vapeurs une substance solide capable de se volatiliser sans décomposition. C'est donc une sorte de distillation sèche.

Les vapeurs sont recueillies dans un espace relativement froid, tantôt sous forme compacte, comme le camphre, tantôt sous forme pulvérulente, comme le calomel; ou enfin à l'état cristallin, comme le protoiodure de mercure.

Cette opération peut avoir un but très variable. Elle s'applique :

1° A la séparation des corps volatils. Tel est le cas de l'acide benzoïque, que l'on sépare de sa gangue résineuse sous l'influence du calorique par le procédé de Mohr (fig. 55).

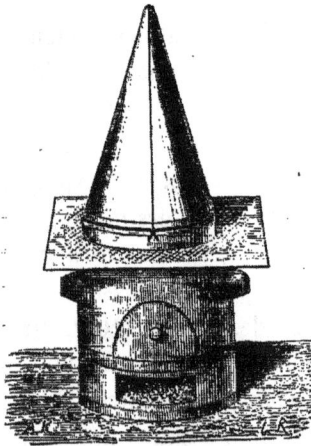

2° A leur pulvérisation, comme on l'observe dans l'obtention du calomel à la vapeur par le procédé de Soubeiran.

3° A leur purification, les impuretés n'étant pas volatiles, comme celles qui souillent l'iode et le soufre.

4° A leur cristallisation. Le protoiodure de mercure, le sublimé, l'acide benzoïque, etc., se déposent à l'état cristallisé par sublimation.

FIG. 55.
Appareil à sublimation.

5° Enfin la sublimation peut donner lieu à des phénomènes isomériques qui sont mis en évidence, soit par un changement de couleur, soit par un dimorphisme bien caractérisé.

Que l'on chauffe au bain de sable, dans un petit matras scellé, deux équivalents de mercure avec un équivalent d'iode, à une température ne dépassant pas 250°, il se produira, au sommet du matras, des cristaux rouges devenant jaunes au-dessous de 70°, phénomène de coloration qui est précisément l'inverse de celui que présente le biiodure de mercure.

D'après M. Debray, si l'on chauffe de l'acide arsénieux dans un tube placé verticalement dans un fourneau, de manière à ce que la température varie du sommet à la base de 200 à 400°, on obtiendra :

1° Au sommet du tube, des cristaux octaédriques, du système régulier, forme ordinaire qu'affecte ce corps dans les chambres de condensation ;

2° Dans la partie médiane, à une température de 300° environ, les cristaux prismatiques découverts par Wöheler, appartenant au quatrième système cristallin ;

3° Au fond du tube, où la température atteint son maximum, de l'acide vitreux et amorphe.

On reproduit exactement les mêmes phénomènes avec l'oxyde d'antimoine, qui est isodimorphe avec l'acide arsénieux.

Les vases dans lesquels on effectue la sublimation sont très variés. Tantôt on se sert de petits tubes fermés par un bout (HgI), ou par les deux bouts (AsO^3 — SbO^3), petits tubes que l'on remplace par de gros tubes en terre quand on opère sur de grandes quantités, comme dans la préparation du calomel, le chauffage du mispickel pour en retirer l'arsenic ou l'acide arsénieux ; tantôt on utilise des matras à fond plat, comme dans le raffinage du camphre, ou des cornues, des creusets de terre, des camions, etc. ; tantôt enfin la sublimation s'opère dans des cylindres ou dans des chaudières en fonte, comme dans la préparation du soufre en fleurs et en canons, dans celle de l'acide benzoïque, etc.

Dans les officines on se sert communément de tubes, de fioles à fond plat, de matras, de cornues en verre, en grès ou en porcelaine. Les matras sont les plus employés ; on les chauffe au bain de sable, afin de mieux diriger l'action de la chaleur, ce qui procure en outre l'avantage de les refroidir graduellement de haut en bas, en enlevant par couche le sable qui les recouvre. Pour prévenir la déperdition des vapeurs, on place sur le col une fiole renversée, et, afin de permettre à l'air intérieur ou aux vapeurs de se dilater en liberté, on introduit au besoin une tige rigide dans l'intérieur du matras. Enfin, il est parfois nécessaire de donner au produit sublimé une certaine cohésion ; on y parvient en poussant le feu vers la fin de l'opération, de manière à faire éprouver à la masse un commencement de fusion qui produit l'agglomération des parties solides, sans cependant déterminer la liquéfaction.

LIVRE DEUXIÈME

MÉDICAMENTS INTERNES

CHAPITRE PREMIER

DES PULPES.

Les pulpes sont des médicaments de consistance molle, formés par le mélange des parties tendres et charnues des végétaux.

Elles sont aux plantes vertes ce que les poudres sont aux plantes sèches, c'est-à-dire qu'elles contiennent toute la substance médicamenteuse, sauf quelques parties trop dures ou trop ligneuses.

Pour les végétaux jeunes et herbacés, la simple division mécanique suffit parfois pour les réduire à l'état de pulpe; néanmoins, afin d'avoir une pulpe homogène, il est toujours bon de forcer le produit à passer à travers les mailles d'un tamis au moyen d'une spatule élargie appelée *pulpoire*, tant pour obtenir un mélange parfait que pour séparer les parties qui doivent être éliminées, comme les enveloppes plus ou moins coriaces, les noyaux, les fibres tout à fait ligneuses, etc. La nature de la substance végétale et sa consistance influent sur le mode opératoire qu'il convient d'adopter pour faire l'opération. Sous ce rapport, on peut diviser les pulpes en trois catégories :

1° *Les pulpes faites à froid.*
2° » » *à chaud.*
3° » » *avec les poudres.*

I. — Lorsque les tissus sont très tendres, comme les feuilles,

les fleurs, les fruits charnus, on les pile simplement dans un mortier et on les pulpe sur un tamis de crin.

On applique ce procédé aux feuilles de grande ciguë, au cochléaria, au cresson, aux roses rouges, etc. Si l'on veut avoir une pulpe très fine, il convient de pulper de nouveau la masse sur un tamis plus serré.

Les plantes fraîches sont-elles compactes, il est difficile de les réduire en pâte dans un mortier. On se sert alors d'une râpe et on obtient les pulpes par rasion. Veut-on obtenir la pulpe de carotte, on prend des carottes rouges, non ligneuses, on les râpe et on passe la pulpe à travers un tamis de crin peu serré. On prépare de même à froid les pulpes :

d'Aunée	de Pommes	de Scille
de Patience	de Poires	d'Oignon
de Pommes de terre	de Coings	d'Ail, etc.

Dans les pulpes préparées à froid, le suc se sépare facilement du parenchyme et le médicament se garde mal. Cependant il faut préparer à froid celles qui doivent leur activité à des matières âcres et volatiles, comme la scille, l'ail, les plantes antiscorbutiques, etc.; ou encore lorsque la chaleur pourrait modifier certains principes constituants, comme pour les pulpes de pommes de terre, de betteraves, de fruits sucrés ou acides.

II. — Lorsque la coction est sans inconvénient, il faut y avoir recours, parce que ce mode opératoire fournit des pulpes mieux liées et d'une meilleure conservation.

La coction a été longtemps pratiquée d'une manière défectueuse. C'est ainsi que du temps de Baumé on faisait cuire les pommes, les poires, les bulbes, etc., et, en général, toutes les substances succulentes, sous des cendres chaudes, parce que l'on s'imaginait que, dans ces conditions, le suc se combinait avec les parties mucilagineuses et que l'on obtenait une pulpe plus active. Henry et Guibourt ont avec raison rejeté ce procédé et proposé de soumettre les substances à l'action de la vapeur dans un vase couvert.

Ce vase à coction se compose d'une petite chaudière A contenant l'eau qui doit fournir la vapeur (fig. 56); on y adapte un seau étamé ou en étain dans lequel on dispose la substance et dont le fond, criblé de trous, donne passage à la vapeur; enfin C est un couvercle percé d'une petite ouverture O pour laisser échapper la vapeur. Lorsque l'on n'a pas cet appareil à sa disposition, on peut le remplacer par une marmite ordinaire plus étroite au fond qu'à sa partie moyenne, celle-ci étant munie d'une grille sur laquelle on place le produit qu'il faut soumettre à la coction. On met un peu d'eau dans ce vase, on ferme imparfaitement avec un couvercle et on fait bouillir l'eau jusqu'à ce que la masse soit suffisamment ramollie. Sous l'influence de la chaleur, les parties volatiles sont plus ou moins dissipées, d'autres se gonflent, de telle sorte que le produit a toujours plus d'homogénéité que lorsque l'opération se fait à froid.

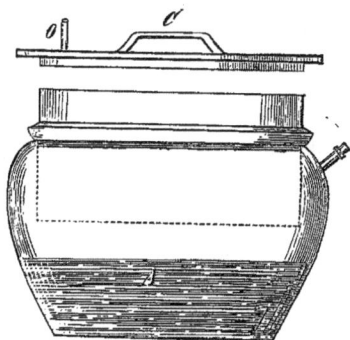

FIG. 56.
Coction à la vapeur.

La coction est employée lorsqu'il faut se débarrasser de principes âcres et volatils, de manière à obtenir des préparations émollientes, comme avec l'oignon et la scille. Elle est également indiquée avec les substances sèches, afin que celles-ci puissent reprendre leur mollesse primitive. Mais si la substance est naturellement pulpeuse et seulement trop consistante, il suffira parfois de la délayer avec un peu d'eau tiède et de la faire digérer au bain-marie, comme dans la préparation de la pulpe de tamarin.

Quoi qu'il en soit, lorsque la coction est terminée, on broie la masse dans un mortier et on la pulpe au tamis. Ce procédé est bien préférable à celui qui consiste à faire bouillir les substances dans l'eau, comme on le pratiquait autrefois. Prenons comme exemple la pulpe de pruneaux.

On expose ces fruits à l'action de la vapeur d'eau sur le diaphragme d'un vase à coction, jusqu'à ce qu'ils soient complètement ramollis, on rejette les noyaux, on piste la chair dans un mortier et on passe à travers un tamis de crin. On prépare ainsi les pulpes de :

Dattes.	Oignon commun
Jujubes	Plantes émollientes
Bulbes de scille	Racine d'aunée
— de lis	— de guimauve récente, etc.

A défaut de bulbes frais et de racines récentes, on peut à la rigueur se servir des mêmes produits desséchés ; seulement la coction à la vapeur est nécessairement plus prolongée.

III. — Se fondant sur la mauvaise conservation des pulpes et sur cet autre fait que l'on ne peut se procurer des matériaux frais en toute saison, Baumé a proposé de préparer un certain nombre de pulpes avec des poudres végétales. On délaye celles-ci dans de l'eau, ou mieux dans l'eau distillée correspondante, si elle existe ; on laisse en contact pendant quelque temps et on piste dans un mortier pour avoir un produit homogène.

Veut-on préparer par ce moyen la pulpe de roses rouges, on verse sur une partie de poudre deux parties d'eau distillée de rose, et, après un contact de cinq à six heures, on a formé une sorte de pulpe extemporanée pouvant être avantageusement employée à la préparation des conserves, des électuaires, des opiats, etc.

Les pulpes sont peu employées en pharmacie, ce qui tient à leur grande altérabilité. Elles constituent parfois des préparations transitoires qui servent ultérieurement à la confection d'autres médicaments plus complexes. Nous ne décrirons ici que les pulpes de casse, de tamarin et de cynorrhodon.

Pulpe de Casse.

Le mot *cassia* ou *casia* (en hébreu *ketsia*, écorce) désigne, dans Théophraste et Dioscoride, l'écorce d'une espèce de cannelle, le *Cassia lignea*, produite par le *Laurus cassia*. Par analogie, les Arabes ont donné le nom de *cassia* au fruit cylindrique et ligneux du canéficier.

Le canéficier, *Cassia fistula* (Lin., Légumineuses), est originaire de l'Éthiopie et non de l'Égypte, car, d'après Rhumphius, il était inconnu des anciens. Actuellement on le récolte dans l'Inde, dans l'archipel Indien et en Amérique.

Le fruit est une gousse cylindrique, ligneuse, indéhiscente, à deux valves réunies par deux sutures longitudinales; l'intérieur est cloisonné et chaque chambre renferme une pulpe noire, à saveur douce et sucrée, ainsi qu'une semence rougeâtre, aplatie et assez dure. En Egypte, la récolte commence dans le mois de juin et se continue jusqu'au mois d'août. Il paraît que les fruits récoltés avant la parfaite maturité sont plus efficaces que ceux qui sont tout à fait mûrs.

La casse a été analysée par Vauquelin. D'après ce savant, elle renferme : de la pectine, de la gomme, du sucre, du gluten et une matière amère. Le principe purgatif est inconnu.

Pour préparer la pulpe de casse, on choisit autant que possible des gousses récentes; on brise les sutures avec un marteau, de manière à ouvrir le fruit dans toute sa longueur; on enlève avec une spatule la pulpe, les semences et les cloisons internes; on ajoute un peu d'eau à la masse et on fait digérer celle-ci au bain-marie, jusqu'à ce qu'elle soit uniformément gonflée. On la pulpe ensuite sur un tamis de crin, et au besoin on l'évapore au bain-marie jusqu'à consistance d'extrait mou.

D'après Baumé, quatre parties de casse donnent deux parties de pulpe *en noyaux* et une partie de casse *mondée* ou pulpe de casse.

Cette pulpe entre dans la composition du catholicum, de l'électuaire lénitif, de la marmelade de Tronchin; elle fait partie de quelques boissons laxatives. Elle fermente facilement et ne doit être préparée qu'au moment du besoin. Cette altération peut même se manifester dans les fruits entiers, qu'il faut choisir *sans sonnettes* et non moisis.

Sous le nom de *casse cuite*, le codex fait mention d'une ancienne préparation que l'on obtient en prenant :

Pulpe de casse...............................	100
Sirop de violette.............................	75
Sucre...	20
Essence de fleurs d'oranger.........	0,05

On mélange le sucre, le sirop de violette et la pulpe; on fait cuire le tout au bain-marie jusqu'en consistance d'extrait mou, et, sur la fin de l'opération, on aromatise avec l'essence de fleur d'oranger.

Cette préparation peut se conserver quelque temps, surtout si elle a été suffisamment cuite.

Pulpe de Tamarin.

On donne en pharmacie le nom de *tamarin* à la pulpe retirée du fruit du *Tamarindus indica* (Légumineuses), arbre originaire de l'Éthiopie, mais que l'on rencontre en Égypte, dans l'Inde et en Amérique.

Le fruit est une gousse ligneuse, aplatie et recourbée, longue de dix à douze centimètres. Il offre intérieurement une seule loge centrale contenant trois ou quatre semences rouges, luisantes et comprimées. Entre l'endocarpe, qui limite cette loge, et l'épicarpe du fruit se trouve une pulpe jaunâtre, acidule et sucrée, traversée par trois filaments qui s'étendent dans toute la longueur du fruit et se réunissent à sa base.

En Orient, on sépare cette partie charnue avec les noyaux, on la tasse dans des tonneaux et on verse à la surface du sirop bouillant pour la conserver. A la Guadeloupe, d'après l'Herminier, on se contente de dépouiller le fruit de son enveloppe ligneuse, ainsi que de ses filaments, et d'en faire des couches alternatives que l'on sépare avec du sucre brut. Quelquefois aussi on concentre le produit dans des bassines de cuivre, ce qui explique la présence de ce métal dans certains produits commerciaux.

Le tamarin a été analysé par Vauquelin, qui en a retiré : de l'acide citrique, une petite quantité d'acides malique et tartrique, de la crème de tartre, du sucre, de la gomme et de la pectine. Peut-être contient-il quelque principe purgatif particulier; sous ce rapport, une nouvelle analyse pourrait conduire à des résultats intéressants.

Pour préparer la pulpe de tamarin, on ajoute un peu d'eau à la pulpe brute, on fait digérer au bain-marie en remuant de temps en temps; on passe sur un tamis pour séparer les noyaux et les filaments du fruit. On évapore ensuite au bain-marie jusqu'en consistance d'extrait mou.

Pulpe de Cynorrhodons.

On donne le nom de *Cynorrhodons* aux fruits du rosier sauvage, ou églantier (Lin. Rosacées). Ce rosier doit son nom de *Rosa canina* ou *Cynorrhodon* (κυνὸς, chien, et ῥόδον, rose), à ce que, dans l'antiquité, sa racine passait pour être un remède efficace contre la rage.

Les cynorrhodons sont des fruits ovales, lisses, de la grosseur d'une olive, d'un beau rouge; ils sont formés d'un calice persistant, succulent et charnu, qui contient à l'intérieur de nombreux carpelles secs ou akènes, couverts, comme la paroi de la cavité, de poils rudes et courts.

La partie charnue du calice, la seule employée en pharmacie, renferme suivant Bils : des acides citrique et malique, des citrates, des malates et des sels minéraux, de la gomme, un peu de matière résineuse rouge, enfin le tiers de son poids de sucre incristallissable.

Pour préparer la pulpe de cynorrhodons, on cueille les fruits un peu avant leur entière maturité; on rejette le limbe du calice, le pédoncule, ainsi que les akènes et les poils intérieurs; on ajoute un peu de vin blanc, et on dispose le tout dans un lieu frais, en ayant soin de l'agiter de temps en temps. Quand la masse est suffisamment humectée et ramollie, on la pulpe sur un tamis de crin.

Cette pulpe sert à donner de la consistance à quelques masses pilulaires, mais elle est surtout utilisée pour faire la conserve de cynorrhodons, que l'on obtient en l'additionnant d'une partie et demie de sucre en poudre et en chauffant quelques instants au bain-marie.

Au XVIe siècle, les fruits de cynorrhodons étaient très recherchés dans l'art culinaire. En Suisse et en Allemagne, on les utilise encore pour faire une confiture très agréable.

CHAPITRE II

DES SUCS EN GÉNÉRAL.

ORIGINE ET FORMATION DES SUCS. — ÉLABORATION DES SUCS.
ORIGINE DES ÉLÉMENTS CONTENUS DANS LES VÉGÉTAUX.
CLASSIFICATION DES SUCS.

On donne, en général, le nom de sucs à la plupart des liquides que l'on rencontre dans les êtres organisés. En pharmacie, ce nom s'applique surtout aux liquides qui sont retirés des végétaux par expression, par contusion ou par dilacération préalable.

Dans tout être vivant on rencontre à la fois des parties molles, des parties dures et des liquides : la présence de ces derniers est une des caractéristiques des végétaux et des animaux. En effet, ils sont indispensables au mouvement de la vie, car ils président à l'échange incessant des matériaux qui doivent constamment se renouveler dans toute l'économie.

Dans les animaux le sang est le générateur de tous les autres liquides; dans les végétaux ce rôle appartient à la sève.

Tantôt les sucs animaux renferment des principes préexistant dans le sang, comme l'urée, qui est séparée par les reins et qui tire son origine de l'oxydation des matières organiques azotées, sous l'influence de l'oxygène apporté dans la profondeur des tissus par les capillaires; d'autres fois ils s'élaborent dans des appareils glandulaires, où prennent naissance des matières spéciales qui n'existent pas dans le sang : ce sont les liquides récrémentitiels.

Quelque chose d'analogue existe dans les végétaux. On rencontre, par exemple, dans certaines parties du végétal des cellules qui renferment des liquides bien localisés; mais le plus ordinairement cette localisation est moins accentuée que dans les animaux. De là résultent quelques différences entre les deux règnes :

1° Les liquides sont plus abondants dans les animaux que dans les végétaux.

En thèse générale, on peut dire que les parties fluides dans les êtres organisés sont d'autant plus abondantes que la vitalité est plus grande; et comme celle-ci est en raison inverse de l'âge, on en déduit que les êtres vivants se dessèchent en vieillissant. Tout le monde sait que les jeunes cellules végétales sont gorgées de liquide et possèdent de minces parois; avec le temps, ces parois augmentent d'épaisseur, s'incrustent de dépôts variés, et la quantité de liquide qu'elles emprisonnent diminue graduellement.

2° Bien que l'eau soit la base commune du sang et de la sève, il existe entre ces deux liquides une différence capitale : le sang est une masse fluide, hétérogène, tenant en suspension des corpuscules solides; la sève, au contraire, est un liquide aqueux tenant en dissolution tous les principes organiques ou inorganiques qui la constituent.

La localisation imparfaite de ces sucs, qui seront modifiés et utilisés plus tard par l'action des protoplasmas, permet difficilement de distinguer les liquides qui servent à l'assimilation ou à la désassimilation. Aussi, Adrien de Jussieu réunit-il dans un même chapitre les phénomènes de nutrition et les phénomènes de sécrétion. Richard, sous le nom de nutrition, comprend également :

1° L'*absorption*, qui se fait par le sol et l'atmosphère;

2° La *circulation*, qui s'exécute dans les cellules et dans les vaisseaux;

3° La *respiration*, qui concourt si puissamment à l'élaboration des sucs nutritifs;

4° La *transpiration*, dont les feuilles sont le siège.

5° L'*excrétion*, ou élimination des matériaux devenus inutiles ou même nuisibles à l'organisme.

6° L'*assimilation* des sucs nutritifs.

L'accroissement des organes sous l'influence des sucs élaborés est le résultat final de tous ces actes physiques, chimiques et physiologiques.

Pour comprendre la formation des sucs, il convient de passer rapidement en revue ces différents phénomènes.

La sève tire son origine des matériaux solubles du sol et s'élabore sous l'influence des gaz de l'atmosphère. Il n'y a pas jusqu'aux matières minérales qui ne tirent exclusivement leur origine du sol, malgré les assertions contraires de Braconnot.

La force de succion des racines est considérable, comme cela résulte des anciennes expériences de Hales, confirmées et complétées par celles de plusieurs physiologistes, notamment par Brücke et Hofmeister.

L'eau pénètre dans le tissu des radicules par une force physico-organique qui a été désignée par Dutrochet sous le nom d'*endosmose*. Ce phénomène, entrevu par Nollet au siècle dernier, consiste essentiellement dans le passage d'un liquide à travers une membrane de manière à venir remplir une cavité circonscrite par cette dernière, le liquide pouvant suivre, quoique plus lentement, une marche inverse, ce qui constitue l'exosmose de Dutrochet. C'est la diffusion membraneuse de Schumacher, l'osmose et diosmose de quelques auteurs.

Les principales conditions pour que l'endosmose se manifeste, c'est que les membranes puissent être mouillées et que le contenu soit plus dense que le liquide ambiant; or ces deux conditions sont réalisées par les parties absorbantes des racines, et ainsi s'explique l'introduction de l'eau dans le végétal, c'est-à-dire l'absorption.

D'après les expériences de Th. de Saussure :

1° Les racines n'absorbent que les substances dissoutes dans l'eau, et nullement celles qui sont à l'état de suspension. Une matière insoluble, quelque ténue qu'on puisse la supposer, n'est absorbée dans aucun cas.

2° L'absorption est d'autant plus rapide que le liquide est moins dense, ce qui est une conséquence des lois de l'endosmose. C'est ainsi que l'eau pure est absorbée plus facilement que celle qui tient en dissolution des sels ou des matières organiques.

3° L'absorption porte sur toutes les matières dissoutes, aussi

bien sur celles qui sont nuisibles que sur celles qui sont utiles à
la végétation.

Cette dernière proposition a été contredite par Cauvet, qui conclut de ses recherches que les racines n'absorbent les substances
nuisibles qu'après une altération préalable de leurs tissus. La
plante meurt si elle ne peut développer de nouvelles racines;
mais si elle résiste à l'action du poison, celui-ci se localise dans
les feuilles, qui meurent successivement.

Le liquide, introduit dans les racines, s'ajoute à celui qu'il rencontre sur sa route et se dirige des racines vers l'extrémité opposée de l'axophyte, c'est-à-dire vers les feuilles. D'après les expériences de Duhamel, il monte par les couches les plus internes.
Chez les monocotylédones, dont l'axe est formé de faisceaux fibro-
vasculaires distincts, et chez les dicotylédones herbacées, qui sont
dans le même cas, ce sont ces faisceaux qui lui servent de point
d'appui. Dans les dicotylédones ligneuses, c'est le bois qui lui
donne passage. Toutefois, lorsque les couches les plus internes
se durcissent, elles deviennent de moins en moins perméables, et
la sève imprègne de préférence l'aubier, qui constitue les couches
ligneuses de nouvelle formation.

La circulation est plus compliquée dans les végétaux que dans
les animaux, car elle peut s'exécuter simultanément par giration,
au moyen des vaisseaux et par cyclose.

La *giration*, *rotation* ou *cyclose*, découverte il y a un siècle par
Bonaventura Corti, se fait dans chaque utricule d'une manière
indépendante, c'est-à-dire que les courants peuvent marcher en
sens contraire dans deux cellules juxtaposées. On aperçoit quelquefois plusieurs courants qui semblent partir d'un point commun, ce qui avait fait admettre à tort l'existence de plusieurs fins
vaisseaux anastomosés entre eux.

Schultz, en 1820, découvrit une circulation spéciale s'exécutant
au moyen de vaisseaux anastomosés entre eux, les *vaisseaux laticifères*. Le liquide qu'ils contiennent, et que l'on a voulu comparer
au sang, n'est pas l'agent principal de la nutrition et du développement des organes; car, comme le fait judicieusement remarquer Richard, il n'existe pas dans tous les végétaux. Le latex est
au contraire un produit de nutrition, un suc déjà élaboré, pou-

vant contenir des huiles essentielles, des résines, de la cire, des
alcaloïdes, des matières sucrées, des matières albuminoïdes, etc.

Les vaisseaux, trachées et fausses trachées, qui représentent
des tubes continus sur une longueur plus ou moins grande, sont
remplis par la sève au printemps. On y rencontre également des
gaz en quantité d'autant plus grande que l'on s'éloigne davantage
de cette époque de l'année, de telle sorte qu'en hiver le liquide
peut être entièrement remplacé par des bulles gazeuses, les vaisseaux devenant alors des canaux aériens.

Les cellules, les vaisseaux et les fibres sont donc les tissus con-
ducteurs qui permettent à la sève non élaborée de s'élever jusqu'au
sommet des végétaux, tandis que les rayons médullaires lui fournissent le moyen de se répandre horizontalement.

Quant aux causes de l'ascension de la sève, elles sont multiples,
et quelques-unes sans doute sont encore peu connues. Il y a d'a-
bord les causes d'ascension inhérentes aux tissus, telles que : la
succion, qui agit à l'extrémité des racines en vertu de l'endosmose ;
la capillarité, qui peut s'exercer, d'après Jamin, avec une force
égale à plusieurs atmosphères ; l'imbibition des cellules et des
vaisseaux, simple modification de la capillarité, à laquelle Hofmeister et Unger rapportent surtout le mouvement de la sève dans
le corps ligneux. Il y a ensuite, comme puissance d'aspiration,
l'évaporation continuelle qui a lieu à la surface des plantes, notamment sur les feuilles.

Quoi qu'il en soit, à mesure que la sève s'élève dans le végétal,
l'expérience démontre que les principes solubles qu'elle renferme
deviennent de plus en plus abondants. Il suffit, pour s'en convaincre, de prendre sa densité à différentes hauteurs. C'est ce qui
a été fait par Knight. En recueillant le liquide qui s'écoule sur
des entailles faites à un sycomore, ce savant a trouvé que, tandis
que la densité au niveau du sol était 1,004, elle était égale à 1,008
à deux mètres de hauteur, et 1,012 à quatre mètres. Partant de
cette idée que l'accroissement de densité était dû à ce que le liquide se chargeait peu à peu de matériaux solubles préalablement
déposés dans les tissus, Knight pensa qu'en prolongeant
l'écoulement, la provision de ces dépôts diminuant, la sève de-
viendrait de plus en plus aqueuse. Les faits vinrent à l'appui de

cette conclusion, car, après plusieurs jours, la densité du liquide résultant de l'entaille faite près du sol tomba à 1,002.

Biot a confirmé ces données en démontrant que la diminution de la densité tient en partie à l'appauvrissement du sucre dans la sève.

La sève est très aqueuse : elle tend à perdre sa fluidité non seulement en se chargeant de principes solubles, mais encore en perdant de l'eau. En effet, les végétaux transpirent, autrement dit, perdent par leur surface une certaine proportion de l'eau qu'ils contiennent. Cette transpiration est insensible, elle s'effectue sous forme de vapeur qui vient se perdre dans l'air ambiant. Toutefois, lorsqu'elle est abondante, ou par suite de toute autre cause, comme l'abaissement de température et l'état hygroscopique de l'air, l'eau transpirée se condense en gouttelettes qui ne proviennent nullement de la rosée, ainsi que l'a démontré jadis Muschenbrœck. Il est évident d'ailleurs que la transpiration sera d'autant plus active que l'air sera plus sec, plus chaud et plus agité, qu'elle sera moins grande la nuit que le jour, etc. S'exagère-t-elle au point que les racines ne puissent plus suffire à en fournir tous les éléments, l'équilibre est rompu, la plante souffre et ne tarde pas à se flétrir ; mais si on l'arrose, elle reprend rapidemeut toute sa vigueur, tant est grande la force de succion des racines.

Il est évident, d'après ce qui précède, que la transpiration contribue puissamment à l'élaboration des sucs nutritifs en les débarrassant de l'excédent d'eau qui était d'abord nécessaire à l'absorption et à la circulation.

Les feuilles, à la surface desquelles s'effectue la transpiration, se laissent pénétrer par les gaz de l'atmosphère et président surtout à la respiration des végétaux.

La respiration végétale, telle qu'on la comprenait autrefois, est plus complexe que la respiration animale. Elle comprend en effet deux ordres de phénomènes distincts : la respiration chlorophyllienne, qui est un phénomène de nutrition, et la respiration générale, qui est la vraie respiration et correspond entièrement à la respiration animale.

La première consiste dans l'absorption de l'acide carbonique,

la décomposition de ce gaz par la chlorophylle sous l'influence de
la lumière, d'où résulte la fixation du carbone dans le tissu de la
plante, tandis que la presque totalité de l'oxygène est mise en liberté et rendue à l'atmosphère.

La décomposition du gaz acide ne peut avoir lieu que dans les
parties vertes du végétal, là où se rencontre la chlorophylle, principalement dans les feuilles, et seulement sous l'influence de la
lumière. Tous les rayons du spectre sont efficaces, mais inégalement, le maximum d'effet étant produit par les rayons jaunes, qui
constituent la partie la plus éclairante du spectre solaire. L'action
réductrice est donc en raison directe de l'intensité lumineuse;
elle a également lieu à l'ombre, à la lumière diffuse, même der-
rière des écrans plus ou moins épais, d'après Duchartre; mais elle
cesse complètement dans l'obscurité.

La respiration générale ou respiration proprement dite s'accomplit en tout temps, aussi bien la nuit que le jour. Elle consiste dans l'absorption de l'oxygène, qui pénètre par les vaisseaux
dans toutes les parties du végétal, brûle le carbone pour donner
de l'acide carbonique; si celui-ci est formé dans l'obscurité, il
passe dans la plante comme à travers un crible et est rejeté à
l'extérieur; s'il est formé pendant le jour, il est décomposé en
totalité ou en partie par les feuilles sous la double influence de la
lumière et de la chlorophylle.

La respiration générale est donc un phénomène du même ordre
que la respiration animale, puisqu'il y a formation d'acide carbonique aux dépens des matériaux qui sont atteints par l'oxygène.
Elle est donc opposée en tout point à la respiration chlorophyllienne qui donne lieu à un dépôt de carbone. Sous son influence,
les sucs sont constamment modifiés par l'oxygène.

Au surplus, Dutrochet a prouvé que l'air absorbé éprouve dans
sa composition des modifications d'autant plus grandes qu'il pénètre plus profondément dans les tissus, perdant ainsi sur son
trajet une portion de plus en plus grande de l'oxygène qu'il renferme.

A la suite de toutes ces modifications, la sève, qui était à l'origine incapable de fournir aux plantes les matériaux de leur accroissement, se trouve transformée en fluide nutritif; ce dernier

est même parfois tellement abondant, qu'une partie s'échappe à l'extérieur, soit spontanément, soit par incision. Ces excrétions intéressent le pharmacien, car quelques-unes d'entre elles constituent des médicaments importants : telles sont les matières gommeuses, à l'exception de la gomme adragante, plusieurs matières résineuses, et même des matières sucrées, comme la manne, qui découle des *Fraxinus ornus* et *rotondifolia*, etc.

La sève élaborée, débarrassée au besoin de l'excédent de ses matériaux, sert au développement de nouveaux tissus et de nouveaux organes.

Ce mouvement rétrograde constitue ce que l'on appelle vulgairement la *descente de la sève;* mais cette expression n'est pas rigoureusement exacte, car il est plus juste de dire que le suc nutritif se dirige sur tous les points où doivent se former de nouveaux produits, même d'un point où s'était fait d'abord un dépôt de matières nutritives vers un autre point où ces matières doivent être utilisées pour de nouveaux développements. C'est ainsi qu'un tubercule de pomme de terre s'épuise pour nourrir de jeunes pousses qui s'implantent à la surface.

S'appuyant sur tous ces faits, le pharmacologiste a pu déterminer les époques de l'année les plus favorables à la récolte des végétaux ou parties de végétaux employés en médecine.

Tels sont les phénomènes qui président à la formation et à l'élaboration des sucs. Il reste encore à indiquer l'origine des éléments contenus dans les sucs végétaux et les différentes classifications qui ont été proposées.

Dans toutes les plantes connues, depuis les plus humbles, comme les *cryptogames inférieurs*, jusqu'aux arbres les plus élevés, on ne trouve guère que seize éléments, dont six seulement jouent un rôle capital : le carbone, l'hydrogène, l'oxygène, l'azote, le soufre et le phosphore. A côté de ces éléments fondamentaux viennent se grouper les corps suivants, métalliques ou non : le potassium, le calcium, le fer, le manganèse, le sodium, le magnésium, le silicium, le chlore, le brome et l'iode. Accessoirement encore, on peut y rencontrer quelques autres corps, comme l'alumine, le bore, le zinc, etc. ; mais comme ces éléments ne se trouvent que dans certaines plantes qui habitent quelques localités déterminées, et que d'ailleurs ils ne s'y trouvent qu'en très faible quantité, il est douteux qu'on doive les ranger parmi les éléments essentiels des végétaux.

Tout le carbone tire son origine de l'acide carbonique, et la plus grande partie de ce gaz est puisée dans l'atmosphère, où il existe dans la proportion de $\frac{4}{40\,000}$ à $\frac{6}{40\,000}$. Il est probable qu'une petite quantité est fournie par le sol, mais Corenwinder a cru pouvoir conclure de ses expériences que cette source est très faible. Quant au mécanisme suivant lequel le carbone donne lieu aux nombreux composés organiques que le chimiste a su extraire du règne végétal, il est encore inconnu. On sait seulement que l'acide carbonique est décomposé par les parties vertes sous l'influence de la lumière; que le carbone est fixé, tandis que l'oxygène, en presque totalité, est rejeté dans l'atmosphère.

L'eau, qui existe en profusion à la surface de la terre, est la source principale de l'hydrogène. Les rapports étroits qui relient les matières albuminoïdes, si répandues dans les sucs, aux amides, qui dérivent, comme on sait, des sels ammoniacaux, semblent indiquer que l'ammoniaque peut fournir aussi une certaine quantité d'hydrogène.

Pendant longtemps on a admis que l'azote, qui entre dans la composition de l'air pour les 4/5 de son volume, était absorbé directement par les plantes à la manière de l'oxygène; mais cette opinion n'a pas été confirmée par les nombreuses expériences de Boussingault d'une part, de Lawes, Gilbert et Pugh d'autre part. D'après ces savants expérimentateurs, l'azote provient exclusivement des combinaisons ammoniacales qui se rencontrent dans le sol, soit qu'elles proviennent du nitrite d'ammoniaque qui se forme constamment dans l'air sous l'influence de l'électricité, soit qu'elles tirent leur origine des engrais azotés résultant de la décomposition spontanée des matières organiques naturelles ou de ceux qui sont ajoutés artificiellement par l'agriculteur.

Le soufre et le phosphore proviennent des sulfates qui sont naturellement solubles et des phosphates qui passent à l'état de dissolution à la faveur de l'acide carbonique.

Tous les autres éléments, sans exception, tirent également leur origine du sol ou des eaux. La potasse, la chaux, la magnésie, jouent un rôle important; car en leur absence la végétation languit et les substances organiques ne se forment que difficilement ou même pas du tout. La soude, d'après les expériences de Péligot, joue un rôle plus effacé que la potasse ; elle ne se rencontre guère que dans quelques végétaux marins.

Le fer paraît être indispensable à la formation de la chlorophylle. La silice contribue à donner de la rigidité à plusieurs tiges, notamment aux chaumes des Graminées, aux tiges des Équisétacées, etc.

Comment tous ces éléments se groupent-ils pour produire l'immense variété de produits organiques que nous connaissons? On peut suivre à travers l'organisation l'élaboration des sucs qui doivent ensuite constituer les matériaux de la nutrition, mais là se bornent nos connaissances : la chimie organique n'est pas encore parvenue à saisir le secret de la synthèse des principes immédiats sous la seule influence des forces de la nature. Il n'existe aujourd'hui aucune théorie satisfaisante de l'assimilation et de l'accroissement des végétaux.

Le défaut de localisation des sucs végétaux, à quelques exceptions près, rend leur étude plus difficile que celle des sucs animaux, que l'on peut d'ordinaire obtenir sans trop de difficultés, comme la salive, le suc gastrique, la bile, le suc pancréatique, etc. Aussi, le plus souvent, se contente-t-on d'extraire en bloc les liquides contenus dans les végétaux. S'agit-il de recueillir de la sève ascendante : Biot conseille de percer avec une tarière le tronc de l'arbre à différentes hauteurs, jusqu'à une profondeur de $0^m,08$ à $0^m,10$. Dans chaque trou, qui doit être légèrement incliné de dedans en dehors, on dispose à frottement un petit roseau bien sec qui pénètre au delà de l'écorce et dont l'extrémité est amincie en biseau intérieurement. On lute au besoin, et on adapte à l'autre extrémité libre un petit flacon dans lequel la sève vient s'amasser. Parfois, surtout en pharmacie, on pile la plante entière dans un mortier, on exprime à la presse et on filtre, comme dans la préparation des sucs d'herbe.

Les sucs ainsi obtenus ont des aspects physiques et des propriétés organoleptiques très variables.

Tantôt ils sont *liquides* et *fades*, comme dans le marronnier et dans la plupart des plantes herbacées; tantôt ils sont *épais*, *laiteux*, plus ou moins colorés, comme dans les Euphorbes, les pavots, la grande chélidoine; *aromatiques* et *résineux*, par exemple dans les pins, les sapins et les mélèzes; souvent *sucrés*, comme dans la canne à sucre, le sorgho, le melon, les betteraves; parfois manifestement *acides*, comme dans le verjus, les fruits verts, les tamarins, les citrons, etc. Enfin, on en rencontre un grand nombre qui sont *amers* ou *astringents*, comme dans la gentiane, la scille, l'aloès, l'écorce de grenadier, les feuilles de chêne, etc.

Toutes ces propriétés sont dues à la nature des principes tenus en dissolution ou même en suspension dans le suc. C'est en se basant sur ce fait, et en tenant compte du principe prédominant, que les pharmacologistes ont admis les divisions suivantes, qui constituent une sorte de classification chimique :

I. Sucs aqueux.
II. — gommeux .... ou plus simplement gommes
III. — résineux .... — résines
IV. — gommo-résineux .... — gommes-résines
V. — balsamiques .... — baumes
VI. — huileux volatils .... — huiles volatiles
VII. — huileux fixes .... — huiles fixes.

Les *sucs aqueux* sont caractérisés, comme l'indique leur nom, par la nature de leur véhicule et par la complète dissolution de tous les principes qu'ils renferment. Ils seront étudiés plus loin en détail.

Les *sucs gommeux* fournissent à la pharmacie des produits importants, comme les gommes arabique, du Sénégal, de Bassora, etc. Ces gommes ont donc pour origine des sucs qui se sont évaporés et concrétés spontanément. Rien d'étonnant alors qu'il ne s'agisse pas ici de principes immédiats chimiquement purs; aussi, Vauquelin y a-t-il constaté la présence de divers corps, comme des sels de chaux, des matières azotées, des traces de fer, etc.

Les *sucs gommo-résineux* ont une origine analogue aux précédents, mais ils en diffèrent en ce que la gomme y est associée à des matières peu solubles ou insolubles dans l'eau. Telles sont les gommes-résines des Ombellifères, imparfaitement solubles dans l'eau et dans l'alcool concentré; celles des Térébinthacées, des Convolvulacées, etc. : exemples :

Assa fœtida	Myrrhe
Sagapenum	Bdellium
Galbanum	Euphorbe
Gomme-ammoniaque	Gomme-gutte
Opoponax	Scammonée.
Encens	

Les *résines* sont souvent dissoutes, à l'état naturel, à la faveur d'un carbure d'hydrogène, comme l'essence de térébenthine ou une huile essentielle; si celle-ci est en quantité suffisante, le produit, obtenu le plus souvent par incision, reste tout à fait liquide et prend le nom générique de *térébenthine* : térébenthines des sapins, de la Mecque, de copahu, improprement appelée baume de copahu, etc.

Si au contraire l'huile n'existe qu'en faible quantité ou se dissipe par évaporation, on obtient une masse sèche qui constitue la *résine proprement dite*. Exemples :

Résine copale	Résine Elémi
— animé	— tacamaque
Sang-dragon	Mastic
Ladanum	Sandaraque
Laque	Résine de pin
Scammonée	Jalap, etc.

Enfin, lorsque ces résines renferment des acides aromatiques, bien qu'inodores par eux-mêmes, mais unis le plus souvent à des principes odorants éthérés, on les désigne sous le nom de *baumes* :

Baume de Tolu	Benjoin
— du Pérou	Styrax
— storax	Liquidambar.

Les sucs *huileux volatils, huiles essentielles* ou simplement *essences*, sont liquides, rarement solides, aromatiques, d'une nature ordinairement complexe. En raison de leur importance, ils exigent une description spéciale.

Les sucs *huileux fixes* ou *huiles fixes* sont liquides ou solides à la température ordinaire, analogues aux matières grasses de nature animale. Ils seront étudiés avec ces dernières; car, au point de vue pharmaceutique comme au point de vue chimique, ces deux ordres de produits sont inséparables.

CHAPITRE III

DES SUCS AQUEUX.

Les *sucs aqueux* sont caractérisés par la présence d'une grande quantité d'eau tenant en dissolution tous les principes qui les constituent. Ils se distinguent donc nettement des autres sucs, des sucs gommo-résineux par exemple, qui renferment des matières à l'état de suspension.

D'après leur mode de composition, on peut les diviser en trois séries :

    1° Les sucs herbacés
    2°   —   sucrés
    3°   —   acides.

I. Sucs herbacés.

On les retire surtout des parties vertes des végétaux, des feuilles et des tiges herbacées. De plus, ils sont neutres ou sensiblement neutres aux réactifs colorés. Ils renferment :

    Albumine végétale
    Matières gommeuses
        —   mucilagineuses
        —   colorantes.
    Principes spéciaux
    Sels.

Quelques auteurs, comme Soubeiran, y ajoutent la chlorophylle, mais à tort, car ce produit n'existe dans le suc brut qu'à l'état de suspension et ne fait pas partie de la préparation filtrée.

L'albumine végétale, signalée pour la première fois par Hilaire

Rouelle, sous le nom de *glutine*, se rapproche singulièrement des matières albuminoïdes que l'on trouve dans les animaux.

Sa dissolution aqueuse se coagule par la chaleur vers 60°, entre 50° et 60° d'après Proust, même dans une liqueur très étendue. Soubeiran dit que la coagulation n'est complète qu'entre 60° et 70°, qu'elle est retardée et même empêchée par les alcalis, ce qui s'explique, puisque ces derniers dissolvent même la glutine coagulée.

L'alcool y forme un dépôt que l'eau redissout. Elle précipite abondamment par le tanin et par plusieurs acides minéraux, comme les acides sulfurique et chlorhydrique, ainsi que sous l'influence de plusieurs sels, par exemple, l'alun, le sublimé, le cyanoferrure de potassium.

L'albumine végétale a une affinité manifeste pour certaines matières colorantes. Voilà sans doute pourquoi ces dernières sont entraînées si facilement dans sa précipitation, circonstance qui rend compte de la décoloration des sucs après leur clarification à chaud, et aussi de la nécessité de faire la préparation à froid quand les propriétés médicales résident dans le principe coloré.

L'albumine végétale est une substance azotée qui ne paraît pas avoir été obtenue jusqu'ici à l'état de pureté. Elle est cependant très répandue dans le règne végétal, car, d'après Guibourt, dans un kilog. de différents sucs on trouve les quantités suivantes :

Suc de Pulmonaire...................... 4 gr.
— Bourrache...................... 5 gr. 20
— Saponaire...................... 7 gr. 60
— Ortie grièche............... 10 gr. 40

Enfin, il est probable qu'il en existe plusieurs variétés. Dans les amandes, par exemple, il y en a au moins deux espèces distinctes, d'après les expériences de Robiquet. A l'état insoluble, elle constitue la fibrine végétale de Liébig.

En résumé, l'albumine végétale ou les albumines végétales sont des matières très voisines de l'albumine du blanc d'œuf; elles n'en diffèrent guère que par la propriété de se coaguler à une température un peu plus basse, quel que soit le degré de dilution. Enfin, on a fait la remarque qu'elles se rencontrent naturellement dans des liqueurs neutres ou même acides, tandis que l'albumine animale s'observe toujours dans des milieux alcalins.

Parfois on trouve dans les sucs aqueux une grande quantité de matières gommeuses et mucilagineuses, ce qui leur communique une viscosité plus ou moins grande. On a proposé d'en former une section particulière; mais cette distinction est inutile, et il n'y a lieu de tenir compte de cette circonstance qu'au point de vue de la préparation.

Il en est de même des sucs herbacés dits *antiscorbutiques*, qui ne diffèrent des précédents que par la présence de corps sulfurés; ceux-ci ne préexistent pas dans les Crucifères : ils se forment seulement au moment de la préparation du suc, par la décomposition de principes spéciaux, sous la double influence de l'eau et de la matière albuminoïde.

Les sucs herbacés tirant leur origine de plantes appartenant à des familles très différentes les unes des autres, rien de plus naturel que de les voir contenir des principes divers, spéciaux et caractéristiques : le suc d'asperge renferme de l'asparagine, et sans doute aussi un principe particulier qui communique à l'urine une odeur si singulière; le suc de saponaire, de la saponine; celui d'aunée, de l'inuline et de l'hellénine, etc.

Les substances salines sont également très variées, de nature organique ou inorganique : la pariétaire renferme du nitre; l'asperge, de l'acétate de potasse; la fumeterre, du fumarate de potasse; le suc de pavots, du méconate et du sulfate de morphine, etc.

La préparation des sucs herbacés est une opération très simple.

On commence d'abord par monder les plantes de leurs parties altérées et des substances étrangères qu'elles peuvent contenir; on les pile ensuite dans un mortier de marbre et on exprime la pulpe entre les mains ou à l'aide d'une petite presse; on filtre au papier, à froid.

Pour préparer, par exemple, le suc de chicorée, on monde des feuilles fraîches de chicorée, on les pile dans un mortier de marbre, on exprime le suc et on filtre au papier pour séparer la chlorophylle et les autres matières insolubles.

Comme la filtration est très lente, lorsque les sucs doivent être administrés en nature on porte le tout à la cave, de manière à éviter toute élévation de température.

On prépare de la même manière les sucs de :

Feuilles de cerfeuil		Fleurs de pêcher
—	cochléaria	Pétales de roses,
—	cresson	

et, en général, les sucs de toutes les plantes vertes.

Les sucs sont-ils très mucilagineux, comme ceux de bourrache, de noyer, de chou rouge, on pile les plantes dans un mortier de marbre, on ajoute ensuite à la pulpe la cinquième partie de son poids d'eau, on exprime et on filtre.

Les sucs composés, quant à leur préparation, n'exigent pas d'autres règles que celles qui viennent d'être indiquées. Deux seulement sont inscrits au codex : le suc d'herbes ordinaire et le suc antiscorbutique.

Le *suc d'herbes* se prépare avec les feuilles fraîches de chicorée, de cresson, de fumeterre et de laitue, à parties égales ; le *suc antiscorbutique*, avec des feuilles fraîches de cresson, de cochléaria et de ményanthe.

Tous les sucs herbacés sont d'une mauvaise conservation et ne doivent être par conséquent préparés qu'au moment du besoin. Il faut éviter avec soin l'action de la chaleur, puisque l'albumine végétale, en se coagulant, entraîne avec elle une partie des principes dissous. Néanmoins, lorsqu'ils doivent faire partie d'une préparation qui doit subir l'action de la chaleur, d'un sirop par exemple, la dépuration peut être faite à chaud, la filtration étant alors beaucoup plus rapide. Enfin, dans ce dernier cas, pour les sucs aromatiques, la coagulation doit être opérée en vase clos et il faut attendre que le suc soit refroidi pour le filtrer.

II. Sucs sucrés.

Les sucs sucrés renferment, en quantité plus ou moins grande, une ou plusieurs matières sucrées et ne contiennent pas sensiblement d'acides libres ou de sels acides.

Les matières sucrées sont très variables. En première ligne il faut citer le *sucre de canne* ou *saccharose*, qui existe en abondance dans le jus de la canne, du sorgho et du maïs, dans la sève élaborée de l'érable et des palmiers, dans les racines de betterave, de carotte, dans la plupart des fruits mûrs, comme les bananes, l'ananas, le melon, etc.; puis des *glucoses*, qui constituent dans le sorgho du sucre interverti; de la *mannite*, signalée dans les frènes, la carotte, le céleri; enfin des *glucosides*, principes complexes, parfois très sucrés, comme la glycyrrhizine.

Voici les principaux éléments que l'on trouve dans les sucs sucrés :

Matières sucrées.
Matières albuminoïdes.
Pectine et acide pectique.
Matières colorantes, azotées.
Sels minéraux et organiques.

Ces derniers sont nombreux. Ils dépendent non seulement de la nature du sol, mais encore de la nature de la plante. D'après Braconnot, pour ne citer qu'un exemple, la betterave renferme des phosphates de magnésie et de chaux, du chlorure de potassium, de l'oxalate et du malate de chaux, de l'azotate de potasse. La présence de ce dernier sel dans le jus de betterave rend compte du dégagement de vapeurs rutilantes que l'on observe parfois dans la préparation industrielle de la saccharose.

Les sucs sucrés, abandonnés à eux-mêmes, s'altèrent rapidement. Sous l'influence des matières albuminoïdes, le sucre ne subit pas la fermentation alcoolique : il se développe d'abord de l'acide lactique et la fermentation visqueuse s'établit; il y a simultanément formation d'acide carbonique, d'acide butyrique et de mannite, indépendamment d'une substance visqueuse particulière. Cette *substance visqueuse* est soluble dans l'eau, précipitable par l'alcool; elle dévie à droite le plan de polarisation de la lumière polarisée, ne réduit pas la liqueur cupro-potassique et ne donne pas d'acide mucique à l'oxydation, ce qui la différencie des matières gommeuses. Suivant Pasteur, elle prend naissance sous l'influence d'un ferment végétal qui se présente sous l'apparence de globules réunis en chapelets n'ayant guère qu'un millième de millimètre de diamètre.

Quelle est l'origine de la matière sucrée dans les sucs? C'est une question encore obscure qui a été cependant l'objet de nombreuses recherches. On a essayé de l'attribuer à l'amidon et au tanin des fruits.

Au moment de la germination, l'amidon devient soluble sous l'influence de la diastase : il se transforme d'abord en dextrine et en glucose dextrogyre; la dextrine à son tour se résout en glucose également dextrogyre. On sait que l'on peut produire artificiellement cette transformation en présence des acides étendus.

Voilà donc du glucose dextrogyre, l'un des générateurs du sucre de canne, qui est un éther mixte résultant de la combinaison de ce corps avec la lévulose. Mais quelle est l'origine de ce dernier principe? Les transformations de l'amidon ne peuvent donc rendre compte de la génération du sucre de canne.

Les fruits verts, où il n'y a pas trace d'amidon, sont abondamment pourvus d'un glucoside analogue au tanin. Ce glucoside, d'après Buignet, absorbe l'iode avec une grande énergie et ne donne par les acides étendus que du glucose dextrogyre.

Bien que ce principe astringent disparaisse peu à peu jusqu'au terme de la maturité, tandis que la quantité de matière sucrée devient de plus en plus grande, il ne peut, pas plus que l'amidon, nous éclairer sur l'origine du sucre dans les fruits.

D'après cela, il me paraît plus simple d'admettre que les glucoses et le sucre de canne sont produits directement dans l'acte de la végétation, par suite de l'élaboration de la sève. On peut conjecturer que les hydrates de carbone prennent naissance par la réduction de l'acide carbonique, sous la double influence de la chlorophylle et de la lumière :

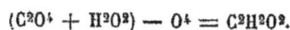

$$(C^2O^4 + H^2O^2) - O^4 = C^2H^2O^2.$$

En admettant que ce corps, $C^2H^2O^2$, qui possède la composition de l'aldéhyde formique, récemment découverte par Hofmann, se polymérise au moment de sa formation, nous aurons une molécule de glucose :

$$6 (C^2H^2O^2) = C^{12}H^{12}O^{12}.$$

Deux molécules de glucose, l'une dextrogyre, l'autre lévogyre, pourront se combiner au moment où elles prennent naissance, avec élimination d'eau, ce qui donnera du sucre de canne :

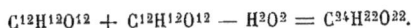

$$C^{12}H^{12}O^{12} + C^{12}H^{12}O^{12} - H^2O^2 = C^{24}H^{22}O^{22}.$$

D'ailleurs, d'après les expériences de Joulie sur le sorgho, le suc réducteur dans le suc de cette graminée est antérieur au sucre de canne; et, pour se rendre compte de la présence de ce dernier, ainsi que de la coexistence du sucre interverti, on peut faire les trois hypothèses suivantes :

1° Il se forme autant de glucose dextrogyre que de lévulose : la combinaison a lieu intégralement, et il ne reste que du sucre de canne;

2° La combinaison est incomplète : mélange de sucre de canne et de sucre interverti ;

3° L'un des sucres réducteurs domine : il en reste alors une certaine quantité mélangée à la saccharose, ce qui est le cas des pommes et des poires, qui renferment surtout de la lévulose, d'aprèsles expériences de Buignet.

Loin d'être l'origine du sucre que l'on observe dans la sève des végétaux, il est plus vraisemblable d'admettre que l'amidon dérive des glucoses par suite de condensations moléculaires et de déshydratations s'effectuant sous l'influence de la vie végétative. On sait en effet que ce principe immédiat s'emmagasine dans les graines, dans les racines, dans les tubercules, tandis que la matière sucrée primitivement formée disparaît graduellement.

On s'explique semblablement la génération de la cellulose, produit analogue à l'amidon, mais d'une condensation encore plus élevée.

III. Sucs acides.

Caractérisés par la présence d'acides libres ou de sels acides, ils rougissent fortement la teinture de tournesol et ont une saveur acidule plus ou moins prononcée.

Il est digne de remarque que les sucs sont neutres ou acides, les matières alcalines trouvant toujours assez d'acide pour être complètement saturées. On ne connaît guère jusqu'ici qu'un seul suc alcalin, celui du *Chenopodium vulvaria*, dont l'alcalinité soit due à l'ammoniaque et à des ammoniaques composées.

La nature des sucs est assez complexe. On y trouve surtout les matières suivantes :

Acides libres ;
Sels acides ;
Matières sucrées ;
Albumine végétale ;
Pectine ;
Matières gommeuses, colorantes, aromatiques.
Principes spéciaux.

Rien de plus variable que les acides organiques qui communiquent aux sucs leur acidité : c'est l'acide tartrique dans les raisins et les tamarins ; l'acide citrique, dans les citrons et les oranges ; ces deux principes immédiats dans les sucs de cerises, de framboises, de groseilles, de ronces, etc. ; l'acide malique. Dans les pommes, les poires, le sorbier, l'épine-vinette. On trouve de l'acide acétique dans les pointes d'asperge, de l'acide oxalique dans l'oseille, etc.

On admettait autrefois qu'en présence de ces acides le sucre de canne ne pouvait se rencontrer dans les fruits acides. Buignet, dans ses recherches sur les fruits, a démontré le contraire. Il paraît même qu'au début c'est toujours la saccharose que l'on observe ; puis, pendant la période de maturation se montre le suc interverti. A la maturité complète, la matière sucrée peut donc être différemment constituée suivant les fruits acides ; tantôt elle se compose simplement de sucre interverti, comme dans les groseilles ; tantôt elle est représentée par un mélange de sucre interverti et de sucre de canne, comme dans l'abricot, la pêche, les framboises, l'orange, le citron.

Il n'y a d'ailleurs aucun rapport entre l'acidité du suc et la quantité de saccharose qu'il peut contenir. Le citron, par exemple, qui est un fruit acide par excellence, offre plus du quart de sa matière sucrée à l'état de sucre de canne, tandis que la figue, à peine acide, présente la totalité de la sienne à l'état de sucre interverti.

Ces différences ont été attribuées à l'influence d'une matière organique azotée jouant le rôle de ferment et pouvant déterminer l'inversion de la saccharose formée en premier lieu. D'après Buignet, l'influence comparée de l'acide et du ferment se trouve rendue manifeste par les deux expériences suivantes, faites sur un même suc : l'une, dans laquelle on précipite le ferment par l'alcool; l'autre, dans laquelle on neutralise l'acide par le carbonate de chaux. Dans la première, la matière sucrée subsiste très longtemps, sans modifications notables, malgré l'acidité; dans la seconde, l'inversion est totale au bout de vingt-quatre heures.

On peut objecter à cette conclusion qu'elle repose sur des expériences de laboratoire et que les choses peuvent se passer autrement dans la nature ; que le sucre de canne, par exemple, existe tout d'abord dans les fruits acides parce que les deux glucoses générateurs se combinent intégralement ; puis, que les deux sucres réducteurs, qui prennent toujours primitivement naissance, restent à l'état libre, la plante n'ayant plus l'énergie nécessaire pour en effectuer la synthèse. Remarquons, du reste, que dans les Graminées on observe des phénomènes inverses des précédents : dans le jus du sorgho on trouve au début de la végétation du sucre interverti, mais celui-ci diminue graduellement, sans disparaître complètement, pour être remplacé par des quantités croissantes de sucre de canne, à mesure que l'on se rapproche de l'époque de la maturité.

Indépendamment des matières sucrées, les sucs acides renferment souvent de la pectine en proportion considérable, des quantités variables de matières colorantes et odorantes, plus ou moins aromatiques, comme des éthers à odeur agréable, l'éther amylvalérianique, l'éther butylacétique, etc. Enfin, on a noté parfois la présence de principes spéciaux, plus ou moins actifs, comme un principe purgatif dans le nerprun.

L'extraction des sucs acides, en raison des matières altérables qu'ils contiennent, doit se faire avec des précautions particulières; elle dépend évidemment des diverses modifications que les fruits

présentent dans leur structure. Voici la préparation des principaux sucs employés en pharmacie.

Suc de citrons. On sépare avec soin l'écorce et les semences en
évitant de porter le couteau dans le parenchyme; on exprime le
fruit entre les mains ou à l'aide d'une petite presse. On mêle le
résidu avec de la paille hâchée et lavée, on soumet le tout à la
presse. Abandonné à lui-même, le suc se clarifie spontanément;
on le filtre au papier.

On prépare de la même manière les sucs d'oranges douces et
d'oranges amères.

Le codex recommande avec raison de séparer soigneusement
les semences, qui, par leur matière amère et astringente, communiqueraient au suc une saveur désagréable.

Suc de coings. Les coings, qui doivent être cueillis un peu avant
leur maturité parfaite, sont essuyés avec un linge rude pour enlever le duvet qui les recouvre; on les râpe et on soumet la pulpe
à la presse. On abandonne le suc à un léger mouvement de fermentation; dès qu'il est éclairci, on le filtre au papier.

Leperdriel a conseillé d'appliquer ici le procédé qui a été longtemps suivi pour préparer le verjus. On ajoute à la pulpe de coings
une petite quantité d'amandes douces, réduites en une pâte bien
homogène; on laisse la masse en contact pendant quelques temps
et on l'exprime ensuite à la manière ordinaire, puis on filtre. Le
suc se trouve ainsi clarifié par la coagulation de la caséine des
amandes. Il est limpide et à peu près incolore; mais si on ne le
place pas immédiatement dans des bouteilles bien scellées, mutées
et goudronnées, il ne tarde pas à se troubler et à s'altérer. Il est
donc d'une conservation plus difficile que celui qui a été clarifié
par une légère fermentation.

Suc de cerises rouges. On prend, d'après le codex :

Cerises rouges..........................	10 parties.
Cerises noires..........................	1 partie.

On écrase ces fruits au dessus d'un tamis de crin placé lui-
même sur un terrine. On soumet le marc à la presse; on réunit
les deux sucs et on porte le mélange à la cave; après une légère

fermentation, ce qui exige vingt-quatre heures environ, on passe le suc éclairci à travers une étoffe de laine.

Il convient d'enlever les pédoncules et de ne pas écraser les noyaux.

On prépare de la même manière les sucs d'airelle, de verjus et d'épine-vinette.

Suc de groseilles. Le codex conseille d'ajouter aux groseilles des cerises rouges et des cerises noires dans les proportions suivantes :

Groseilles rouges......................	20000
Cerises rouges........................	2000
— noires........................	100

On écrase tous ces fruits à la main sur un tamis de crin disposé sur une terrine; on soumet ensuite le marc à la presse. Les sucs de ces deux opérations étant réunis, on porte le tout à la cave et, après une fermentation juste suffisante pour amener la clarification, on égoutte sur une étoffe de laine la masse gélatineuse.

L'expérience a démontré que l'addition des cerises facilite la clarification et la précipitation de la pectine. Les cerises noires donnent un suc plus coloré.

Suc de framboises. On prend :

Framboises.........................	4000
Cerises rouges........................	1000

On écrase les fruits à la main au-dessus d'un tamis de crin, on soumet le marc à la presse. Les deux sucs mélangés sont portés à la cave, et après quarante-huit heures on passe sur une étoffe de laine, avec une légère expression.

L'addition aux framboises du quart de leur poids de cerises aigres a été conseillée par Vuaflart; elle rend la clarification plus prompte et donne un suc qui fournit un sirop plus agréable au goût.

On prépare semblablement, mais sans addition de cerises, le suc de mûres.

Suc de grenades. On prive les grenades de leur écorce, on écrase le parenchyme entre les mains sur un tamis de cuir et on reçoit le suc dans une terrine. D'autre part, on soumet à la presse le résidu. On réunit les deux sucs et on laisse fermenter le tout dans un lieu frais pendant deux jours environ. Lorsque le suc est éclairci, on le décante et on le filtre au papier.

Suc de nerprun. On écrase avec les mains des baies de nerprun en maturité et on abandonne la pulpe à elle-même pendant trois ou quatre jours. On passe ensuite avec expression, puis on filtre le tout à travers une étoffe de laine.

Si les baies ne sont pas à l'état de maturité parfaite, le suc est d'abord peu coloré; mais sous l'influence de l'acide acétique qui prend naissance pendant la fermentation, il finit par prendre la couleur pourpre qui le caractérise.

On suit le même mode opératoire pour obtenir les sucs d'hyèble et de sureau.

La quantité de suc fournie par les différents fruits dépend évidemment de leur structure et est par conséquent variable.

100 kilogrammes de chacun des fruits suivants donnent en moyenne, comme rendement, les quantités de suc indiquées dans le tableau ci-dessous :

Nerprun	33	Cerises	
Berberis	40	Coings	
Merises	43	Mures	55
Fraises	46	Sureau	
Grenades	52	Framboises	62
		Groseilles	65

Clarification et conservation des sucs aqueux.

Les sucs aqueux doivent toujours être dépurés, soit pour les purifier, soit pour les conserver. On y parvient à l'aide de trois méthodes générales :

1° *Par le repos et la filtration.* — Ce moyen simple s'applique toutes les fois qu'il faut éviter l'action de la chaleur et que, d'ailleurs, les sucs doivent être employés immédiatement, par exemple dans la préparation de la plupart des sucs herbacés.

2° *Par coagulation et filtration.* — Lorsque le suc est destiné à faire partie d'un médicament qui doit subir l'action de la chaleur, il y a avantage à faire la dépuration à chaud, car la filtration est ensuite plus facile. En outre, le suc, débarrassé des matières azotées, notamment de l'albumine végétale, est d'une meilleure conservation. Toutefois, il ne faut pas perdre de vue que le coagulum peut entraîner avec lui une partie des principes actifs.

3° *Par fermentation.* — La coagulation n'est pas applicable aux sucs acides, sans doute parce qu'ils renferment trop peu d'albumine végétale. On a recours alors à une légère fermentation, en prenant soin d'arrêter l'action dès que le suc est éclairci, autrement ce dernier prendrait un goût vineux, peu agréable. La formation d'une petite quantité d'alcool change parfois notablement les propriétés du suc. Il peut même se former un peu d'acide acétique qui contribue à modifier quelques principes, comme cela s'observe dans la préparation du suc de nerprun.

Enfin, pendant le mouvement fermentescible la pectine passe en partie à l'état d'acide pectique, qui se dépose sous forme d'une masse gélatineuse.

La fermentation facile des sucs acides se conçoit aisément, puisque nous nous trouvons en présence d'une solution étendue de matière sucrée, au sein de laquelle existent des matières azotées qui favorisent le développement du ferment, celui-ci étant apporté sans doute par les germes de l'air, suivant la théorie de M. Pasteur. L'action, qui est d'abord très lente, s'effectuerait bientôt avec une grande énergie et détruirait toute la matière sucrée, si on ne l'arrêtait à temps.

Les sucs, même clarifiés, se conservent assez mal; au contact de l'air ils se troublent et s'altèrent rapidement. Aussi a-t-on proposé un grand nombre de moyens pour prévenir ces altérations. Voici les principaux :

1° *Emploi de l'huile.* — Cette pratique est fort ancienne. Elle consiste à mettre le suc dans des bouteilles aussi remplies que possible, à verser à la surface une petite couche d'huile, avant de mettre un bon bouchon de liège. On doit donner la préférence à l'huile d'œillette, qui rancit moins vite que l'huile d'amandes douces et qui se congèle plus difficilement que l'huile d'olives. On conserve les bouteilles debout.

Ce procédé réussit souvent, mais il est à peu près inusité.

2° *Mutisme.* — Cette pratique, également très ancienne, consiste à remplir les bouteilles et à faire brûler dans le col une petite mèche soufrée, avant la fermeture. On peut encore plus simplement introduire dans chaque bouteille $0^{gr},60$ à $0^{gr},80$ de sulfite de chaux, sel qui dégage de l'acide sulfureux dans un milieu acide.

L'acide sulfureux est évidemment un antifermentescible, mais comment agit-il? Il est peu vraisemblable qu'il se borne à s'emparer de l'oxygène, comme on l'a dit, car d'autres substances avides d'oxygène ne jouissent pas de la même efficacité.

3° *Méthode d'Appert.* — C'est le procédé le plus suivi aujourd'hui, celui qui donne les meilleurs résultats. On remplit seulement les bouteilles jusqu'à la naissance du col; on se sert de bons bouchons que l'on fixe à l'aide d'une ficelle ou mieux d'un fil de fer. On place ensuite les bouteilles de champ dans une grande bassine contenant de l'eau que l'on fait bouillir pendant douze à quinze minutes, pas davantage. Après le refroidissement, on retire les bouteilles et on les goudronne.

Pour éviter la casse, on a conseillé de ne boucher les bouteilles qu'après l'ébullition, ou bien encore d'introduire le suc bouillant dans des bouteilles chauffées; mais ces moyens sont moins sûrs que le procédé primitif.

D'ailleurs on évite cette casse tant redoutée des praticiens en se servant de bouteilles résistantes, comme de bouteilles en grès ou à vin de champagne, que l'on sépare entre elles dans la bassine à l'aide d'un peu de paille ou de foin. Il convient de porter l'eau à l'ébullition, une température de 100° maintenue pendant quelques minutes étant suffisante pour paralyser le ferment et pour assurer la conservation du suc.

MÉDICAMENTS OBTENUS PAR SOLUTION

Ces solutions médicamenteuses constituent l'une des formes les plus importantes de la pharmacologie.

Elles se classent naturellement d'après la nature du véhicule qui leur sert de base; en laissant de côté celles qui sont le plus souvent employées à l'extérieur, par exemple celles qui ont pour point de départ les huiles, les graisses et la glycérine, on peut former les six divisionssuivantes :

Dissolutions obtenues au moyen :

1° *De l'eau*..................... Hydrolés.
2° *De l'alcool*................... Alcoolés.
3ᶜ *De l'éther*. .... Ethérolés.
4° *Du vin*..................... Vins médicinaux ou Œnolés.
5° *Du vinaigre*............... Vinaigres médicinaux ou Oxéolés.
6° *De la bière*................ Bières médicinales ou Brutolés.

SOLUTIONS PAR L'EAU.
HYDROLÉS.

On a désigné sous le nom d'*hydrolés* tous les médicaments dont le véhicule est l'eau tenant en dissolution un ou plusieurs principes médicamenteux, fixes ou volatils.

D'après cette définition, Henry et Guibourt ont admis trois
grandes divisions :

> 1° Les hydrolés minéraux,
> 2°   —   animaux,
> 3°   —   végétaux.

Cette division est défectueuse en ce sens que l'on rapproche les
médicaments les plus disparates. C'est ainsi que, dans la première division, la liqueur de Fowler est placée à côté de l'eau de
chaux ; les lotions et les cataplasmes, à côté des eaux minérales,
etc. Même inconvénient pour les hydrolés végétaux : les injections
et les fomentations, par exemple, font suite aux tisanes et aux
émulsions.

A la suite de cette classification peu rationnelle, Henry et Guibourt, dans un appendice, décrivent les potions, les collutoires,
les lavements et les cataplasmes.

Je désignerai ici sous le nom d'*hydrolés proprement dits* les solutions aqueuses employées le plus souvent comme boisson à l'intérieur et je les classerai ainsi qu'il suit :

Hydrolés proprement dits :	1° Neutres	1° Tisanes	Magistrales
			Officinales
		2° Bouillons	
		3° Émulsions	
		4° Mucilages.	
	2° Acides	1° Limonades simples	
		2° — cuites	
		3° — gazeuses.	

A la suite des hydrolés, on peut placer les *potions* et quelques
préparations connues sous le nom d'*eaux médicamenteuses*.

CHAPITRE PREMIER

TISANES.

Une tisane est un hydrolé magistral ou officinal peu chargé de principes médicamenteux et qui sert ordinairement de boisson habituelle aux malades.

Le mot *tisane* tire lui-même son origine du mot grec πτισάνη, sous entendu κριθνη, orge broyée (de πτίσσω, piler), parce que la *ptisane* était une préparation faite avec de l'orge broyée, la boisson la plus ordinairement prescrite aux malades par les anciens.

Aujourd'hui on fait les tisanes avec les substances les plus variées, notamment avec la plupart des matières végétales employées en médecine. On y fait aussi entrer parfois des substances minérales, comme des sels; et même des matières animales, comme la colle de poisson dans la tisane de Feltz.

On peut diviser les tisanes en deux sections :

1° *Les tisanes magistrales*, qui peuvent être simples ou composées;

2° *Les tisanes officinales*, improprement appelées *essences*.

Les tisanes composées sont encore désignées sous le nom d'*apozèmes*, de ἀπόζεμα, décoction; mais ce mot est inutile et même inexact, car plusieurs tisanes simples se préparent par décoction, comme la tisane de gaïac. D'ailleurs, toutes les tisanes composées ne sont pas préparées par décoction.

Dans la préparation des tisanes il faut se préoccuper du choix des matières premières et de la pureté de l'eau.

Il est évident que les substances qui forment la base du médicament doivent être choisies avec soin, mondées des corps étrangers qu'elles peuvent contenir, enfin convenablement divisées, pour céder facilement à l'eau leurs principes solubles.

L'eau doit être aussi pure que possible. C'est ainsi qu'il faut rejeter l'eau de puits, dont les sels calcaires durcissent les matières végétales et peuvent même donner un mauvais goût aux tisanes, sans compter les inconvénients qui peuvent résulter, au point de vue chimique, de la présence d'un sel à base de chaux.

Il résulte de ce qui précède que les tisanes sont extrêmement variées et que les principes qu'elles renferment ne peuvent être complètement énumérés. Voici cependant quelques-uns de ceux que l'on y rencontre le plus communément :

1° Des acides organiques, rarement à l'état libre, le plus souvent à l'état de sels neutres ou de sels acides ;

2° Des alcalis organiques, ordinairement à l'état de combinaisons salines ;

3° Des matières sucrées et des glucosides ;

4° Des gommes et des mucilages ;

5° Des matières amylacées, surtout à la suite d'une ébullition prolongée ;

6° Des tanins, en général très solubles dans l'eau ;

7° Des matières albuminoïdes, dans les tisanes préparées à froid ;

8° Des matières spéciales, qui varient nécessairement d'une plante à l'autre et qui constituent souvent à elles seules toute l'importance thérapeutique du médicament.

Bien que tel corps, à l'état de pureté, soit soluble dans l'eau, ce n'est cependant pas toujours une raison pour que l'on puisse assurer qu'il fera nécessairement partie constituante d'une tisane. En effet, les principes immédiats naturels exercent souvent les uns sur les autres des réactions encore peu connues, de telle sorte que certaines matières, à peu près insolubles, passent en quantité notable dans la préparation ; réciproquement, une substance soluble peut contracter une combinaison qui l'empêche de faire partie de l'hydrolé.

Tous les procédés qui sont usités pour obtenir les solutions sont mis en usage pour préparer les tisanes. On peut, suivant les cas, avoir recours à la solution simple, à la macération, à l'infusion, à la digestion, à la décoction, à la lixiviation.

La *solution simple* s'applique à toutes les substances qui sont entièrement solubles dans l'eau, comme les acides organiques, les sels, les sucs concrets, les pulpes, les extraits, les gommes, la manne, le miel, etc. Exemples :

Tisane de Casse.

Extrait de Casse........................... 10 grammes.
Eau tiède................................... 1000 grammes.

On délaie l'extrait dans de l'eau et on passe à travers un blanchet.

Hydromel.

Miel blanc très pur....................... 100 grammes.
Eau tiède................................. 1000 grammes.

On délaie le miel dans l'eau, on passe et on obtient une tisane qui est prescrite sous le nom d'hydromel simple.

2° La *macération* n'est employée que pour la préparation d'un nombre assez restreint de tisanes : elle s'applique aux substances dont les principes actifs, quoique très solubles dans l'eau, ne peuvent être sans inconvénient soumis à l'action de la chaleur.

Tisane de Gentiane.

Racine de Gentiane incisée... .... 5 grammes.
Eau froide................................ 1000 grammes.

On fait macérer pendant quatre heures et on passe.
On prépare de la même manière les tisanes suivantes :

Quassia amara   Rhubarbe.
Simarouba.

3° *Infusion.* C'est par infusion que l'on prépare surtout les tisanes. La température, qui ne dépasse jamais 100°, n'altère pas en général d'une façon sensible la plupart des principes immédiats, d'autant plus que la chaleur décroît rapidement; par contre, elle est suffisante pour enlever la majeure partie des principes solubles. L'infusion convient donc à toutes les substances aisément perméables à l'eau, comme les feuilles, les fleurs, les bourgeons, et même à celles qui ont un tissu plus compact, mais qui ont été amenées au préalable à un état convenable de division, comme les écorces et les racines. Exemples :

Tisane de Ratanhia.

Racine de Ratanhia concassée et dépoudrée...	20 grammes.
Eau bouillante	1000 grammes.

On laisse infuser pendant deux heures et on passe.
On prépare de la même manière les tisanes de :

Racines d'Asperges	Racine de Patience
— Aunée	— de Saponaire
— Bardane	Bourgeons de Sapin
— Grande consoude	Écorces de quinquina
— Fraisier	Tiges de Douce-amère.

On obtient semblablement les tisanes de Polygala de Virginie, de Guimauve, de Valériane, à la condition de diviser seulement les racines et de diminuer la dose de moitié.

Tisane de Bourrache.

Fleurs sèches de Bourrache	10 grammes.
Eau bouillante	1000 grammes.

On fait infuser pendant une demi-heure seulement et on passe.
On prépare de la même manière et à la même dose les tisanes suivantes :

Feuilles d'Armoise	Séné
— Chardon bénit	Scordium
— Chicorée	Turquette
— Fumeterre	Véronique
— Pariétaire	Cônes de houblon
— Lierre terrestre	Fruits d'anis
— Pensées sauvages	Pétales de roses rouges
— Saponaire	Sommités de Petite centaurée
— Scabieuse	Graine de lin.

Même mode opératoire, en diminuant toutefois la dose de moitié pour les tisanes préparées avec les substances suivantes :

Feuilles d'Absinthe	Fleurs de Bouillon blanc
— Capillaire du Canada	— Camomille
— Hysope	— Coquelicot
— Mélisse	— Guimauve
— Menthe	— Mauve
— Oranger	— Sureau
— Romarin	— Tilleul
— Thé perlé	— Tussilage
— Sauge	— Violette.

Enfin, le codex réduit à 4 grammes seulement par litre le safran et les fleurs d'arnica.

4° *Digestion*. Elle est rarement employée. Elle serait cependant avantageuse pour les tisanes préparées avec des substances à tissu compact, dont les principes actifs sont altérables à la température de l'ébullition. Elle n'est guère usitée que dans la préparation de la tisane de salsepareille, que l'on doit, d'après le codex, préparer de la manière suivante :

Racine de Salsepareille fendue et coupée..... 60 grammes.
Eau.. q. s.

On fait d'abord une macération de deux heures dans un litre d'eau froide environ. On porte ensuite le liquide à l'ébullition, et dès que ce point est atteint on laisse le tout digérer dans un endroit chaud pendant deux heures. On passe, on laisse déposer et on décante pour avoir un litre de tisane.

Il y aurait lieu de traiter par digestion quelques-unes des substances suivantes :

Badiane	Polygala
Cinq racines apéritives	Quinquina
Cannelle	Sassafras
Carvi	Saponaire
Coriandre	Serpentaire de Virginie
Fenouil	Valériane
	Têtes de pavots.

5° *Décoction*. La décoction, qui était autrefois d'un usage fréquent, n'a été conservée que pour les substances très dures dont les principes médicamenteux ne se dissolvent que sous l'influence d'une température élevée et suffisamment prolongée.

Elle s'applique notamment aux végétaux qui doivent leur action à des substances résineuses, comme le gaïac et le jalap; à ceux qui n'agissent que par leurs substances amylacées, comme l'orge, le gruau, le riz, les lichens. On l'applique également aux fruits pectoraux, à la fougère mâle.

Tisane de lichen d'Islande.

Lichen d'Islande.............................. 10 grammes.
Eau commune.................................. q. s,

On porte à l'ébullition et on rejette l'eau de cette première opération qui entraîne la presque totalité du principe amer. On lave le lichen à l'eau froide et on le fait bouillir de nouveau avec de l'eau pendant une demi-heure, de manière à obtenir un litre de tisane. On passe ensuite à l'étamine.

Si le médecin veut conserver le principe amer, il doit l'indiquer d'une manière spéciale. Alors, on lave le lichen et on ne fait qu'une décoction d'une demi-heure.

6° *Lixiviation*. Ne s'applique guère qu'à la préparation des hydrolés qui ont pour base le café et les glands doux.

Dans la préparation des tisanes, on se sert parfois d'un procédé mixte, comme on vient du reste de le voir pour la tisane de Salsepareille. Voici un autre exemple dans lequel la décoction est associée à la macération :

Écorce de racine de grenadier................. 60 grammes.
Eau... 750 grammes.

On fait d'abord macérer pendant douze heures, puis bouillir jusqu'à diminution d'un tiers et on passe.

Quel que soit leur mode de préparation, les tisanes doivent être dépurées, c'est-à-dire privées de toutes les matières étrangères qui peuvent troubler leur transparence. On y procède par le repos, la décantation, la filtration à l'étamine ou même au papier.

Les tisanes de Tussilage, d'Arnica, de Pied-de-chat, par exemple, doivent être filtrées au papier. Lorsque le principe actif est à l'état de suspension, il faut se contenter de laisser déposer et de décanter ou de passer à travers une étamine claire, comme dans la préparation de la tisane de gaïac. Par exception on ne passe pas, comme pour la tisane de Kousso, qui se prépare par infusion et dont la poudre doit être prise à l'intérieur avec le liquide.

Lorsque les tisanes sont dépurées, on y fait souvent des additions de sels, d'acides, de sirops, etc. En général, toutes ces substances, qui sont très solubles, ne doivent être ajoutées que lorsque la préparation est terminée.

Sous la dénomination de *tisanes portatives* et *extemporanées*, on a proposé des préparations faites avec des extraits secs ou des saccharolés ; mais le manuel opératoire ordinaire est si simple qu'il enlève toute importance à ces spécialités.

Les tisanes n'ont souvent pour but que de faire prendre aux malades une certaine quantité d'eau comme boisson. Leur usage devant se continuer pendant plusieurs jours, elles doivent être peu chargées de principes médicamenteux. Il convient donc de les rendre agréables par l'addition de sucre, de miel, de sirops variés. Aussi la plupart d'entre elles sont édulcorées. L'édulcoration des tisanes, pour un litre, se fait dans les proportions suivantes :

Sucre..........................	60 grammes
Sirop..........................	100 grammes
Miel...........................	100 grammes
Racine de Réglisse.	10 grammes (par infusion).

Posologie des tisanes. La posologie est cette partie de l'art de formuler qui s'occupe des doses des médicaments.

Elle doit être envisagée à un double point de vue, l'un étant du domaine médical, l'autre rentrant dans le domaine pharmaceutique.

En thérapeutique, la dose est la quantité d'un médicament, soit simple, soit composé, qui peut être donnée à un malade.

En pharmacie, on donne ce nom à la proportion de chacun des ingrédients qui doivent faire partie d'une préparation officinale.

La dose médicale peut varier dans certaines limites; la dose pharmaceutique est invariable et fixée par le codex.

Dans la préparation des tisanes, il y a quelques règles générales qui peuvent être déduites des exemples précédemment cités.

Pour un litre de produit, on emploie 20 grammes de racines et d'écorces ; s'agit-il de feuilles et de fleurs peu actives, de semi-noïdes d'Ombellifères, cette dose est réduite de moitié. Cette quantité est encore réduite de moitié, c'est-à-dire à 5 grammes, pour les feuilles odorantes, les fleurs actives, les sommités fleuries, les matières amères.

Il est évident que ce sont là des indications générales qui ne sont applicables que lorsque le médecin, ce qui arrive souvent, néglige d'indiquer lui-même les doses qu'il faut employer.

Tisanes officinales. Hydrolés désignés improprement sous le nom d'*essences* par quelques praticiens; ce sont des solutés très concentrés auquel il suffit d'ajouter de l'eau pour avoir une tisane ordinaire.

Ces tisanes concentrées sont telles, que leur poids représente exactement le poids de la substance qui a servi à les préparer.

Tisane officinale de douce-amère.

Douce-amère incisée.......................... 1000 grammes
Eau................... .... q. s.

On fait deux infusions de douze heures chacune; on passe et on concentre au bain-marie pour obtenir 900 grammes de liquide; on prend alors :

Liquide concentré........................... 900 grammes
Alcool à 90°................................. 100 grammes
Essence d'anis.............................. 3 gouttes.

On mêle et on filtre.

10 grammes, dans un litre d'eau, suffisent pour obtenir un litre de tisane qui répond exactement à 10 grammes de Douce-amère.

Tisanes composées (Apozèmes).

La préparation des tisanes composées n'exige en réalité pas d'autres règles que celles qui ont été indiquées précédemment : il faut soumettre chaque substance au *modus faciendi* qui lui convient.

S'agit-il de faire un tisane de Gaïac et de Sassafras : on fera une décoction avec le Gaïac râpé et on versera le liquide bouillant sur le Sassafras, qui doit être traité par infusion.

Les additions de sels, de sirops et de toutes les autres matières entièrement solubles sont toujours faites en dernier lieu, à moins qu'elles ne doivent produire un effet déterminé et donner naissance à une réaction prévue. C'est ainsi que l'addition, au début, d'une petite quantité d'un acide minéral facilite la dissolution des principes fébrifuges, tandis que la présence d'une substance alcaline produit un effet inverse. Ces additions doivent donc être rigoureusement surveillées, car ici les incompatibilités sont plus à craindre que pour les tisanes simples.

Les tisanes composées se préparent, comme les tisanes ordinaires, au moment du besoins et présentent aussi beaucoup de différence, dans leur composition.

Les plus remarquables sont : la tisane sudorifique, le bouillon aux herbes, la décoction blanche de Sydenham, la tisane de Feltz et le petit-lait de Weiss.

TISANE SUDORIFIQUE.

Bois de Gaïac râpé..........................	60 grammes
Racine de Salsepareille fendue et coupée......	30 grammes
— de Sassafras.......................	10 grammes
— de Réglisse.........................	20 grammes.

On fait bouillir le Gaïac dans une suffisante quantité d'eau pendant une heure; on verse le décocté sur la Salsepareille, le Sassafras et le Réglisse, et on laisse infuser pendant deux heures. On passe, on laisse déposer et on décante de manière à obtenir un litre de tisane.

Le codex recommande à tort de faire bouillir la Salsepareille avec le bois de Gaïac.

Bouillon aux herbes.
(Apozème d'oseille composé.)

Feuilles récentes d'oseille...................	40 grammes.	
— de laitue...................	20	—
— de poirée...................	10	—
— de cerfeuil...................	10	
Beurre frais...................	5	
Sel marin...................	1000	

On lave les plantes, on les fait ensuite bouillir jusqu'à ce qu'elles soient cuites; on ajoute ensuite le sel et le beurre, et on passe.

C'est à tort que cette préparation est rangée parmi les bouillons par beaucoup de pharmacologistes.

DÉCOCTION BLANCHE DE SYDENHAM.

Corne de cerf calcinée et porphyrisée........	40	—
Mie de pain de froment...................	20	—
Gomme arabique pulvérisée...................	10	—
Sucre blanc...................	60	—
Eau de fleurs d'oranger...................	10	—
Eau commune...................	q. s.	

On triture dans un mortier de marbre la corne de cerf et la gomme; on ajoute la mie de pain, ainsi qu'une partie du sucre, et on triture de nouveau pour avoir un mélange exact. On place le tout sur le feu avec un peu plus d'un litre d'eau; on porte à l'ébullition en agitant continuellement et on fait bouillir pendant un quart d'heure dans un vase couvert. On passe avec légère expression à travers une étamine peu serrée; on fait dissoudre le reste du sucre et on ajoute l'eau de fleur d'oranger.

Les proportions indiquées doivent donner un litre de tisane.

La décoction blanche de Sydenham a été souvent modifiée.

Voici la formule primitive, publiée pour la première fois en France par Lémery, en 1688 :

Corne de cerf...................	60 grammes
Mie de pain...................	60 grammes
Eau...................	1500 grammes.

On faisait bouillir de manière à réduire à 1 000 grammes et on sucrait à volonté.

Cette formule, qui a fait la réputation du remède et qui a été suivie pendant plus d'un siècle en Angleterre sans modifications, a été conservée par le codex français jusqu'en 1837, mais en réduisant la mie de pain et la corne de cerf.

Baumé, le premier, proposa l'emploi de la gomme, sans rejeter absolument l'emploi de la mie de pain. Le codex de 1819, sans adopter cette modification, ajoute cependant en note : « beaucoup d'auteurs substituent la gomme à la mie de pain. »

En 1828, Guibourt revient à l'idée de Baumé et conseille d'abandonner la mie de pain, qui donne au médicament une onctuosité désagréable et le prédispose à s'aigrir facilement en été. Soubeiran propose au contraire de la conserver, parce que, dit-il, par l'acide qu'elle contient, elle dissout une partie du phosphate de chaux, qui a certainement une influence sur les propriétés médicamenteuses de ce remède; mais c'est là une simple assertion qui ne repose sur aucune donnée analytique.

Enfin, Taddei, Geiger, Swédiaur, Transdorff, les codex de 1837 et de 1866 prescrivent à la fois la gomme et la mie de pain.

Pour résoudre cette question controversée, j'ai fait une série d'expériences dont voici le résumé :

1° En faisant bouillir pendant un quart d'heure dans de l'eau distillée, sans aucune addition, du phosphate de chaux tribasique parfaitement pur, on obtient un décocté *acide* au papier de tournesol contenant 0,135 d'acide phosphorique en dissolution par litre, probablement à l'état de phosphate acide de chaux.

2° En répétant l'expérience dans les mêmes conditions, mais avec addition préalable, soit de gomme ou de mie de pain, soit de ces deux substances réunies, la quantité d'acide phosphorique dissoute reste exactement la même, tandis que la quantité de chaux qui entre en solution est notablement plus élevée.

3° Lorsque l'on prépare la décoction blanche en suivant les prescriptions du codex, la préparation ne contient pas de phosphate de chaux en dissolution.

4° Même résultat négatif en remplaçant la corne de cerf calcinée par la poudre d'os porphyrisée ou purifiée par précipitation au moyen du carbonate d'ammoniaque, suivant la méthode de Collas et de Soubeiran, tous ces produits étant un mélange en proportions variables de phosphate de chaux et de carbonate de chaux.

L'absence de l'acide phosphorique dans ce cas s'explique aisément, le carbonate de chaux précipitant en quelque sorte le phosphate acide de chaux à mesure que ce dernier tend à se former au sein de la dissolution bouillante :

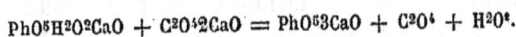

$$PhO^5H^2O^2CaO + C^2O^42CaO = PhO^53CaO + C^2O^4 + H^2O^4.$$

Dans la pratique il n'est pas nécessaire de se servir de phosphate de chaux chimiquement pur pour avoir de l'acide phosphorique en dissolution. On peut en effet préparer ce sel dans un état de pureté convenable en dissolvant dans de l'acide chlorhydrique la corne de cerf calcinée ou la cendre d'os et en précipitant la liqueur filtrée, non par le carbonate d'ammoniaque, mais par l'ammoniaque caustique. Le précipité, bien lavé, est privé de carbonate de chaux. Je me suis assuré que le produit ainsi obtenu donne une décoction blanche comparable à celle qui est préparée avec le sel chimiquement pur.

On peut déduire de ce qui précède les conclusions suivantes :

1° La décoction blanche de Sydenham, préparée comme l'indique le codex de 1866, renferme seulement du phosphate de chaux à l'état de suspension.

2° Contrairement à l'opinion de Soubeiran, la mie de pain, pas plus que la gomme, ne peut faire entrer en dissolution une quantité appréciable de phosphate de chaux ; mais ces deux substances, surtout la dernière, assurent la stabilité de l'émulsion et augmentent la quantité des sels calcaires dissous.

3° La quantité d'acide phosphorique qui entre en dissolution est notable quand on se sert de phosphate de chaux pur ou simplement de phosphate de chaux précipité.

En résumé, si l'on veut avoir une décoction blanche convenablement dosée, et contenant du phosphate de chaux en dissolution, il convient de faire subir à la formule légale, adoptée par le codex de 1866, la modification suivante : remplacer la corne de cerf calcinée par du phosphate de chaux précipité, privé de carbonate de chaux.

Enfin, s'il est utile d'employer la gomme, sans retrancher la mie de pain, c'est en petite quantité, comme l'indique le codex : la préparation est plus blanche et le phosphate de chaux qui est en suspension se dépose plus difficilement.

Tisane de Feltz.

Salsepareille fendue et coupée................	90 grammes.
Sulfure d'antimoine pulvérisé.................	80 grammes.
Colle de poisson.............................	10 grammes.
Eau commune.................................	2 litres.

On fait bouillir dans deux litres d'eau, pendant une heure, le sulfate d'antimoine placé dans un nouet; on rejette ce liquide. On ajoute le même nouet aux autres substances dans deux litres d'eau et on fait bouillir à petit feu jusqu'à réduction de moitié. On passe, on laisse déposer et on décante.

La formule de cette préparation a varié d'un formulaire à l'autre. Baumé et Virey y font entrer de la Squine, de l'écorce de Buis, du Lierre de muraille et du sublimé corrosif. Feltz recommandait une décoction de six heures, dans un vase de verre; or, nous avons déjà vu qu'il faut éviter de faire bouillir la Salsepareille; sous ce dernier rapport, la formule du codex de 1866 pourrait donc être avantageusement modifiée.

Il existe un grand nombre de tisanes composées de la nature de celle de Feltz, c'est-à-dire dans lesquelles il entre du sulfure d'antimoine, comme la décoction de Pollini, les tisanes de Vinache, d'Astruc, de Lisbonne, de Zittmann, etc.

Quel est le principe actif de toutes ces préparations? Cette question a été résolue par les expériences de Guibourt et de Grassi.

1° Le sulfure d'antimoine naturel renferme ordinairement du sulfure d'arsenic en quantité variable pouvant aller de $\frac{1}{60}$ à $\frac{1}{20}$, d'après Sérullas; or, à l'ébullition ce dernier se transforme partiellement en acide arsénieux :

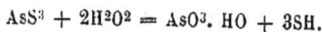

$$AsS^3 + 2H^2O^2 = AsO^3. HO + 3SH.$$

On le démontre en faisant bouillir dans de l'eau du sulfure d'arsenic et en introduisant le liquide filtré dans l'appareil de Marsh.

Se fondant sur cette réaction, Guibourt a admis que le sulfure d'arsenic est seul actif, qu'il convient de supprimer le sulfure d'antimoine et d'ajouter à la tisane une quantité déterminée d'acide arsénieux; ou bien encore de diminuer la dose du sulfure naturel et de la réduire à 8 grammes par litre, afin d'éviter tout accident.

2° Grassi a démontré que la préparation renferme non seulement de l'arsenic, mais encore de l'antimoine à l'état de dissolution.

Toutefois, ce corps n'y existe pas à l'état de sulfure, car le décocté, soumis pendant longtemps à l'action d'un courant de chlore, ne précipite pas par le chlorure de baryum. Il y est sans doute contenu sous forme d'oxyde d'antimoine, corps légèrement soluble dans l'eau, d'après Capitaine. Au surplus, le sulfure d'arsenic est sensiblement décomposé par l'eau bouillante, à la manière du sulfure d'antimoine.

De ce qui précède, on conclut :

1° Que la tisane de Feltz renferme à la fois en dissolution de l'acide arsénieux et de l'oxyde d'antimoine;

2° Que, comme le prescrit le codex, il convient de faire bouillir au préalable le sulfure dans un nouet, pour éviter les accidents qui pourraient résulter de la présence d'une trop forte proportion d'arsenic.

En remplaçant, comme le veut Guibourt, le nouet de sulfure par de l'acide arsénieux ajouté après coup, ou par de l'arséniate de potassium, comme l'a proposé Rayer, on obtiendrait évidemment un médicament mieux dosé, mais qui ne remplirait sans doute pas les mêmes indications thérapeutiques.

PETIT-LAIT

Lait de vache pur...........................	Un litre.
Solution d'acide citrique au $\frac{1}{7}$..................	q. s.
Blanc d'œuf................................	n° 1.

On porte le lait à l'ébullition et on y ajoute alors peu à peu la solution acide, jusqu'à ce que le coagulum soit bien formé; on passe sans expression.

D'autre part, on ajoute au liquide un blanc d'œuf battu dans une petite quantité d'eau, on porte de nouveau à l'ébullition, on verse un peu d'eau froide pour apaiser le bouillon et on filtre sur un papier préalablement lavé à l'eau bouillante.

Le lait est un aliment complet formé d'un grand nombre de substances que l'on peut classer de la manière suivante :

1° La *crème*, mélange de matières grasses : stéarine, palmitine, oléine, caprine, caproïne, butyrine ;

2° *Matières albuminoïdes* : caséine, albumine, lacto-protéine de Millon ;

3° Une matière sucrée : la *lactine* ou sucre de lait.

4° *Matières inorganiques* : chlorure de potassium, phosphates de soude, de chaux, de magnésie, de fer ; enfin une très petite quantité de soude libre.

Il existe en outre dans le lait, mais en très faible proportion, un certain nombre de principes immédiats qui n'ont qu'un intérêt purement scientifique, comme la lécithine, l'urée, la créatine.

Le petit-lait est du lait privé des corps gras et des matières albuminoïdes, sauf la lacto-protéine. Dans sa préparation, il y a lieu de tenir compte de la nature du lait et de la coagulation.

Essai du lait. — Le codex recommande de se servir de lait de vache pur. Le lait a donné lieu à de nombreuses recherches, tant au point de vue de sa composition qu'au point de vue des falsifications qu'on lui fait subir.

Pour reconnaître sa pureté sans recourir à une analyse complète, il convient de prendre sa densité, puis de doser les matières grasses et le sucre de lait.

Un moyen expéditif pour doser les matières grasses consiste à se servir du lacto-butyromètre de Marchand.

Le lacto-butyromètre se compose simplement d'un tube en verre, fermé par un bout, de 35 à 40 centimètres de hauteur et de 11 à 12 millimètres de diamètre (fig. 59). Il est divisé en trois parties égales de 10 centimètres et porte au-dessous et même au-dessus du trait supérieur A une quinzaine de divisions qui représentent des dixièmes de centimètres cubes.

On verse d'abord dans ce tube 10 centimètres cubes de lait, on ajoute une goutte de lessive des savonniers et on agite ; on verse ensuite 10 centimètres cubes d'éther pur ; la quantité de soude est suffisante si, par l'agitation, on obtient un mélange translucide et homogène; on achève de remplir, jusqu'au trait A, avec de l'alcool à 86°. On ferme alors le tube à l'aide d'un bon bouchon, on agite et on dispose l'appareil dans un manchon métallique contenant de l'eau à 40°.

La matière grasse se sépare en grande partie sous forme de gouttelettes oléagineuses qui viennent se rassembler à la surface : lorsque cette couche n'augmente plus, on lit le nombre de divisions qu'elle occupe, et, au moyen des tables dressées par Marchand, on obtient la quantité de beurre contenue dans un litre de lait. Tout lait qui ne renferme pas au moins 30 grammes de beurre par litre doit être rejeté.

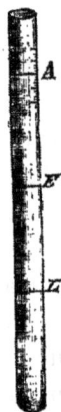

FIG. 57.
Butyromètre Marchand.

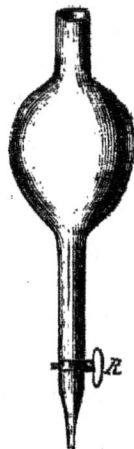

FIG. 58.
Appareil Adam.

Ce procédé a été l'objet de nombreuses critiques. Dans un expertise sérieuse, il ne faut pas se fier à ses indications : on do isoler la matière grasse et la peser.

M. Adam, pharmacien en chef de l'hôpital Beaujon, recommande la marche suivante :

On verse dans une pipette de Mohr ou dans un appareil spécial, muni à sa partie inférieure d'un robinet (fig. 60), 20 centim. cubes d'un mélange fait dans les proportions de 11 parties d'éther à 65° et de 10 parties d'alcool à 75°, puis 10 centim. cubes de lait additionné de 1 centim. cube de lessive des savonniers

pour 200 centim. cubes de lait. On ferme le tube, on mélange
avec soin et on laisse déposer. Il se forme rapidement deux couches distinctes que l'on sépare exactement : l'intérieure, aqueuse,
opalescente, est soutirée par le robinet et mise à part ; on reçoit
ensuite la couche éthéro-alcoolique, *qui renferme tout le beurre*,
dans une petite capsule tarée, puis on évapore et on pèse de
nouveau la capsule, la différence entre les deux pesées représentant le poids du beurre.

D'autre part, le liquide aqueux est additionné d'eau distillée
pour parfaire environ 100 centim. cubes ; on y ajoute 8 à 10
gouttes d'acide acétique cristallisable, ce qui précipite la caséine,
que l'on recueille sur un filtre. Enfin, dans le liquide filtré, on
peut doser le sucre de lait à l'aide de la liqueur cupro-potassique.

Le procédé est donc caractérisé par le double isolement du
beurre dans la liqueur éthéro-alcoolique et de la caséine dans le
petit-lait.

On sait que la lactose peut être dosée directement dans le petit-
lait au moyen du saccharimètre. On se conforme alors aux indications qui ont été données par Poggiale dans son traité d'analyse chimique par la méthode des volumes.

2° *Coagulation.* Le lait est coagulé par un grand nombre de
substances, notamment par les acides, plusieurs sels métalliques
et quelques matières organiques, comme la pepsine, les fleurs de
chardonnette, etc.

Bien que coagulant parfaitement le lait, les acides minéraux
doivent être exclus de la préparation du petit-lait. Parmi les
acides organiques, il faut également rejeter le vinaigre, qui communique à la préparation un goût peu agréable, et l'acide tartrique, qui peut déterminer au bout de quelque temps un trouble
manifeste, par suite de la formation d'un peu de tartrate de chaux.
Le codex donne avec raison la préférence à l'acide citrique, qui
ne présente aucun de ces inconvénients, à la condition toutefois
de ne pas en mettre un excès, qui nuit au succès de l'opération
en redissolvant une partie de la matière caséeuse.

Au lieu de se servir d'un acide, on a parfois recours à l'emploi
de la présure, que l'on obtient ainsi qu'il suit :

On prend le quatrième estomac d'un jeune veau qui n'a été

nourri que de lait. On retire le lait caillé qu'il contient et on lave la membrane à l'eau froide. On place le tout, lait caillé et tissu, dans de l'eau avec du sel et deux litres de saumure. Après quelque temps de macération, on retire le tissu, on le saupoudre de sel et on le fait sécher, ce qui constitue la présure.

On se contente parfois de laver simplement la caillette, de la saler et de la sécher.

Pour s'en servir, on en prend environ un gramme que l'on fait macérer dans 30 à 40 grammes d'eau. En ajoutant ce macéré à un litre de lait, la coagulation est rapide, surtout si on opère sur des cendres chaudes. On clarifie ensuite le sérum à la manière ordinaire.

On peut se servir aussi de présure liquide. Voici la formule qui a été préconisée par Wislin :

Estomac de jeunes veaux....................	10 grammes.
Sel marin................................	3 grammes.
Alcool à 80°.............................	1 gramme.
Eau.....................................	16 grammes.

On incise la caillette avec des ciseaux, on y ajoute le sel avec le lait caillé qu'elle renferme. Après cinq ou six semaines environ de macération, alors que l'odeur de présure est bien développée, on délaie le produit dans l'eau, on ajoute l'alcool et on filtre.

M. Bougarel a indiqué la préparation suivante : on prend 15 grammes de caillette de veau ou d'agneau, débarrassée de sa matière caséeuse, on la coupe par petits morceaux que l'on fait macérer dans un litre de vin blanc, on ajoute douze grammes de sel marin, on filtre et on conserve le produit dans des bouteilles pleines. Il faut 12 grammes de cette présure liquide pour coaguler un litre de lait.

La coagulation du lait, dans ces circonstances, est due à la présence de la pepsine, matière albuminoïde spéciale qui préside à la digestion stomacale.

La pepsine jouit de la singulière propriété de coaguler d'abord les matières albuminoïdes, puis de les redissoudre ultérieurement. Dans la coagulation artificielle du lait, le premier effet est seul produit.

D'après Soubeiran, le petit-lait préparé avec la présure est plus sapide, plus coloré, plus chargé de matières organiques que celui qui est obtenu avec les acides, ce qui tient sans doute à ce que, d'après l'observation de Quévenne, la présure n'agit pas sur la portion de la caséine qui est naturellement dissoute.

Le petit-lait est souvent additionné après coup de matières médicamenteuses, telles que l'alun, l'émétique, la pulpe de tamarins, le vin blanc, etc.

Il fait la base du petit-lait de Weiss, dont voici la formule :

Follicules de séné............................	4 grammes.
Sulfate de magnésie........................	4 grammes.
Sommités d'hypéricum.......................	2 grammes.
— de caille-lait......................	2 grammes.
Fleurs de sureau............................	2 grammes.
Petit-lait bouillant.........................	1000 grammes.

On fait infuser pendant une demi-heure, on passe et on filtre.

CHAPITRE II.

DES BOUILLONS.

COMPOSITION DE LA CHAIR MUSCULAIRE. — BOUILLONS MÉDICINAUX. TABLETTES DE BOUILLON. — EXTRAITS DE VIANDE.

Les bouillons sont des hydrolés préparés avec la chair des animaux.

Ce sont les *hydrolés animaux* de Guibourt, dénomination exacte, puisqu'on les obtient en remplaçant les matières végétales par des substances animales.

On les a divisés en deux séries : les bouillons alimentaires et les bouillons médicinaux ; mais ceux-ci remplissent presque toujours la double indication d'un effet thérapeutique et d'un effet alimentaire.

Les premiers s'obtiennent avec la viande des animaux adultes ; les seconds, avec les viandes peu faites de veau, de poulet, de grenouilles, de tortue, de limaçons, auxquelles on ajoute parfois des plantes ou parties de plantes médicinales, comme le capillaire du Canada.

Pour bien se rendre compte de la composition et de la préparation des bouillons, il est indispensable de connaître la nature de la chair musculaire, telle qu'elle est employée à la préparation des bouillons, c'est-à-dire la matière fondamentale des muscles, associée à l'ensemble des parties qui y adhèrent : tissus cellulaire, fibreux, adipeux, vasculaire, nerveux.

Au point de vue chimique, on peut diviser les nombreux matériaux de la chair musculaire en trois parties : les matières organiques azotées, non azotées et les matières inorganiques.

I. Matières organiques azotées.

Elles comprennent les fibrines, la musculine, la sérine, le tissu lamineux, l'hémoglobine, l'acide inosique, la créatine, la xanthine et quelques autres substances qui n'existent qu'en très faible quantité, parfois même à l'état de traces, comme l'urée, l'acide urique, la taurine.

Fibrines. Les fibrines sont des matières albuminoïdes qui peuvent exister sous deux formes distinctes, à l'état soluble et à l'état insoluble.

La fibrine liquide est la *plasmine* de Denis, le *fibrinogène* de Wirchow; elle existe dans le plasma du sang à l'état de dissolution.

Pour la préparer, on reçoit du sang frais dans une solution saturée de sulfate de soude, afin d'empêcher la coagulation et de permettre aux globules de se déposer. On filtre et on traite le liquide clair ou plasma par du chlorure de sodium pulvérisé : la plasmine se précipite.

Ainsi obtenue, elle est soluble dans quinze à vingt fois son poids d'eau froide; mais cette solution ne tarde pas à se coaguler spontanément. C'est ce dernier phénomène qui se produit normalement dans le sang après trois ou quatre minutes d'exposition à l'air et qui rend compte de la formation du caillot. En effet, dans les deux cas la plasmine se dédouble en fibrine soluble et en fibrine coagulée, celle-ci entraînant dans les réseaux qu'elle forme tous les globules qui ne sont qu'en suspension dans la masse.

Cette fibrine coagulée, *fibrine* de Fourcroy, est la matière fibrineuse, le *gluten* du sang, la *lymphe coagulable* de quelques auteurs, la *fibrine concrète* de Denis.

Elle est insoluble dans l'eau, dans l'alcool et dans l'éther. Elle se dissout dans les alcalis étendus, et aussi dans l'ammoniaque, sous l'influence d'une douce chaleur, en formant des substances analogues aux albuminates alcalins.

L'acide chlorhydrique très étendu la gonfle à la température ordinaire, sans la dissoudre sensiblement; vers 50 à 60°, la dissolution a lieu en quelques heures. Il en est de même de quelques dissolutions salines, telles que celles qui renferment du sulfate de soude au $\frac{1}{10}$, du chlorure de sodium, de l'azotate de potassium; mais, tandis que les dissolutions obtenues avec ces sels se coagulent par la chaleur au-dessus de 60°, les solutions alcalines et chlorhydrique sont incoagulables.

Thénard a découvert que la fibrine concrète jouit de la singulière propriété de décomposer l'eau oxygénée, à moins toutefois qu'elle n'ait été chauffée à 72°.

Quelque soin que l'on apporte à la préparation de la fibrine, elle retient toujours une petite quantité de matières minérales, notamment de phosphate de chaux, ce qui est une difficulté de plus pour établir exactement sa composition.

Musculine. La musculine, fibrine des muscles, est une substance organique azotée très voisine de la fibrine concrète. Elle fait la base des faisceaux primitifs striés ou lisses, qui sont entourés d'une enveloppe spéciale de nature également azotée, le sarcolemme.

Ces éléments anatomiques sont imprégnés d'un suc ou plasma des muscles dans lequel Kühn a découvert une nouvelle matière albuminoïde soluble, la *myosine*, qui a pour caractéristique de se coaguler instantanément à la température de 45°.

Liebig a donné le procédé suivant pour préparer la musculine : de la viande hachée, épuisée au préalable de ses principes solubles par de l'eau froide, est délayée dans de l'acide chlorhydrique très étendu; après une macération suffisante, on filtre et on neutralise par l'ammoniaque.

Quelques auteurs donnent le nom de *syntonine* au produit qui se précipite et le considèrent comme de la musculine modifiée par les acides.

Quoi qu'il en soit, cette matière est insoluble dans l'eau, dans l'alcool et dans l'éther; elle est soluble dans les alcalis et dans les acides étendus : son caractère distinctif est de se dissoudre à froid dans de l'eau, aiguisée de la millième partie de son poids d'acide chlorhydrique.

Lorsqu'on la fait macérer dans l'eau, elle finit par s'altérér et donne alors des produits très variés qui attestent sa grande complication moléculaire, comme une matière albuminoïde soluble, de l'acide sulfhydrique, de l'ammoniaque, des acides gras volatils, etc. Dans l'eau bouillante il reste comme résidu une matière organique azotée, et on obtient en outre un dégagement d'acide carbonique. Comme la plupart des matières albuminoïdes, dont elle présente les caractères généraux, elle renferme environ 16 p. 100 d'azote, associé au carbone, à l'hydrogène, à l'oxygène, au soufre et au phosphore.

3° *Sérine*. La sérine ou albumine animale existe dans le sang, dans la lymphe, le chyle, le lait, les liquides séreux, et en général dans tous les liquides de l'économie animale renfermant des principes albuminoïdes. Denis la distingue cependant de la fibrine soluble qui provient du dédoublement de la plasmine ; mais ces deux matières, à supposer qu'elles ne soient pas identiques, sont extrêmement voisines.

La sérine est soluble dans l'eau, insoluble dans l'alcool, l'éther, le chloroforme, les huiles essentielles. Son pouvoir rotatoire est plus élevé que celui de l'albumine de l'œuf.

Sa solution aqueuse commence à se troubler vers 60° et la coagulation est complète à 73°. La coagulation est difficile avec l'alcool, mais très facile avec les acides, à l'exception des acides acétique, orthophosphorique et pyrophosphorique. Beaucoup de sels agissent comme les acides, notamment le sublimé corrosif.

Il faut remarquer cependant que l'acide azotique, qui trouble immédiatement une dissolution d'albumine même étendue, ne donne lieu qu'à une précipitation incomplète, de telle sorte que si ce réactif est excellent pour déceler la présence du principe albuminoïde, il n'est pas susceptible de conduire à un dosage exact, celui-ci exigeant en outre l'emploi d'une solution phéniquée dont voici la formule :

Phénol..............................	100
Acide acétique.......................	100
Alcool à 86°.........................	200

4° *Tissu lamineux*. Appelé aussi tissu *fibreux, connectif, conjonctif* ou *unissant*, et aussi, mais improprement, *tissu cellulaire*, car si l'insufflation y développe quelques cavités, il est formé en réalité, non de cellules, mais de fibres lisses, minces et aplaties.

On le rencontre sur tous les points de l'économie vivante, où il sert à remplir les vides entre les tissus d'une importance physiologique plus grande, entre les muscles, par exemple. A la surface du corps, comme à l'intérieur, il revêt la forme de membranes enveloppantes.

Il est blanc, mais par la dessiccation il devient jaunâtre, cassant, translucide. Il est insoluble dans l'eau; seulement, par une ébullition prolongée, il finit par se dissoudre en se transformant en gélatine, et c'est en ce sens qu'il fait partie des bouillons.

4° *L'hémoglobine* ou *hémato-globuline*, appelée, encore *hémato-cristalline, cruorine, cristaux du sang*, constitue en grande partie les globules du sang, qui lui doivent leur couleur rouge. C'est également à elle que les bouillons préparés à froid doivent leur coloration.

L'hémoglobine a d'abord été confondue avec l'un des produits de sa décomposition, l'*hématosine* ou *hématine*, qui est incristallisable. Il ne faut pas non plus la confondre avec l'*hématoïdine*, qui ne renferme pas de fer au nombre de ses éléments et que l'on rencontre parfois à l'état cristallisé dans les foyers hémorragiques.

Elle cristallise en prismes rhomboïdaux droits, très transparents, d'une belle couleur rouge. Elle est peu soluble dans l'eau froide, tout au plus 5 p. 100, assez soluble dans la glycérine, insoluble dans l'alcool absolu, l'éther, le chloroforme, le sulfure de carbone. Sa molécule est très complexe, car elle ne renferme pas moins de six éléments, carbone, hydrogène, oxygène, azote, soufre et fer; la présence de ce dernier élément et sa propriété de cristalliser la distinguent de toutes les autres matières albuminoïdes actuellement connues.

Sous l'influence de plusieurs réactifs, notamment des alcalis et des acides, elle se dédouble aisément en deux principes, l'hématosine et l'albumine. On s'explique ainsi pourquoi elle ne donne pas les réactions des matières albuminoïdes avec les corps qui sont incapables d'opérer immédiatement son dédoublement, comme le sulfate de fer, le sublimé corrosif, l'azotate d'argent, l'acétate de plomb ; peu à peu le dédoublement s'opère, la couleur rouge s'altère et les réactions de l'albumine apparaissent.

Les corps qui opèrent instantanément ce dédoublement, comme l'azotate de mercure, le chlore, le brome, les acides minéraux concentrés, agissent sur une solution d'hémoglobine comme sur une solution albumineuse. Même en solution étendue, à partir de 50° à 60°, la même réaction se manifeste. Tous ces faits ont été mis en lumière par Kühn.

L'hémoglobine est surtout remarquable par ses propriétés physiologiques : elle fixe l'oxygène en donnant lieu à une sorte de combinaison instable, car cet oxygène se dégage dans le vide et est abandonné facilement par le sang dans la profondeur des tissus ; elle se transforme alors en hémoglobine réduite, d'un rouge foncé, dichroïque, que l'on rencontre dans le sang veineux.

Elle se combine à beaucoup d'autres corps, notamment à l'oxyde de carbone, qui communique, même au sang veineux, une teinte rouge si caractéristique dans les empoisonnements par ce gaz délétère. L'oxyde de carbone, qui déplace l'oxygène, est à son tour chassé par le deutoxyde d'azote.

5° *Acide inosique.* L'acide inosique a été découvert par Liébig dans la chair musculaire, où il se trouve à l'état d'inosate de potassium,

$$C^{10}H^6KAz^2O^{12}.$$

Cet acide est incristallisable, très soluble dans l'eau, à laquelle il communique une saveur agréable de bouillon. Il est insoluble dans l'alcool et dans l'éther.

Pour l'obtenir, on additionne simplement d'alcool les eaux-mères de la préparation de la créatine ; il se forme un dépôt que l'on dissout dans l'eau et que l'on précipite par le chlorure de baryum ; il ne reste plus qu'à décomposer l'inosate de baryum par l'acide sulfurique pour avoir l'acide libre.

6° *Créatine.* La créatine a été découverte dans le bouillon par Chevreul en 1835 ; elle a été signalée depuis par Liébig dans l'urine.

Pour la préparer, on fait avec de la viande hachée un extrait alcoolique que l'on reprend par l'eau, on filtre et on précipite par l'acétate de plomb. Le liquide surnageant, débarrassé par l'acide sulfhydrique de l'excès de réactif et amené en consistance sirupeuse, abandonne des cristaux de créatine.

Elle est soluble dans 75 parties d'eau froide, dans 94 parties d'alcool absolu. Les deux réactions suivantes la caractérisent :

1° Sous l'influence des alcalis concentrés, elle fixe une molécule d'eau, ce qui détermine son dédoublement en urée et en un homologue supérieur de la glycocolle, la sarcosine :

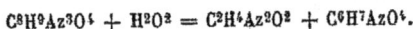

$$C^8H^9Az^3O^4 + H^2O^2 = C^2H^4Az^2O^2 + C^6H^7AzO^4.$$

2° Par les alcalis concentrés, elle perd au contraire une molécule d'eau et se transforme en créatinine :

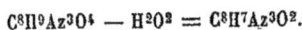

$$C^8H^9Az^3O^4 - H^2O^2 = C^8H^7Az^3O^2.$$

La créatinine est une base énergique, soluble dans l'eau et dans l'alcool. Elle se combine non seulement aux acides, mais encore à des sels, comme au chlorure de zinc.

Le bouillon de viande contient une petite quantité de créatine.

La créatine et la créatinine paraissent provenir des aliments; en tous cas, elles ne peuvent être considérées comme alimentaires et ne présentent guère d'intérêt qu'au point de vue chimique.

7° *Xanthine.* La xanthine, $C^{10}H^4Az^4O^4$, découverte dans quelques calculs vésicaux rares par Marcet, existe également dans la chair musculaire, d'après Stædeler et Schérer. C'est l'*acide ureux* de quelques chimistes, car elle ne diffère de l'acide urique que par deux équivalents d'oxygène en moins; en perdant à son tour une molécule d'oxygène, elle se transforme en *hypoxanthine* :

Acide urique.................................... $C^{10}H^4Az^4O^6$

Xanthine.. $C^{10}H^4Az^4O^4$

Hypoxanthine.................................... $C^{10}H^4Az^4O^2.$

Enfin, à la suite des diverses matières organiques azotées qui viennent d'être énumérées, il faut encore ajouter, comme pouvant se rencontrer dans les bouillons, quelques autres principes de moindre importance, n'existant souvent qu'à l'état de traces : la taurine, l'urée, l'acide urique.

II. Matières non azotées.

Il faut mettre en première ligne les matières grasses, la stéarine, la margarine, l'oléine, puis l'inosite, l'acide sarcolactique, la dextrine, le glycogène, et même des acides de la série grasse : les acides formique, acétique, butyrique, toujours en très petite quantité.

Les matières grasses sont très répandues dans les tissus vivants. Elles passent en partie dans le bouillon et forment ce qu'on appelle vulgairement les *yeux* du bouillon. Elles seront décrites plus tard, à propos des médicaments externes.

L'inosite ou inosine a été trouvée dans le plasma musculaire par Schérer. Elle a pour formule,

$$C^{12}H^{12}O^{12} + 2H^2O^2.$$

Elle se présente sous forme d'aiguilles prismatiques, incolores, perdant leur transparence à l'air, en abandonnant leur eau de cristallisation. Elle est soluble dans 6 p. d'eau, insoluble dans l'alcool et dans l'éther. Elle devient anhydre à 100°; à 210°, elle fond en un liquide limpide.

Elle se distingue des glucoses, dont elle possède la composition, par les caractères suivants :

1° Elle ne réduit pas la liqueur cupro-potassique;

2° Elle n'est pas noircie par la potasse à l'ébullition;

3° Elle est sans action sur la lumière polarisée.

Lorsqu'on l'humecte avec de l'acide azotique et que l'on traite le produit desséché par de l'ammoniaque et du chlorure de calcium, elle donne une coloration rouge très vive, caractéristique.

L'inosite se rencontre dans les eaux mères qui ont laissé déposer la créatine. On peut également la retirer des haricots verts.

L'acide sarcolactique ou paralactique, découvert par Berzelius, se prépare en dissolvant l'extrait de viande dans quatre parties

d'eau tiède à laquelle on ajoute 8 parties d'acool à 90°; on évapore la solution jusqu'à consistance sirupeuse, on acidule avec
de l'acide sulfurique, et on agite avec de l'éther; celui-ci s'empare
de l'acide organique que l'on purifie en le transformant en para-
lactate de zinc cristallisé.

L'acide paralactique dévie à droite le plan de polarisation de
la lumière polarisée, tandis que l'acide lactique du lait est inactif.
Chauffé à 135-140°, il se transforme en acide dilactique ou lac-
tide, anhydride de l'acide lactique ordinaire, car ce corps, en
fixant de l'eau, donne de l'acide lactique inactif :

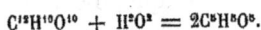

$$C^{12}H^{10}O^{10} + H^2O^2 = 2C^6H^6O^6.$$

La dextrine, le glycogène de Cl. Bernard, les acides gras, n'existent qu'en quantités très faibles dans la chair musculaire et ne se
trouvent qu'à l'état de traces dans les bouillons.

III. Matières inorganiques.

Elles sont constituées par des sels qui sont précisément ceux
que l'on rencontre dans le lait : phosphates, chlorures, sulfates.

Ces acides forment des combinaisons salines avec la potasse, la
soude, la chaux, la magnésie : ce sont les sels de l'économie vivante.

Chose remarquable, les sels de potassium, comme l'inosate de
potassium, se rencontrent dans la chair musculaire, tandis que
les sels de soude se concentrent de préférence dans le sang.

Pour mettre facilement en évidence ces matières inorganiques,
il faut faire bouillir de la viande hachée avec de l'eau et filtrer sur
un filtre mouillé, ou bien débarrasser le bouillon fait à froid de
ses matières albuminoïdes.

Tels sont les nombreux matériaux qui concourent à la formation
des bouillons. On trouve dans ces derniers, lorsqu'ils sont préparés à chaud, tous les principes solubles et non coagulables fournis par les muscles, les tissus osseux, nerveux, cellulaire, etc. Il
faut aussi noter qu'on y rencontre certains principes devenus so-

lubles sous l'influence de la chaleur, comme la gélatine, ou provenant de la décomposition des matières azotées. C'est à cet ordre de réactions qu'il convient surtout de rapporter l'odeur caractéristique des bouillons, odeur qui doit être attribuée, d'après Chevreul, aux principes suivants :

1° Une très petite quantité d'ammoniaque provenant de la décomposition de la créatine ;

2° Un principe sulfuré, que l'on peut mettre en évidence au moyen d'une lame d'argent bien décapée ;

3° Des matières organiques à odeur de bouillon et à odeur d'ambre.

Dans la préparation des bouillons il faut éviter l'emploi des eaux séléniteuses, par exemple, celle des puits de Paris. La présence du sulfate de chaux est surtout très défavorable. L'addition du chlorure de sodium rend le bouillon plus sapide, à condition toutefois de ne pas en mettre en excès.

Enfin, il n'y a pas jusqu'à la manière d'opérer qui n'ait une influence sensible sur la composition et la qualité des bouillons. Porte-t-on brusquement la viande à la température de 100° en la plongeant dans l'eau bouillante, on diminue la quantité des matières organiques dissoutes dans le rapport de 13 à 10, d'après Chevreul, et celle des matières inorganiques dans le rapport de 3 à 2. En mettant au contraire la chair musculaire dans l'eau froide que l'on chauffe graduellement, comme on le fait communément, les principes solubles sont dissous plus facilement, l'albumine se coagulant ensuite pour former une écume qui se rassemble à la surface et que l'on sépare.

BOUILLONS MÉDICINAUX.

Liebig a préconisé une préparation analeptique qui n'est autre chose qu'un bouillon fait à froid.

On fait macérer 400 grammes de viande de bœuf hachée dans son poids d'eau distillée, additionnée de 4 grammes d'acide chlorhydrique et de 15 grammes de sel marin. Après une heure de contact, on passe, on lave le résidu avec 160 grammes d'eau que l'on ajoute au premier produit.

Ce liquide ainsi obtenu a une couleur rouge due à la présence de l'hémoglobine; il possède une saveur particulière, peu agréable aux malades. Il contient tous les principes solubles de la viande musculaire et une forte proportion de matières albuminoïdes, notamment de la syntonine.

En été, il faut opérer avec de l'eau très froide ou mieux avec de l'eau glacée.

Bouillon de veau.

Rouelle de veau coupée en morceaux.........	120 grammes.
Eau commune............................	1000 grammes.

On fait bouillir à une douce chaleur, pendant deux heures, dans un vase couvert; on passe le liquide quand il est refroidi.

On prépare de la même manière les bouillons de :

Mou de veau	Grenouille
Poulet	Tortue.

Bouillon de Limaçons.

Chair de limaçons de vigne................	120 grammes.
Eau commune	1000 grammes.
Capillaire du Canada....................	5 grammes.

On jette les limaçons dans l'eau bouillante et on les laisse séjourner dans le liquide jusqu'à ce qu'ils puissent être retirés facilement de leur coquille. Après avoir rejeté les intestins, on lave la chair à l'eau tiède, on la coupe par morceaux et on la fait cuire pendant deux heures dans un vase couvert, avec la proportion d'eau prescrite. On ajoute le capillaire, on laisse infuser pendant un quart d'heure et on passe.

Tablettes de bouillon.

Proust le premier a préparé avec la chair musculaire une sorte d'extrait qu'il a transformé en tablettes. Voici le mode opératoire qui a été indiqué par Huraut-Moutillard :

Viande de bœuf dégraissée...............	40 kilog.
Légumes (oignons, carottes, panais, etc).....	1 kilog. 500 gr.
Oignons brûlés.........................	500 gr.
Girofles...............................	2 gr.
Grénétine.............................	1000 gr.
Blancs d'œufs..........................	n° 6.

On met la viande avec une fois et demie son poids d'eau dans une grande bassine de cuivre étamé, munie d'un couvercle; on porte à l'ébullition, on écume et on ajoute les légumes, ainsi que le girofle. Après huit heures d'action, à une température modérée et soutenue, ou passe avec expression.

On fait avec le résidu une nouvelle digestion dans 30 kilog. d'eau; après 3 ou 4 heures, on exprime fortement à la presse. On réunit les deux liqueurs, on porte à la cave et on sépare la matière grasse qui se fige à la surface. On concentre rapidement au bain-marie, de manière à obtenir sept ou huit kilogrammes de produit que l'on clarifie avec les blancs d'œufs; on filtre à travers une étamine de laine. Lorsque le liquide limpide a été amené en consistance sirupeuse et qu'il est susceptible de se prendre en masse demi-solide par le refroidissement, on y ajoute la grénétine et on le verse dans des moules, de manière à obtenir des tablettes de trente grammes que l'on dessèche à l'étuve jusqu'à ce qu'elles soient devenues cassantes.

Avec les quantités prescrites on obtient environ cinq kilogrammes de produit, chaque demi-tablette pouvant donner une tasse de bouillon de bonne qualité, après addition d'un peu de sel marin.

Extraits de viande.

L'extrait de viande, préparé d'abord sur les indications de Proust et de Parmentier, a été adopté par quelques pharmacopées étrangères. Les travaux de Liebig sur la chair musculaire ont ramené l'attention sur ce produit, qui est fabriqué à bas prix en Australie et en Amérique.

D'après Liebig, on doit le préparer en faisant bouillir pendant une demi-heure, avec de l'eau, de la viande coupée et bien dégraissée. Le décocté, soigneusement privé de toute matière grasse, est évaporé au bain-marie, jusqu'en consistance pilulaire.

Cet extrait, dissous dans l'eau, donne un bouillon qui n'a pas toutes les qualités des bouillons bien préparés, mais qui peut néanmoins remplacer ces derniers toutes les fois que le temps et les matières premières viennent à manquer.

CHAPITRE III.

DES ÉMULSIONS.

On donne le nom d'*émulsion* à des liquides d'apparence laiteuse tenant en suspension des matières huileuses, résineuses
ou gommo-résineuses.

Ce mot vient du latin *emulsum*, supin de *emulgere*, de *mulgere*,
traire, tirer du lait, étymologie parfaitement appliquée, car le
lait doit être considéré comme une véritable émulsion naturelle.

Les émulsions ont été divisées en émulsions *naturelles* et en
émulsions *factices* ou *artificielles*, les pi emières s'obtenant à l'aide
des semences émulsives, les autres se préparant dans les officines
avec un mucilage, un jaune d'œuf, du lait, etc.

I. Émulsions naturelles.

Les semences émulsives sont très nombreuses : les amandes,
les pistaches, les noix, les noisettes, le chènevis, etc.

Les amandes étant surtout employées en pharmacie, il y a lieu
de fixer seulement l'attention sur elles, tout ce qui s'y rapporte,
au point de vue des émulsions, pouvant du reste s'appliquer également aux autres semences émulsives.

Elles possèdent, d'après Boullay, la composition suivante :

Eau	3,5
Pellicules	5
Huiles d'amandes douces	54
Albumine	24
Sucre liquide	6
Gomme	3
Partie fibreuse et perte	4,5

Récemment, M. Portes y a constaté la présence d'une petite quantité d'asparagine.

Les pellicules, qui représentent l'épisperme, sont colorées et possèdent une saveur astringente due à la présence d'un peu de tanin, double raison pour laquelle il faut monder les amandes, c'est-à-dire les priver de leurs enveloppes en les plongeant dans l'eau bouillante, avant de s'en servir comme médicament.

Robiquet a trouvé que le sucre liquide de Boullay est cristallisable; mais il a étudié surtout la matière albumineuse, qui est, d'après lui, un mélange de caséine végétale et d'un autre principe albuminoïde qui a été appelé *émulsine* ou *synaptase*.

D'après Robiquet, pour séparer ces deux corps et les obtenir à l'état de pureté on opère de la manière suivante :

On fait macérer pendant deux heures un tourteau d'amandes douces avec le double de son poids d'eau froide, puis on soumet le marc à la presse. En ajoutant goutte à goutte de l'acide acétique au liquide filtré, on précipite la caséine végétale. On filtre de nouveau et on ajoute de l'acétate de plomb pour éliminer la gomme; on fait passer rapidement un courant d'hydrogène sulfuré pour enlever l'excès de réactif, on concentre sous la machine pneumatique et on précipite le liquide filtré par de l'alcool fort. Le dépôt, lavé à l'alcool et desséché dans le vide, constitue l'émulsine à l'état de pureté.

L'émulsine est très soluble dans l'eau, insoluble dans l'alcool et dans l'éther. La solution aqueuse n'est altérée ni par les acides, ni par l'acétate de plomb, mais elle précipite abondamment par le tanin; elle se coagule vers 60°, à la manière de l'albumine ordinaire.

Exposée au contact de l'air, elle se trouble de plus en plus, prend une odeur fétide et donne avec le temps un dépôt blanc très abondant. Une goutte de teinture d'iode y développe une belle coloration rouge, sans y occasionner de dépôt.

Sa propriété caractéristique, celle qui la distingue de toutes les autres matières albuminoïdes, c'est l'action qu'elle exerce sur l'amygdaline, dont elle produit le dédoublement en présence de l'eau, à la condition de n'avoir pas été coagulée par la chaleur.

L'amygdaline est un principe cristallisable, découvert dans les amandes amères par Boutron et Robiquet. Son histoire a été complétée par les belles recherches de Liebig et Wœhler.

Dès 1830, Robiquet et Boutron avaient remarqué :

1° Que le tourteau d'amandes amères, bien privé d'huile fixe, devient seulement odorant quand on le délaye dans l'eau, et qu'alors seulement il se développe de l'essence d'amandes amères.

2° Que ce tourteau, traité par l'alcool bouillant, abandonne à ce véhicule une substance cristalline, à laquelle ils donnèrent le nom d'*amygdaline*.

3° Que le résidu du tourteau, ainsi épuisé par l'alcool, perd la propriété de développer au contact de l'eau de l'huile essentielle ; mais ils ne purent découvrir le lien qui rattache cette dernière à leur principe cristallin.

L'année suivante, Liebig et Wœhler s'occupèrent, à leur tour, de l'essence d'amandes amères et en fixèrent la composition, ainsi que la formule.

Déjà Vogel avait fait la remarque que cette essence, au contact de l'air, absorbe de l'oxygène et se transforme en cristaux ; Robiquet reconnut que ces cristaux étaient acides au papier de tournesol, et Stange (de Bâle) identifia ce corps avec l'acide benzoïque.

Portant ensuite leurs investigations sur l'amygdaline, Liebig et Wœhler constatèrent que ce principe, en contact avec un lait d'amande, ou plus exactement avec une solution d'émulsine, développe immédiatement l'odeur d'amandes amères, et que le liquide, soumis à la distillation, donne à la fois de l'essence d'amandes amères et de l'acide cyanhydrique. Ils admirent dès lors que l'amygdaline se dédouble sous l'influence de l'émulsine, cette dernière étant encore active quand elle a été précipitée par l'alcool, puis redissoute dans l'eau, mais perdant toute son activité dès qu'elle a été coagulée par la chaleur.

Pour isoler l'amygdaline, on traite le tourteau d'amandes amères, qui n'en renferme guère que 2 à 3 p. 100, par de l'alcool à 95° bouillant. Il se dépose des cristaux du jour au lendemain. Pour extraire ce qui reste en solution, on évapore en partie, on ajoute de l'éther, liquide dans lequel l'amygdaline est insoluble ; on lave les cristaux à l'éther pour enlever la petite quantité d'huile qui les accompagne ordinairement et on les reprend par l'alcool bouillant.

L'amygdaline cristallisée a pour formule :

$$C^{40}H^{27}AzO^{22} + 3H^2O^2.$$

Elle est fixe, neutre, inodore, d'une saveur amère, dévie à gauche le plan de polarisation de la lumière polarisée.

Soumise à l'action des acides étendus, elle fixe deux molécules d'eau et se dédouble en trois produits : du glucose, de l'essence d'amandes amères et de l'acide cyanhydrique.

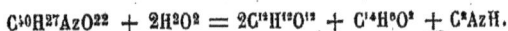

$$C^{40}H^{27}AzO^{22} + 2H^2O^2 = 2C^{12}H^{12}O^{12} + C^{14}H^6O^2 + C^2AzH.$$

Même dédoublement sous l'influence d'une solution d'émulsine ou d'un lait d'amandes. L'amygdaline est donc un diglucoside benzylalocyanhydrique :

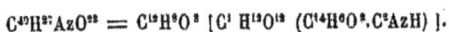

$$C^{40}H^{27}AzO^{22} = C^{12}H^9O^8 [C^1 H^{12}O^{12} (C^{14}H^6O^2.C^2AzH)].$$

Les dédoublements de l'amygdaline sont intéressants à plus d'un titre. On voit ici le curieux exemple d'un corps neutre, inodore, non vénéneux, du moins à faibles doses, donnant naissance à une huile odorante et à un principe extrêmement vénéneux, en vertu d'actions chimiques très faibles, qui peuvent se produire à la température ordinaire. Tous ces faits sont de la plus haute importance au point de vue des préparations pharmaceutiques.

Les amandes forment la base de plusieurs médicaments, notamment du lait d'amandes, du looch blanc, du sirop d'orgeat, etc.

Émulsion simple.

(Lait d'amandes.)

Amandes douces mondées..............	50 grammes.
Sucre blanc..................	50 grammes.
Eau commune	1000 grammes.

On pile les amandes dans un mortier de marbre avec une partie de sucre et une petite quantité d'eau, de manière à les réduire en une pâte très fine; on délaye cette pâte avec le reste de l'eau et on passe avec expression à travers une étamine.

On prépare de la même manière les émulsions de :

Chènevis   Pignons doux
Semences froides   Concombres, etc.
Pistaches

D'après les développements qui précèdent, on conçoit pourquoi toutes ces préparations doivent être faites à froid, l'huile étant émulsionnée, non par la gomme, qui est en trop faible proportion, mais par les matières albuminoïdes ; or, l'émulsine est coagulée par la chaleur.

Il faut éviter également l'action des acides pour la même raison, et aussi la présence des liqueurs alcooliques.

Pour rendre l'émulsion simple plus agréable, on y ajoute parfois une petite quantité d'amandes amères. C'est une boisson adoucissante que l'on peut additionner de sirop diacode (*émulsion diacodée*) ; de gomme arabique (*émulsion gommée*) ; d'eau de fleur d'oranger et de nitrate de potasse (*émulsion nitrée*), etc.

Enfin, les émulsions naturelles doivent être préparées au moment du besoin, car elles se détériorent rapidement, surtout en été, par suite de la facile altération de leurs matières albuminoïdes.

II. Émulsions artificielles.

Elles sont constituées par de l'huile, des gommes résines ou des résines tenues en suspension à l'aide d'un mucilage ou d'un liquide émulsif.

On les prépare, en pharmacie, avec de la gomme arabique ou de la gomme adragante, avec un blanc d'œuf ou un jaune d'œuf, des amandes douces ou même du lait.

On a proposé différentes méthodes pour faire artificiellement une émulsion avec de la gomme arabique.

1° On fait un mucilage avec la gomme et son poids d'eau environ, on y incorpore l'huile par petites portions, puis on y ajoute successivement le reste du liquide en continuant de battre vivement. C'est le procédé le plus usité dans les officines.

2° A. Baudrimont (de Bordeaux) conseille de mettre l'huile dans un mortier, d'ajouter peu à peu la gomme pulvérisée en agitant continuellement, puis une quantité d'eau égale à deux fois le poids de la gomme ; on incorpore enfin par agitation le reste du liquide.

3° Planche bat la gomme en poudre avec un peu de sirop, ajoute alternativement l'huile et le sirop, enfin le liquide aqueux.

4° Overbeck recommande de battre ensemble la gomme, l'huile et l'eau dans les proportions suivantes :

Gomme...	2 parties.
Eau..	3 —
Huile..	4 —

Mais avec cette proportion de gomme on réussit toujours l'émulsion, quel que soit le mode opératoire.

Le premier procédé est le plus sûr. Le codex l'applique à la préparation de l'émulsion de l'huile de ricins. On prend ;

Huile de ricins................................	30 grammes.
Gomme arabique pulvérisée....................	8 grammes.
Eau distillée de menthe........................	15 grammes.
Eau commune..................................	60 grammes.
Sirop sucre....................................	30 grammes.

On met la gomme arabique avec son poids d'eau dans un mortier de marbre ; on bat vivement pour obtenir un mucilage dans lequel on incorpore peu à peu l'huile de ricins. Dès que le mélange est intime, on ajoute le reste de l'eau et le sirop.

Quelques formulaires remplacent le sirop simple par le sirop d'orgeat. L'émulsion est plus blanche et plus agréable au goût.

La gomme adragante donne une émulsion plus stable que la gomme arabique. On fait un mucilage avec 5 p. 100 d'eau environ, on ajoute l'huile par portions successives, puis l'eau.

L'expérience démontre que la gomme entière donne une émulsion plus stable que la gomme pulvérisée, et qu'il y a avantage, non seulement à ne pas filtrer, mais encore à ne pas passer à travers un linge ; aussi recommande-t-on avec raison de se servir d'une gomme adragante de belle qualité.

Le blanc d'œuf agit évidemment par l'albumine qu'il renferme. On le bat avec un peu d'eau pour déchirer les cellules qui emprisonnent la matière albumineuse ; on ajoute l'huile par petites parties, puis le liquide aqueux.

Il donne une émulsion plus stable que le jaune d'œuf. Cependant, celui-ci est prescrit dans la préparation suivante :

Résine de Jalap...........................	0, 50
Sucre blanc..............................	30
Eau fleur d'oranger.......................	10
Eau commune.............................	120
Jaune d'œuf..............................	n° 1.

On triture la résine avec un peu de sucre de manière à la réduire en poudre très fine ; on ajoute le jaune d'œuf et on triture pendant longtemps pour obtenir une division parfaite. On ajoute enfin le reste du sucre et l'eau par petites portions.

La matière albuminoïde contenue dans les amandes est si abondante qu'elle est capable d'émulsionner une nouvelle quantité d'huile, indépendamment de celle qui lui est naturellement unie. Lorsque l'on prescrit les amandes dans ce but, il convient, comme pour le lait d'amandes, de les priver de leurs pellicules, qui coloreraient la préparation et pourraient même lui communiquer une saveur désagéable ; on les réduit en poudre fine dans un mortier de marbre, on y incorpore l'huile par trituration, puis on ajoute l'eau par petites portions.

Enfin, lorsque la matière médicamenteuse s'émulsionne très facilement, on peut recourir à l'emploi d'un liquide émulsif, comme le lait dans la préparation suivante :

Emulsion de Scammonée.

Scammonée d'Alep.........................	1 gramme.
Lait de vache.............................	120 grammes.
Sucre blanc..............................	15 grammes.
Eau de laurier-cerise.....................	5 grammes.

On triture dans un mortier de marbre la scammonée avec le sucre ; quand le mélange est homogène, on ajoute peu à peu le lait, et, en dernier lieu, l'eau de laurier-cerise.

L'émulsion avec la résine de scammonée se prépare exactement de la même manière, mais en diminuant la dose de moitié.

Quelques émulsions, en raison de la nature particulière de la base du médicament, exigent des précautions particulières ; je citerai, comme exemple, la mixture de cire.

Émulsion de cire.

Cire jaune...............................	24 grammes.
Gomme arabique..........................	24 grammes.
Eau....................................	250 grammes.
Sirop de sucre...........................	180 grammes.

L'opération se fait dans un mortier échauffé dans lequel on verse la cire fondue ; on ajoute la gomme délayée dans la moitié de son poids de sirop ; lorsque le mélange est homogène, on verse successivement le sirop et l'eau qui a été préalablement chauffée, en continuant d'agiter vivement.

Les émulsions artificielles, comme les émulsions naturelles, sont des préparations altérables qui ne doivent, en général, être préparées qu'au moment du besoin ; quel que soit le procédé suivi pour les obtenir, elles finissent, au bout d'un temps plus ou moins long, par perdre leur homogénéité : l'huile se sépare peu à peu et monte à la surface, en vertu de sa légèreté.

Les conditions de stabilité des émulsions tiennent à des causes variées qui sont : la tension superficielle des liquides [1], la densité,

---

1. La couche d'un liquide quelconque est douée d'une force contractile ou tension qui est la même en tous les points, quelle que soit la courbure de la surface ; à la même température, chaque liquide possède une tension qui lui est propre.

La tension superficielle rapportée à celle de l'eau, prise pour unité, se détermine au moyen de différentes méthodes, notamment à l'aide d'un compte-goutte. En effet,

la viscosité, enfin la propriété de donner une mousse persistante.

L'expérience démontre que l'émulsion est d'autant plus stable,
que les tensions superficielles des deux liquides et leurs densités
sont plus voisines, que l'un d'eux ou les deux à la fois sont plus
visqueux et donnent plus facilement une mousse persistante.

Il est évident par exemple que, si les deux liquides n'ont pas
la même densité, l'émulsion sera d'autant plus stable que les fines
gouttelettes émulsionnées éprouveront plus de difficulté à traverser le liquide ambiant pour monter à la surface, c'est-à-dire
que ce dernier sera plus visqueux.

Que l'on prenne, par exemple, pour émulsionner de l'huile,
deux solutions de gomme arabique à 5 et à 10 p. 400, on obtiendra deux liquides ayant sensiblement la même densité et la même
tension superficielle, mais dont la viscosité sera dans le rapport
de 1 à 2. On trouvera alors que, tandis que le premier aura abandonné les 9/10 de l'huile émulsionnée, la seconde laissera apercevoir à la surface à peine quelques fines gouttelettes d'huile
seulement. C'est que dans les deux cas la viscosité est très
différente .

On peut, d'après cela, se rendre compte très facilement de l'efficacité du procédé classique, qui consiste d'abord à faire un mucilage avec la gomme arabique et son poids d'eau, puis à verser
l'huile par petites portions en triturant vivement le mélange : en
raison de la grande viscosité du mucilage, on divise aisément
l'huile en fines gouttelettes ; or, celles-ci mettent un temps d'autant plus long à s'agglomérer qu'elles sont primitivement plus
fines.

Si la gomme adragante donne encore des résultats plus tran-
chés, c'est qu'elle augmente la viscosité dans une énorme proportion. Un mucilage de cette gomme à 0,05 ayant par exemple une
viscosité représentée par 1, celle-ci devient quinze fois plus grande

---

le rapport du poids des gouttes de deux liquides formées à l'extrémité d'un même
tube est constant et égal à celui des tensions superficielles. Que l'on mette successivement dans un même compte-gouttes de 5 cent. cubes par exemple de capacité, deux
liquides différents, et que l'on compte le nombre de gouttes formées par chacun
d'eux, on aura le volume de chaque goutte, et par suite son poids, en supposant
connue la densité de chaque liquide pour la température à laquelle on opère.

en portant la dose à 0,5, toutes choses égales d'ailleurs. Cette particularité paraît tenir à la présence, dans le mucilage, de lames colloïdales qui s'opposent efficacement à la réunion des gouttelettes huileuses ; aussi faut-il se garder de filtrer de semblables émulsions et se servir de gomme adragante entière, de préférence à la gomme pulvérisée. Voici à ce sujet une expérience très concluante qui a été faite par M. Duclaux :

On fait avec 0,5 de gomme adragante pulvérisée et 100 p. d'eau un mucilage que l'on divise en deux parties égales ; on recommence la même opération, mais en employant cette fois le même produit pulvérisé. En émulsionnant chacun de ces quatre liquides avec le double de son poids d'huile, on obtient après trente-six heures les résultats suivants :

Gomme entière non filtrée	Séparation : à peine sensible.
— — filtrée	— de $\frac{1}{10}$ d'huile
Gomme en poudre non filtrée	— de $\frac{2}{10}$ d'huile.
— — filtrée	— de la moitié de l'huile.

Il résulte clairement de cette expérience que l'efficacité de la gomme adragante est bien due à la présence des pellicules qui sont en suspension dans le mucilage, pellicules que la pulvérisation détruit ou tout au moins brise en partie, et que le filtre sépare complètement.

Enfin, les liquides émulsifs les plus efficaces sont ceux qui donnent avec l'eau une mousse persistante.

L'eau de savon à $\frac{1}{100}$ par exemple a une tension superficielle très faible, voisine de celle de l'huile, une densité qui se confond avec celle de l'eau, une viscosité à peu près nulle, et cependant elle émulsionne parfaitement l'huile. Le liquide émulsionné se rassemble rapidement, il est vrai, à la surface de l'eau, mais les lamelles de cette eau ne se brisent pas et les globules d'huile restent isolés les uns des autres.

C'est à cette propriété de donner une mousse persistante avec l'eau qu'il faut attribuer l'efficacité de la teinture de bois de Panama (*Quillaïa saponaria*), et de toutes les solutions alcooliques qui renferment de la saponine, propriété si habilement mise à profit par M. Lebœuf pour préparer le coaltar saponiné. On peut aussi arriver à un résultat analogue au moyen du savon. On prend alors :

Coaltar, savon, alcool aa P. E.

On chauffe au bain-marie jusqu'à solution complète.

C'est un véritable savon, soluble dans l'eau froide comme dans l'eau chaude, que l'on emploie comme désinfectant. Trois kilogrammes de ce produit peuvent donner 100 litres d'émulsion.

CHAPITRE IV

MUCILAGES ET GOMMES

CONSIDÉRATIONS GÉNÉRALES. — ARABINE. — BASSORINE. — MUCILAGES. MUCILAGES DE COINGS, DE GOMME ARABIQUE, DE GOMME ADRAGANTE.

En pharmacie on désigne sous le nom de *mucilages* des médicaments dont la consistance plus ou moins visqueuse est due à de la gomme ou à des principes analogues.

Au point de vue chimique, les gommes et les mucilages sont des corps isomériques qui répondent à la formule générale :

$$(C^{12}H^{10}O^{10})^n.$$

Ils font donc partie des composés qui ont été désignés par quelques chimistes sous le nom d'*hydrates de carbone*, puisqu'ils sont représentés par du carbone uni à de l'oxygène et à de l'hydrogène dans les proportions de l'eau. Ils viennent se ranger dans la grande famille des *polysaccharides*, que l'on peut diviser en trois groupes secondaires :

1° Les principes insolubles et inaltérables par l'eau, comme le ligneux et la tunicine ;

2° Les principes qui se gonflent dans l'eau en absorbant une certaine quantité de ce liquide, sans donner d'abord lieu à une dissolution véritable : l'amidon, l'inuline, la gomme adragante, les mucilages ;

3° Les principes solubles dans l'eau, comme la gomme arabique, les dextrines.

Il est vraisemblable que ces principes, élaborés dans les végétaux, tirent leur origine d'une molécule plus simple répondant à la formule d'un glucose :

$$C^{12}H^{12}O^{12}.$$

Ce qu'il y a de certain, c'est que ceux qui sont insolubles dans l'eau commencent d'abord par s'hydrater sous l'influence des acides étendus ou même sous celle de certains ferments; puis, par une action subséquente, ils sont ramenés à l'état de glucoses. L'amidon, par exemple, donne du glucose dextrogyre; l'inuline, de la lévulose ; la gomme arabique, de la galactose, etc. C'est probablement par une suite inverse de réactions que les glucoses observés originairement dans la sève se transforment, par condensation moléculaire et par déshydratations successives, en hydrates de carbone.

Les dédoublements qu'éprouvent beaucoup de polysaccharides démontrent que leurs formules peuvent être fort compliquées, bien que beaucoup d'entre elles soient encore imparfaitement connues.

Cependant on peut admettre provisoirement la classification suivante :

1° Les *diglucosides*, répondant à la formule générale $C^{24}H^{20}O^{20}$:

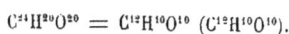

$$C^{24}H^{20}O^{20} = C^{12}H^{10}O^{10} (C^{12}H^{10}O^{10}).$$

On y range les dextrines et l'arabine ou gomme soluble.
2° Les *triglucosides*, $C^{36}H^{30}O^{30}$:

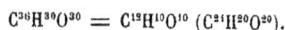

$$C^{36}H^{30}O^{30} = C^{12}H^{10}O^{10} (C^{24}H^{20}O^{20}).$$

Exemples : le glycogène, l'inuline, la lichénine, la bassorine, la plupart des mucilages.
3° Les *polyglucosides*, dont les formules sont encore plus compliquées que les précédentes :

$$(C^{12}H^{10}O^{10})^n$$

n étant un nombre supérieur à 3.
Tels sont : l'amidon, la cellulose, le ligneux, la tunicine.

Au point de vue qui nous occupe ici, les principes suivants méritent seuls de fixer l'attention : 1° l'arabine ; 2° la bassorine ; 3° les mucilages.

I. Arabine.

Elle constitue la gomme arabique ou gomme soluble, qui est produite par divers Acacias (Légumineuses), notamment les *Acacia vera, arabica, seyal, verek, adansonii, decurrens*.

L'*Acacia vera* croît en Arabie et aussi en Afrique, depuis l'Égypte jusqu'au Sénégal. Il fournit le bablah d'Afrique, le suc d'acacia et la vraie gomme arabique, qui est en petites larmes blanches, transparentes, se fendillant facilement à l'air ou sous 'influence du choc.

La gomme arabique que l'on rencontre le plus habituellement dans le commerce, celle qui sert exclusivement à confectionner les mucilages, les sirops, le spâtes, etc., est produite par les *Acacias vera* et *verek* : le premier fournissant la gomme du *haut fleuve* ; le second, la gomme du *bas fleuve* ou du Sénégal, qui est la plus estimée.

Tous ces produits sont essentiellement constitués par un principe unique, l'*arabine*, uni à une petite quantité de matières inorganiques, notamment la chaux et la potasse, dans la proportion de 2 à 3 p. 100.

Rien n'est plus facile que d'obtenir l'arabine à l'état de pureté. On dissout la gomme dans l'eau, on acidule par l'acide chlorhydrique et on verse le soluté dans de l'alcool concentré : les matières salines restent dissoutes, tandis que l'arabine se précipite.

L'arabine, desséchée à 100°, répond à la formule :

$$C^{24}H^{20}O^{20} + 2Aq.$$

Vers 120° elle perd son eau d'hydratation et possède exactement la formule de la dextrine.

Elle se dissout très facilement dans l'eau, à laquelle elle communique une viscosité qui varie avec la concentration ; elle est insoluble dans l'alcool, dans l'éther et dans les huiles.

Sa solution aqueuse dévie à gauche le plan de polarisation de la lumière polarisée ; elle ne précipite pas par les acides et ne réduit pas la liqueur cupro-potassique ; mais sous l'influence des acides étendus elle acquiert des propriétés réductives et renferme alors de la galactose :

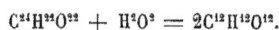

$$C^{24}H^{22}O^{22} + H^2O^2 = 2C^{12}H^{12}O^{12}.$$

Par oxydation l'arabine se transforme en acide mucique, réaction caractéristique qui la distingue nettement des sucres et de l'amidon, qui donnent de l'acide saccharique, tandis qu'elle se rapproche par là du sucre de lait, de la bassorine, de la dulcite, de la pectine, des mucilages, qui donnent également de l'acide mucique.

L'arabine joue le rôle d'un acide faible, car elle s'unit aux alcalis, à la baryte, à la chaux en formant des composés solubles. Chose remarquable : à chaud, ces combinaisons deviennent insolubles, mais repassent à l'état d'arabinates solubles par une ébullition prolongée dans l'eau.

D'après M. Gélis, lorsque l'on chauffe un peu au-dessus de 120° la gomme arabique simplement pulvérisée, elle devient insoluble, sans rien perdre de son poids, par simple transformation isomérique ; ce nouveau produit, qui se gonfle seulement dans l'eau froide, finit par se dissoudre dans l'eau bouillante en repassant à l'état d'arabine.

La gomme de nos arbres fruitiers, gomme *nostras*, gomme de cerisier, etc., dans laquelle on avait admis autrefois l'existence d'un principe particulier, la *cérasine*, n'est en réalité qu'un mélange de gomme soluble et de gomme insoluble ; aussi ces gommes finissent-elles par se dissoudre complètement dans l'eau après une ébullition suffisamment prolongée.

Quelques sels précipitent l'arabine, comme l'azotate d'argent, le nitrate de mercure, le sous-acétate de plomb, tandis que l'acétate neutre est sans action.

Le sulfate de peroxyde de fer donne dans les solutions de gomme un précipité gélatineux, réaction qui a été utilisée par M. Roussin pour examiner la valeur d'un sirop de gomme.

Enfin, avec la teinture de gaïac on obtient une coloration bleue, qui est surtout très accusée avec la gomme du Sénégal.

II. Bassorine.

Constitue en grande partie la gomme de Bassora. On admet également qu'elle fait partie de la gomme adragante. On a avancé, il est vrai, que cette dernière était surtout formée d'un principe particulier, la *pectose*, capable de se transformer en *pectine* sous l'influence de l'eau et de la chaleur.

La bassorine est rangée par M. Berthelot parmi les triglucosides; en tous cas, sa molécule est plus complexe que celle de l'arabine.

Elle se gonfle dans l'eau froide et donne un mucilage assez épais, d'une consistance analogue à celui que l'on obtient avec la gomme adragante.

Sous l'influence de l'eau bouillante elle fournit de la gomme soluble, probablement identique avec l'arabine.

Traitée par les acides étendus, elle se dédouble en arabine et en galactose; en effet, la solution réduit alors la liqueur cupropotassique et précipite des flocons blancs d'arabine par l'alcool concentré :

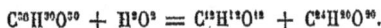

$$C^{36}H^{30}O^{30} + H^2O^2 = C^{12}H^{11}O^{11} + C^{24}H^{20}O^{20}.$$

L'acide azotique l'oxyde avec production d'acide mucique.

III. Mucilages.

Les *mucilages* doivent être considérés comme des *arabides*, c'est-à-dire comme des corps dérivant d'une ou plusieurs molécules d'arabine.

Ils existent dans un grand nombre de végétaux, et parfois en telle abondance, que ces derniers sont désignés sous le nom de plantes mucilagineuses.

On les rencontre dans les organes les plus divers : dans les fleurs de mauve, de guimauve, de violette, de coquelicot; dans les feuilles de bourrache, de capillaire, de séné; dans les semences de lin, de coing, de psyllium; dans quelques bulbes, comme la scille, le salep, l'oignon, etc.

Ils sont ordinairement associés à l'albumine végétale, ce qui a fait croire autrefois à la présence de l'azote dans leur molécule, tandis que ce sont toujours des composés ternaires, qui viennent se ranger parmi les hydrates de carbone.

Les mucilages ne réduisent pas la liqueur cupro-potassique, mais ils acquièrent cette propriété lorsqu'on les fait bouillir un instant avec une petite quantité d'un acide minéral, comme l'acide sulfurique.

Les mucilages, tels qu'ils sont employés en pharmacie, ne sont pas seulement des mélanges de principes immédiats très analogues, ils renferment encore des matières étrangères, comme l'albumine végétale, et plus généralement tous les autres principes qui les accompagnent et qui sont solubles dans l'eau à la température ordinaire.

Ils sont du reste rarement employés seuls. C'est ainsi qu'ils servent à lier certaines substances auxquelles on veut donner une forme spéciale, comme les tablettes; on s'en sert pour émulsionner les huiles et les résines; ils font partie de quelques hydrolés spéciaux, comme les collyres.

Voici ceux qui sont le plus souvent prescrits :

Mucilage de coings.

Semences de coings.......................	10 grammes
Eau tiède...............................	50 —

On laisse en contact pendant six heures, en ayant soin d'agiter de temps en temps; on passe avec expression.

On prépare de la même manière les mucilages de :

Semences de lin	Racine de guimauve.
— de psyllium.	

En vue de faciliter et de régulariser la préparation du mucilage

de coings destiné à faire partie d'un collyre, Garot a indiqué la
manipulation suivante : on évapore aux trois quarts le macéré de
semences de coings à une douce chaleur et on achève la dessiccation à l'étuve. Une partie de ce produit sec suffit pour communiquer une consistance mucilagineuse convenable à un litre d'eau.

Mucilage de gomme arabique.

Gomme arabique pulvérisée...................... 100 parties
Eau froide.. 100 —

On divise exactement dans un mortier de marbre.

Cette préparation, au point de vue de sa composition, se rapproche de la tisane de gomme, puisque cette dernière se prépare
d'après la formule suivante :

Gomme arabique....... . ... 20 grammes.
Eau froide.................................... 1000 —

Mucilage de gomme adragante.

Gomme adragante entière.................. 10 grammes.
Eau froide ... . 90 —

On monde la gomme de toutes les impuretés qui peuvent adhérer à sa surface, puis on la met dans un vase de porcelaine ou de
faïence avec la quantité d'eau prescrite. Quand elle est bien gonflée, on passe avec expression et on bat le mucilage dans un mortier de marbre pour le rendre homogène dans toutes ses parties.

Le Codex recommande avec raison de se servir de gomme entière, puisque l'on obtient un produit plus consistant que celui qui
est fourni par la gomme en poudre. Cependant cette dernière est
employée dans quelques cas, notamment dans les loochs et dans
les potions. Il est alors nécessaire, afin d'éviter la formation de
grumeaux, de triturer la poudre avec une substance non mucilagineuse, avec son poids de sucre, par exemple.

Tous les mucilages sont des préparations altérables. Ils subissent facilement la fermentation acide, se fluidifient et ne doivent
être, pour cette raison, préparés qu'au moment du besoin.

CHAPITRE V

DES LIMONADES

LIMONADES ORDINAIRES. — LIMONADES GAZEUSES. — GAZOGÈNE BRIET.
POUDRES GAZOGÈNES. — LIMONADE SÈCHE. — LIMONADE AU CITRATE DE MA-
GNÉSIE.

Les *limonades* sont des tisanes acides. On donne également ce
nom à quelques hydrolés spéciaux, comme la limonade purgative
au citrate de magnésie.

C'est par extension que le mot *limonade* s'applique aujourd'hui
à toute boisson plus ou moins analogue à celle que l'on obtient
avec le fruit du citronnier (*Citrus limon.*, Gall.).

On les a divisées en limonades ordinaires, cuites et gazeuses.

Les limonades ordinaires se préparent au moyen des acides ou
des sirops acides.

Limonade sulfurique.

Acide sulfurique pur à 1,84..............	2 grammes.
Eau..........................	900 —
Sirop de sucre............................	100 —

La préparation se fait par simple mélange. On peut, pour plus
de commodité, se servir d'acide sulfurique au $\frac{1}{10}$.

On prépare de la même manière, et aux mêmes doses, les limonades *nitrique* et *phosphorique*, la première avec de l'acide azotique à 1,42, la seconde avec de l'acide phosphorique à 1,45.

Au-dessus de 2 grammes ces tisanes sont trop acides, et lorsqu'une dose plus élevée est prescrite par exception, il faut recom-

mander de les boire avec un petit tube en verre du diamètre d'un tuyau de paille, afin d'éviter autant que possible l'action de l'acide sur l'émail des dents.

Limonade tartrique.

Sirop d'acide tartrique......................	100 grammes.
Eau....................................	900 . —

On opère par simple mélange.

On prépare aussi simplement la *limonade citrique*, avec le sirop d'acide citrique aromatisé au citron, et la *limonade à l'orange*, avec le sirop d'acide citrique aromatisé à l'orange.

Limonade commune.
(Citronnade.)

Citrons............................ N. 2.	
Eau bouillante.....	1000 grammes.
Sucre.................................	50 —

On verse l'eau bouillante sur les citrons coupés par tranches et privés de leurs semences; on laisse infuser pendant deux heures, on ajoute le sucre et on passe.

C'est la limonade cuite au citron.

On fait aussi quelquefois cette limonade par macération. Dans ce cas, il faut également avoir la précaution de rejeter les semences, qui rendraient la préparation peu agréable.

Limonade à la crème de tartre soluble.

Crème de tartre soluble....................	20 grammes.
Eau bouillante..........................	900 —
Sirop de sucre..........	100 —

On fait dissoudre le sel dans l'eau et on ajoute le sirop.

Les limonades gazeuses diffèrent des précédentes par la présence de l'acide carbonique.

Limonade gazeuse.

Sirop de limon...........................	80 grammes.
Eau....................................	Q. S. p. une bouteille.

L'eau gazeuse du Codex est chargée à sept atmosphères.

Il est évident que l'on peut à volonté remplacer le sirop de limon par tout autre sirop acidule, comme les sirops de groseille, de cerise, de framboise, de berberis, etc.

Comme on a rarement à sa disposition un appareil à eau gazeuse, on se sert dans les officines, pour charger les bouteilles, d'un mélange de bicarbonate de soude et d'acide tartrique dans les proportions suivantes :

Acide tartrique.................................... 4 parties.
Bicarbonate de soude........................... 5 —

Un appareil fort commode, tant pour produire l'eau de Seltz artificielle que pour préparer les limonades gazeuses, est l'appareil portatif de Briet, ou *gazogène,* dont il existe du reste plusieurs variétés.

Il se compose d'une carafe à goulot (fig. 59, A) que l'on remplit

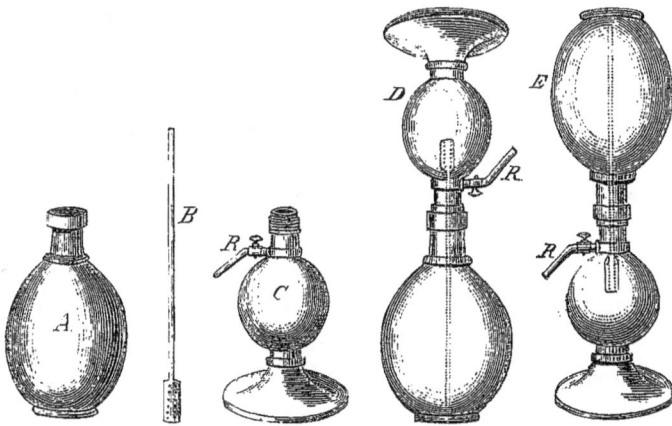

Fig. 59.
Appareil Briet.

d'eau simple ou additionnée d'un sirop acidulé ; on visse dans le goulot une boule à pied C contenant le mélange d'acide tartrique et de bicarbonate de soude, après avoir introduit à frottement dans cette boule un tube B ouvert à une de ses extrémités et portant à l'autre bout fermé une série de petits trous.

L'appareil est alors renversé, comme l'indique la figure D; en le redressant pour le mettre en place (fig. E), une certaine quantité d'eau pénètre dans la boule, car le tube n'arrive pas tout à fait jusqu'au sommet de la carafe, et la réaction s'établit immédiatement. Le gaz passe à travers les trous du tube B, monte au sommet de la carafe et se dissout dans l'eau sous l'influence de sa propre pression; le dégagement gazeux, pour un appareil de deux bouteilles, ne dure guère que douze à quinze minutes.

On remarquera que les produits de la réaction ne se mêlent pas à l'eau gazeuse; celle-ci, qui est soutirée par le robinet R, est chargée à cinq atmosphères en introduisant dans la boule le mélange suivant :

Acide tartrique............................   18 grammes.
Bicarbonate de soude......................   22   —

On a proposé, par économie, de remplacer l'acide tartrique par du bisulfate de potasse ou de soude, ou même par de l'acide sulfurique. Dans ce dernier cas, à l'exemple de M. Garnaud, on peut faire souder à l'extrémité inférieure du tube B un petit flacon en cristal contenant l'acide et pouvant être fermé exactement à l'aide d'un petit bouchon à l'émeri percé d'un trou capillaire. Lorsque l'appareil est en place, l'acide tombe goutte à goutte sur le sel, et l'acide carbonique se dégage comme à l'ordinaire. Cette substitution, quoique fournissant l'eau de Seltz à très bon marché, n'a pas été généralement adoptée, parce que l'acide est d'un maniement difficile et qu'il détériore facilement les appareils.

Enfin, on peut faire extemporanément des limonades gazeuses avec des poudres gazogènes. Voici les formules les plus généralement employées :

Poudre gazeuse ou gazogène simple.
(Eau de Seltz.)

Bicarbonate de soude pulvérisé...............   20 grammes.

On divise en dix doses que l'on enveloppe dans du papier bleu.

Acide tartrique pulvérisé.................... 20 grammes.

On divise en dix doses que l'on enveloppe cette fois dans du papier blanc.

Pour faire usage de cette poudre, on fait dissoudre le contenu d'un paquet d'acide tartrique dans un verre d'eau pure ou même dans du vin ; on ajoute ensuite l'un des paquets de bicarbonate et l'on boit aussitôt.

Le liquide est acide au moment où on le boit, mais il est neutre lorsque la décomposition du sel alcalin est complète et que l'acide carbonique est éliminé.

Lorsque la poudre gazifère doit servir à préparer une limonade, on prend :

Bicarbonate de soude........................ 20 grammes.
Sucre....................................... 140 —
Essence de citron.......................... 1 —

On fait douze paquets bleus.

Acide tartrique............................ 24 grammes.

Pour douze paquets blancs.

Cette préparation, qui est connue sous le nom assez impropre de limonade sèche gazeuse, s'emploie comme précédemment.

Poudre gazogène alcaline.

Bicarbonate de soude...................... 20 grammes.
10 paquets bleus.
Acide tartrique........................... 13 —
10 paquets blancs.

On l'emploie comme la précédente. Bien que le liquide paraisse acide au goût, il contient environ 0,60 de sel non décomposé, ce qui le rapproche des eaux alcalines gazeuses.

Poudre gazeuse ferrugineuse.

Acide tartrique........................... 80 grammes.
Bicarbonate de soude...................... 60 —
Sucre pulvérisé........................... 260 —
Sulfate de fer cristallisé................ 3 —

On mélange le sulfate de fer avec l'acide tartrique, après les avoir réduits séparément en poudre ; on ajoute le sucre, et en dernier lieu le bicarbonate, qui ne doit pas être pulvérisé trop finement. On mêle le tout avec soin et on renferme le mélange dans un bocal bien sec.

Pour se servir de cette poudre, on remplit une bouteille d'eau, on y introduit d'un seul coup 20 grammes du mélange et on bouche exactement. On obtient, après dissolution, une eau acidulée, limpide, d'un goût ferrugineux très supportable, en raison de la présence du gaz carbonique.

Il est indispensable que toutes les substances qui entrent dans cette préparation soient parfaitement sèches, notamment le sulfate de fer, qui ne doit contenir que son eau de cristallisation.

Poudre gazeuse purgative.
(Poudre de Sedlitz.)

Bicarbonate de soude pulvérisé...............	20 grammes.
Tartrate de potasse et de soude...............	60 grammes.

On mélange exactement et on divise en dix paquets bleus.

Acide tartrique pulvérisé....................	20 grammes.

On fait dix paquets blancs.

On se sert de cette poudre comme il est dit plus haut ; le liquide qui en résulte est neutre lorsque tout le gaz est éliminé.

Limonade sèche purgative.

Magnésie calcinée......................	6 gr. 50.
Carbonate de magnésie.................	6 grammes.
Acide citrique........................	30 —
Sucre blanc..........................	60 —
Alcoolature de zestes de citron..........	1 —

On pulvérise grossièrement ensemble le sucre et l'acide citrique, on y ajoute les autres substances et on conserve dans un flacon à large ouverture.

La limonade doit-elle être gazeuse : on introduit la poudre dans une bouteille, on ajoute de l'eau et on bouche avec soin, en fixant le bouchon à l'aide d'une ficelle ; dans le cas contraire, on fait la dissolution à air libre dans l'eau froide, ou mieux dans l'eau chaude.

Les doses ci-dessus représentent 50 grammes de citrate de magnésie.

Quelques pharmacologistes avaient avancé que, dans cette préparation, le carbonate de magnésie ne pouvait être remplacé par la magnésie; mais cette substitution peut être faite sans inconvénient, à la condition toutefois que l'oxyde soit pur, qu'il ne renferme, par exemple, ni chaux, ni alumine.

LIMONADE AU CITRATE DE MAGNÉSIE

Acide citrique	30	grammes.
Carbonate de magnésie	18	—
Eau...... Q. S. environ	300	—
Sirop de sucre	100	—
Alcoolature de zestes de citron	1	—

On fait dissoudre l'acide dans l'eau, à froid; on ajoute ensuite le sel magnésien. Lorsque l'effervescence est terminée, on filtre dans une bouteille qui contient le sirop aromatisé.

En remplaçant 4 grammes de carbonate de magnésie par le même poids de bicarbonate de soude, que l'on introduit au moment de boucher, on obtient une limonade gazeuse.

Les doses prescrites correspondent à 50 grammes de citrate de magnésie. En diminuant proportionnellement les doses de l'acide et du sel, on fait des limonades à 40 grammes, à 30 grammes, etc. On peut remplacer à volonté le sirop de sucre par des sirops d'agrément, selon le goût des malades.

La préparation précédente a été l'objet de nombreuses recherches de la part de Rogé-Delabarre, Robiquet, Cadet-Gassicourt, Lefort, etc.

La quantité de carbonate de magnésie indiquée par le Codex est à dessein inférieure à celle qui est nécessaire pour saturer l'acide citrique, acide tribasique, comme on sait; car le sel neutre tend à se séparer en sel acide et en sel basique qui se dépose, surtout à chaud.

De là la nécessité d'opérer à la température ordinaire, comme l'indique le Codex, et de ne pas employer un excès de magnésie.

Ce purgatif doit sa vogue à ce fait remarquable que les citrates magnésiens n'ont pas la saveur amère et désagréable des autres sels de magnésie.

Malheureusement la préparation se conserve difficilement : elle
est sujette à se troubler, par suite de la formation d'un peu de
citrate amorphe et insoluble ; parfois même elle devient filante,
une partie du sel magnésien prenant un aspect gélatiniforme.
D'après Robiquet, ces transformations consistent en de simples
changements moléculaires qui s'effectuent lentement au sein du
liquide aqueux. On a cru remarquer que la présence du gaz carbonique entrave ces modifications. Bien que l'on ait proposé plusieurs formules pour empêcher ou ralentir ces altérations, il est
prudent de ne préparer les limonades purgatives qu'au moment
du besoin.

CHAPITRE VI

DES POTIONS.

RÈGLES GÉNÉRALES. — EXEMPLES. — LOOCH HUILEUX. — LOOCH BLANC :
CONSIDÉRATIONS SUR L'EMPLOI DES AMANDES AMÈRES.

Les potions sont des préparations magistrales, liquides, destinées à être prises par cuillerées. C'est la forme pharmaceutique la
plus usitée.

Elles ne présentent, en général, aucune difficulté sérieuse dans
leur préparation. Néanmoins, de tous les médicaments, ce sont
peut-être ceux qui exigent le plus de soin, le plus de minutie et
le plus d'attention. En effet, il arrive souvent qu'une potion doit
être faite plusieurs fois de suite ; or, le moindre changement dans
le mode opératoire, comme de filtrer au papier ou à l'étamine,
suffit pour amener une différence qui sera remarquée par le malade. Aussi, malgré la simplicité d'un pareil sujet, convient-il
d'insister sur les règles à suivre dans l'obtention de ces médicaments et de donner quelques exemples à l'appui.

Les potions sont extrêmement variées, puisque l'on peut, à la
rigueur, administrer sous cette forme presque tous les médicaments pour usage interne. On y rencontre le plus souvent des
sirops, des eaux distillées, des alcoolés, des éthérolés, des huiles
fixes et volatiles, des sels, des infusés, etc. On évite d'y faire entrer des substances qui ont un goût par trop désagréable.

Cette complexité, qui varie au gré du médecin, et dans le remède et dans les doses, rend toute classification méthodique
impossible.

Autrefois on désignait sous le nom de *Julep* (de l'arabe *Jelab*, potion faite avec du miel et de l'eau) des potions transparentes obtenues avec des sirops et des eaux distillées ; mais ce mot a vieilli et n'est plus guère usité que pour les deux préparations suivantes qui, dans les hôpitaux de Paris, servent de véhicule à toutes les autres potions :

JULEP GOMMEUX
(Potion gommeuse.)

Gomme arabique pulvérisée.................	10 grammes.
Sirop de gomme.........................	30 —
Eau distillée de fleurs d'oranger............	10 —
Eau commune...........................	100 —

On triture la gomme avec le sirop dans un mortier de marbre, on ajoute ensuite les autres substances.

Dans les hôpitaux, où l'on prépare à la fois une grande quantité de ce produit, on emploie la gomme entière, que l'on dissout dans l'eau froide, on passe, puis on ajoute le sirop et l'eau aromatique.

JULEP CALMANT
(Potion calmante.)

Sirop d'opium.........................	10 grammes.
Eau de fleurs d'oranger..................	20 —
Eau distillée de tilleul.................	120 —

On mêle ces trois liquides dans l'ordre indiqué, ce qui donne 150 grammes, poids ordinaire des potions.

Les deux préparations qui précèdent ne diffèrent pas en réalité des potions communes. Il suffit donc d'admettre les deux divisions suivantes :

1° Les *potions proprement dites*, ou simplement *potions;*
2° Les *loochs*, potions ayant pour base une émulsion.

I. Potions

Leur préparation est soumise à quelques règles générales qui varient suivant la nature de la base médicamenteuse et le moyen de l'incorporer aux liquides.

1° Lorsque le véhicule est un macéré, un infusé, un décocté, le plus souvent la dose à laquelle cette préparation doit être faite n'est pas fixée par le médecin.

La potion devant être prise par petites quantités, il est évident que les doses qui conviennent aux tisanes, par exemple, sont ici trop faibles. On a proposé pour 100 parties d'eau les quantités suivantes :

Fleurs, feuilles.. 2
Tiges, bois, racines....................................... 4

Il faut excepter de cette règle toutes les substances très-actives ou vénéneuses, comme la belladone, la morelle noire, la digitale, etc., dont les doses doivent toujours être déterminées par le médecin.

POTION BÉCHIQUE DU CODEX

Infusion d'espèces béchiques.................. 120 grammes.
Sirop de gomme............................... 30 —

2° Les teintures forment souvent la partie active des potions. Quand elle sont résineuses, il faut d'abord les ajouter au sirop et agiter de manière à produire une sorte d'émulsion. On évite ainsi la formation possible de flocons blancs, et on obtient un mélange intime qui donne une préparation toujours semblable à elle-même.

Si l'on doit se servir d'une résine en nature ou d'une térébenthine, il faut au préalable diviser la première avec un peu de sucre ou d'huile, et dissoudre la seconde dans l'alcool ou l'émulsion avec un mucilage, comme dans la potion balsamique de Choppart :

POTION BALSAMIQUE DE CHOPPART

Alcool à 80°........... .... 60 grammes
Sirop de baume de Tolu..................... 60 —
Eau distillée de menthe poivrée............ 120 —
Alcool nitrique............................ 8 —

Baume de copahu *60*

On mêle d'abord l'alcool à 80° et l'alcool nitrique; on ajoute ensuite le copahu, puis l'eau distillée.

Comme le baume, en vertu de sa légèreté, tend à se séparer, on recommande d'agiter chaque fois avant l'emploi. Afin d'éviter cet inconvénient, on a conseillé de supprimer l'alcool et de diviser le baume dans un mucilage fait avec 15 grammes de gomme arabique, le sirop et un peu d'eau. Si la préparation est bien réussie, la potion reste blanche et conserve pendant longtemps son homogénéité. Enfin, quelques pharmacopées remplacent la gomme par un jaune d'œuf que l'on triture avec le copahu.

Semblablement, le camphre est toujours émulsionné avec un jaune d'œuf ou dissous dans un liquide alcoolique.

3° Les potions dans lesquelles il entre une poudre ou un corps qui doit être simplement tenu en suspension sont très souvent prescrites.

S'agit-t-il d'y incorporer du musc, on suit la marche ci-après, qui a été indiquée par Deschamps, d'Avallon : on met le musc, soit 0gr,30, dans un mortier; on y ajoute en trois fois 30 gouttes d'alcool ordinaire, autant de gouttes qu'il y a de centigrammes de musc; on triture chaque fois le mélange, de manière à obtenir une pâte très fine que l'on délaye ensuite dans le sirop.

Les poudres doivent avoir une grande ténuité. On les divise d'abord dans le sirop et on ajoute ensuite le reste du liquide, en passant au besoin, comme dans la préparation suivante :

POTION A LA MAGNÉSIE

Magnésie calcinée	8 grammes.
Sucre blanc	50 —
Eau commune	40 —
Eau de fleurs d'oranger	20 —

On broie la magnésie avec l'eau, on verse le mélange dans un poêlon d'argent et on chauffe jusqu'à l'ébullition, en agitant continuellement; on retire du feu, on met le sucre en continuant d'agiter; on ajoute l'eau de fleurs d'oranger et on passe à travers une passoire fine, en facilitant l'opération à l'aide d'une spatule.

Il faut éviter d'introduire, sous forme de poudre, certains médicaments irritants qui pourraient produire des accidents en se déposant sur les muqueuses. C'est ainsi que l'on proscrit avec raison la poudre de cantharides, et qu'on la remplace soit par de l'huile cantharidée, soit par de la teinture de cantharides.

Même observation à propos du phosphore, que l'on prescrivait jadis en essayant de le diviser dans un mucilage de gomme; mais cette opération, à peu près impraticable, est des plus dangereuses. Il faut donc, ou se servir de phosphore dissous dans l'éther, comme l'a d'abord conseillé Soubeiran, ou mieux recourir à l'emploi de l'huile phosphorée, qui peut être parfaitement dosée d'après le procédé de M. Méhu. On prend :

Huile phosphorée au $\frac{1}{100}$ .... 1 gramme.
Sirop de gomme........................... 60 —
Eau de menthe poivrée..................... 60 —

On introduit d'abord dans la fiole la moitié du sirop, que l'on étend par inclinaison sur la paroi interne; on ajoute l'huile et on agite fortement; on verse ensuite le reste du sirop et l'eau distillée.

Le phosphore est un violent poison qui n'est guère prescrit que par milligrammes; il y aurait donc avantage, pour de très petites doses, à préparer de l'huile au $\frac{1}{1000}$, chaque gramme d'huile représentant alors un milligramme de phosphore.

4° L'introduction des extraits dans les potions exige quelques précautions particulières.

Au lieu de les faire dissoudre à chaud, il est préférable de les triturer dans un mortier avec de l'eau; on filtre ensuite, à moins que les parties indissoutes ne soient efficaces, ce qui est l'exception; alors seulement on les laisse dans la potion, mais à un état de division aussi grand que possible.

POTION ASTRINGENTE

Extrait da ratanhia...................... 5 grammes.
Eau commune........................... 100 grammes.
Sirop de coings........................ 50 grammes.

On fait dissoudre l'extrait dans l'eau, on filtre et on ajoute le sirop.

5° Lorsque des liquides volatils sont ordonnés, il est bon de ne les ajouter qu'au dernier moment, afin d'éviter autant que possible leur déperdition. Exemple :

POTION ANTIHYSTÉRIQUE

Sirop d'armoise composé....................	30 grammes.
Teinture de castoréum.....................	2 —
Eau distillée de valériane	60 —
— de fleurs d'oranger.............	60 —
Éther sulfurique	4 —

On mêle la teinture avec le sirop, on ajoute ensuite les eaux distillées, puis, en dernier lieu, l'acide sulfurique ; on bouche ensuite exactement la bouteille.

6° Une seule potion renferme un gaz en dissolution et mérite, pour cette raison, une mention spéciale : c'est la potion antivomitive de Rivière, ou potion gazeuse :

POTION GAZEUSE
N° 1. Potion alcaline.

Bicarbonate de potasse....................	2 grammes
Eau commune............................	50 —
Sirop de sucre	15 —

On dissout l'acide dans l'eau et on ajoute le sirop.

N° 2. Potion acide.

Acide citrique............................	2 grammes.
Eau commune............................	50 —
Sirop citrique aromatisé au citron...........	15 —

Pour administrer cette potion, on fait prendre successivement au malade une cuillerée à bouche de chaque fiole, en commençant par le n° 1. On peut aussi verser une cuillerée à bouche de chaque potion dans un verre et boire immédiatement. Dans ce dernier cas il y a peut-être avantage à ne faire qu'une seule bouteille, en ayant soin de n'introduire le sel qu'en dernier lieu et en bouchant rapidement : l'acide carbonique se dissout par sa propre pression dans le liquide qui doit être bu. Au surplus, la potion de Rivière a singulièrement perdu de son importance depuis que l'eau de Seltz est devenue d'un usage quotidien.

En se reportant aux exemples cités, on voit que les potions pèsent, en moyenne, 150 grammes, soit 12 à 15 cuillerées à bouche ;

comme elles sont plus ou moins altérables, on doit les renouveler souvent, toutes les vingt-quatre heures au moins.

II. Loochs.

Le mot *looch* a varié dans sa signification.

Autrefois on donnait ce nom à tous les médicaments ayant une consistance de miel et que l'on léchait avec un pinceau. Ce sont les *éclegmes* des anciens pharmacologistes (en arabe *La'oq*, de *La'aq*, lécher, lamper; grec λείχω, sucer; en latin *lingo*, lécher).

Aujourd'hui le looch est une potion dont le véhicule est une émulsion soit artificielle, comme le looch huileux, soit naturelle, comme le looch vert et le looch blanc.

LOOCH HUILEUX

Huile d'amandes douces.....................	15	grammes.
Gomme arabique pulvérisée......	15	—
Sirop de gomme.........	30	—
Eau distillée de fleurs d'oranger......... ...	15	—
Eau commune...........................	100	—

On fait un mucilage avec la gomme et le double de son poids d'eau ; on ajoute l'huile par petites parties, de manière à la diviser par une trituration prolongée, et on délaye le mucilage avec le reste de l'eau.

LOOCH BLANC

Amandes douces mondées..................	30	grammes.
Amandes amères mondées..................	2	—
Sucre blanc........	30	—
Gomme adragante pulvérisée...............	0gr,50.	
Eau distillée de fleurs d'oranger............	10	—
Eau commune...........................	120	—

On prépare une émulsion simple avec les amandes, l'eau et la presque totalité du sucre ; on passe, on triture la gomme adragante avec le reste du sucre et on fait, avec une petite quantité d'émulsion, un mucilage auquel on ajoute, peu à peu, le reste de l'émulsion et l'eau de fleurs d'oranger.

Le looch ainsi préparé doit peser 150 grammes.

Le codex de 1837 y faisait entrer de l'huile d'amandes douces, mais la préparation était moins agréable; le nouveau codex supprime l'huile, et porte de 18 grammes à 30 grammes la dose des amandes douces.

Lorsque l'on doit préparer, dans un court espace de temps, un grand nombre de loochs, il y a avantage à se servir de la pâte à looch, en mettant à profit l'une des formules qui ont été préconisées, par exemple celle de Vée, dont voici la recette :

Amandes amères	60	grammes.
Amandes douces	450	—
Sucre blanc	600	—
Eau de fleurs d'oranger	200	—

Les amandes étant mondées comme à l'ordinaire, on les pile dans un mortier de marbre avec le sucre et l'eau de fleurs d'oranger; on broie finement la masse sur une pierre à chocolat et on la conserve à la cave.

On délaye 50 grammes de ce produit avec de l'eau dans un mortier et on passe avec une légère expression à travers une étamine; d'autre part, on triture la gomme adragante avec du sucre, comme précédemment.

Il ne faut pas oublier que la pâte à looch est sujette à s'aigrir; aussi ne faut-il la préparer qu'en petite quantité et seulement pour quelques jours, surtout en été.

On peut rapprocher de cette pâte le *looch solide* de Gallot, dans lequel il entre en outre de la gomme arabique.

Le looch blanc est à peu près le seul que l'on ait à préparer dans les officines; il est parfois additionné de différentes substances, par exemple, de sirop diacode, ce qui constitue le looch diacodé.

L'addition du calomel détermine une réaction intéressante qui a été étudiée avec soin et qu'il est important de connaître. Voici en quoi elle consiste :

La présence d'une petite quantité d'amandes amères relève la saveur fade du looch, parce que l'amygdaline donne lieu à un peu d'essence d'amandes amères et à de l'acide cyanhydrique. Bien que cet acide ne s'y forme qu'en quantité très minime, moins d'un milligramme dans un looch ordinaire, la présence de ce corps produit avec le calomel une réaction qui a causé des accidents redoutables.

Ce fait paraît avoir été signalé pour la première fois, dès l'année 1820, par Buchner, qui admit la formation de cyanure de mercure avec mise en liberté d'un peu de mercure, ce qui rend compte de la coloration grise que l'on observe :

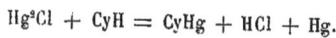

$$Hg^2Cl + CyH = CyHg + HCl + Hg.$$

En 1829, Regimbeau, alors élève en pharmacie à Lyon, fit la même observation ; et, sans connaître les expériences de Buchner, il proposa la même explication, en se basant sur ce double fait : que le looch reste blanc quand on supprime les amandes amères, et que l'acide cyanhydrique dédouble directement le calomel en sublimé et en mercure, avec formation d'acide chlorhydrique.

Cette manière d'envisager le phénomène n'a pas été adoptée par Soubeiran et par Deschamps, qui rejettent la séparation du mercure à l'état métallique.

M. Mialhe n'a pas été plus heureux en supposant que la réaction présente deux phases : dans la première, formation de cyanure de mercure, d'acide chlorhydrique et de mercure, comme le veut Regimbeau ; dans la seconde, double décomposition partielle entre le cyanure mercurique et l'acide chlorhydrique, de telle sorte que la potion renferme à la fois deux sels mercuriels, deux hydracides et du mercure libre.

La question a été résolue par Bussy et Buignet : l'acide cyanhydrique dédouble simplement le calomel en chlorure mercurique et en mercure :

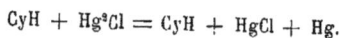

$$CyH + Hg^2Cl = CyH + HgCl + Hg.$$

En effet, lorque l'on agite du calomel, un gramme par exemple, avec de l'acide cyanhydrique étendu, jusqu'à décomposition complète, le liquide contient 0,57 de sublimé ; cette quantité, ajoutée au poids du mercure mis en liberté, représente le poids du calomel, comme l'indique la théorie ; l'acide cyanhydrique reste inaltéré et il ne se forme pas trace de cyanure de mercure.

Chose curieuse, la présence de l'eau est indispensable, car l'acide cyanhydrique anhydre est sans action sur le calomel.

Conclusion : *Lorsque le calomel fait partie d'un looch, il faut supprimer les amandes amères.*

D'une façon plus générale, il ne faut jamais associer le calomel à un liquide qui renferme un acide cyanhydrique, comme l'eau de laurier-cerise, l'eau d'amandes amères, l'eau distillée de cerises noires, etc.

CHAPITRE VII

EAUX MÉDICAMENTEUSES.

EAU ALBUMINEUSE : ALBUMINE DE L'ŒUF. — EAU CAMPHRÉE. — EAU DE GOUDRON. — EAUX PHÉNIQUÉES. — LIQUEURS DE FOWLER, DE PEARSON, DE WAN-SWIÉTEN.

On désigne sous le nom d'*eaux médicamenteuses* des hydrolés spéciaux qui viennent se placer naturellement à la suite des potions, comme l'eau albumineuse et l'eau de goudron. On peut y ranger aussi quelques hydrolés connus sous la dénomination impropre de *liqueurs*, comme les liqueurs de Fowler, de Pearson et de Wan-Swiéten.

EAU ALBUMINEUSE

Blancs d'œufs...................... N.	4.	
Eau commune.,..	1000 grammes.	
Eau distillée de fleurs d'oranger......	10	—

On bat d'abord les blancs d'œufs avec une petite quantité d'eau, afin de déchirer les cellules qui emprisonnent l'albumine, puis on ajoute le reste du liquide ; on passe à travers une étamine et on aromatise avec l'eau de fleurs d'oranger.

Le blanc d'œuf est essentiellement constitué par de la matière albuminoïde ; il ne renferme que de très petites quantités de sels minéraux, phosphates et chlorures, de matières sucrées et de soude libre.

Pour obtenir l'albumine à l'état de pureté, Wurtz conseille de battre les blancs d'œufs avec le double de leur poids d'eau, de passer pour séparer les membranes celluleuses et d'ajouter du sous-acétate de plomb, réactif qui donne lieu à un abondant précipité, à la condition toutefois de ne pas en mettre en excès. On lave ce précipité et on le décompose par un courant d'hydrogène sulfuré; on filtre sur du papier lavé, ce qui fournit une solution albumineuse qui ne renferme plus que des traces de plomb; on ajoute alors quelques gouttes d'acide sulfhydrique et on chauffe avec précaution jusqu'à 60°, température à laquelle la solution commence à se troubler; ce léger trouble détermine la précipitation de la petite quantité de sulfure de plomb qui s'est formé en dernier lieu. On filtre de nouveau et on évapore à une température inférieure à 60°, jusqu'à ce que l'on obtienne une masse transparente, amorphe, fendillée, sensiblement incolore.

Ce produit est soluble dans l'eau. Chose curieuse, on peut le chauffer au-dessus de 100° sans qu'il perde la propriété de se dissoudre de nouveau.

L'albumine de l'œuf est donc par elle-même soluble dans l'eau; elle ne doit pas ce caractère, ainsi qu'on l'a cru pendant longtemps, à la présence des matières organiques qui l'accompagnent naturellement.

Sa solution aqueuse présente une légère réaction acide au papier de tournesol; de fait elle se comporte comme un acide faible, capable de déplacer l'acide carbonique des carbonates alcalins : elle est alors complètement neutre et laisse à l'incinération un résidu fortement alcalin.

Cette solution précipite plus ou moins abondamment par l'alcool, les acides minéraux, l'alun, le sublimé, le bichromate de potasse, etc.

Agitée avec une quantité suffisante d'éther ou de chloroforme, elle se sépare en une masse gélatineuse, transparente, qui se dissout dans l'eau immédiatement, mais qui devient complètement insoluble au bout de quelque temps.

Additionnée d'acide acétique, il ne s'y manifeste tout d'abord aucun trouble, et ce n'est qu'après quelques heures que la coagulation s'effectue. Le magma, insoluble dans l'eau, se dissout avec facilité dans la potasse caustique en produisant une solution incoagulable par la chaleur et par l'alcool, mais susceptible d'être précipitée de nouveau par l'acide acétique.

L'albumine de l'œuf dévie à gauche le plan de polarisation de la lumière polarisée. D'après Béchamp, elle est constituée par un mélange de trois matières albuminoïdes dont les pouvoirs rotatoires, mesurés au saccharimètre de Soleil, sont respectivement, en chiffres ronds, de 33°, 54° et 71°; le mélange de ces trois principes isomériques donne un pouvoir moyen de 43°, qui est celui du blanc d'œuf.

Gerhardt a considéré l'albumine comme un acide faible, bibasique, opinion qui paraît corroborée par les expériences de Lassaigne, puisque, d'après ce dernier, on peut l'unir à deux bases différentes, de manière à obtenir des espèces de combinaisons analogues aux sels doubles. En effet, en précipitant l'albumine par du sulfate de peroxyde de fer et en redissolvant le précipité dans une solution étendue de potasse caustique, on a un liquide épais, coloré en jaune, sorte d'albuminate de fer et de potasse, que l'on peut transformer en sirop par l'addition d'une fois et demie son poids de sucre.

L'eau albumineuse est surtout employée en nature. Elle est d'un usage journalier en pharmacie comme agent de clarification. Elle est considérée comme un antidote excellent dans plusieurs empoisonnements, notamment dans les empoisonnements métalliques.

Comme les œufs ne sont pas communs en toute saison, on a proposé, dans un but d'économie, de dessécher les blancs d'œufs à une chaleur modérée, inférieure à 40°. Pour assurer la conservation du produit, M. Martin a conseillé d'ajouter du charbon animal à la masse, avant la dessiccation, et de conserver la poudre dans des flacons bien bouchés. Cette poudre est évidemment très propre à la clarification et à la décoloration des liquides.

EAU CAMPHRÉE

Camphre du Japon.....................................	10 grammes.
Eau distillée..	1000 —

On réduit le camphre en poudre, dans un mortier de marbre, à l'aide de quelques gouttes d'alcool; on ajoute l'eau et on abandonne le mélange à lui-même pendant deux jours, en agitant de temps en temps. On filtre et on conserve dans un flacon bien bouché.

100 grammes de ce liquide renferment environ $0^{gr},33$ de camphre.

On a proposé différents moyens pour obtenir une eau plus chargée, comme de chauffer le mélange, de se servir d'eau gazeuse, de triturer d'abord le camphre avec du carbonate de chaux ou avec du carbonate de magnésie, d'employer du camphre précipité par l'eau de sa solution alcoolique, etc.; mais il est douteux que de semblables moyens soient efficaces.

Planche a recommandé le procédé suivant. On prend :

Camphre....................................	8 grammes.
Éther rectifié..............................	25 —
Eau distillée	475 —

On met le camphre dans un flacon muni d'un robinet à sa partie inférieure; on y ajoute l'éther; lorsque la dissolution est opérée, on verse l'eau : la dissolution reste limpide.

Cette préparation renferme environ cinq fois plus de camphre que l'eau camphrée du Codex.

On sait qu'indépendamment des camphres artificiels il existe d'autres variétés de camphres naturels, en dehors de celui du Japon : celui de la matricaire qui dévie à gauche; celui que l'on rencontre dans beaucoup de Labiées et qui est inactif. Enfin, il ne faut pas confondre ces produits avec les camphols, comme le camphre de Bornéo, qui sont de véritables alcools, d'après les expériences de M. Berthelot.

Le seul camphre employé en pharmacie est le camphre du Japon, qui dévie à droite le plan de polarisation de la lumière polarisée.

EAU DE GOUDRON

Goudron purifié..... ·......................	100 grammes.
Eau distillée ou de pluie...................	3000 —

On laisse en contact, pendant vingt-quatre heures, dans une cruche en grès, en agitant souvent avec une spatule de bois; on rejette cette première eau, que l'on remplace par une autre de même nature ; on laisse en contact pendant huit à dix jours, on décante et on filtre.

L'eau de goudron ainsi préparée est peu chargée, car elle ne renferme guère par litre que trois ou quatre grammes de matières solubles, ce qui tient à la nature même du goudron, dont les principaux matériaux sont peu ou point solubles dans l'eau.

On sait que le goudron s'obtient par une sorte de distillation *per descensum*, en brûlant en tas le bois de vieux sapins qu'on laisse dessécher pendant une année au moins. Il s'écoule deux produits : l'un, fluide, qui constitue la fausse huile de cade, la vraie étant fournie par l'oxycèdre ; l'autre, épais, constituant le goudron végétal.

Le goudron végétal a la consistance d'une térébenthine. Il est noir, d'une odeur forte et tenace, d'une saveur âcre. C'est un mélange complexe de résines plus ou moins altérées par la chaleur, de produits pyrogénés, comme des carbures d'hydrogène, de l'acétone, de la créosote, de l'eupione, de l'acide acétique, etc.

Pour préparer l'eau de goudron, le Codex recommande avec raison de purifier la matière première. A cet effet, on la chauffe doucement dans une bassine et on passe avec expression à travers une toile. On ne chauffe que pour donner plus de fluidité à la masse : sous l'influence d'une température trop élevée on dissiperait une partie des principes volatils, particulièrement ceux qui distillent au-dessous de 100°, comme l'acétone, l'éther méthylacétique, la benzine, etc.

Le goudron végétal est surtout caractérisé par la présence d'un produit qui a été découvert en 1830 par Reichembach, la créosote. Ce n'est pas un principe défini, mais un mélange essentiellement formé de phénol et de ses homologues supérieurs, le crésylol et le xylénol :

Phénol........................... $C^{12}H^6O^2$
Crésylol.......................... $C^{14}H^8O^2$
Xylénol .... $C^{16}H^{10}O^2$.

L'eau de goudron est acide au papier de tournesol; traitée par les persels de fer, elle prend une coloration bleue, réaction due à la présence d'une petite quantité d'oxyphénol :

$$C^{12}H^6O^4.$$

Il est important, comme l'indique le Codex, de se servir d'eau distillée ou tout au moins d'eau de pluie. Il faut éviter l'emploi d'une eau séléniteuse qui pourrait développer une odeur désagréable, par suite de la formation d'un peu d'hydrogène sulfuré provenant de la réduction du sulfate de chaux.

Comme la préparation est peu chargée, on a proposé divers moyens pour augmenter la quantité des principes dissous. On a publié la formule suivante, qui donne évidemment un épuisement plus facile :

Goudron végétal choisi..............................	5
Sciure de bois de sapin....	10
Eau distillée...........	1000

On divise le goudron en le mêlant intimement à la sciure de bois, on ajoute l'eau et on laisse en contact pendant vingt-quatre heures, en ayant soin d'agiter de temps en temps ; on filtre. On recommande l'emploi d'un goudron végétal de bonne qualité, d'un aspect brun rouge, transparent, exempt de grumeaux résineux, et originaire soit de Norvège, soit des Landes.

L'eau alcalisée avec du carbonate de potasse ou de soude, ou même avec des alcalis caustiques, forme des solutions plus concentrées que les précédentes ; mais ces préparations, qui ont été vantées dans ces derniers temps comme des panacées universelles, ne jouissent pas d'autres propriétés que celles qui appartiennent à l'eau de goudron du Codex.

Lorsque l'on veut administrer le goudron en nature, par exemple sous forme pilulaire, on peut le solidifier par 1/16 de magnésie ou même par la chaux. On peut aussi l'enfermer dans des capsules à la manière des térébenthines et des liquides désagréables, comme le baume de copahu.

Eau phéniquée.

Le phénol, acide phénique, alcool phénique, hydrate de phényle ou acide carbolique, car tous ces noms sont synonymes, a été découvert par Runge, en 1834, dans le goudron de houille.

Pour l'obtenir, on distille le goudron et on recueille ce qui passe entre 150° et 200°; on traite ce produit par de la potasse caustique ou par un lait de chaux, de manière à former un phénate alcalin, ce qui permet d'isoler et de séparer les carbures d'hydrogène. La solution alcaline est décantée et décomposée par un excès d'acide chlorhydrique ou d'acide sulfurique étendu ; le phénol se sépare sous forme d'une couche huileuse qu'on lave avec une petite quantité d'eau et que l'on distille après l'avoir desséché par du chlorure de calcium.

En recueillant seulement ce qui distille entre 185° et 190°, on obtient, dans un mélange réfrigérant, du phénol cristallisé.

Le phénol cristallise en magnifiques aiguilles qui fondent à 44°; il ne bout qu'à 188°. Il est incolore, d'une odeur caractéristique, d'une saveur brûlante. Il est peu soluble dans l'eau, soluble dans l'alcool, l'éther, l'acide acétique. Ses propriétés antiseptiques sont incontestables, et son activité est telle qu'il faut surveiller son administration à l'intérieur.

L'eau phéniquée, pour usage interne, se prépare d'après la la formule suivante :

Phénol pur............................. 1 gramme
Eau distillée........................... 1000 —

Pour l'usage externe :

Phénol pur............................. 1 gramme
Eau distillée........................... 100 —

Si l'on voulait obtenir une eau très chargée, par exemple au $\frac{1}{10}$, il faudrait dissoudre le phénol dans une proportion suffisante d'alcool, avant d'ajouter l'eau.

LIQUEUR DE FOWLER
(Solution d'arsénite de potasse.)

Acide arsénieux............................ 5 grammes.
Carbonate de potasse..................... 5   —
Eau distillée............................ 500 —
Alcoolat de mélisse composé.......... 15 —

On réduit l'anhydride arsénieux en poudre, on le mêle avec le
carbonate de potasse et on fait bouillir le mélange dans un ballon de verre, jusqu'à complète dissolution ; on ajoute l'alcoolat de mélisse, et, au besoin, de l'eau pour obtenir exactement
500 grammes de liquide, puis on filtre.

Chaque gramme de cette solution renferme exactement la centième partie de son poids d'acide arsénieux.

Les pharmacopées étrangères donnent des formules analogues,
à cela près que la solution est ordinairement moins concentrée et
que l'alcoolat de mélisse est remplacé par de l'alcoolat de lavande
ou même par l'eau de cannelle.

Comme cette préparation est très active, on peut, ainsi que le
conseille Devergie, faire une solution au $\frac{1}{1000}$ et la colorer avec
de la cochenille, afin d'attirer l'attention sur un médicament
d'une aussi grande activité.

Il se manifeste parfois, dans cette préparation, une altération
singulière qui consiste dans le développement de petits points
noirs et brillants, constitués, d'après M. L. Marchand, par un petit
champignon de la tribu des Dématiées, l'*Hygrocrocis arsenicus*,
végétal qui jouit ainsi de la curieuse propriété de se développer
dans un milieu réputé mortel pour tous les êtres vivants.

LIQUEUR DE PEARSON
(Solution d'arséniate de soude.)

Arséniate de soude cristallisé............... 0 gr.,50
Eau distillée................................ 30 grammes.

On dissout le sel dans l'eau et on filtre.

Bien que cette solution soit moins active que la liqueur de Fowler, son usage réclame encore beaucoup de circonspection.

Il s'y développe parfois, comme dans la précédente, des points
brunâtres, sans doute formés par l'*Hygrocrocis arsenicus* ou par
une espèce voisine.

LIQUEUR DE VAN-SWIÉTEN
(Solution de sublimé corrosif.)

Bichlorure de mercure...................... 1 gramme.
Alcool à 80°. .... 100 —
Eau distillée ?............................ 900 —

On dissout le chlorure mercurique dans l'alcool et on ajoute ensuite l'eau distillée.

La liqueur de Wan-Swiéten contient exactement la millième partie de son poids de sublimé.

La plupart des pharmacopées étrangères donnent une formule contenant un demi-gros de sublimé par once, solution qui renferme seulement $\frac{1}{1252}$ de son poids de sel mercuriel. La formule du Codex est préférable, parce qu'elle fournit un médicament parfaitement dosé.

En ajoutant au sublimé son poids de sel ammoniaque, on obtient la *liqueur de bichlorure d'hydrargyre*, de la pharmacopée de Londres.

SOLUTIONS PAR L'ALCOOL

ALCOOLÉS.

CLASSIFICATION. — PROPRIÉTÉS, PHYSIQUES DE L'ALCOOL ÉTHYLIQUE. — PÈSE-ESPRIT DE BAUMÉ. — ALCOOMÈTRE CENTÉSIMAL. — ALCOOL A 88-90°. — ALCOOL A 95°. — ALCOOL ABSOLU. — DESCRIPTION DES ALCOOLÉS.

Les *alcoolés* sont des médicaments officinaux ayant pour base l'alcool et qui sont obtenus par *solution*, par *macération* ou par *lixiviation*.

On peut les diviser en six sections :

1° Les *teintures alcooliques*, qui sont *simples* ou *composées;*

2° Les *alcoolatures* ou teintures simples, préparées avec les plantes fraîches ;

3° Les *alcoolés sucrés*, désignés aussi sous le nom d'*élixirs ;*

4° Les *alcoolés acides*, comme l'eau de Rabel ;

5° Les *alcoolés ammoniacaux*, qui peuvent être *simples* ou *composés;*

6° Les *alcoolés de sels métalliques*, comme la teinture de Mars tartarisée.

Toutes ces préparations sont connues dans les formulaires sous les noms les plus divers : baumes, élixirs, essences, gouttes, esprits, etc. Ces noms, qui sont également donnés à des médicaments très différents au point de vue pharmacologique, comme les *alcoolats*, doivent être abandonnés. Le mot *teinture* est par lui-même également peu convenable, car beaucoup de ces préparations sont incolores.

Néanmoins, pour ne pas trop s'éloigner de la classification adoptée par le Codex, on peut définir les teintures alcooliques : des alcoolés préparés avec des substances sèches tirées du règne végétal ou du règne animal.

Dans la préparation des alcoolés, il y a lieu de considérer non seulement la nature du médicament dissous, mais encore le véhicule lui-même, puisqu'il doit varier dans sa composition suivant les matériaux qu'il doit dissoudre.

Le mot *alcool, alcohol* des anciens dictionnaires, est tiré de deux mots arabes, *al,* le, et *kohl,* qui signifie *poudre divisée.* On peut voir que, jusque dans le siècle dernier, le mot *alcohol,* dans les anciens traités, s'appliquait à toutes les substances très divisées, principalement aux poudres porphyrisées : « Les pierres, les bols, les terres, le succin, les dyamants et quelques autres parties d'animaux, dit Charas, sont réduits en poudre impalpable qu'on nomme *alkohol.*

Comment ce mot, après avoir désigné une poudre sèche, a-t-il été donné à l'esprit-de-vin? Ruland, d'après M. Devic, nous en donne l'explication suivante : *Alkol est purior substantia rei, segregata ab impuritate sua. Sic alkol vini est aqua ardens rectificata et mundissima.*

A partir de Boerhaave, jusqu'au commencement du siècle, le mot *alcohol* ne s'est plus appliqué qu'à une seule substance, l'esprit-de-vin; mais, par suite de la découverte d'une série de composés jouissant de toutes les propriétés fondamentales de l'alcool de vin, il est redevenu générique, s'appliquant dès lors à toutes les substances liquides ou solides remplissant la fonction *alcoolique.*

L'alcool éthylique pur, absolu, est un liquide incolore, d'une saveur brûlante, bouillant à 78°,4, d'une densité égale à 0,795.

Il est soluble dans l'eau en toute proportion, brûle avec une flamme bleuâtre peu éclairante, sans résidu :

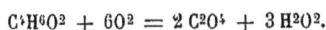

$$C^4H^6O^2 + 6O^2 = 2\,C^2O^4 + 3\,H^2O^2.$$

Il est toujours mélangé, pour les besoins de la pharmacie, à une quantité d'eau plus ou moins considérable.

Pour reconnaître l'alcool dans un liquide aqueux, on distillé celui-ci au $\frac{1}{20}$ et on ajoute au produit distillé du bicarbonate de potasse cristallisé, en opérant dans un petit tube fermé par un bout ; l'alcool se sépare sous forme d'une couche légère qui se rassemble à la surface.

On peut aussi traiter le liquide distillé par un peu de chlorure benzoïque ; il se forme immédiatement de l'éther benzoïque, qui se dissout dans le chlorure en excès ; on décompose ce dernier à froid par de la potasse caustique et on perçoit alors l'odeur caractéristique de l'éther benzoïque.

On a également proposé l'emploi d'un compte-goutte. Si un de ces petits appareils donne avec l'eau distillée 100 gouttes, pour peu qu'il y ait des traces d'alcool le nombre de gouttes sera supérieur à 100, et d'autant plus élevé que la quantité d'alcool sera plus considérable : 1 p. 100 d'alcool, quantité non décelée par l'alcoomètre, donne par exemple 107 gouttes ; 5 p. 100 d'alcool donneront 127 gouttes, etc., pourvu que l'on opère, bien entendu, à la même température.

Inversement, on peut se proposer de déterminer la présence de l'eau dans l'alcool, problème qui trouve à chaque instant son application en pharmacie.

A cet effet, on a proposé l'emploi du sulfate de fer desséché, sel qui est blanc à l'état anhydre, mais qui reprend sa couleur verte en présence de l'eau.

Pour apprécier maintenant la quantité d'eau contenue dans un alcool donné, ce qui est le point important, il faut recourir à différents instruments, notamment à des aréomètres spéciaux.

L'aréomètre de Baumé, pèse-esprit ou pèse-liqueur, date déjà de plus d'un siècle.

Il se compose d'un aréomètre ordinaire en verre lesté inférieurement avec du mercure et portant une tige qui est graduée de la manière suivante. On plonge l'instrument dans une solution faite ainsi qu'il suit :

Eau distillée..........................	90 onces.
Sel marin décrépité....................	10 —

Le point d'affleurement, dans cette solution saline, point qui doit être placé au bas de la tige, forme le *zéro*, tandis qu'au point d'affleurement dans l'eau distillée on marque 10. On divise l'espace compris entre ces deux chiffres en *dix* parties égales que l'on prolonge jusqu'au sommet de la tige, chaque division représentant *un degré Baumé*.

La graduation doit être faite à une température constante, celle de la cave, par exemple, qui est voisine de 15°.

Que l'on distille maintenant de l'acool de manière à l'amener par ce moyen simple à son plus grand degré de concentration, on obtiendra un produit marquant 40° à l'instrument. C'est l'esprit *prodigieusement* rectifié de Baumé, incapable d'une plus grande rectification, d'après les idées du temps.

En mélangeant cet esprit avec de l'eau et en notant les degrés marqués par chaque mélange, Baumé a pu construire une table qui a rendu de grands services. Il est vrai que pendant longtemps on s'est servi de l'aréomètre de Cartier; mais celui-ci n'est qu'une variante insignifiante de celui de Baumé.

La découverte de l'alcool absolu a permis à Gay-Lussac de construire son alcoomètre, le seul qui donne exactement en volume la composition d'un mélange d'alcool et d'eau.

C'est un aréomètre ordinaire dont le *zéro*, placé au bas de l'échelle, correspond à l'eau distillée à la température de 15°, tandis que le point 100, placé vers le sommet, répond à l'alcool absolu.

Comme l'alcool et l'eau se contractent en se pénétrant réciproquement et que le coefficient de contraction est variable suivant les proportions des liquides mélangés, on ne peut diviser en parties égales l'espace compris entre 0 et 100°; d'où la nécessité de déterminer expérimentalement, à la température de 15 degrés, les points d'affleurement dans des mélanges contenant en volumes :

Alcool	90	80	70		20	10
Eau	10	20	30	....	80	90

On se contente de diviser chacun des espaces compris entre ces affleurements en 10 parties égales; on observe alors que ces petits intervalles ou *degrés centésimaux* diminuent de 100° à 30° et augmentent sensiblement au-dessous de 20°.

Lorsque l'on plonge cet instrument dans un mélange d'eau et d'alcool à la température de 15°, et qu'il s'y enfonce jusqu'à la 70° division, on dit que l'alcool est à 70°; cela signifie, d'après la graduation même, qu'un tel alcool est formé de 70 volumes d'alcool et de 30 volumes d'eau.

La température est-elle supérieure à 15°, la densité du liquide diminue, l'alcoomètre s'enfonce davantage et le degré alcoométrique observé est supérieur à 70°, l'inverse ayant lieu si la température est inférieure à 15°. Il est donc nécessaire, soit d'opérer à 15°, soit, et c'est là le côté pratique, de recourir aux tables de correction dressées par Gay-Lussac.

Pour préparer les alcoolés, on se sert en pharmacie d'alcool de vin, dit de Montpellier, marquant ordinairement 85°. On rejette avec raison l'emploi des alcools de grains, de mélasses, de betteraves, qui renferment une quantité plus ou moins grande d'homologues supérieurs, notamment d'huile de pommes de terre ou alcool amylique. On fait seulement subir à l'alcool de vin une rectification; on prend :

Alcool de vin à 85°..................... 10 kilog.

On l'introduit dans le bain-marie d'un alambic, en ayant soin qu'il n'occupe pas plus des trois quarts de la capacité. Après avoir adapté les pièces de l'appareil et luté les jointures, on distille lentement, de manière à recueillir les deux cinquièmes du liquide. On change alors de récipient et on achève la distillation. L'opération est terminée lorsque l'eau de la cucurbite entre en ébullition.

La portion recueillie en premier lieu est l'alcool rectifié, marquant de 88° à 90° centésimaux.

Il doit non seulement ne laisser aucun résidu à la volatilisation, mais encore ne donner aucune odeur appréciable. Étendu d'eau, il doit conserver sa transparence et une odeur franche.

Le deuxième produit, moins alcoolique, est réservé pour d'autres préparations.

On a besoin parfois d'alcool à 95° et même d'alcool absolu, par exemple, pour des recherches toxicologiques, pour la préparation du chloral, etc.

Pour obtenir l'alcool à 95°, le Codex recommande le mélange suivant :

Alcool de vin à 85°................... 3000 grammes.
Carbonate de soude desséché............ 400 —

On laisse digérer le tout pendant deux jours, en agitant de temps en temps; puis on distille au bain-marie jusqu'à ce qu'il ne passe plus rien dans le récipient.

Cet alcool, qui marque de 94°,5 à 95° à la température de 15°, suffit en général pour les besoins de la pharmacie.

Cependant, si on veut le transformer en alcool absolu, il faut, soit le distiller avec la dixième partie de son poids de chlorure de calcium fondu pour l'amener à 97°, nouveau produit que l'on distille lentement après l'avoir fait digérer avec le quart de son poids de chaux vive, soit le mélanger exactement avec la moitié de son poids de chaux vive, bien divisée et distiller lentement au bain-marie, après trois jours de digestion.

Pour l'avoir absolument privé de toute trace d'eau, M. Berthelot conseille l'emploi de la baryte caustique, cette base formant avec l'alcool anhydre un alcoolate,

$$C^4H^5BaO^2,$$

très soluble dans l'alcool anhydre et que la moindre trace d'eau précipite. On fait donc digérer de l'alcool déjà très concentré sur de la baryte, jusqu'à ce qu'elle se dissolve abondamment, ce qui est accusé par la teinte légèrement jaunâtre que prend le liquide; on distille au bain-marie cette dissolution avec précaution pour éviter les soubresauts, et on obtient alors de l'alcool absolument pur et anhydre.

On donne le nom d'*eaux-de-vie* à des alcools faibles, marquant de 45° à 65°, obtenus dans la distillation du vin.

En pharmacie les eaux-de-vie se préparent avec de l'alcool à 90°, que l'on additionne d'une quantité suffisante d'eau pour atteindre le degré voulu.

I. Teintures alcooliques.

L'emploi de l'alcool pour préparer les teintures est justifié par ses propriétés dissolvantes unies à la facile conservation du médicament.

L'alcool dissout plusieurs corps simples, notamment le brome et l'iode, le phosphore et le soufre, en petites quantités, la plupart des acides et des alcalis organiques, plusieurs sels minéraux et organiques, les résines, les huiles volatiles. Il est évident que son pouvoir dissolvant varie avec son degré de concentration ; c'est ainsi que l'alcool à 60° est un bon dissolvant des gommes-résines, bien que les gommes soient insolubles dans l'alcool concentré, alors que les résines sont peu ou point solubles dans l'eau.

Il suit de là que dans la préparation des teintures on doit avoir égard, non seulement à la pureté de l'alcool, mais encore à son degré alcoolique.

Le codex de 1837 avait adopté les trois degrés suivants :

$$86° — 80° — 56°.$$

Ces degrés avaient été choisis d'après des analogies et des idées théoriques plutôt que d'après des expériences directes.

Cependant, dès l'année 1817, Cadet et Deslauriers s'étaient posé le problème suivant : Quels sont les degrés alcooliques les plus favorables, les proportions d'alcool et de substances qu'il convient d'employer?

Ils ont cru que l'on pourrait arriver à ce double résultat en faisant les deux séries d'expériences suivantes :

1° On épuise complètement par macération la substance bien desséchée à l'étuve, au moyen de l'alcool concentré marquant 36° B. ; d'autre part, on traite une même quantité de matière par de l'eau, jusqu'à ce que ce véhicule refuse d'en extraire aucun principe soluble. On a ainsi les quantités de matières dissoutes dans l'alcool et dans l'eau séparément, et l'on sait ce qu'un poids déterminé d'une substance quelconque peut fournir de matériaux solubles.

2° Pour déterminer la quantité relative d'eau et d'alcool juste nécessaire pour tenir en dissolution la totalité des principes solubles, on prépare d'abord une *teinture saturée* avec de l'alcool à 36° B., et on évapore un poids déterminé de cette teinture, ce qui donne la quantité de matière dissoute; on répète exactement la même opération avec de l'eau distillée.

On en déduit enfin, par de simples proportions, les quantités d'alcool et d'eau nécessaires pour dissoudre tous les principes solubles déterminés dans la première série d'opérations.

Il ne reste plus qu'à prendre le degré alcoolique du mélange d'eau et d'alcool qui entrent dans la composition de la teinture préparée d'après cette méthode.

L'expérience démontre que la marche précédente n'est pas satisfaisante, parce que le mélange des deux teintures alcoolique et aqueuse donne lieu, en général, à un dépôt plus ou moins abondant, circonstance qui n'a pas échappé du reste à Cadet et à Deslauriers. Aussi, ces deux pharmacologistes ont-ils proposé, dans ce cas, d'ajouter au mélange une nouvelle quantité d'alcool pour redissoudre le précipité, addition qui présente alors le grave inconvénient de fournir une teinture trop étendue. Il semble donc que, pour avoir des teintures convenablement concentrées, on se trouve dans la nécessité non seulement de faire varier le degré alcoolique, mais encore les quantités d'alcool nécessaires à l'épuisement.

A la suite de ces recherches, Virey a proposé les rapports suivants :

Substance........................... 1 partie.
Alcool .... 4, 6, 8 —

Le codex de 1818, afin de simplifier la question, adopta le rapport de 1 : 4.

Henry et Guibourt, après avoir admis cette proportion, changèrent d'avis et adoptèrent le rapport de 1 : 8, d'après les considérations suivantes :

1° Quatre parties d'alcool ne sont pas, en général, suffisantes pour l'épuisement complet, de telle sorte que l'on ne peut pas dire que cette quantité représente une partie de substance ;

2° Les teintures résineuses faites au quart sont fort incommodes, tant sous le rapport de la fermeture des vases que sous celui des magmas résineux qu'elles forment dans les potions ;

3° Les pharmacopées étrangères prescrivent des teintures moins concentrées.

Malgré ces raisons, le codex de 1837 conserva les teintures faites au quart, comme celui de 1818.

En 1845, M. Personne a fait une série d'expériences pour élucider les deux questions suivantes :

1° Quatre parties d'alcool sont-elles suffisantes pour l'épuisement ?

2° Quels sont les degrés les plus favorables, c'est-à-dire qui donnent les teintures les plus chargées ?

La méthode employée par l'auteur est très simple : elle consiste à traiter un même poids de substance par de l'alcool dont on fait varier la quantité et la richesse alcoolique.

Après quinze jours de macération, on filtre simplement chaque teinture, sans soumettre à la presse. Si on évapore à sec un poids déterminé de teinture, à une température inférieure à 100°, afin d'éviter toute altération notable, il est évident qu'en retranchant le poids de l'extrait ainsi obtenu du poids primitif, on aura par différence le poids de l'alcool, ce qui permet d'en déduire immédiatement la quantité de matériaux dissous dans tout l'alcool primitivement employé.

Il n'y a plus qu'à comparer toutes ces teintures entre elles et à donner la préférence à celle qui est la plus chargée en matières solubles et en principes actifs.

Il est bien évident, par exemple, que le degré alcoolique qui fournit le plus d'extrait pour la même quantité d'alcool doit être préféré ; que l'on choisira de préférence la teinture la plus amère, s'il s'agit d'une substance qui doit son activité à un principe amer ; que l'on prendra la teinture la plus riche en principe actif, si celui-ci peut être dosé directement dans la préparation, etc.

A la suite de ces recherches, M. Personne a proposé, comme

les mieux appropriés à la préparation des teintures, les degrés suivants :

80° — 56° — 45°.

Il y a reconnu que 5 parties d'alcool, rarement 4, sont nécessaires pour épuiser une substance de tous ses principes solubles.
Chose curieuse, il arrive ordinairement que 6 parties d'alcool donnent une teinture moins chargée que 5 parties, en d'autres termes, que l'on obtient moins d'extrait lorsque l'on emploie une quantité d'alcool plus grande que celle qui est juste suffisante pour amener l'épuisement par macération. Il se passe évidemment ici quelque chose d'analogue à ce que l'on observe lorsque, dans la préparation de l'extrait d'opium, on ajoute de l'eau au macéré amené en consistance sirupeuse, puisque l'on ne peut redissoudre toutes les matières qui étaient primitivement en dissolution. Ce fait prouve évidemment qu'il n'y a pas d'avantages à augmenter la proportion d'alcool, à adopter par exemple le rapport de 1 à 8, comme le veut Guibourt.

C'est à la suite de toutes ces expériences que le codex de 1866 a prescrit, sauf quelques exceptions, le rapport 1 : 5. Il a choisi pour véhicule l'alcool à 90°, à 80° et à 60°.

L'alcool à 90° n'est indiqué que pour les teintures faites avec le camphre et l'iode.

L'alcool à 80° convient pour les substances chargées de matières résineuses et pour les matières animales. Exemples :

Alcool à 80°
- Ambre gris, cantharides, cochenilles, musc, succin.
- Résines (gaïac, scammonée, etc.).
- Gommes-résines (asa fœtida, galbanum, etc.).
- Cascarille, girofle, vanille, safran.
- Teintures composées (vulnéraire, balsamique).

Enfin, l'alcool à 60° s'applique à tous les végétaux ou parties de végétaux non résineux dont les principes actifs, tels qu'ils existent à l'état naturel, sont solubles dans l'eau. Exemples :

Alcool à 60°
- Aloès, cachou, kino.
- Colchique, ipéca, quinquina, ratanhia.
- Teintures composées (raifort, gentiane, etc.).

Le rapport de 1 : 5 est donc adopté, d'une manière générale, pour la préparation des teintures. Il existe cependant des exceptions, peu nombreuses à la vérité, en faveur des médicaments doués d'une grande activité, savoir :

1° Pour toutes les substances animales.

Déjà, le codex de 1837 avait indiqué le rapport de 1 : 8; celui de 1866 a adopté le rapport de 1 : 10. Exemple :

TEINTURE DE CANTHARIDES

Cantharides pulvérisées...........................	1
Alcool à 80°..................................	10

Après dix jours de macération, on passe avec expression et on filtre.

2° Pour la teinture d'iode et celle d'extrait d'opium :
Rapport :: 1 : 12.

3° Pour le camphre, dont on fait deux solutions : l'une de une partie de camphre pour 9 parties d'alcool à 90°, c'est l'*alcool camphré*; l'autre de 1 partie seulement pour 39 parties d'alcool à 60, c'est l'*eau-de-vie camphrée*.

Quel est maintenant le rapport qui existe entre la matière dissoute et le dissolvant? Il peut évidemment se présenter deux cas.

En premier lieu, la matière est entièrement soluble, comme l'aloès, le kino, le copahu, les résines, les gommes-résines, etc.; alors ce rapport est le même que celui qui est employé pour la préparation de la teinture.

En second lieu, la substance est en partie soluble, ce qui est le cas le plus ordinaire, comme dans les préparations faites avec des écorces, des bois, des racines, des feuilles, des fleurs, etc. Ce rapport est nécessairement variable et doit être déterminé dans chaque cas particulier, l'analyse seule pouvant résoudre la question.

Il suit de là que, pour avoir des teintures toujours semblables à elles-mêmes, il faut suivre rigoureusement les prescriptions du formulaire légal.

Autrefois on préparait les teintures par *solution*, par *macération* et par *digestion*; maintenant, on les obtient par *solution*, par *macération* et par *lixiviation*.

On emploie la *solution simple* quand la base médicamenteuse est entièrement soluble dans l'alcool. Il peut se présenter deux cas :

1° Cette base est liquide, comme l'acide sulfurique, l'acide nitrique, l'ammoniaque, les huiles essentielles, etc.

C'est dans cette section que viennent se ranger l'eau de Rabel et l'esprit de nitre dulcifié, préparations qui ont été désignées improprement par quelques auteurs sous le nom d'*alcools*.

2° La substance est solide, comme l'iode, le camphre, le perchlorure de fer, l'iodure de potassium, les résines, les baumes, les térébenthines.

On agite alors le tout dans un matras, jusqu'à dissolution complète et on filtre. On peut au besoin favoriser la dissolution par une légère élévation de température, opérer par exemple au bain-marie.

La *macération* s'applique aux substances sèches convenablement divisées ou même pulvérisées. On la prolonge ordinairement pendant dix jours ; cependant cinq jours suffisent lorsque la substance se laisse aisément dépouiller de ses principes solubles ; on agite de temps en temps, on passe avec expression et on filtre.

TEINTURE DE GENTIANE

Racine de gentiane...................... ...	100 grammes.
Alcool à 60°.............................	500 —

On fait macérer pendant dix jours, on passe avec expression et on filtre.

On prépare de la même manière, d'après le Codex, les teintures de :

Bois de Gaïac.	Racine d'Aunée.
Bulbes de Colchique.	— de Colombo.
Écorces d'Oranges amères.	— d'Ipéca.
Fleurs d'Arnica.	— de Jalap.
Noix de galle.	— de Rhubarbe.
Quassia amara.	Squames de Scille.

TEINTURE D'ALOÈS

Aloès du Cap, grossièrement pulvérisé........	100 grammes.
Alcool à 60°.............................	500 —

Après cinq jours de macération on filtre.

On prépare de la même manière les teintures de :

Cachou   Kino.

TEINTURE DE BENJOIN

Benjoin en larmes, grossièrement pulvérisé...   100 grammes.
Alcool à 80°.................................   500 —

On fait macérer pendant dix jours en agitant de temps en temps ; on filtre ensuite simplement.

On prépare de la même manière les teintures faites avec les substances :

Asa fœtida.   Myrrhe.
Baume de Tolu.   Résine de gaïac.
Euphorbe.   Scammonée.
Gomme-ammoniaque.

TEINTURE DE CANTHARIDES

Cantharides grossièrement pulvérisées........   100 grammes.
Alcool à 80°.................................   1000 —

Après une macération de dix jours, on passe avec expression et on filtre.

On prépare semblablement les teintures de :

Ambre gris.   Semences de colchique.
Castoréum.   Safran.
Cochenille.   Vanille.
Musc.

Il faut pulvériser finement les semences de colchique, inciser seulement le safran et la vanille.

Dans toutes ces préparations, par macération et par expression, il reste toujours une certaine quantité de liquide dans le marc. On obtient un meilleur rendement en faisant usage d'une petite presse à teinture. Dans tous les cas, il y a lieu de remarquer que la composition de la teinture n'est pas altérée quel que soit le degré de compression, puisque le liquide qui reste dans le marc est évidemment de même nature que celui que l'on obtient par expression.

La *lixiviation* s'applique maintenant à la confection d'un certain nombre de teintures. Elle se pratique de la manière suivante :

> Quinquina calisaya en poudre demi-fine...... 100 grammes.
> Alcool à 60°............................... Q. S.

On tasse convenablement la poudre dans un appareil à déplacement dont la douille est garnie de coton ; on verse à sa surface, peu à peu et avec précaution, assez d'alcool pour l'imbiber complètement. On ajoute alors de nouvel alcool pour déplacer celui qui mouille la poudre, et on continue ainsi jusqu'à ce que l'on ait obtenu exactement cinq parties de liquide pour une de substance employée. Il ne reste plus qu'à filtrer pour séparer le dépôt plus ou moins abondant qui prend ordinairement naissance.

On suit exactement la même marche avec les corps suivants :

Écorce de Quinquina gris.
— de Quinquina rouge.
Feuilles d'Absinthe.
— de Belladone.
— de Ciguë.
— de Digitale.

Feuilles de Jusquiame.
— de Lobélie.
— de Séné.
— de Stramonium.
Racines de Ratanhia.
— de Valériane.

Le Codex applique aussi la méthode de déplacement aux substances suivantes, mais en prescrivant l'alcool à 80° :

Cannelle.
Gingembre.

Pyrèthre.
Écorce de Cascarille.

La lixiviation a été adoptée par le Codex, à la suite des recherches de Buignet. Cette méthode présente des avantages incontestables sur la macération dans la préparation des teintures.

En effet, traitons, comme l'a fait Buignet, 100 grammes de quinquina jaune par 400 grammes d'alcool à 56° : après 15 jours de macération, nous obtiendrons par expression 3 parties de teinture, donnant à l'évaporation un résidu sec de 13^{gr},50. Si on possédait un moyen assez parfait pour extraire du marc le quart de l'alcool qu'il retient encore, il est évident que la totalité des principes dissous se serait élevée à 18 grammes.

BOURGOIN. 20

Traitons maintenant par déplacement 100 grammes du même quinquina pour obtenir 400 grammes de teinture : ce liquide, à l'évaporation, laissera 22^{gr},50 d'extrait sec.

Un tel résultat n'est pas spécial au quinquina jaune, comme on peut le voir par la table ci-après :

Substances.	Résidu sec par macération.	Résidu sec par lixiviation.
Quinquina gris..	18,40	22,96.
Gentiane................	24,80	29,20.
Valériane................	15,20	17,41.
Rhubarbe................	47,60	53,60.
Digitale.................	30,64	38,80.
Colchique (bulbes).........	25,60	27,60.
— (semences)......	4,88	5,60.
Noix vomique.............	9,20	12.
Séné..................	20,08	25,36.
Cantharides...............	13,04	15,20.

Ainsi, d'une manière générale, on peut dire que si l'on traite une substance par quatre parties d'alcool, la quantité de principes solubles que l'on peut en extraire par lixiviation sera toujours plus considérable que celle que l'on en retire par macération. En employant cinq parties, comme le veut M. Personne, on arrive encore exactement à la même conclusion.

Lorsque l'on prépare une teinture par déplacement, on observe que les diverses couches qui se succèdent dans le récipient se troublent réciproquement, de telle sorte que, à la fin de l'opération, il se forme un dépôt variable, dont le poids toutefois ne dépasse pas les $\frac{2}{100}$ du poids de la substance employée. On se rend compte de ce phénomène singulier en admettant qu'il existe dans les matières organiques des principes que l'eau et l'alcool ne sont pas susceptibles de dissoudre par eux-mêmes, mais qu'ils dissolvent aisément à la faveur d'autres principes plus solubles ; et comme ceux-ci se trouvent surtout dans les premiers produits de la lixiviation, il en résulte que les derniers produits, moins chargés, doivent donner naissance à un dépôt, par suite du mélange de toutes les couches entre elles.

En soumettant à l'analyse les dépôts formés dans les teintures de quinquina, d'ipéca, de digitale, Buignet a reconnu dans chacun d'eux la présence du principe actif auquel est due l'action thérapeutique du médicament. Ce dépôt n'est donc pas formé par une matière inerte, et comme la proportion qui reste en solution abonde surtout dans les teintures qui sont obtenues par déplacement, on conçoit la supériorité incontestable de ces dernières.

Cette conclusion peut être directement légitimée par expérience directe : que l'on prenne une même quantité de deux teintures de quinquina, obtenues l'une par macération, l'autre par lixiviation, et qu'après avoir chassé l'alcool on les traite par une même quantité d'une solution aqueuse de tanin, on obtiendra dans les deux cas un précipité, le plus considérable appartenant à la teinture préparée par lixiviation.

Le tableau ci-contre démontre que ce résultat est général :

Pour 100 grammes de teinture.	Dépôt par le tanin. Lixiviation.	Dépôt par le tanin. Macération.
Quinquina jaune	3,68	3,12.
— gris	2,18	1,50.
Ipécacuanha	3,30	2,95.
Colchique (bulbes)	0,90	0,66.
— (semences)	0,31	0,30.
Noix vomique	1,90	1,50.
Quinquina jaune (3 p. d'alcool)	4,20	3,12.
Quinquina rouge (5 p. d'alcool)	2,42	2,12.

En résumé :

1° Le poids de la teinture est toujours plus considérable par lixiviation, puisque l'on obtient exactement 5 parties de produit, tandis que la macération en donne tout au plus 4.

2° Il existe dans les teintures par lixiviation plus de matériaux solubles sous le même poids que dans les teintures par macération, puisque les premières laissent toujours un résidu plus abondant par évaporation et qu'elles donnent un précipité plus considérable par le tanin.

Mais tous ces avantages ne sont-ils pas balancés par les inconvénients qui sont inhérents à la méthode? Il est facile de prouver que ces prétendus défauts ne reposent sur aucune base sérieuse.

On a dit d'abord que la lixiviation fournit des produits variables, mais sans s'appuyer sur des expériences précises pour établir cette assertion. On s'est fondé sur le mélange des couches liquides et sur ce que l'eau qui sert habituellement à déplacer l'alcool à la fin de l'opération, produit une teinture d'un degré alcoolique variable ; cela est vrai, mais il suffit de ne pas employer l'eau pour écarter la difficulté.

On a objecté que la méthode par déplacement exige un tassement particulier pour chaque substance, et qu'on ne pourrait obtenir des résultats comparables qu'autant que chaque poudre serait toujours tassée de la même manière. L'expérience ne justifie pas ces craintes : la teinture est obtenue, suivant le tassement, dans un temps plus ou moins long ; mais la composition reste sensiblement la même pour une même poudre. Il est inutile, comme on l'a conseillé, de faire une macération préalable, car on n'augmente pas d'une manière appréciable la quantité de matières dissoutes. Ainsi, le tassement n'a en réalité d'autre effet que de retarder le passage de l'alcool, et, par suite, de prolonger le contact avec la poudre, sans apporter de perturbation appréciable dans la composition du médicament.

Il est évident que pour avoir une pénétration uniforme et un épuisement régulier il faut que les poudres soient suffisamment homogènes quant à la grosseur des grains, ce que l'on obtient par la tamisation et, qu'elles soient parfaitement sèches, afin d'éviter les agglomérations qui produisent ces fausses voies dont les praticiens se sont tant préoccupés. Dès que ces conditions sont remplies, l'opération marche avec une régularité parfaite et l'alcool pénètre uniformément dans la masse en formant des zones horizontales exactement superposées.

Parmi les causes qui peuvent faire varier la composition des teintures par lixiviation, et sans doute aussi par macération, il aut citer en première ligne la température. Ainsi, entre deux préparations identiques faites l'une pendant l'hiver, l'autre pendant l'été, c'est-à-dire avec un écart de 25° à 30°, la différence au profit de la dernière peut s'élever jusqu'à $\frac{1}{15}$, au point de vue de la richesse en matériaux solubles ; mais il est facile de se mettre à l'abri d'une telle cause d'erreur, d'autant plus que dans les laboratoires la température varie rarement dans des limites aussi étendues.

M. Personne a démontré que cinq parties d'alcool sont nécessaires pour l'épuisement par macération. Buignet, de son côté, a trouvé que les substances déjà lixiviées par trois parties d'alcool ne donnaient presque plus rien aux nouvelles couches liquides, de telle sorte que la lixiviation seule fournit le moyen d'obtenir des teintures très concentrées, douées d'une grande activité; mais cet avantage n'a pas été mis à profit par le Codex.

En résumé, en se servant de poudres bien sèches et en retirant toujours la même quantité de liquide alcoolique, on obtient par lixiviation des teintures parfaitement dosées, avec ce double avantage d'être plus chargées que celles qui sont obtenues par macération et d'être préparées dans un plus court espace de temps.

Les *teintures alcooliques composées* ou *alcoolés composés* se préparent par macération, comme les teintures simples. On divise convenablement les substances, surtout lorsqu'elles sont compactes et après dix jours de macération on passe avec expression, puis on filtre.

Leur nombre est considérable. Les plus employées sont : la teinture d'aloès composée ou élixir de longue-vie, la teinture de raifort composée ou teinture antiscorbutique, la teinture de gentiane composée ou élixir de Peyrilhe, la teinture dite vulnéraire ou eau vulnéraire rouge, la teinture balsamique ou baume du Commandeur, la teinture de jalap composée ou eau-de-vie allemande, la teinture d'armoise composée ou élixir de Stoughton ; enfin, les teintures d'opium composées ou élixirs parégoriques, et le laudanum de Rousseau.

TEINTURE DE JALAP COMPOSÉE

Racine de Jalap	80	grammes.
— de Turbith	10	—
Scammonée d'Alep	20	—
Alcool à 60°	960	—

On fait macérer pendant dix jours et on filtre.

L'élixir tonique antiglaireux de Guillié n'est autre chose que cette préparation, additionnée de sucre.

La Société de pharmacie de Paris a publié une formule dans laquelle il entre, outre les trois substances précédentes, de l'écorce d'orange (curaçao de Paris).

TEINTURE D'OPIUM CAMPHRÉE
(Élixir parégorique de Dublin).

Extrait d'opium..	3	grammes.
Acide benzoïque.............................	3	—
Huile volatile d'anis........................	3	—
Camphre..	2	—
Alcool à 60°..	650	—

On fait macérer pendant huit jours et on filtre.

10 grammes de cette teinture renfermant $0^{gr},05$ d'opium. L'élixir parégorique est, avec les gouttes noires, la préparation d'opium la plus usitée en Angleterre.

TEINTURE BALSAMIQUE
(Baume du Commandeur de Permes).

Racine d'Angélique...........................	10	grammes.
Sommités fleuries d'Hypéricum...............	20	—
Alcool à 80°..................................	720	—

On verse l'alcool sur les deux substances convenablement divisées; on laisse en contact pendant huit jours, puis on passe avec expression et on ajoute à la liqueur ainsi obtenue :

Myrrhe....................................	10	grammes.
Oliban....................................	10	—

On fait macérer comme précédemment; on ajoute enfin :

Baume de Tolu.............................	60	grammes.
Benjoin...................................	60	—
Aloès du Cap..............................	10	—

Après dix jours de macération, on filtre.

Cette teinture nous offre un exemple de la façon dont on doit traiter successivement différentes substances renfermant des principes inégalement solubles; il est évident qu'il faut d'abord traiter par macération celles dont les principes sont difficilement solubles, afin que l'alcool possède encore tout son pouvoir dissolvant.

Quelques praticiens conseillent, dans ce cas, de faire deux macérés, le premier avec les végétaux et la moitié de l'alcool, le second avec les autres matériaux et le reste de l'alcool; mais le procédé du Codex est préférable.

On a aussi proposé de faire le baume du Commandeur en mélangeant simplement entre elles les teintures de chacune des subtances qui entrent dans cette préparation.

LAUDANUM DE ROUSSEAU

(Teinture d'opium par fermentation).

Opium de Smyrne............................	200 grammes.
Miel blanc......	600 —
Eau chaude.................................	3000 —
Levure de bière fraîche....................	40 —
Alcool à 60°................................	200 —

On divise l'opium, on le fait dissoudre dans l'eau chaude; on ajoute le miel et la levure de bière. On abandonne le tout à une température de 25° à 30°, jusqu'à ce que la fermentation soit complètement terminée; on filtre la liqueur et on la concentre au bain-marie pour la réduire à 600 grammes. Lorsqu'elle est refroidie, on y ajoute les 200 grammes d'alcool, et après 24 heures de contact on filtre de nouveau.

4 grammes de cette teinture correspondent à 1 gramme d'opium et à $0^{gr},50$ d'extrait d'opium.

Le codex de 1837 prescrivait de distiller le liquide fermenté, de manière à obtenir 50 grammes de produit, sorte d'alcoolat constituant *les gouttes blanches* de l'abbé Rousseau; ce liquide, que l'on distillait une seconde fois pour en retirer 375 grammes, était réduit à 140 grammes par une troisième distillation. Ces distillations répétées, que l'on retrouve dans la formule primitive, sont inutiles. La préparation elle-même ne jouit évidemment pas d'autres propriétés que celles qui appartiennent à la teinture d'opium, obtenue simplement en dissolvant une partie d'extrait d'opium, dans douze parties d'alcool; en faisant cette dernière teinture au $\frac{1}{8}$, elle serait évidemment de même concentration que le laudanum de Rousseau.

Quoi qu'il en soit, le laudanum de Rousseau, préparé comme l'indique le Codex, ne doit pas avoir une densité supérieure à 1,05 ou marquer plus de 6° à 7° B.; une densité plus forte indiquerait que le miel n'a pas été complètement détruit. Il est brun foncé, possède une légère odeur vireuse. L'ammoniaque y fait naître un précipité qui se redissout par agitation, mais qui reparaît par l'addition de l'eau; le tanin y forme un abondant précipité soluble dans l'alcool.

Un gramme, étendu de 4 parties d'eau et légèrement chauffé avec un cristal d'acide iodique, doit colorer en rose le chloroforme ou le sulfure de carbone, réaction caractéristique de la morphine.

Dans cette préparation, comme dans toutes les préparations d'opium, il faut se servir d'un opium de bonne qualité, renfermant en moyenne 10 p. 100 de morphine.

Il se forme parfois au fond des flacons un léger dépôt, mélange de sulfate et de méconate de chaux, suivant Lepage.

Les teintures simples et les teintures composées, d'après ce qui précède, sont donc très variées, puisque l'on peut y faire entrer toutes les substances contenant un principe soluble dans l'alcool. Il est évident que lorsque le corps ne se dissout que partiellement, ce qui est le cas le plus ordinaire, il faut recourir à l'analyse pour avoir la composition exacte du médicament. Malgré cette diversité, les teintures alcooliques sont des médicaments d'une bonne conservation. Elles sont cependant sujettes à quelques altérations qui peuvent se manifester avec dépôt ou sans dépôt.

Le dépôt, qui est immédiat dans les teintures préparées par lixiviation, ne se fait que lentement dans celles qui sont obtenues par macération; mais dans les deux cas il est de même nature.

On avait admis autrefois qu'il résultait du dédoublement de quelques-unes des combinaisons naturelles contenues dans les végétaux. C'est ainsi que Leroy, qui a fait une étude approfondie de celui qui se manifeste dans la teinture d'ipéca, avait admis une espèce de dédoublement qu'éprouverait à la longue l'émétine ou l'acide ipécacuanhique. Au surplus ces dépôts sont toujours faibles et on s'en débarrasse par filtration.

D'après Ménière, on y rencontre des granules amylacés bleuissant par l'iode; des matières gommeuses ou résineuses, des matières grasses amorphes ou cristallisées; quelques principes spéciaux, comme l'aloïne dans la teinture d'aloès; la cantharidine dans celle de cantharides, la caryophylline, dans celle de girofles enfin de la silice et des matières salines, notamment des sels

calcaires, tirant probablement leur origine de l'eau qui a servi à
allonger l'alcool.

Les modifications lentes, sans dépôt, sont peut-être plus importantes à connaître que les précédentes, car elles peuvent déterminer des changements tels, que la nature du médicament se
trouve profondément modifiée. La plupart d'entre elles se produisent lentement et rentrent par conséquent dans les réactions
qui exigent l'influence du temps, réactions qui ont surtout été
mises en lumière par les travaux de M. Berthelot.

Les acides faibles, mis en présence de l'alcool, paraissent sans
action ; mais avec le temps il y a combinaison partielle avec élimination des éléments de l'eau, d'où résulte la formation de
composés éthérés. C'est ainsi que l'élixir parégorique du Codex,
dans lequel il entre de l'acide benzoïque, contient au bout de
quelques jours de l'éther benzoïque :

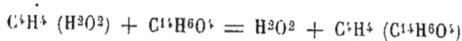

$$C^4H^4 (H^2O^2) + C^{14}H^6O^4 = H^2O^2 + C^4H^4 (C^{14}H^6O^4)$$

La teinture d'iode, nouvellement préparée, renferme tout le
métalloïde à l'état libre ; aussi précipite-t-elle abondamment par
l'eau ; après deux ans elle est à peine troublée par ce liquide,
par suite de la production d'acide iodhydrique. L'expérience démontre que cette altération est lente et continue : après cinq
jours, on a trouvé qu'elle contenait $\frac{1}{114}$ d'iode en combinaison,
et après cinq mois, $\frac{1}{28}$. Cette transformation, peu influencée par
les changements de température, paraît surtout s'accélérer sous
l'influence de la lumière.

Quoi qu'il en soit, les teintures alcooliques, règle générale, se
conservent bien, à la condition toutefois de prendre quelques
précautions très simples : il faut les conserver dans des flacons
bien bouchés, aussi pleins que possible, pour les soustraire à l'action de l'air ; éviter l'action de la lumière et se servir au besoin de
flacons noirs, comme on l'a conseillé pour la teinture d'iode.

II. Alcoolatures.

L'homéopathie, car il n'y a pas de système, si dénué de sens qu'il soit, dit Guibourt, dont on ne puisse tirer quelque chose d'utile, a doté l'art de guérir d'un genre particulier de teintures alcooliques qui s'applique surtout aux plantes dont les propriétés disparaissent par la dessiccation. Ce sont les *alcoolatures*, qui peuvent être définies : des teintures faites avec les plantes fraîches.

Pour les préparer, on peut suivre deux procédés différents :

1° Extraire le suc d'une plante fraîche, le mêler trouble avec son volume d'alcool concentré et filtrer après vingt-quatre heures de contact. Ce sont les teintures mères *par expression* des homéopathes ;

2° Faire macérer pendant dix jours la plante contusée dans son poids d'alcool à 90°, puis filtrer. Ce sont les teintures mères *par macération* des homéopathes. Ce dernier procédé a été adopté par le Codex.

ALCOOLATURE D'ACONIT

Feuilles récentes d'aconit napel cueillies au moment de la floraison...................... 1000 grammes.
Alcool à 90°.................................... 1000 —

On verse l'alcool sur les feuilles contusées. Après dix jours de contact, on passe avec expression et on filtre.

L'alcool doit être concentré, en raison de la grande quantité d'eau de végétation contenue dans les plantes.

On prépare de la même manière les alcoolatures de :

Feuilles d'Anémone pulsatile.
— de Belladone.
— de Ciguë.
— de Cresson.
— de Cresson de Para.
— de Digitale.
— de Jusquiame.

Feuilles de Laitue vireuse.
— de Rhus radicans.
— de Stramonium.
Fleurs d'Arnica.
— de Colchique.
Bulbes de Colchique.

Toutes ces préparations sont peu chargées de principes solubles, car elles ne fournissent guère à l'évaporation que 4 p. 100 d'extrait sec, extraits qui sont quelquefois prescrits après avoir été additionnés de quatre fois leur poids de gomme.

Lorsque l'on ne veut pas administrer les alcoolatures en nature, il est préférable de les transformer en sirops, en utilisant la formule qui a été donnée par Martin-Barbet.

SIROP D'ALCOOLATURE

Alcoolature.............................. 100 grammes.
Sirop de sucre............................ 2400   —

On opère par simple mélange. Guillermond conseille de chauffer et de passer au premier bouillon.

30 grammes de ce sirop répondent à $1^{gr},25$ d'alcoolature, soit $0^{gr},05$ d'extrait.

Les alcoolatures sont plus actives que les préparations correspondantes obtenues avec les plantes sèches ; aussi faut-il les distinguer soigneusement des teintures alcooliques.

III. Alcoolés sucrés.

Les *alcoolés sucrés*, comme leur nom l'indique, renferment du sucre dans leur composition, mais toujours en moins grande quantité que les sirops ; la présence de l'alcool, dans lequel le sucre se dissout d'autant moins que le degré alcoolique est plus élevé, limite nécessairement l'emploi de ce condiment.

Tantôt ce sont des liquides de table nommés *ratafias ;* tantôt ils renferment un médicament actif et constituent alors des *élixirs*.

On peut les colorer artificiellement, soit en *jaune* avec du safran privé de son huile odorante par la vapeur d'eau, soit en *rouge* par de la cochenille et un peu d'alun, soit en *bleu* par l'indigotine ou simplement l'indigo purifié. Un mélange d'alcool bleu et d'alcool jaune, à parties égales, donne une couleur *verte* qui est plus stable que celle que l'on obtient en dissolvant de la chlorophylle dans l'alcool.

Je rapporterai seulement deux ou trois exemples de ces préparations, qui sont sorties presque toutes du domaine de la pharmacie ou qui sont tombées en désuétude, bien que quelques-unes d'entre elles permettent d'administrer avec avantage certains médicaments.

RATAFIA DE NOYAUX

Noyaux de pêches ou d'abricots..........N.	60.
Eau-de-vie vieille...............................	1000 grammes.
Sucre...	150 —

On casse les noyaux et on les fait macérer, amandes et coques mêlées, avec l'eau-de-vie; après un mois de macération, on ajoute le sucre et on filtre.

En distillant l'alcool de noyaux et en mélangeant le produit distillé avec son poids de sirop de sucre incolore, on obtient l'huile de noyaux.

RATAFIA D'ÉCORCES D'ORANGES AMÈRES
(Curaçao).

Zestes frais et mondés d'Oranges amères.....	500 grammes.
Girofles.......................................	8 —
Cannelle fine..................................	8 —
Eau-de-vie vieille.............................	10 litres.

On fait macérer pendant huit jours, on passe et on ajoute :

Eau pure......................................	1000 grammes.
Sucre blanc...................................	2500 —

On fait dissoudre et on filtre.

Lorsque l'on ajoute à cette liqueur un peu de bois de Fernambouc, elle jouit de la propriété de rougir à l'air; il suffit même, pour produire ce phénomène, d'une addition d'eau ordinaire, l'oxygène tenu en dissolution dans l'eau déterminant l'oxydation.

ÉLIXIR DE QUINQUINA ET DE SAFRAN

Quinquina rouge pulvérisé....................	16 grammes.
Cannelle fine.................................	16 —
Écorces d'Oranges amères.....................	16 —
Safran..	8 —
Eau-de-vie vieille............................	5 litres.
Vin de Malaga.................................	2 —

On fait digérer le tout pendant quatre jours, on passe et on ajoute :

Sucre blanc...................................	1250 grammes.

Cet élixir a joui pendant longtemps d'une vogue justifiée. Dans la formule primitive, on y plongeait à plusieurs reprises une pièce d'or préalablement chauffée au rouge, pratique assez inutile, puisqu'elle n'a évidemment pour effet que de caraméliser une petite quantité de sucre.

Autrefois les élixirs (*el-iksir*, pierre philosophale) étaient journellement employés; on y faisait entrer des substances actives très diverses, comme le quinquina, la scammonée, le safran, la salsepareille, la cannelle, l'angélique, la rhubarbe, la gentiane, la petite centaurée, des séminoïdes d'Ombellifères, etc. Aujourd'hui, la plupart de ces préparations sont peu employées.

IV. Alcoolés acides.

Les *alcoolés acides* sont préparés au moyen des acides minéraux. Ce sont les *esprits dulcifiés* des anciens pharmacologistes, les *acides alcoolisés* du Codex, les *alcools* de quelques auteurs, dénominations peu scientifiques, surtout les dernières.

On les obtient par simple mélange; les liquides qui en font la base y entrent sans laisser d'autres résidus que leurs impuretés.

Deux d'entre eux seulement sont importants : l'eau de Rabel et l'alcoolé d'acide azotique.

ALCOOLÉ D'ACIDE SULFURIQUE
(Eau de Rabel.)

Acide sulfurque pur à 1,84	100	grammes.
Alcool à 90°	300	—
Pétales de coquelicot	4	—

On introduit l'alcool dans un matras, on y verse l'alcool par petites parties à la fois, en prenant la précaution d'agiter avec soin le mélange pour répartir uniformément la chaleur dans la masse. On ajoute les pétales de coquelicot au mélange refroidi et on filtre après quatre jours de macération.

On conserve dans un flacon bouché à l'émeri.

L'addition de pétales de coquelicot a pour but de colorer l'alcoolé en rouge, afin d'attirer l'attention sur une préparation

aussi dangereuse. Dans quelques officines on préfère l'emploi
d'un peu de cochenille.

Lorsque l'on fait la préparation, on observe que la température
s'élève, ce qui est un indice qu'il n'y a pas simple mélange, mais
au moins combinaison partielle entre l'acide et l'alcool. En effet,
l'eau de Rabel renferme de l'acide sulfovinique ou acide éthylsulfurique :

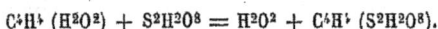

$$C^4H^4 (H^2O^2) + S^2H^2O^8 = H^2O^2 + C^4H^4 (S^2H^2O^8).$$

On se trouve donc en présence d'un mélange d'alcool, d'eau,
d'acide sulfurique et d'acide éthylsulfurique ; c'est à la présence
de ce dernier composé que l'eau de Rabel doit son odeur éthérée
caractéristique.

Le Codex recommande avec raison d'ajouter peu à peu l'acide
dans l'alcool et de se servir de produits purs. Avec de l'acide
sulfurique impur, contenant par exemple du plomb, il se forme
au bout de quelques jours un dépôt blanchâtre de sulfate de
plomb.

ALCOOLÉ D'ACIDE NITRIQUE
(Esprit de nitre dulcifié).

Acide nitrique à 1,31......................	100 grammes.
Alcool à 90°..............................	300 —

On verse peu à peu l'acide dans l'alcool introduit préalablement dans un flacon à l'émeri ; on débouche de temps en temps,
pendant deux ou trois jours, pour donner issue aux gaz qui se dégagent lentement de la masse. On conserve pour l'usage.

L'acide nitrique employé ici est de l'acide azotique officinal
étendu d'eau. On l'obtient en ajoutant à 71,5 d'acide marquant
1,42 une quantité d'eau distillée égale à 28,5.

Les réactions qui se passent dans un tel mélange sont fort complexes : il se forme par réduction de l'acide azoteux, du deutoxyde
d'azote et même de l'azote, tandis que l'alcool s'oxyde à son tour
pour fournir différents dérivés, comme l'acide acétique et même,
à la longue, l'acide oxalique. En outre, ces principes nouveaux
peuvent réagir entre eux ; de l'éther azoteux notamment prend

naissance, ce qui donne à l'alcoolé une odeur agréable de pommes de reinette :

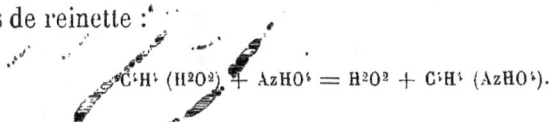

$$C^4H^4 (H^2O^2) + AzHO^4 = H^2O^2 + C^4H^4 (AzHO^4).$$

Toutes ces réactions, pour se compléter, exigent le concours du temps, de telle sorte que le médicament se modifie lentement et présente une composition variable suivant l'époque de sa préparation.

ALCOOLÉ D'ACIDE CHLORHYDRIQUE

Acide chlorhydrique officinal..	1 gramme.
Alcool à 90°....	3 —

On opère par simple mélange. Il se forme avec le temps une petite quantité d'éther chlorhydrique :

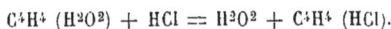

$$C^4H^4 (H^2O^2) + HCl = H^2O^2 + C^4H^4 (HCl).$$

Le Codex ne fait plus mention de cette préparation, qui est, du reste, à peu près inusitée.

On peut rapprocher des alcoolés sucrés une préparation fort usitée en Angleterre, connue sous la dénomination de *Black-Drops* et dont la formule est au Codex :

GOUTTES NOIRES ANGLAISES
(Black Drops).

Opium de Smyrne...	100	grammes.
Vinaigre distillé.....................	600	—
Safran..................................	8	—
Muscades..........................	25	—
Sucre...........	50	—

On divise l'opium, on pulvérise grossièrement les muscades et on incise le safran. On met ces trois substances dans un ballon avec les 3/4 du vinaigre et on fait macérer pendant vingt jours en agitant de temps en temps. On chauffe alors au bain-marie pendant une demi-heure, on passe et on exprime fortement. On verse sur le marc le reste du vinaigre; après vingt-quatre heures de contact, on soumet à la presse le nouveau macéré. On réunit les deux produits, on filtre; on ajoute le sucre, puis on fait évaporer au bain-marie jusqu'à réduction de 200 grammes.

La liqueur refroidie doit marquer 1,25 au densimètre. (29° Baumé).

V. Alcoolés ammoniacaux.

Les *alcoolés ammoniacaux* ont pour base l'ammoniaque.

On se sert, pour les préparer, d'une dissolution marquant 22° B., contenant la cinquième partie de son poids de gaz ammoniaque. Ils se préparent tous au moyen de l'*alcoolé ammoniacal*, que l'on obtient de la manière suivante :

```
Ammoniaque à 22°........................    1 gramme.
Alcool à 90°.............................    2   —
```

On s'imaginait autrefois que l'alcali volatil favorisait la dissolution des principes résineux, sans doute parce que l'ammoniaque exagère la coloration de plusieurs dissolutions faites avec des substances végétales; mais c'est une erreur. On peut même dire que le contraire a lieu, car l'ammoniaque liquide des pharmacies est une dissolution aqueuse qui a pour effet d'abaisser le degré alcoolique, et par suite d'affaiblir le pouvoir dissolvant de l'alcool sur les matières résineuses.

Les alcoolés ammoniacaux sont simples ou composés.

ALCOOLÉ AMMONIACAL FÉTIDE

```
Assa fœtida choisi, pulvérisé................    1 gramme.
Alcoolé ammoniacal.......................    8   —
```

On obtient de la même manière les alcoolés ammoniacaux de résine de gaïac et de scammonée.

ALCOOLÉ AMMONIACAL D'OPIUM
(Élixir parégorique d'Édimbourg.)

```
Opium choisi, pulvérisé....................   10 grammes.
Safran...................................   15   —
Acide benzoïque.........................   15   —
Essence d'Anis..........................   15   —
Alcoolé ammoniacal......................  640   —
```

On filtre après huit jours de macération.

L'ammoniaque, qui est en excès dans cette préparation, sature évidemment l'acide qui se trouve alors transformé en benzoate d'ammoniaque; de plus, elle tend à séparer les alcaloïdes de l'opium, mais ceux-ci restent en solution dans un milieu qui est à la fois alcalin et alcoolique.

Cet alcoolé opiacé et les analogues, auxquels on a attribué des vertus spéciales, ne jouissent en réalité d'aucunes propriétés particulières en dehors de celles qui appartiennent à l'opium, puisqu'ils renferment tous les alcaloïdes convulsivants de cette dernière substance.

Il y aurait donc lieu, dans la pratique, de s'en tenir à la teinture d'opium simple, ou tout au plus, pour se conformer à l'usage, à la préparation connue sous le nom de laudanum de Sydenham.

VI. Alcoolés de sels métalliques.

Ce sont des alcoolés dans lesquels il entre une substance saline. Ils étaient autrefois fort en vogue, mais le nombre de ceux qui sont employés aujourd'hui est très restreint. On y faisait entrer du carbonate de potasse, du chlorhydrate d'ammoniaque, des acétates alcalins, du perchlorure de fer, du sublimé, des préparations antimoniales, etc.

Voici les teintures de ce genre qui sont encore prescrites de temps en temps.

TEINTURE DE SAVON

Savon blanc de Marseille...............	100 grammes.
Carbonate de potassium................	5 grammes.
Alcool à 60°.........................	500 grammes.

On met dans un flacon, avec le carbonate de potassium, le savon coupé par petits morceaux; on ajoute l'alcool, on agite de temps en temps; après dix jours de macération, on filtre.

Additionnée d'une essence agréable, cette préparation, qui mousse fortement avec l'eau, est alors employée pour la toilette.

GOUTTES AMÈRES DE BAUMÉ

Fèves de Saint-Ignace rapées...............	500 grammes.
Carbonate de potassium...................	5 grammes.
Suie...................................	1 gramme.
Alcool à 60°............................	1000 grammes.

On fait macérer pendant dix jours, on passe et on filtre.

Cette teinture est une préparation dangereuse qui n'est admi-
nistrée que par gouttes dans une potion théiforme.

TEINTURE DE GENTIANE COMPOSÉE
(Élixir amer de Peyrilhe).

Racine de gentiane...................	100 mmes.
Carbonate de soude.....................	30 grammes.
Alcool à 50°...........................	3000 grammes.

On mélange la racine pilée avec le sel alcalin, on fait macérer
pendant dix jours, on passe et on filtre.

La raison pour laquelle on prépare cette teinture avec de l'alcool faible, c'est qu'elle est surtout destinée aux enfants; pour la
même cause, il ne faut pas forcer la dose de gentiane, afin d'éviter
une trop grande amertume. Le codex prescrit de l'alcool à 60°.

En remplaçant le carbonate de soude par le bicarbonate d'ammoniaque, on obtient l'élixir de gentiane ammonical ou élixir an-
tiscrofuleux.

TEINTURE DE RAIFORT COMPOSÉE

Racine fraîche de raifort.................	200 grammes.
Semences de moutarde noire..............	100 grammes.
Chlorhydrate d'ammoniaque............. ...	50 grammes.
Alcool à 60°...........................	400 grammes.
Alcoolature de cochléaria composé..........	400 grammes.

On coupe la racine de raifort en tranches minces, on pulvérise
la graine de moutarde et le sel ammoniaque; on fait macérer le
tout pendant dix jours dans les liquides alcooliques; on passe
avec expression et on filtre.

TEINTURE DE MARS TARTARISÉE

Limaille de fer pure......................	100 grammes.
Crème de tartre pulvérisée................	250 grammes.
Eau distillée...........................	3000 grammes.
Alcool à 90°...........................	50 grammes.

On met dans une chaudière de fer, avec une quantité suffisante d'eau, la limaille de fer et la crème de tartre, de manière à obtenir une masse molle que l'on abandonne à elle-même pendant vingt-quatre heures. On ajoute le reste de l'eau et on fait bouillir pendant deux heures, en remuant et en remplaçant de temps en temps l'eau qui s'évapore.

On laisse reposer, on décante le liquide surnageant, on le filtre et on l'évapore jusqu'à ce qu'il marque 1,28 au densimètre (30° Baumé). On ajoute enfin l'alcool, on filtre et on conserve pour l'usage.

Le fer, en réagissant sur le tartrate acide de potassium, dégage de l'hydrogène et produit du tartrate ferroso-potassique :

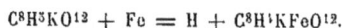

$$C^8H^3KO^{12} + Fe = H + C^8H^4KFeO^{12}.$$

Mais cette réaction est lente, ce qui explique la nécessité d'opérer comme l'indique le codex. A l'ébullition, il se forme du tartrate de potasse, ainsi que du tartrate ferreux qui se dépose en grande partie ; mais une portion du sel double passe par oxydation à l'état de tartrate ferrico-potassique et la liqueur devient alcaline, sans qu'il se produise toutefois d'alcali libre, comme le pensait Boutron ; enfin, un peu de tartrate ferreux devient tartrate ferrique, sel soluble et très basique.

La teinture de Mars tartarisée contient donc surtout du tartrate ferrico-potassique, mais ce sel y existe nécessairement en quantité variable. En outre, elle est sujette à moisir, malgré l'emploi de l'alcool à 90°, qui ne peut pas toujours prévenir cet effet.

C'est donc un médicament mal préparé. Il serait sans doute avantageusement remplacé par une dissolution dosée de tartrate ferrico-potassique dans l'alcool faible.

TEINTURE DE PERCHLORURE DE FER
(Teinture de Bestuchef).

Perchlorure de fer................................. 1.
Liqueur d'Hoffmann................................ 7

La liqueur d'Hoffmann se prépare en mélangeant, à parties égales, de l'alcool à 90° et de l'éther ordinaire à 0,72.

La teinture de Bestuchef est peut-être le plus célèbre de tous les médicaments secrets. Elle a été imaginée par le comte de Bestuchef, au commencement du siècle dernier (1725). La recette fut livrée par un de ses préparateurs au général Lamotte, d'où le nom de *gouttes d'or* du général Lamotte, sous lequel elle a été d'abord connue en France.

Tromsdorff le premier a essayé d'en donner une formule. Il prescrivait d'attaquer le fer par l'acide azotique, de reprendre le résidu par l'acide chlorhydrique, d'évaporer et de dissoudre l'extrait dans l'éther. Ce chimiste a parfaitement vu que le protochlorure de fer ne pouvait faire partie de la formule de Bestuchef, d'autant plus que ce sel est a peu près insoluble, non seulement dans l'éther, mais encore dans un mélange d'alcool et d'éther.

Le procédé primitif consiste à attaquer le fer par l'eau régale, de manière à faire du perchlorure de fer que l'on dissout dans l'éther ou mieux dans un mélange d'éther et d'alcool. On distribue la solution dans des flacons que l'on expose au soleil jusqu'à décoloration; on les place ensuite dans un lieu obscur, jusqu'à ce que la couleur jaune reparaisse.

Ce que présente de curieux cette liqueur jaune, et ce qui n'a pas peu contribué à fixer sur elle l'attention, c'est la singulière propriété dont elle jouit de se décolorer par une exposition convenablement prolongée à la lumière; on obtient alors les *gouttes blanches* de Bestuchef; or, ces dernières dans l'obscurité reprennent leur couleur jaune : c'est alors la *véritable* teinture de Bestuchef que l'on mettait six mois à préparer.

Ces changements de couleur s'expliquent aisément : sous l'influence de la lumière, le perchlorure de fer est ramené à l'état de protochlorure, avec formation d'acide chlorhydrique dont une partie, au moment où il prend naissance, se transforme en éther chlorhydrique ;

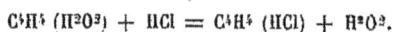

$$C^4H^4 (H^2O^2) + HCl = C^4H^4 (HCl) + H^2O^2.$$

Dans l'obscurité, la réaction inverse se manifeste, mais comme il n'y a plus assez d'acide chlorhydrique pour reproduire tout le perchlorure de fer primitif, il reste un peu de chlorure ferreux qui finit à la longue par s'oxyder à l'air pour former un dépôt d'oxydo-chlorure de fer.

En remplaçant, dans la préparation précédente, la liqueur d'Hoffmann par de l'alcool, on obtient la teinture au perchlorure de fer, ou teinture muriatée des anciens pharmacologistes.

SOLUTIONS PAR L'ETHER

ÉTHÉROLÉS.

L'éther ordinaire ou *éthylique*, éther sulfurique des pharmaciens, a été découvert en 1640 par Valérius Cordus.

On sait qu'on l'obtient en faisant réagir vers 140° l'acide sulfurique, étendu de deux équivalents d'eau, sur de l'alcool ordinaire; et qu'une même quantité d'acide peut éthérifier de grandes quantités d'alcool, ce qui s'explique très bien dans la théorie de Williamson.

Le produit distillé est impur, car il renferme de l'eau, de l'alcool, de l'acide sulfureux, des produits huileux qui lui communiquent parfois une odeur très désagréable.

Pour le purifier, on l'agite avec son volume d'eau qui s'empare de l'alcool, puis on ajoute au liquide décanté un lait de chaux et on distille au bain-marie. Pour enlever toute trace d'alcool et d'eau, il faut le rectifier sur du chlorure de calcium, et, en dernier lieu, sur du sodium. Lorsqu'il possède une odeur désagréable, Guibourt conseille de l'agiter d'abord avec une solution concentrée de potasse ou de soude et d'opérer la rectification en présence de l'huile d'amandes douces.

Pour s'assurer de son degré de pureté, il faut en prendre la densité. L'éther pur à 15° marque 0, 72 au densimètre ou 65° B;

mais comme on se trouve ordinairement en présence d'eau, d'alcool et d'éther, cette seule détermination ne peut indiquer exactement le degré de pureté du liquide. Il faut alors enlever l'eau par rectification sur du carbonate de potasse desséché, prendre de nouveau la densité et recourir aux tables qui ont été dressées à ce sujet par MM. Regnauld et Adrian.

L'éther est un liquide très mobile d'une odeur pénétrante et caractéristique, d'une saveur brûlante, mais laissant en dernier lieu une impression de fraîcheur.

Il bout à 35°6; il est soluble en toute proportion dans l'alcool et seulement dans dix parties d'eau.

Il est inflammable; il en est de même de sa vapeur qui se répand facilement dans l'air avec lequel elle forme un mélange détonant; aussi faut-il manier l'éther avec de grandes précautions, éviter notamment le voisinage d'une lumière ou d'un foyer.

L'éther dissout abondamment l'iode et le brôme, le camphre, la chlorophylle, la plupart des matières grasses et résineuses, beaucoup de carbures d'hydrogène et d'alcalis organiques, ce qui le rend précieux dans les recherches de chimie analytique. Il ne dissout qu'une petite quantité de soufre et de phosphore; la plupart des matières salines y sont insolubles, à l'exception toutefois des chlorures ferriques aurique, mercurique et platinique, qu'il enlève en partie à l'eau, malgré leur grande solubilité dans ce dernier liquide.

L'alcool modifie ses propriétés dissolvantes : le collodion et le tanin, par exemple, qui sont insolubles dans l'éther pur, se dissolvent dans l'alcool éthéré ; aussi, est-ce un mélange d'alcool et d'éther qui est prescrit par le codex pour préparer les teintures éthérées, qui sont véritablement des teintures éthéro-alcooliques.

L'éther officinal, qui sert à préparer les éthérolés, s'obtient en ajoutant à 72 volumes d'éther pur 28 volumes d'alcool à 90°, mélange qui marque 0,76 au densimètre et 56° B.

Les éthérolés s'obtiennent, comme les teintures alcooliques, par solution simple, par macération et par lixiviation.

On les obtient par solution lorsque la base médicamenteuse est entièrement soluble, comme le camphre, le phosphore, l'iode, le perchlorure de fer, etc.

TEINTURE ÉTHÉRÉE DE CAMPHRE
(Éther camphré).

Camphre...   1.
Éther alcoolisé à 0,76.........: ....   9.

On introduit le camphre dans un flacon, on ajoute l'éther et la dissolution s'opère par simple agitation.

TEINTURE ÉTHÉRÉE DE MASTIC
(Mastic pour les dents).

Mastic en larmes choisies...................   100 grammes.
Éther alcoolisé à 0,76.....................   Q. S.

On met un excès de mastic par rapport à l'éther, de manière à saturer celui-ci; après quelque temps de contact, on décante. On obtient ainsi un liquide épais que l'on distribue dans des flacons à large ouverture et de petite capacité.

La *macération* s'applique à toutes les substances qui sont en grande partie solubles dans l'éther, comme le musc, le castoréum, l'ambre gris, le baume de Tolu, les gommes-résines, etc.

On retrouve ici, comme pour les teintures, le rapport de 1 : 5, quelquefois de 1 : 10.

TEINTURE D'ASSA FŒTIDA

Assa fœtida..............................   100 grammes.
Éther alcoolisé à 0,76....................   500 grammes.

On met l'assa-fœtida dans un flacon à l'éméri, on y ajoute la quantité d'éther prescrite et on fait macérer pendant dix jours, en ayant soin d'agiter de temps en temps. On filtre ensuite dans un entonnoir couvert.

Malgré toutes les précautions que l'on prend, on perd toujours une certaine quantité d'éther, en raison de la grande volatilité de ce liquide; aussi les éthérolés, sont-ils, en général, plus difficiles à doser que les teintures alcooliques.

On prépare, comme la teinture d'assa-fœtida, les teintures éthérées de baume de Tolu, des résines et des gommes-résines.

On obtient semblablement, mais en doublant la quantité d'éther officinal, les teintures de castoréum, de musc et d'ambre gris.

Enfin, on applique la macération à la préparation de la teinture de Cantharides, mais en se servant ici d'éther acétique.

La *lixiviation* s'applique à toutes les substances qui peuvent être amenées à l'état de poudre et qui ne renferment qu'une petite quantité de principes solubles, comme dans la préparation suivante :

TEINTURE ÉTHÉRÉE DE DIGITALE.

Poudre de feuilles de digitale..............	100 grammes.
Éther alcoolisé à 0,76....................	500 grammes.

On traite la poudre de digitale par l'éther, dans un appareil à déplacement, et on conserve le produit dans un flacon bien bouché. On prépare également par lixiviation les teintures de :

Feuilles de Belladone.	Fougère mâle.
— de Ciguë.	Racine de Pyrèthre.
— de Jusquiame.	— de Valériane, etc.

L'appareil à lixiviation le plus simple, consiste dans une allonge en verre (fig. 60), à l'émeri, s'adaptant à frottement sur une carafe B.

On met d'abord un peu de coton dans la douille D, puis la matière végétale pulvérisée, et, enfin, une rondelle d'étoffe de laine qui recouvre cette dernière.

On verse, à la surface, de l'éther alcoolisé en quantité suffisante pour imbiber complètement la masse. On applique alors exactement la carafe sur l'allonge et on ferme celle-ci avec le bouchon à l'émeri A. Après douze heures de contact, on établit une faible communication entre l'air extérieur et celui de la carafe, puis on lixivie avec la quantité d'éther prescrite ; quand ce dernier cesse de couler, on déplace au moyen de l'eau la petite quantité qui imprègne encore la masse, déplacement qui se fait exactement et avec la plus grande régularité.

Lorsque l'on a besoin de préparer souvent des teintures éthérées, il est avantageux de se servir de l'appareil de Guibourt (fig. 61).

Il se compose d'une allonge A munie d'un bouchon à l'émeri

et d'un robinet R ; le col s'engage à frottement dans un récipient D portant inférieurement un robinet R' qui sert à extraire la teinture de l'appareil. Afin d'éviter l'excès de pression qui s'opposerait à l'écoulement lors de la lixiviation, un tube latéral T fait communiquer le récipient avec la partie supérieure de l'allonge.

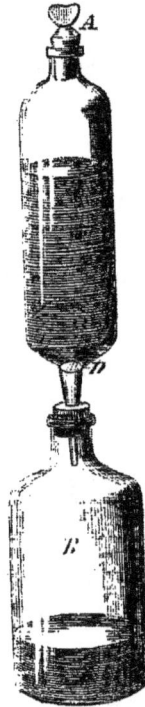
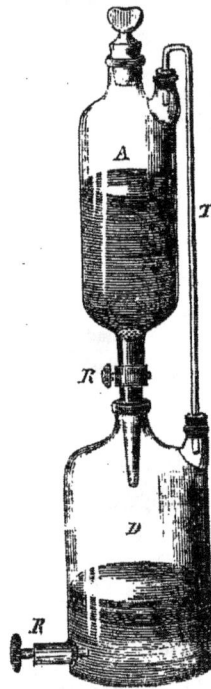

FIG. 60.   FIG. 61.

On met dans le col un petit tampon de coton ou mieux du verre filé ; on verse l'éther sur la poudre et on ouvre avec précaution le robinet R, de manière à permettre au liquide de pénétrer toute la poudre et de s'écouler très lentement dans le récipient.

A la fin de l'opération, on ajoute de l'eau pour déplacer exactement l'éther qui imprègne encore la poudre.

SOLUTIONS PAR LE VIN

VINS MÉDICINAUX

ŒNOLÉS

Le vin, comme l'eau et l'alcool, est susceptible de dissoudre les principes actifs de une ou plusieurs substances médicamenteuses. Ce sont ces solutions qui constituent les *vins médicinaux*.

En pharmacie, pour préparer les vins médicinaux, on emploie les vins rouges, les vins blancs et les vins de liqueur.

Le vin rouge, le plus ordinairement employé, est formé d'eau, d'alcool, d'acides organiques, principalement des acides tartrique, succinique, œnanthylique et acétique, libres, ou combinés en partie à la potasse et à la chaux; on y trouve, en outre, de la glycérine, du sucre, du tanin, des matières colorantes, une petite quantité de principes éthérés, variables suivant la nature des vins; enfin, des sels inorganiques, notamment des chlorures et des sulfates.

La richesse alcoolique varie dans des limites assez étendues; elle est en moyenne de 9 à 12 p. cent pour les vins de France; elle s'élève jusqu'à 16 à 18 p. cent dans les vins de liqueur, comme le vin de Malaga. Elle se détermine au moyen de l'appareil de Gay-Lussac, légèrement modifié par Salleron.

Cet appareil se compose d'un ballon en verre A que l'on chauffe avec une lampe à alcool; on y verse le vin préalablement mesuré avec une éprouvette graduée; on adapte au col, à l'aide d'un bouchon, un tube en caoutchouc T, qui communique avec un

petit serpentin S. On recueille le liquide qui distille dans l'éprouvette E; on arrête l'opération lorsque le tiers du produit a passé
à la distillation; on ajoute à ce produit de l'eau pour ramener son

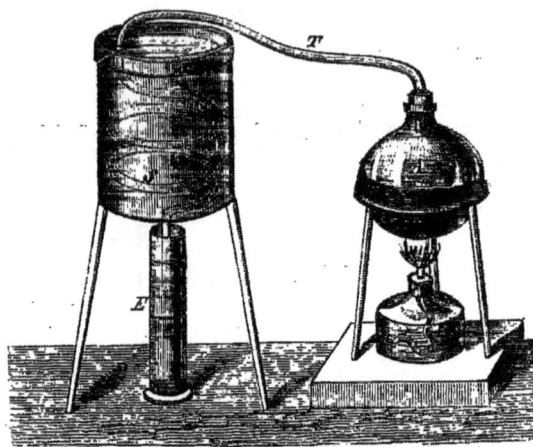

FIG. 62.
Appareil Salleron.

volume à celui du vin primitivement employé, et on prend le
degré alcoométrique à l'aide de l'alcoomètre centésimal.

Lorsque le vin est très alcoolique, comme celui de Madère ou de
Malaga, il faut pousser plus loin la distillation et recueillir la
moitié du produit.

Vidal a fait connaître un appareil qui conduit au même résultat, appareil connu sous le nom d'*ébullioscope*.

L'ébullioscope est fondé sur ce fait que les matières tenues en
dissolution dans le vin n'ont qu'une influence insignifiante sur le
point d'ébullition, et que celui-ci dépend dès lors des proportions
d'eau et d'alcool qui se trouvent en présence.

L'ébullioscope Vidal, perfectionné par Jacquelain et Maligrand,
se compose d'une bouillotte conique contenant le vin et portant à
sa partie supérieure un disque à vis percé de deux ouvertures,
l'une donnant passage à un thermomètre coudé à angle droit, dont
le réservoir plonge à volonté dans le liquide ou dans la vapeur;
l'autre, à un refrigérant condensateur ajusté à vis. Cette bouillote
communique inférieurement, par deux ouvertures diamétralement

opposées, avec un petit tube disposé en cercle et contenant par
conséquent du vin. En chauffant une partie séulement de ce tube
avec une lampe à mèche de combustion uniforme, le vin, dont la
température s'élève graduellement, circule de bas en haut,
échauffe celui de la bouillotte, jusqu'à ce que la masse entre en
ébullition. A ce moment, la colonne mercurielle du thermomètre
commence à se fixer et se maintient au même point pendant 8 à
10 minutes. Cette constance est évidemment due à ce que les va-

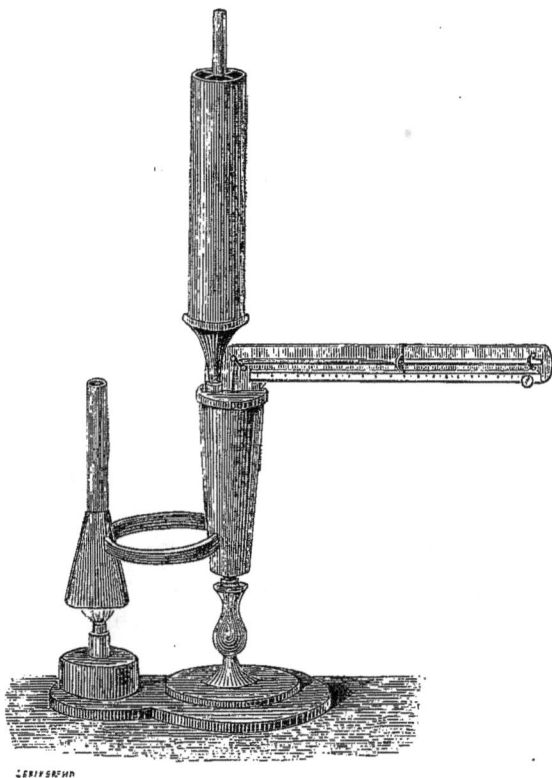

FIG. 63.
Ébullioscope Vidal.

peurs hydro-alcooliques, qui se forment continuellement, sont
condensées dans le réfrigérant et que ces vapeurs condensées, en
retombant dans la bouillotte, viennent rendre au vin sa composition primitive.

Une règle horizontale, qui s'applique contre le thermomètre, porte une échelle mobile et graduée, pour l'indication des degrés alcooliques, depuis zéro jusqu'à 25°. Cette graduation s'obtient facilement en opérant au préalable sur des mélanges connus d'eau et d'alcool.

L'ébullioscope, perfectionné par l'addition d'un condensateur, donne en quelques minutes des indications rapides et très exactes sur la richesse alcoolique d'un vin quelconque, et, en général, sur les liquides alcooliques peu chargés de principes solubles.

Le dosage de la crème de tartre, de l'acide tartrique total et de la potasse, peut se faire par la méthode imaginée par M. Berthelot.

À 10cc de vin, on ajoute 20 c de liqueur d'Hoffmann (mélange à volumes égaux d'éther pur et d'alcool à 90°) ; au bout de 48 h., la crème de tartre est précipitée, sauf un milligramme environ qui reste en solution. On recueille le précipité sur un filtre sans plis, on le lave à deux ou trois reprises avec un peu de mélange éthéro-alcoolique ; on dissout ensuite exactement ce précipité dans l'eau chaude : il ne reste plus qu'à faire un dosage acidimétrique avec de l'eau de baryte, titrée à l'aide d'une dissolution faite avec deux grammes de bitartrate de potassium dans 900 grammes d'eau et 100 grammes d'alcool.

Tout l'acide tartrique contenu dans un vin n'est pas nécessairement à l'état de crème de tartre. Pour doser l'acide tartrique total, on sature par de la potasse, ou par de l'acétate de potasse, 10cc de vin ; on y ajoute 40cc de vin ordinaire et on répète le dosage, comme précédemment, sur 10cc du mélange.

Le poids de l'acide tartrique se déduit immédiatement de celui du bitartrate de potassium :

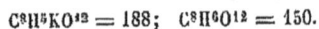

$$C^8H^5KO^{12} = 188; \quad C^8H^6O^{12} = 150.$$

Inversement, pour doser la potasse totale, on additionne 10cc de vin de 5cc d'une solution au $\frac{1}{100}$ d'acide tartrique ; on ajoute 30cc de liqueur d'Hoffmann et on termine l'opération comme précédemment.

Le poids de la potasse se calcule à l'aide d'une simple proportion; car, à chaque équivalent d'acide trouvé dans le dosage du bitartrate

$$C^8H^5KO^{12} = 188,$$

correspond un équivalent de potasse,

$$KO = 47,$$

contenu dans le vin primitif, c'est-à-dire un poids qui est précisément le quart du poids de bitartrate.

Voici les résultats obtenus pour un litre dans des échantillons de vins de France.

1° La quantité d'acide tartrique est comprise entre un gramme et 2 gr.50. Elle ne dépasse jamais celle qui répond à une solution saturée de bitartrate de potasse, dans les conditions de l'expérience, c'est-à-dire en tenant compte du rapport de l'eau à l'alcool. Cette limite est souvent atteinte, mais souvent aussi l'acide tartrique reste au-dessous de ce maximum.

2° La crème de tartre varie de un gramme à trois grammes au plus, cette dernière quantité répondant à 1 vin saturé.

3° Le poids de la potasse totale est de 0,50 à un gramme.

L'acidité totale du vin, rapportée à l'acide tartrique, varie dans des limites assez étendues, depuis 5 grammes jusqu'à 8 grammes.

La matière sucrée existe toujours en notable quantité dans le vin, deux ou trois grammes par litre dans les vins de Bordeaux et de Bourgogne ; mais elle abonde surtout dans les vins de liqueur ; dès que le vin est devenu suffisamment alcoolique, le ferment est précipité et le sucre restant n'éprouve plus qu'une altération très lente avec le temps.

Pendant la fermentation, la matière sucrée éprouve, comme on sait, un dédoublement qui la transforme surtout en alcool et en acide carbonique :

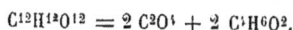

$$C^{12}H^{12}O^{12} = 2\,C^2O^4 + 2\,C^4H^6O^2.$$

Cette réaction fondamentale est toujours accompagnée de réactions secondaires qui donnent naissance, d'après M. Pasteur, à de petites quantités de glycérine et d'acide succinique.

L'*odeur vineuse*, que l'on retrouve dans tous les vins, est due à la présence d'un composé particulier, l'éther œnanthique ou mieux pélargonique, découvert par Deschamps, étudié par Liebig et Pelouze :

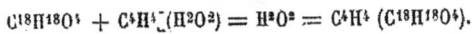

$$C^{18}H^{18}O^4 + C^4H^4\_(H^2O^2) = H^2O^2 = C^4H^4 (C^{18}H^{18}O^4).$$

Il se produit non seulement pendant la fermentation, mais aussi pendant que le vin vieillit. Toutefois, il ne s'y rencontre toujours qu'en très petite quantité, $\frac{1}{20\,000}$ tout au plus.

L'acide pélargonique, qui fait partie des acides gras, est incolore et ne contribue aux propriétés du vin que par la proportion d'éther qu'il peut former.

Il faut distinguer avec soin cette odeur vineuse du *bouquet* des vins, qui est dû à de petites quantités de produits éthérés, produits qui peuvent varier non seulement dans leur proportion, mais aussi dans leur nature, d'après la composition du sol, le climat, les variétés cultivées, etc, Les bouquets si variés que l'on observe ont donc une origine connue, puisque l'alcool se trouve en présence d'acides organiques divers, dont quelques-uns mêmes sont imparfaitement connus dans l'état actuel de la science.

L'histoire des matières colorantes est encore incomplète. On admet qu'il en existe deux dans le vin rouge, l'une rouge et l'autre jaune.

La matière colorante rouge, *œnoline* de Glénard, s'obtient en précipitant le vin par le sous-acétate de plomb ; le précipité bleu qui prend naissance est décomposé par de l'éther chargé d'acide chlorhydrique, en quantité juste suffisante pour enlever l'oxyde de plomb ; le résidu, bien lavé à l'éther pur, est mis en digestion avec de l'alcool concentré ; celui-ci dissout la matière colorante et se colore en rouge vif. En évaporant cette solution jusqu'à un petit volume et en ajoutant à ce dernier 5 à 6 volumes d'eau, il se précipite des flocons rouges qui constituent, d'après Glénard, la matière colorante à l'état de pureté.

L'œnoline est une matière incristallisable, peu soluble dans l'eau, assez soluble dans l'alcool et dans l'esprit de bois, insoluble dans l'éther, la benzine, le chloroforme et le sulfure de carbone.

Elle est susceptible de se combiner aux bases pour former des composés bleus. Elle répond à la formule,

$$C^{20}H^{10}O^{10},$$

On voit, d'après ce qui précède, que les vins ont une composition très complexe. Il n'y a rien d'étonnant dès lors à ce que la nature des vins change graduellement avec le temps, que certains principes se modifient ou même se détruisent, de manière à amener des altérations plus ou moins profondes.

L'alcool, en réagissant peu à peu sur les acides, donne à la longue des éthers qui modifient le bouquet; mais le vieillissement des vins réside essentiellement dans des phénomènes d'oxydation dus à l'introduction lente de l'oxygène dans la masse liquide. Ces transformations régulières, qui sont prévues, concourent donc à l'amélioration des vins. Il arrive parfois que cette marche est troublée par l'apparition de nouveaux phénomènes : ce sont les maladies, les altérations spontanées des vins, qui reconnaissent toujours pour cause une influence extérieure.

La plus commune de ces maladies est celle qui produit l'*ascessence* du vin, d'où résultent des vins acides, aigres, piqués, etc.

L'alcool, dans ce cas, s'oxyde en formant de l'eau et de l'acide acétique :

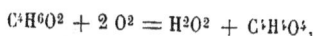

$$C^4H^6O^2 + 2\,O^2 = H^2O^2 + C^4H^4O^4,$$

Cette oxydation, d'après Pasteur, est sous la dépendance d'un petit champignon, le *mycoderma aceti*, qu'il ne faut pas confondre avec la *fleur de vin*, sorte de mycoderme qui donne lieu à une combustion totale et qui présente par conséquent moins d'inconvénients :

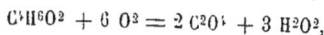

$$C^4H^6O^2 + 6\,O^2 = 2\,C^2O^4 + 3\,H^2O^2,$$

Lorsque le vin a été mal soutiré, il arrive souvent que pendant les chaleurs de l'été, il se trouble, présente par agitation et par transparence des ondes soyeuses ; la saveur devient fade, plate et même désagréable. C'est la maladie des vins *tournés*, *montés*, qui ont la *pousse*, etc. Elle est accompagnée d'un léger dégagement d'acide carbonique et paraît être sous la dépendance d'un mycoderme à filaments d'une extrême ténuité, ayant moins de $\frac{1}{1000}$ de millimètre de diamètre, véritables fils rameux sans étranglements bien apparents, ce qui les distingue du ferment lactique, qui est formé d'une série d'articles courts, déprimés à leur milieu.

La maladie de la *graisse*, qui donne des vins *filants, huileux*, est plus particulièrement l'appanage des vins blancs qui deviennent fades et filent à la manière de l'huile. Le parasite qui accompagne cette transformation est formé de petits globules sphériques, disposés en chapelet, de moins de $\frac{1}{1000}$ de millimètre de diamètre.

La maladie de l'*amertume* atteint surtout les vins vieux, notamment les vins rouges de Bourgogne des meilleurs crus. Elle est d'abord accusée par une légère fermentation, avec dégagement d'acide carbonique, puis la matière colorante s'altère et le vin se détériore complètement. On y trouve alors un parasite plus volumineux que les précédents, à filaments incolores et contournés, souvent recouverts de matière colorante. De tels vins, soutirés et collés à temps, peuvent être ramenés à un état presque normal.

Les maladies des vins, qui sont connues dès la plus haute antiquité, ont été combattues successivement par les aromates, le sucre, l'alcool, le méchage des fûts, le plâtrage des vins, etc. Appert le premier a conseillé le chauffage des vins, méthode qui paraît très efficace et qui a été préconisée dans ces dernières années, avec expériences à l'appui, par M. Pasteur.

Le plâtrage des vins est usité dans certaines contrées viticoles, notamment dans le midi de la France. Il consiste ordinairement à ajouter du plâtre dans la cuve, avant la fermentation, addition qui amène les modifications suivantes :

1° Elle augmente le titre acidimétrique et avive la couleur;

2° Elle augmente la quantité de potasse contenue naturellement dans le vin;

3° Elle assure la stabilité du produit.

Chancel admet que, dans le plâtrage des vins, il se forme du tartrate de chaux, du sulfate neutre de potassium et de l'acide tartrique libre :

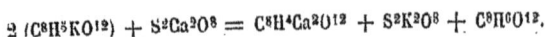

$$2\ (C^8H^5KO^{12}) + S^2Ca^2O^8 = C^8H^4Ca^2O^{12} + S^2K^2O^8 + C^8H^6O^{12}.$$

Bussy et Buignet, tout en admettant qu'il se produit, par double décomposition, du tartrate de chaux qui se dépose, ont prouvé qu'il se forme du sulfate acide de potassium et que, si le plâtrage n'est pas exagéré, il reste encore de la crème de tartre en solution. En effet, l'expérience directe démontre que la crème de tartre, en réagissant sur le sulfate de chaux, donne du tartrate de chaux et du sulfate acide de potassium :

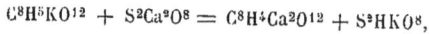

$$C^8H^5KO^{12} + S^2Ca^2O^8 = C^8H^4Ca^2O^{12} + S^2HKO^8,$$

Or, le sulfate acide de potassium est sans action sur la crème de tartre. Si donc le plâtrage n'est pas poussé trop loin, on doit retrouver dans le vin de la crème de tartre, du sulfate acide de potassium, et non du sulfate neutre, comme l'indique Chancel.

Comment l'acidité du vin est-elle augmentée dans cette opération ? pour s'en rendre compte, il suffit d'observer que la quantité de raisin, qui fournit un litre de vin, contient 8 à 9 grammes de tartre : à mesure que celui-ci entre en dissolution, il est attaqué par le plâtre, une nouvelle quantité se dissout et l'acidité est augmentée de toute celle qui répond à la quantité de sulfate acide de potassium qui existe maintenant dans le liquide. Il en résulte que le marc est appauvri en potasse, ce qui a été confirmé par les expériences de M. Marès.

Lorsque le plâtre est en excès, il est évident que la totalité de la crème de tartre, qui s'est dissoute pendant la fermentation, a été précipitée à l'état de tartrate de chaux; les phosphates sont également précipités, de telle sorte que ces derniers, ainsi que la crème de tartre, sels utiles à l'alimentation, sont entièrement remplacés par du sulfate acide de potassium et du sulfate de chaux, sels qui peuvent être, dans une certaine limite, considérés comme nuisibles à l'économie.

Tout vin plâtré qui renferme plus de 4 grammes par litre de sulfate doit être rejeté de la consommation (Poggiale).

En résumé, un plâtrage *modéré* n'est pas considéré comme une falsification, puisqu'il donne au vin une nuance plus vive, le rend susceptible d'une meilleure conservation et plus apte à supporter des déplacements, circonstance particulièrement précieuse pour le commerce; tout plâtrage exagéré est nuisible et le vin qui en résulte doit être proscrit.

Il y a peu de substances alimentaires qui soient autant falsifiées que le vin. On y ajoute frauduleusement de l'eau, de l'alcool, des matières sucrées, du cidre, du poiré, des acides organiques, des sulfates, de l'alun, des carbonates, des chlorures, des matières colorantes étrangères etc.

Le mouillage des vins constitue la fraude la plus commune; pour le reconnaître, il faut :

1° Déterminer la richesse alcoolique. Cette donnée seule est insuffisante, car il arrive souvent qu'après avoir ajouté de l'eau, on ramène le degré alcoolique au point voulu par l'addition d'une certaine quantité d'alcool de qualité inférieure.

2° Évaporer 100 grammes de vin suspect; un litre de vin, terme moyen, donne 22 grammes d'extrait à l'évaporation. Cependant les vins plâtrés laissent jusqu'à 30 grammes de résidu, tandis que certains vins naturels ne donnent que 16 à 18 grammes.

3° Doser la crème de tartre, d'après le procédé de M. Berthelot.

Le sucrage des vins, recommandé autrefois par Chaptal, présente peu d'inconvénients, s'il est pratiqué convenablement. Il peut même avoir des avantages dans les années pluvieuses et froides, lorsqu'il est fait avec du sucre de raisin véritable ou même avec du sucre cristallisable. Il n'en est plus de même lorsqu'il est pratiqué avec du sucre de fécule qui donne toujours naissance à une certaine quantité d'alcools supérieurs, nuisibles à la santé.

Le vinage, qui a pour but de rehausser, par une addition d'alcool, les vins susceptibles d'altération, est loin de présenter la même sécurité; car il est pratiqué le plus souvent avec des alcools de betterave, de grain, de fécule, etc. En outre, il donne lieu à des abus, puisqu'il permet d'opérer le mouillage sur des produits qui renferment un excès d'alcool.

L'addition *du cidre* ou *du poiré* aux vins blancs est rarement usitée. Elle peut être reconnue par la dégustation, par l'odeur prononcée d'éther acétique que possède l'alcool retiré à la distillation, par la nature de l'extrait que l'on obtient à l'évaporation.

Deyeux a conseillé d'évaporer le vin en sirop clair pour laisser cristalliser le tartre, de concentrer le liquide de nouveau pour obtenir une seconde cristallisation ; on évapore enfin les eaux mères qui fournissent un extrait dégageant une odeur de pommes ou de poires brûlées lorsqu'on le projette sur des charbons ardents.

Il est rare que l'on ajoute des acides libres aux vins ; cependant ces derniers sont parfois additionnés d'acide acétique pour relever leur saveur ; d'acide tartrique, lorsque le vin a tourné *au bleu* ; de tanin, lorsqu'il a tourné à la graisse, etc.

Les vins aigris sont saturés par des carbonates de potasse, de soude ou même de chaux. Il convient alors, pour déceler la fraude, de rechercher les acétates de ces bases. Un vin saturé par de la craie, par exemple, donnera constamment, avec l'oxalate d'ammoniaque, un abondant précipité d'oxalate de chaux, etc.

Quelquefois on ajoute de l'alun aux vins dans le but de rehausser la couleur, de les clarifier, d'assurer leur conservation ou même de leur donner une saveur styptique qui rappelle de loin celle du vin de Bordeaux.

Les vins alunés précipitent abondamment par les sels de baryte, mais ce caractère est insuffisant, puisque les vins plâtrés se trouvent dans le même cas. Il faut rechercher l'alumine d'après le procédé de Lassaigne : on précipite le vin par l'acétate neutre de plomb, on élimine l'excès de réactif par l'hydrogène sulfuré ; puis, après avoir chassé le gaz excédent par la chaleur, on précipite l'alumine par l'ammoniaque.

On peut, du reste, chercher à isoler directement l'alun en évaporant au $\frac{1}{0}$ quelques litres de vin et en achevant la concentration sous une cloche, en présence de l'acide sulfurique : l'alun se dépose en beaux cristaux faciles à caractériser.

Les vins peu foncés en couleur sont parfois colorés artificiellement avec des matières très diverses dont quelques-unes sont véritablement dangereuses, comme les colorations avec le phytolacca. Les substances colorantes les plus employées sont : les baies de sureau, d'hyèble, d'airelle myrtille et de phytolacca ; les bois de Brésil, de campêche et de Pernambouc ; la rose trémière, la cochenille ammoniacale, la fuschine, etc.

On a indiqué de nombreux réactifs pour déceler la présence de ces produits tinctoriaux : l'acétate de plomb (Vogel) ; une solution alcaline (Chevallier); l'alun et le carbonate de potasse (Nees d'Esembeck); le borax (Moitessier); l'ammoniaque en léger excès et quelques gouttes de sulfhydrate d'ammoniaque (Filhol), etc. Tous ces procédés sont loin d'être satisfaisants. Ils peuvent néanmoins donner quelques indications utiles quand on opère comparativement avec un vin naturel.

D'après Fauré, la corrélation qui existe entre le tanin et la matière colorante est si intime qu'on précipite l'un et l'autre à la fois par une solution de gélatine. Si donc un vin est naturel, on obtiendra, après l'addition de la gélatine, un soluté filtré sensiblement incolore, le réactif étant sans action sur les matières colorantes du sureau, de l'hyèble, du phytolacca, des bois de campèche et de Pernambouc.

La coloration artificielle due à la fuschine, sophistification assez répandue, se découvre aisément de plusieurs manières, notamment par le procédé suivant recommandé par Fordos.

On ajoute à 10cc de vin, placé dans un tube à expérience, un centimètre cube d'ammoniaque et 10cc de chloroforme; on renverse à plusieurs reprises le tube sur lui-même; on décante le chloroforme, on y ajoute un peu d'eau, environ un centimètre cube, puis on sursature par de l'acide acétique; la fuschine se sépare du chloroforme, et communique à l'eau une coloration rosée.

Un milligramme de fuschine, et même moins, dans un litre de vin, peut être décelé par ce procédé, qui est fondé sur la solubilité de la rosaniline dans le chloroforme et sur l'insolubilité des sels de cette base dans le même véhicule.

Rien de plus naturel que de rejeter de la consommation et des usages pharmaceutiques tous les vins qui ont été l'objet d'une fraude quelconque, même lorsque cette fraude paraît présenter peu d'inconvénients.

Un vin de bonne qualité est d'une limpidité parfaite, d'une couleur pure, d'une saveur franche et agréable. Il doit se mêler à l'eau en toute proportion, sans donner le plus léger trouble.

Dans la préparation des œnolés, il faut autant que possible que la nature du vin soit en rapport avec celles des substances médicamenteuses; ces dernières sont-elles astringentes et toniques,

on prendra de préférence un vin rouge, plus chargé en tanin
que les vins blancs ; ceux-ci seront choisis de préférence pour obtenir des liquides diurétiques et pour dissoudre des principes qui
seraient précipités par le tanin. Enfin, les vins de liqueur seront
réservés pour les matières altérables, comme la scille, le safran,
l'opium, etc., et pour celles qui doivent leur activité à des gommes-
résines ou à des résines.

Les propriétés dissolvantes du vin ne sauraient être assimilées
à celles d'un mélange équivalent d'eau et d'alcool, comme l'ont
avancé quelques pharmacologistes, Deschamps d'Avallon, par
exemple. Néanmoins, il est évident qu'elles sont surtout en rapport avec celles de l'eau, qui y entre pour près des 9/10, ce qui
fait que les vins sont très aptes à dissoudre, d'une façon générale, tous les principes solubles dans l'eau. L'alcool favorise la
dissolution des matières résineuses, des gommes-résines, des
huiles essentielles. Le tanin, en dehors de ses propriétés spéciales, se combine aux alcaloïdes, et permet au vin de dissimuler
une certaine quantité d'iode ; les acides attaquent certains métaux, comme le fer ; enfin, les autres principes constituants,
comme la crème de tartre, la glycérine, le sucre, ne sont point
sans influence sur la dissolution de quelques corps de nature minérale ou organique.

La chaleur altérant la composition du vin, il en résulte que
tous les œnolés, sans exception, se préparent à froid. Il est également nécessaire de se servir de substances sèches, afin de ne
pas affaiblir le menstrue. Toutefois, il faut excepter de cette règle
les corps qui perdent leurs propriétés par la dessiccation, comme
les plantes antiscorbutiques.

Autrefois, on ajoutait au moû les substances médicamenteuses
et on laissait le tout fermenter, en vue d'obtenir une sorte de
combinaison intime entre le vin et le principe actif. Ce moyen est
abandonné, avec juste raison. Baumé, il y a longtemps, a fait la
remarque que les vins ainsi préparés, avec la scille et l'absinthe,
avaient perdu toute leur amertume. Ce procédé ne s'applique
plus guère qu'au vin iodé qui doit être fait de la manière suivante, d'après Boinet :

Au moment des vendanges, on prend du raisin mûr, non

égrappé, car le tanin qui réside surtout dans les râfles est ici nécessaire. Dans une cuve en bois, on place d'abord une couche de plantes marines réduites en poudre; puis on dispose au-dessus une couche de raisins et on alterne ainsi les couches jusqu'à ce que la cuve soit remplie. On laisse fermenter et cuver pendant 15 à 20 jours, jusqu'à ce que la fermentation soit terminée; on met le vin en tonneaux, en évitant autant que possible le contact de l'air.

D'après Béguin, en opérant avec des fucus contenant environ 3 grammes d'iode par kilogramme, on peut préparer un *vin iodé naturel* renfermant par litre de 40 à 50 centigrammes d'iode complètement dissimulé, n'ayant aucune saveur désagréable et n'exerçant aucune action irritante sur le tube digestif.

En vue de simplifier et de doser exactement les vins médicinaux, Parmentier a proposé d'ajouter à 900 grammes de vin 100 grammes d'une teinture alcoolique; mais on obtient évidemment, dans la plupart des cas, une préparation spéciale qui ne peut plus être assimilée à un vin médicinal.

La lixiviation, autrefois proposée par Boullay, recommandée plus récemment par Buignet, n'a pas été adoptée par le codex.

Le procédé généralement suivi pour préparer les œnolés est le suivant : on laisse en contact pendant vingt-quatre heures la substance, convenablement divisée, avec le double de son poids d'alcool, on ajoute le vin; après une macération suffisamment prolongée, on passe avec expression et on filtre.

L'alcool présente le double avantage de favoriser la dissolution des principes difficilement solubles dans l'eau et d'assurer la conservation du produit.

Voici quelques exemples de vins médicinaux préparés d'après cette méthode.

VIN D'ABSINTHE

Feuilles sèches d'absinthe........................	30 grammes
Alcool à 60°...................................	60 —
Vin blanc......................................	1000 —

On incise l'absinthe, on la fait macérer dans l'alcool pendant vingt-quatre heures; on laisse en contact pendant dix jours, en agitant de temps en temps. On passe, on exprime et on filtre.

On prépare exactement de la même manière le vin d'*Aunée*, ainsi que le vin *de gentiane*, en remplaçant dans ce dernier cas le vin blanc par le vin rouge.

VIN DE QUINQUINA

Quinquina calysaya..........................	30 grammes
Alcool à 60°................................	60 —
Vin rouge..............................	1000 —

On concasse le quinquina, on ajoute l'alcool; après vingt-quatre heures de contact dans un vase fermé, on verse le vin que l'on laisse macérer pendant dix jours en ayant soin d'agiter de temps en temps. On passe avec expression et on filtre.

On prépare de la même manière le vin de quinquina gris, en remplaçant le calysaya par le quinquina huanuco et en employant le double de ce dernier pour la même quantité des autres substances.

On prépare aux mêmes doses, mais sans addition d'alcool, les vins de quinquina au Madère et au Malaga.

D'après Henry et Guibourt, les vins rouges de Bordeaux, et, en général, ceux du Midi, ne doivent pas être employés à la préparation du vin de quinquina, la matière colorante, qui se rapproche des tanins, précipitant une partie des alcaloïdes et produisant une décoloration partielle qui est un indice de cette altération. Pour cette raison, ils conseillent l'emploi d'un vin blanc génreux.

Ce dernier vin a été adopté pour la préparation du vin de quinquina composé.

VIN DE QUINQUINA COMPOSÉ

Quinquina calysaya............................	100 grammes
Écorces d'oranges amères.......................	10 —
Fleurs de camomille...........................	100 —
Vin blanc généreux...............	900 —
Alcool à 80°................................	100 —

On concasse les écorces, on les fait macérer avec les fleurs dans l'alcool et dans le vin pendant dix jours; on passe et on filtre.

Le vin de quinquina est souvent additionné de principes actifs qu'on y ajoute par simple solution ; c'est ainsi que l'addition d'un peu de citrate de fer ammoniacal donne du vin de quinquina ferrugineux, etc.

Quelques vins employés pour usage externe ont besoin d'être plus actifs que ceux qui sont obtenus par simple macération. De là l'usage d'y ajouter une certaine quantité de teinture alcoolique, comme dans l'exemple suivant :

VIN AROMATIQUE.

Espèces aromatiques............................	100 grammes
Teinture vulnéraire............................	100 —
Vin rouge.........................	1000 —

On fait macérer les espèces dans le vin pendant dix jours ; on passe avec expression, on ajoute la teinture et on filtre.

Les vins médicinaux composés sont nombreux. Deux seulement sont très employés, le vin antiscorbutique et le laudanum de Sydenham.

VIN ANTISCORBUTIQUE

Racine fraîche de raifort......................	300 grammes
Feuilles fraîches de cochléaria................	150 —
— — de cresson....................	150 —
— — de trèfle d'eau...............	150 —
Semences de moutarde..........................	150 —
Chlorhydrate d'ammoniaque.....................	70 —
Alcoolat de cochléaria composé................	160 —
Vin blanc généreux............................	10,000 —

On coupe le raifort en tranches minces ; les feuilles mondées sont incisées, la moutarde est pulvérisée ; on met le tout avec le sel ammoniac dans un vase fermé ; on ajoute le vin et l'alcoolat de cochléaria ; on laisse macérer pendant dix jours, en agitant de temps en temps ; on passe avec expression et on filtre.

On voit que dans la préparation de ce vin composé, on se sert de plantes fraîches. Il y a nécessité à opérer ainsi, afin que les essences sulfurées puissent se développer, ces essences servant d'ailleurs de condiment et s'opposant efficacement à la fermentation.

LAUDANUM DE SYDENHAM
Vin d'opium composé.

Opium de Smyrne.................................. 200 grammes
Safran incisé.................................... 100   —
Cannelle de Ceylan concassée..................... 15   —
Girofles concassés............................... 15   —
Vin de Malaga...................................·. 1600   —

L'opium, coupé par petits morceaux, est mis dans un matras
avec les autres substances. Après quinze jours de macération, en
ayant soin d'agiter de temps en temps, on passe, on exprime fortement et on filtre.

8 grammes de ce vin répondent exactement à 1 gramme d'o-
pium et à 0,50 centigrammes d'extrait d'opium.

La concentration est donc ici deux fois moindre que celle du
laudanum de Rousseau, quatre fois moindre que celle des gouttes
noires.

On a proposé de nombreuses modifications à la formule précédente : la pharmacopée de Londres supprime le safran ; Taddei
substitue au vin l'eau alcoolisée ; d'autres praticiens additionnent
le vin d'une certaine quantité d'alcool, etc. Dès l'instant que l'on
ne se sert pas de la teinture d'extrait d'opium, le mieux est de
conserver l'ancienne formule sans modification.

Le laudanum de Sydenham laisse déposer à la longue une
partie du principe colorant du safran. D'après Bihot, ce dépôt est
formé par de la matière colorante et par de la narcotine. Néanmoins, ce laudanum décoloré conserve toujours sensiblement les
mêmes propriétés médicales.

Un laudanum bien préparé est d'une couleur jaune foncée en
masse, d'un jaune d'or en couche mince. Il possède l'odeur vireuse de l'opium, à laquelle s'allie l'arome du safran. Sa densité,
qui est liée surtout à la nature du vin de Malaga, est en moyenne
de 1,05. Enfin, il fournit 20 pour 100 d'extrait à l'évaporation.

Il est évident que pour avoir la valeur exacte du médicament,
il faut doser la morphine dans l'extrait par les procédés ordinaires.

1 gramme de laudanum, fait avec de l'opium à 10 pour 100 de
morphine, contient 11 milligrammes de morphine.

SOLUTIONS PAR LE VINAIGRE

VINAIGRES MÉDICINAUX

OXÉOLÉS. — ACÉTOLÉS

Le vinaigre ou *vin aigri* est du vin dont l'alcool a été transformé en acide acétique sous la double influence de l'oxygène de l'air et du *mycoderma aceti*.

Tout liquide alcoolique, placé dans des conditions convenables, peut subir cette transformation : les eaux-de-vie de grains, de mélasse, de fécule; la bière, le cidre, le poiré, les baquetures etc.

On donne encore le nom de *vinaigre* à certains produits riches en acide acétique, comme le *vinaigre radical*, le *vinaigre de bois* ou acide pyroligneux.

Le vinaigre, connu des Hébreux et des Grecs, était employé comme médicament du temps d'Hippocrate. Pline le vante dans ses écrits comme un excellent condiment, propre aux assaisonnements, à la conservation des fruits et des légumes. Tout le monde sait que l'eau vinaigrée (oxycrat) constituait la boisson ordinaire des soldats romains. Il a été préconisé de tout temps comme antidote des poisons, comme souverain contre les morsures des reptiles venimeux. Enfin, il n'y a pas jusqu'à ses propriétés dissolvantes qui n'aient été connues des anciens, car Tite-Live rapporte qu'Annibal, lors de son passage à travers les Alpes, l'employa pour dissoudre des rochers (carbonate de chaux).

Bien que ses propriétés aient été si bien appréciées des anciens, sa nature leur est restée complètement inconnue.

On a d'abord dit qu'il devait son activité à la présence d'*anguil-*

lules (vibrions), qui se multiplient parfois à l'infini dans ce milieu acide.

Au XVIIe siècle, Leeuwenheck attribua son acidité aux cristaux qu'il renferme.et qui pénètrent dans les papilles de la langue; et ce qui le confirmait dans cette supposition, c'est qu'il fit la re- marque que les cristaux du vinaigre sont *acérés*, tandis que ceux du vin sont *obtus*.

La théorie de l'acétification ne date que du commencement de ce siècle.

Davy le premier observa que l'alcool, sous l'influence de la mousse de platine, se transforme en acide acétique :

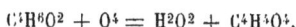

$$C^4H^6O^2 + O^4 = H^2O^2 + C^4H^4O^4.$$

Liebig, à son tour, démontra que le phénomène s'effectuait en deux phases :

1° L'alcool perd le tiers de son hydrogène et se transforme en alcool déshydrogené ou aldéhyde :

$$C^4H^6O^2 + O^2 = H^2O^2 + C^4H^4O^2.$$

2° L'aldéhyde fixe ensuite une molécule d'oxygène :

$$C^4H^4O^2 + O^2 = C^4H^4O^4.$$

L'acide acétique, base du vinaigre, prend naissance dans beau- coup de circonstances que l'on peut réaliser dans les labora- toires :

1° Par l'oxydation de l'acétylène, à l'aide d'une solution étendue d'acide chromique pur :

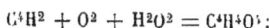

$$C^4H^2 + O^2 + H^2O^2 = C^4H^4O^4;$$

2° Par la combinaison du formène potassé avec l'acide carbo- nique :

$$C^2H^3K + C^2O^4 = C^4H^3KO^4;$$

3° Par la décomposition de l'éther méthylcyanhydrique :

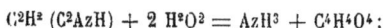

$$C^2H^2 (C^2AzH) + 2 H^2O^2 = AzH^3 + C^4H^4O^4;$$

4° Par l'action des alcalis sur plusieurs acides organiques, comme l'acide tartrique :

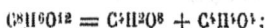

$$C^8H^6O^{12} = C^4H^2O^8 + C^4H^4O^4;$$

5° Dans l'oxydation des corps gras par l'acide azotique ;

6° Enfin, dans la destruction, sous l'influence du calorique, d'un grand nombre de matières organiques à composition complexe, comme les matières sucrées, le ligneux ; et, d'une façon plus générale, dans toutes les réactions pyrogénées.

Au point de vue de ses usages pharmaceutiques, il convient de distinguer :

1° L'acide pyroligneux ;

2° L'acide acétique cristallisable ;

3° Le vinaigre radical ;

4° Le vinaigre de vin ;

5° Les vinaigres médicinaux.

I. Acide pyroligneux.

Signalé pour la première fois par Boyle, en même temps que l'esprit de bois, dans la distillation du bois, l'acide pyroligneux a été extrait industriellement d'abord par Lebon, ingénieur français, puis, par les frères Mollerat, et plus récemment, à l'aide de méthodes perfectionnées, par Kestner.

L'appareil Kestner se compose d'un cylindre en fonte de la contenance de 3 ou 4 mètres cubes ; on y introduit le bois préalablement divisé et on le chauffe directement par sa partie inférieure. Les produits de la distillation sont amenés dans un réfrigérant formé d'une série de tuyaux horizontaux, entourés de manchons dans lesquels circule un courant d'eau froide. Les gaz, qui proviennent de la décomposition du bois, sont ramenés par un tuyau H sous le foyer où ils s'enflamment, disposition ingénieuse qui permet d'utiliser le combustible, lequel n'est guère employé qu'au début de l'opération.

Le liquide condensé est surtout formé d'eau, d'acide acétique, de matières goudronneuses, d'esprit de bois, d'acétone, d'éther méthylacétique, d'oxyphénol.

Après avoir enlevé le goudron, on procède à une distillation dans un alambic de cuivre; les produits les plus volatils, comme l'esprit de bois, passent tout d'abord; puis, en dernier lieu, l'acide pyroligneux.

Pour purifier ce dernier, on le transforme en acétate alcalin au moyen du carbonate de soude; ou plus économiquement, on sature d'abord par le carbonate de chaux et on décompose l'acétate calcaire par le sulfate de soude; le sulfate de chaux, qui prend

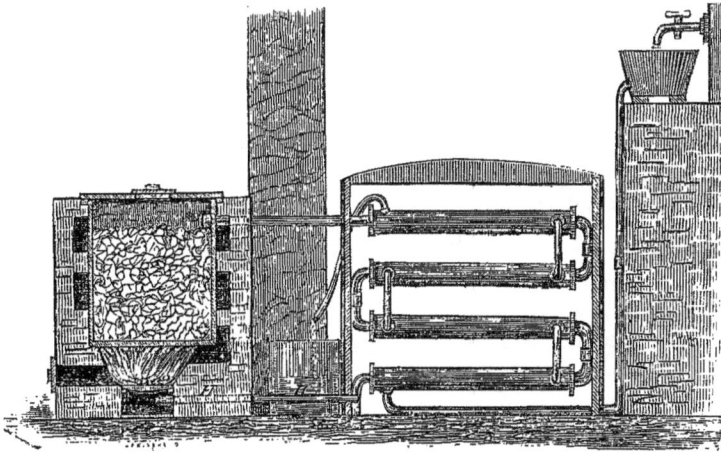

Fig. 64
Distillation du bois.

naissance par double décomposition, se précipite, tandis que l'acétate de soude, qui reste en solution, est ensuite purifié. A cet effet, on le chauffe dans une chaudière de fonte pendant vingt-quatre heures, à une température voisine de 250°, juste suffisante pour charbonner les matières organiques étrangères; on reprend par l'eau, et la solution filtrée abandonne, par refroidissement ou par concentration, de l'acétate de soude pur.

Il ne reste plus qu'à distiller l'acétate avec de l'acide sulfurique, étendu de son volume d'eau. Le résidu de l'opération est du sulfate de soude qui est recueilli pour être utilisé dans une autre opération. On peut au besoin purifier l'acide acétique par une nouvelle distillation.

Le vinaigre de bois bien préparé est incolore, d'une odeur piquante, d'une acidité fraîche, non empyreumatique, même après avoir été étendu d'eau, d'une densité de 1,06 (8° Baumé); il ne laisse aucun résidu à l'évaporation.

Il donne, avec le perchlorure de fer, une coloration rouge violette due à la présence de l'oxyphénol. Il ne précipite ni par l'azotate d'argent, ni par le chlorure de baryum, ni par l'oxalate d'ammoniaque; enfin, il ne doit pas se colorer par l'hydrogène sulfuré.

II. Acide acétique cristallisable.

Obtenu pour la première fois à l'état de pureté par Lowitz en 1793.

On le prépare, dans les officines, par le procédé de Sébille-Auger, procédé qui a été adopté par le codex.

On prend :

Acétate de soude cristallisé.............. .... 625 grammes
Acide sulfurique à 1,84....................... 250 —

On place le sel dans une capsule de porcelaine et on le chauffe graduellement au bain de sable, de manière à le priver de son eau de cristallisation. Dès que la masse est refroidie, on la pulvérise, puis on l'introduit dans une cornue tubulée, à laquelle on adapte une allonge et un récipient refroidi. On verse l'acide par la tubulure : le mélange s'échauffe et une partie de l'acide distille immédiatement. Dès que le dégagement commence à se ralentir, on chauffe graduellement la cornue et on recueille environ 180 grammes de produit que l'on rectifie en le distillant sur de l'acétate de soude bien désséché.

On peut aussi obtenir facilement de l'acide cristallisable en distillant du biacétate de potasse ou de soude (Melsens), à une température comprise entre 250 et 280°.

L'acide concentré des laboratoires se prépare en traitant 16

parties d'acétate de plomb cristallisé par neuf parties d'acide sulfurique, mélange que l'on distille au B. M. dans une cornue de
verre. Comme il passe un peu d'acide sulfureux et une petite
quantité d'acide sulfurique, on opère la rectification sur du peroxyde de manganèse pulvérisé.

L'acide acétique pur reste solide jusqu'à $+ 15°$; au-dessus de
cette température, les cristaux se liquéfient en donnant un liquide
incolore dont le maximum de densité est 1,063. Chose singulière,
en ajoutant de l'eau, il y a contraction, et la densité s'élève jusqu'à 1,073; le mélange est alors formé d'un équivalent d'acide et
de deux équivalents d'eau, c'est-à-dire de 60 parties d'acide et
18 parties d'eau.

L'acide acétique cristallisable bout à 120°. Lorsqu'on le chauffe,
il émet des vapeurs qui s'enflamment aisément.

Au rouge sombre, il donne des produits variés, notamment de
l'acide carbonique, de l'eau et de l'acétone :

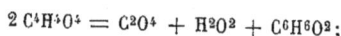

$$2\, C^4H^4O^4 = C^2O^4 + H^2O^2 + C^6H^6O^2;$$

En présence de la mousse de platine, la décomposition est encore plus simple :

$$C^4H^4O^4 = C^2O^4 + C^2H^4.$$

Au rouge cerise, la décomposition est plus complexe; car, d'a-
près M. Berthelot, il se forme de l'acétone, de la benzine, du phénol, de la naphtaline, etc.

Les acétates étant employés en pharmacie, et quelques-uns
d'entre eux pouvant donner lieu à des accidents, il importe de
pouvoir les caractériser. On y parvient :

1° En distillant un peu de matière dans une cornue avec de l'a-
cide sulfurique : l'acide acétique passe à la distillation.

2° On chauffe, dans un tube à expérience, une partie du produit
avec de l'alcool et de l'acide sulfurique : il se forme de l'acide acétique dont l'odeur est caractéristique.

3° On sature une autre portion par un alcali et on ajoute quelques gouttes de perchlorure de fer : le liquide se colore en rouge
et dépose à l'ébullition de l'hydrate ferrique.

BOURGOIN.

4° Un acétate alcalin, chauffé avec de l'acide arsénieux, déve-loppe l'odeur repoussante du cacodyle.

III. Vinaigre radical.

Le vinaigre radical, *Esprit de Vénus* des anciennes pharma-copées, se prépare par la distillation de l'acétate de cuivre cris-tallisé,

$$C^4H^3CuO^4HO.$$

Il faut rejeter celui qui a cristallisé à une température voisine de 8° et qui répond, d'après Wœhler, à la formule,

$$C^4H^3CuO^4 + 5 HO.$$

On introduit le sel dans une cornue en grès munie d'une al-longe et d'un ballon tubulé; on élève graduellement la tempéra-ture jusqu'à ce qu'il ne passe plus rien à la distillation.

Le produit recueilli est ordinairement coloré en vert par la présence d'une petite quantité d'acétate cuivrique. On l'obtient parfaitement incolore en le distillant simplement dans une cornue de verre. On peut le distiller jusqu'à siccité, en prenant la pré-caution de fractionner les produits, afin d'éviter que les soubre-sauts, qui se manifestent à la fin de l'opération, n'altèrent la tota-lité du liquide, car un peu d'acétate cuivrique pourrait passer dans le récipient.

Les diverses fractions d'acide, par leur mélange, donnent un liquide incolore d'une densité voisine de 1,07.

Le vinaigre radical est de l'acide acétique concentré. Il y a déjà longtemps que Laurageais a observé qu'en le distillant, de manière à rejeter les premiers produits, on obtient un liquide capable de cristalliser à basse température. Mais ce qui le distingue de l'a-cide acétique obtenu par les autres procédés, comme dans la dé-composition des acétates par l'acide sulfurique, c'est la présence d'un produit pyrogéné, l'acétone ou aldélyde isopropylique, es-prit pyroacétique des anciens chimistes. Ce corps prend naissance sous l'influence de la chaleur, de la même manière que dans la décomposition de l'acétate de chaux :

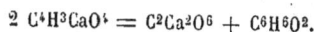

$$2\ C^4H^3CaO^4 = C^2Ca^2O^6 + C^6H^6O^2.$$

Au début de la distillation, il passe des produits très aqueux provenant évidemment de l'eau de cristallisation du sel; puis, l'acide acétique devient de plus en plus abondant, et l'acétone apparaît en dernier lieu. Il se dégage en outre de l'acide carbonique et quelques autres produits pyrogénés; enfin, il reste dans la cornue du cuivre très divisé et mêlé à un peu de matières charbonneuses.

On admet que la coloration verte, qui se manifeste pendant la distillation, est due à la sublimation d'un peu d'acétate cuivreux; ce sel, qui est incolore, est entraîné par les vapeurs et se transforme en sel cuivrique au contact de l'air.

La présence de l'acétone modifie l'odeur de l'acide acétique, ce qui fait du vinaigre radical une préparation pharmaceutique particulière. Pour isoler ce principe, on sature le vinaigre par un alcali, on distille à une température modérée et on reçoit les vapeurs dans un récipient refroidi.

On obtient ainsi un liquide incolore bouillant à 56°, qui est à l'alcool isopropylique ce que l'aldélyde propylique est à l'alcool propylique ordinaire.

Le vinaigre radical sert à préparer le vinaigre anglais.

VINAIGRE ANGLAIS.

Vinaigre radical................................ 600 grammes
Camphre....................................... 60 —
Huile volatile de cannelle...................... 1 —
   —   —   girofles........................... 2 —
   —   —   lavande........................... 0,50

On pulvérise le camphre dans un mortier de porcelaine à l'aide d'un peu de vinaigre; on introduit le mélange dans un flacon bouché à l'émeri, on ajoute les huiles volatiles et le reste du vinaigre. Après quinze jours de contact, pendant lesquels on agite de temps en temps, on décante et on conserve pour l'usage.

Le codex de 1866 remplace, dans cette préparation, le vinaigre radical par de l'acide acétique cristallisable, substitution qui peut être faite sans inconvénient.

On désigne improprement sous le nom de *sel de vinaigre* le sulfate de potasse en petits cristaux imprégnés de vinaigre anglais.

VI. Vinaigre de vin.

Lorsque l'on verse de l'alcool sur de la mousse de platine humectée avec un peu d'eau, afin de modérer la réaction, il se produit de l'aldéhyde, de l'acide acétique et de l'éther acétique, mais l'acide domine après un contact suffisamment prolongé.

Dans la pratique, on fixe l'oxygène libre sur l'alcool à l'aide d'une petite plante, le *mycoderma aceti*, qui agit à la manière de la mousse de platine.

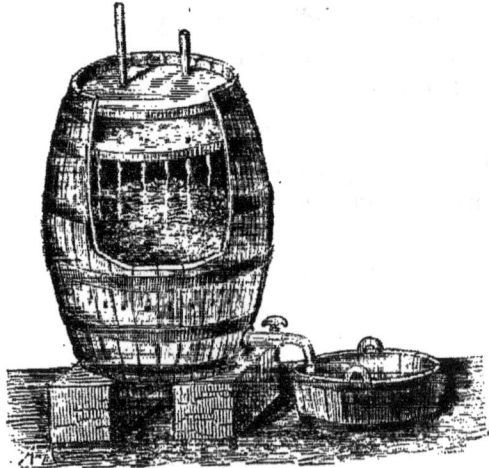

Fig. 65
Acétification.

Dans le procédé de Wagemann et de Schutzenbach, on se sert d'un tonneau dont la partie supérieure est hermétiquement fermée par un couvercle muni de deux tubes : le premier, pour faire communiquer l'intérieur du tonneau avec l'air ambiant; le second, pour introduire le liquide alcoolique qui tombe sur un fond percé d'un grand nombre de trous de quelques millimètres seulement de diamètre; à chacun de ces trous est adaptée une ficelle, qui flotte librement dans le tonneau et qui bouche en partie l'orifice.

C'est le long de ces ficelles que s'écoule le liquide, qui renferme au plus la sixième partie de son volume d'alcool et une très petite quantité de *mère de vinaigre;* cet écoulement se fait goutte à goutte dans l'intérieur du tonneau en partie rempli avec des copeaux de hêtre rouge. Des ouvertures placées circulairement donnent accès à l'air; celui-ci circule de bas en haut dans le tonneau, sous l'influence d'une élévation constante de la température intérieure. Afin d'éviter la déperdition sensible des vapeurs qui s'échappent en même temps que l'air par le premier tube. Payen a conseillé d'adopter à ce tube un serpentin refroidi.

Bien que cet appareil fonctionne activement, le procédé précédent n'est pas usité en France, car il ne s'applique ni au vin, ni à la bière.

Le procédé français, dit *d'Orléans*, est le seul employé. Il a été perfectionné dans ces dernières années par M. Pasteur.

Autrefois, la mise en train d'un tonneau était toujours fort longue, puisqu'elle exigeait trois ou quatre mois. On introduisait d'abord dans ce tonneau 100 litres de vinaigre et 2 litres de vin; après huit jours, on ajoutait 3 litres de vin; puis, au bout de huit jours, 4 à 5 litres, et ainsi de suite, jusqu'à ce que le volume primitif ait été doublé. Tout étant transformé en vinaigre, on ne soutirait que la moitié du produit. C'est à partir de ce moment que le tonneau était véritablement en travail. On y ajoutait 8 à 10 litres de vin par semaine et on soutirait dans le même temps 8 à 10 litres de vinaigre, travail maximum dans les opérations les mieux conduites.

Ce système, comme on le voit, était assez compliqué, puisqu'il fallait trois ou quatre mois pour constituer une *mère de vinaigre;* il était en outre peu rémunératif, puisque chaque tonneau ne fournissait guère qu'un litre de vinaigre par jour.

La méthode préconisée par M. Pasteur est fondée sur des principes rationnels. Elle consiste à supprimer la mère de vinaigre.

On place dans des cuves un mélange de vinaigre et de vin parfaitement clarifié. On sème à la surface le *mycoderma aceti* que l'on récolte à l'aide d'une spatule de bois sur un liquide qui en est recouvert ; en moins de quarante-huit heures, la petite plante s'étend sur toute la surface, sous forme d'un mince voile qui fonc tionne immédiatement. Il suffit d'une semaine, de dix jours au plus, pour que tout le vin soit transformé en vinaigre.

Dès que la réaction est terminée, le vinaigre se refroidit ; on le soutire dans un tonneau où on le colle pour l'obtenir parfaitement clair.

La cuve étant vidée et parfaitement nettoyée, on y ajoute un nouveau mélange de vin et de vinaigre ; on sème à la surface le myco- derma, et on procède à une seconde opération qui s'effectue, comme la première, avec une régularité parfaite.

Les avantages de cette marche sont les suivants :

1° La cuve fonctionne immédiatement ;

2° On peut mettre en œuvre, avec une égale facilité, tous les vins, pourvu qu'ils soient bien clarifiés, la force acidimétrique étant en rapport avec la richesse alcoolique ;

3° Dans l'ancien système, on opère primitivement avec une grande quantité de vinaigre ; il en faut huit à dix fois moins dans le nouveau procédé.

4° Dans le premier cas, la fabrication ne peut être interrompue, sous peine de compromettre la mère de vinaigre ; dans le second, on peut restreindre ou augmenter à volonté la fabrication.

Il arrive parfois que le vinaigre s'affaiblit, se trouble quelque temps après sa préparation. On conseille, pour éviter ces altéra- tions spontanées, de chauffer le vinaigre, à la manière des vins, afin de paralyser ou de détruire les germes cryptogamiques qui président sans doute à ces nouvelles transformations.

Le vinaigre de vin diffère surtout du vin en ce que l'alcool de ce dernier a été transformé en acide acétique. Il est donc surtout formé d'eau et d'acide acétique, accompagnés de très petites quantités d'alcool, d'aldélyde, d'éther acétique. Il renferme, comme le vin, des tartrates de potasse et de chaux, du sulfate et du chlorure de potassium, enfin quelques matières organiques spéciales, comme des matières colorantes.

Le bon vinaigre de vin est blanc jaunâtre ou rouge, suivant sa provenance; sa saveur est acide, non mordicante; son odeur rappelle celle de l'acide acétique, légèrement alcoolisée et éthérifiée; sa densité varie de 1,018 à 1,020, ce qui répond à 2 ou 3° B.

A l'évaporation, il laisse un résidu visqueux, coloré, très acide, dont le poids est en moyenne de 20 grammes par litre. Cet extrait renferme de la crème de tartre que l'on peut doser, comme dans le vin, par le procédé de M. Berthelot et de Fleurieu. Cette donnée constitue un bon caractère pour le distinguer des vinaigres de cidre, de poiré, de bière etc.

Le bon vinaigre se trouble seulement par les trois réactifs suivants : le nitrate d'argent, l'oxalate d'ammoniaque, le chlorure de baryum. Le sous-acétate de plomb y produit un précipité blanc; le cyanure jaune ne doit pas changer sensiblement sa teinte, à plus forte raison ne pas y faire naître de précipité. Enfin, additionné de son volume d'alcool concentré, il ne doit donner lieu à aucun dépôt.

Il accuse six à sept degrés à l'acétimètre, autrement dit renferme ordinairement 6 à 7 pour 100 d'acide acétique pur.

Tout vinaigre, qui se comporte par les réactifs autrement qu'il vient d'être dit, doit être considéré comme suspect et soumis à l'analyse, en se conformant aux données qui vont suivre.

La force d'un vinaigre ne peut être accusée par la densité, car celle-ci dépend évidemment de la nature des vins.

Soubeiran admet que 100 parties d'un bon vinaigre exigent 9 à 10 parties de carbonate de potasse sec pour la saturation, ou mieux, 7 à 8 parties de carbonate de soude desséché. On a proposé également l'emploi du carbonate de chaux (Bussy), du saccharate de chaux (W. Gréville), du carbonate de baryte (Mohr), du borax Réveil) etc.

Le procédé le plus précis est celui qui repose sur un dosage cidimétrique fait, par exemple, avec une dissolution titrée d'eau de baryte.

On prélève avec une pipette 10ᶜᶜ de vinaigre; on verse le liquide dans un vase à précipité et on l'additionne de quelques gouttes de teinture de tournesol. On procède ensuite à la saturation avec de l'eau de baryte titrée, contenue dans une burette ou dans un tube gradué.

Soient :

N le nombre de divisions d'eau de baryte saturant un équivalent d'acide sulfurique (49), et, par suite, un équivalent d'acide
acétique (60);

n le nombre de divisions exigées pour la saturation des 10^{cc} de
vinaigre.

On a évidemment :

$$N : 60 :: n : x$$

D'où l'on déduit :

$$x = \frac{6\imath \times n}{N}.$$

On compte nécessairement ici comme acide acétique la petite
quantité d'acides organiques ou de sels acides qui existent naturellement dans le vinaigre, comme la crème de tartre.

Pour avoir, s'il en est besoin, un dosage rigoureusement exact,
Lassaigne conseille, après avoir fait l'opération précédente, d'é-
vaporer à sec 100 parties de vinaigre, de reprendre le résidu par
l'eau, de filtrer et de faire sur ce liquide un nouveau dosage acidimétrique. Si n' représente les divisions de baryte employées
dans ce deuxième essai, il est évident que la véritable richesse en
acide acétique de 10^{cc} de vinaigre sera exprimée par la formule
suivante :

$$x = \frac{60 \times \left(n - \frac{n'}{10} \right)}{N}.$$

Réveil a indiqué un moyen rapide et suffisamment exact pour
doser un vinaigre à l'aide d'une liqueur acidimétrique et d'un petit appareil appelé *acétimètre*.

L'acétimètre est formé d'un tube cylindrique, portant à 4^{cc} au-
dessus du fond un trait circulaire formant le zéro; au-dessus de
ce zéro, le tube porte 25 divisions.

La liqueur acétimétrique est obtenue en préparant un litre de
solution avec 45 grammes de borax, et assez de soude caustique,
le tout coloré en bleu par le tournesol, pour que 20^{cc} de ce liquide

alcalin soient exactement saturés par 4^{cc} d'acide sulfurique au $\frac{1}{10}$ (liqueur alcalimétrique).

On introduit donc, à l'aide d'une pipette, 4^{cc} de vinaigre dans le tube, puis on ajoute par petites parties la liqueur titrée. Le mélange rougit d'abord, mais la saturation s'effectue peu à peu et quand elle est complète, une seule goutte du réactif suffit pour faire virer la teinte au bleu. Si l'on a ajouté 6 divisions 5, par exemple, le titre acidimétrique, d'après la graduation même sera 6, 5, c'est-à-dire qu'un hectolitre de vinaigre contiendra 6 kilog. 500 grammes d'acide acétique cristallisable.

Il est évident que les dosages précédents ne sont exacts qu'autant que l'on n'a pas ajouté frauduleusement au vinaigre un acide étranger. Malheureusement, le vinaigre, comme le vin, est sujet à de nombreuses falsifications qu'il importe au pharmacien de connaître.

Dans le commerce, le vinaigre est souvent falsifié ou même remplacé par des liquides factices, nuisibles à la santé.

On l'étend d'eau, puis, pour rehausser son acidité, on l'additionne d'acides sulfurique, chlorhydrique, azotique, tartrique, oxalique. On lui donne du montant en y faisant macérer des substances âcres; on l'additionne de vinaigres inférieurs, comme ceux de glucose, de bière, de cidre, de poiré, de grains, d'acide pyroligneux etc.; enfin, on y ajoute de l'alun, du chlorure de sodium, du sulfate de soude, des acétates de soude et de chaux etc.

La falsification par l'acide sulfurique est encore assez répandue, bien qu'elle soit moins commune qu'autrefois. Pour la constater, il ne faut pas se contenter de verser dans le vinaigre du chlorure de baryum, puisque les sulfates donnent également naissance, sous l'influence de ce réactif, à un abondant précipité.

On évapore au bain-marie un demi-litre de vinaigre jusqu'en consistance sirupeuse; on ajoute au résidu, après refroidissement, cinq à six fois son volume d'alcool à 95°, menstrue qui précipite les sulfates, mais dissout l'acide libre. On traite ensuite la solution filtrée par le chlorure de baryum. Il ne reste plus qu'à recueillir sur un filtre sans plis le précipité de sulfate de baryte, à le sécher et à le peser pour en déduire immédiatement la quantité d'acide sulfurique contenue dans le vinaigre.

Deux gouttes seulement de cet acide minéral par 100 grammes de liquide suffisent pour exercer une action fâcheuse sur l'émail des dents, qui paraissent âpres et rugueuses au toucher de la langue.

Un vinaigre précipite-t-il abondamment par le nitrate d'argent, et la falsification est-elle due à l'acide chlorhydrique, on distille doucement au bain-marie 500 grammes de vinaigre dans une cornue tubulée, et on recueille dans un récipient refroidi le produit distillé; ce dernier précipite abondamment par le réactif. Le précipité recueilli sur un filtre, puis lavé successivement à l'aide de l'acide azotique étendu et de l'eau distillé est pesé exactement après dessiccation; son poids donne celui du chlore et par suite celui de l'acide chlorhydrique libre.

L'addition de l'acide azotique est très rare et assez difficile à mettre en évidence.

On a conseillé de saturer le vinaigre par du carbonate de potassium, d'évaporer à siccité et de soumettre le résidu aux deux épreuves suivantes :

1° Projection d'une partie sur des charbons ardents : pour peu que l'acétate contienne du nitrate, il brûle en donnant lieu à une scintillation plus ou moins lumineuse;

2° On ajoute à une autre partie de ce résidu un peu de limaille de cuivre, on introduit le mélange dans un petit tube à essai et on verse par-dessus, de l'acide sulfurique : il se dégage des vapeurs rutilantes qui s'aperçoivent très bien en regardant dans l'axe du tube.

Voici un moyen extrêmement sensible qui permet de déceler des traces d'acide azotique ou d'un azotate.

On verse dans un tube à expérience 1^{cc} d'une solution de sulfate d'aniline faite, par exemple, en ajoutant un gramme d'aniline à 100^{cc} d'eau, additionnés de $\frac{1}{100}$ d'acide sulfurique. On ajoute ensuite 2^{cc} d'acide sulfurique concentré dans le tube, puis deux ou trois gouttes du vinaigre suspect. Pour peu qu'il y ait des traces d'acide nitrique, le liquide se colore en rose, et même en rouge foncé sous l'influence de quelques autres gouttes.

Un bon moyen pour reconnaître en bloc les acides minéraux a été donné par Payen.

On ajoute à un décilitre de vinaigre 0,5 de fécule de pommes de terre et on fait bouillir pendant vingt minutes. Si le vinaigre ne contient que de l'acide acétique, il se colore en bleu par la teinture d'iode; si au contraire il renferme un acide minéral libre, la coloration n'aura plus lieu, par suite de la transformation, dans ce dernier cas, de la fécule en dextrine et en glucose.

La falsification par l'acide tartrique est très facile à reconnaître. On évapore le liquide aux trois quarts, on laisse refroidir, on filtre, et on ajoute une solution concentrée de chlorure de potassium : il se dépose bientôt des cristaux de crème de tartre contre les parois du vase.

La sophistication du vinaigre par l'acide oxalique, indiquée par quelques auteurs, se reconnaît aisément. On sature presque complètement le vinaigre par l'ammoniaque, et on ajoute du chlorure de calcium : il se précipite de l'oxalate de chaux.

Les substances âcres que l'on fait macérer dans les mauvais vinaigres pour leur donner du montant sont très variées. On a signalé l'emploi de la moutarde, du poivre long, du pyrèthre, du garou, des graines de paradis, des piments, etc.

Un tel vinaigre a une saveur âcre qui met en éveil; il produit dans la bouche une irritation plus ou moins vive; amené en consistance sirupeuse, il possède encore une saveur âcre, piquante, parfois caustique, que l'on ne rencontre jamais avec le vinaigre naturel.

Pour plus de sûreté, on peut encore saturer le vinaigre par le carbonate de soude, ce qui permet de percevoir plus nettement la saveur âcre ; enfin, le degré acidimétrique est toujours faible, eu égard à la force apparente du vinaigre.

L'addition des matières salines, surtout pratiquée pour augmenter la densité est décelée facilement par les caractères suivants :

1° *Chlorure de sodium :* précipité blanc abondant par le nitrate d'argent, soluble dans l'ammoniaque, insoluble dans l'acide azotique. Le produit distillé ne donne rien avec le même réactif; l'extrait, qui possède une saveur salée, fournit directement des cristaux cubiques qu'il est facile d'isoler à l'état de pureté;

2° *Acétate de chaux :* précipité abondant par l'oxalate d'ammoniaque;

3° *Sulfate et acétate de soude :* se rencontrent dans des vinaigres coupés avec de l'acide pyroligneux impur. On évapore à siccité, on reprend l'extrait par de l'alcool à 60° qui s'empare de l'acétate ; on évapore la solution et on soumet le résidu aux épreuves suivantes :

Sous l'influence de l'acide sulfurique concentré, il se dégage de l'acide acétique ; en ajoutant un peu de ce résidu à un mélange d'acide sulfurique et d'alcool, il se développe, surtout à chaud, l'odeur spéciale de l'éther acétique.

Quant au sulfate de soude, on peut l'isoler en nature et le reconnaître à ses caractères ordinaires.

4° *Alun :* On opère exactement comme pour le vin, d'après la méthode de Lassaigne.

Souvent on ajoute de l'acide pyroligneux à du vinaigre étendu d'eau et le mélange est vendu comme vinaigre d'Orléans. Le dosage acédimétrique est insuffisant pour déceler cette fraude, mais la quantité d'extrait fournie à l'évaporation rend facilement compte de cette falsification.

S'agit-il d'un vin de qualité inférieure additionné d'acide pyroligneux, on sature le liquide par du carbonate de sodium, puis on distille au tiers. On isole ainsi l'alcool qu'il est aisé de caractériser et même de doser à l'aide de l'alcoomètre centésimal.

V. Vinaigres médicinaux.

Pour préparer ces médicaments, on se sert de vinaigre blanc, de préférence au vinaigre rouge. Dans tous les cas, il est indispensable d'employer un bon vinaigre, de ne pas se servir d'acide acétique faible, qui n'est pas plus du vinaigre qu'un mélange d'eau et d'alcool n'est du vin.

On peut, à la rigueur, décolorer le vinaigre rouge à l'aide d'un peu de noir animal lavé ; mais comme ce dernier est ordinairement incomplètement privé de ses sels calcaires, un tel vinaigre décoloré précipite abondamment par l'oxalate d'ammoniaque et donne avec le molybdate d'ammoniaque la réaction caractéristique de l'acide phosphorique.

On obtient les vinaigres médicinaux :

1° *Par distillation*;

2° *Par macération*;

3° *Au moyen des alcoolats.*

On distille le vinaigre de vin dans une cornue de verre ; on reçoit le produit de la distillation dans un matras également en verre et convenablement refroidi, en ayant soin d'arrêter l'opération lorsque les 3/4 du liquide primitif ont passé dans le récipient.

On évite de pousser plus loin l'opération, dans la crainte d'avoir un produit à odeur empyreumatique.

Tel est le procédé recommandé par le codex.

En vue d'avoir un produit plus riche en acide acétique et d'obtenir un rendement plus considérable, quelques praticiens conseillent d'ajouter au résidu son volume d'eau et de continuer la distillation jusqu'à ce que la totalité du liquide distillé soit égale au volume du vinaigre employé. Mais cette modification présente l'inconvénient de fournir un vinaigre moins suave que celui qui est obtenu par le procédé du codex.

L'acide acétique n'entrant en ébullition qu'à 120°, les premières vapeurs condensées ne donnent qu'un produit faible, mais très suave, par suite de la présence d'un peu d'éther acétique. Stein a proposé l'addition du chlorure de sodium, afin d'élever le point d'ébullition, modification qui n'a pas été admise. Il est préférable de s'en tenir au procédé du codex.

Le vinaigre distillé, bien préparé, ne doit se troubler ni par le nitrate d'argent, ni par le chlorure de baryum, ni par l'oxalate d'ammoniaque.

Les vinaigres distillés aromatiques, comparables jusqu'à un certain point aux alcoolats, s'obtiennent par distillation, au bain-marie ou à la vapeur.

Pour préparer, par exemple, le vinaigre de Lavande, on fait macérer une partie de fleurs dans quatre parties de vinaigre distillé et on retire ensuite à la distillation trois parties de produit. On se sert ici de vinaigre distillé et non de vinaigre ordinaire, puisqu'il faut surtout, dans ces sortes de préparation, obtenir un produit agréable.

D'après Baumé, on prépare un vinaigre encore plus suave en ajoutant simplement à trois parties de vinaigre distillé une partie d'alcoolat de lavande ; on laisse en contact pendant quinze jours, puis on filtre.

Au surplus, ces vinaigres aromatiques, qui sont employés sur-tout pour la toilette, se rencontrent rarement dans les officines.

VINAIGRES PAR MACÉRATION

Les véritables vinaigres médicinaux se préparent par macéra-tion. Après huit à dix jours de contact, en ayant soin d'agiter de temps en temps, on passe avec expression si la substance laisse beaucoup de résidu ; on filtre et on conserve dans des flacons bien bouchés. Voici quelques exemples de ce genre de préparation.

VINAIGRE SCILLITIQUE

Squames sèches de Scille......................	100 grammes
Vinaigre blanc...............................	1200 —

On pulvérise grossièrement les squames de scille, on les met dans un matras avec du vinaigre. Après huit jours de macération, on passe avec expression et on filtre.

On prépare de la même manière le vinaigre de bulbes secs de colchique.

VINAIGRE DE SUREAU
(Vinaigre surard).

Fleurs de sureau sèches.......	100 grammes
Vinaigre blanc.............................,.....	1200 —

On met dans un matras les fleurs de sureau, mondées de leurs queues et convenablement séchées ; on ajoute le vinaigre et on fait macérer le tout pendant dix jours ; on passe avec expression, on filtre et on conserve dans une bouteille bien bouchée.

On prépare de la même manière les vinaigres de :

Sauge.	Estragon.
Romarin.	Lavande.
OEillets.	Rue, etc
Roses rouges.	

VINAIGRE FRAMBOISÉ

Framboises mondées de leurs calices............	3000	grammes
Vinaigre blanc.................................	2000	—

On fait macérer le mélange pendant dix jours, on passe sans expression et on filtre.

On prépare exactement de la même manière les vinaigres médicinaux avec les autres fruits rouges, comme les mûres, les cerises, les fraises, etc :

VINAIGRE DE CONCOMBRES

Concombres...................................	50	grammes
Vinaigre blanc	1000	—

Après quinze jours de macération, on passe avec expression et on filtre.

On prépare de la même manière les vinaigres de :

Ail.	Écorces d'oranges.	Oignon.
Capsicum.		Poivre.
Cresson.	Gengembre.	Truffe, etc.

Enfin, lorsque la substance médicamenteuse est entièrement soluble dans le vinaigre, la préparation se simplifie et on opère par solution, comme dans l'exemple suivant :

VINAIGRE CAMPHRÉ

Camphre...	10	grammes
Acide acétique cristallisable....................	10	—
Vinaigre blanc................................	400	—

On pulvérise le camphre dans un mortier de porcelaine avec son poids d'acide acétique cristallisable; on ajoute le vinaigre et on fait macérer le tout dans un flacon bouché à l émeri. Au bout de quelque temps, on filtre le liquide.

VINAIGRE AROMATIQUE DES HÔPITAUX

Ail..	10 grammes.
Feuilles de mélisse....................................	25 —
— romarin....................................	25 —
— sauge......................................	25 —
Fœurs de lavande......................................	50 —
Vinaigre blanc...	2000 —

On incise les plantes, et on les fait macérer dans le vinaigre pendant dix jours, en ayant soin d'agiter de temps en temps. On passe et on filtre.

Plusieurs vinaigres sont employés pour la toilette, soit pour les soins hygiéniques de la peau, comme le vinaigre virginal, qui s'obtient en faisant macérer du benjoin dans parties égales d'alcool et de vinaigre fort; soit comme dentifrice, comme la préparation suivante dont on trouve la formule dans Virey :

VINAIGRE DENTIFRICE

Racine de pyrèthre.......	60 gr.		Esprit de cochléaria..	60 gr.
Cannelle fine..... ⎞			Eau vulnéraire rouge.	125
Girofle.......... ⎬ aa...	8 —		Vinaigre blanc.......	2000
Résine de gaïac. ⎠				

Les trois premières substances sont concassées, puis mises en macération dans le vinaigre. D'autre part, on fait dissoudre la résine de gaïac dans l'eau vulnéraire et l'esprit de cochléaria ; on ajoute cette teinture au macératum filtré. Le mélange se trouble d'abord, puis s'éclaircit au bout de quelque temps.

Parmi les vinaigres composés, un des plus employés, bien qu'il ait perdu de son ancienne réputation, est le vinaigre *des quatre voleurs*, ainsi nommé parce que des voleurs, lors de la peste de Marseille en 1720, se garantirent, dit-on, de la contagion par l'usage de ce remède.

VINAIGRE ANTISEPTIQUE
(vinaigre des quatre voleurs).

Sommités sèches de g^de absinthe.....................	40 grammes
— — de p^tte absinthe....................	40 —
Menthe poivrée..	40 —
Rue...	40 —
Romarin...	40 —
Sauge...	40 —
Fleurs de lavande.....................................	40 —

Racine d'acore aromatique 5   —
Écorce de cannelle............................... 5   —
Girofles... 5   —
Muscades.. 5   —
Ail.. 5   —
Camphre.. 10   —

Toutes les substances étant convenablement divisées, on les
fait macérer dans le vinaigre pendant dix jours; on passe avec
expression; on ajoute le camphre dissous dans l'alcool ou mieux
dans 4 fois son poids d'acide acétique cristallisable. Après quelques heures on filtre et on conserve pour l'usage.

SOLUTIONS PAR LA BIÈRE

BIÈRES MÉDICAMENTEUSES

BRUTOIES

La bière est un dissolvant peu employé; mais elle est parfois prescrite elle-même comme médicament; à ce titre, elle mérite de prendre place ici, à côté des préparations pharmaceutiques qui en dérivent par macération. Laissant dans l'ombre la partie purement technique, je m'attacherai surtout aux réactions qui sont importantes à connaître au point de vue scientifique.

I. Bière.

On désigne sous ce nom une boisson fermentée produite avec des matières amylacées, notamment l'orge, modifiées par la germination et auxquelles on ajoute du houblon.

Elle est très anciennement connue, car les Égyptiens, les Grecs, les Romains, les Gaulois et les Germains savaient la préparer. Elle se nommait d'abord *cerevisia* (*ceres-et-vis*), en France, *cervoise*, nom qu'elle a longtemps porté.

La fabrication de la bière comprend quatre séries d'opérations distinctes :

1° La préparation du malt ou maltage ;
2° L'empâtage ou brassage ;
3° L'addition du houblon ;

4° La fermentation.

1° Toutes les matières amylacées peuvent être employées à la rigueur, comme le blé, le maïs, le seigle, l'avoine, les pommes de terres, etc., mais c'est l'orge qui est utilisée de préférence.

On place l'orge dans des réservoirs en brique ou dans des cuves en bois dans lesquelles on fait arriver assez d'eau pour que celle-ci s'élève au-dessus de la masse de quelques centimètres. On agite de temps en temps et on enlève les grains avariés qui viennent surnager. Après cinq à six heures de contact, on fait écouler le liquide que l'on remplace par de nouvelles quantités d'eau, jusqu'à ce que les eaux de lavages soient parfaitement limpides.

Lorsque l'orge est convenablement humectée, qu'elle a augmenté environ de la moitié de son poids, on la fait tomber dans des *germoirs* de manière à former des couches d'un demi-mètre de hauteur, tout au plus. Dès que la température s'élève, on remue la masse en diminuant graduellement son épaisseur. La germination commence et on l'arrête lorsque la gemmule a acquis environ les 2/3 de la longueur du grain. A cet effet, on transporte l'orge dans un grenier à air libre, puis on procède à la dessiccation dans des sortes de tours en bois nommés *tou-railles*.

On enlève les germes qui communiqueraient à la bière un goût désagréable et on obtient ainsi le *malt* que l'on soumet à la mouture, soit à l'aide de meules en pierre, soit de préférence à l'aide de deux cylindres qui écrasent le grain sans que la pellicule soit brisée.

Dans l'acte de la germination, il y a absorption d'oxigène, dégagement d'acide carbonique, avec perte d'environ 3%. On admet généralement qu'il se développe sous son influence une substance albuminoïde particulière, la diastase, qui jouit de la propriété de dédoubler la matière amylacée en dextrine et en glucose. D'après Persoz et Payen, une partie de diastase peut saccharifier jusqu'à 2000 parties d'amidon.

2° *L'empâtage* ou *brassage* s'effectue d'une façon générale, en soumettant le malt broyé à l'action de l'eau dont on élève graduellement la température jusqu'à 60-70°

On fait ordinairement avec le même malt trois digestions successives en agitant vivement la malt à bras d'homme ou mieux au moyen d'agitateurs mécaniques. La première digestion donne un moût très chargé; la seconde, un moût moitié moins fort; la troisième, encore plus faible, épuise complètement le malt de tous ses principes solubles. C'est surtout pendant ces opérations que la diastase agit sur l'amidon, le rend soluble, et, finalement, le transforme en dextrine et en glucose.

3° Toutes les liqueurs étant réunies dans une *chaudière de cuite*, et la température étant amenée au voisinage du point d'ébullition, on ajoute une quantité de houblon qui est en rapport avec la force de la bière que l'on veut obtenir. Lorsque la concentration est arrivée au degré voulu, on soutire le moût dans le *bac à repos;* là, le houblon et les autres matières étrangères se déposent; on décante le liquide clair dans des *rafraîchissoirs*, de manière à faire tomber rapidement la température au voisinage de 15°.

Le houblon, *Humulus lupulus*, est une plante dioïque de la famille des *Cannabinées*. On utilise seulement, sous le nom de *cône de houblon*, les fleurs de la plante femelle. Ces cônes agissent par leur tanin et par les principes spéciaux contenus dans le *lupulin*, formé de grains jaunâtres de nature glanduleuse.

Le tanin, en précipitant des matières albuminoïdes, contribue à la clarification du liquide.

D'après M. Personne, le lupulin renferme une résine abondante; une huile essentielle formée d'un carbure isomérique avec l'essence de térébenthine et d'un principe aromatique oxygéné, analogue au valéral; de l'acide valérianique; une matière amère azotée (Lupuline); un sel ammoniacal et des sels minéraux, au nombre desquels se trouve surtout du phosphate de chaux.

Les produits aromatiques communiquent évidemment à la bière le parfum et la saveur qui caractérisent cette boisson, en même temps qu'ils contribuent à sa conservation.

4° Le moût, ainsi houblonné et rafraîchi, est conduit dans une *cuve-guilloire* où il subit la fermentation alcoolique au moyen d'une addition de levure. Il se développe de l'acide carbonique en abondance; lorsque l'écume, par suite du contact de l'air, a pris une couleur brune, on soutire le liquide dans des tonnes où

la fermentation se continue, sans jamais s'y terminer complètement. Il ne reste plus qu'à soutirer la bière, à la clarifier au besoin, avant de la livrer à la consommation.

La bière, comme le vin, est sujette à de nombreuses falsifications. On y ajoute certains principes nuisibles, comme l'alun, l'a-
cide sulfurique, etc., dont on constate la présence par les moyens
précédemment indiqués.

Le houblon, en raison de son prix élevé, est parfois supprimé
et remplacé par des matières amères, telles que le buis, la ményanthe, la centaurée, l'absinthe, la gentiane, le quassia amara,
la coque du levant, l'écorce de saule, l'acide picrique, la coloquinte, la noix vomique ou la fève de saint Ignace, etc.

La fraude par ces derniers produits, véritablement dangereux,
se reconnaîtrait aisément en évaporant la bière et en traitant le
résidu par la méthode de Stas, afin d'isoler la strychnine ou la bru-
cine.

La présence de l'acide picrique est décelée au moyen d'un petit essai de teinture : à l'ébullition, la laine se teint en jaune,
tandis qu'elle n'est nullement colorée par la bière ordinaire
(Pohl).

Bien préparée, la bière est une boisson hygiénique, excitante
et nourrissante. Elle renferme : de l'acide carbonique, jusqu'à
sept à huit fois son volume dans les bières très mousseuses ; de
l'alcool, dans la proportion de 2 à 8 p. cent, en moyenne 3 à 4
p. cent ; des matières solides, environ 50 grammes par litre ; formées de principes azotés, de dextrine, de matières salines, notamment de phosphates qui sont si utiles à l'organisme.

La bière est très altérable ; elle subit la fermentation acétique
avec une grande facilité. Lorsque la fermentation alcoolique n'a
pas été suffisamment prolongée, elle contient du gluten qui se
décompose peu à peu, en lui communiquant une odeur désagréable.

Pour la conserver longtemps, il convient de la coller avec soin
et de la préserver du contact de l'air en la plaçant dans des vases
pleins et parfaitement bouchés.

II. Bières médicinales.

Les bières médicales sont des médicaments qui résultent de l'action dissolvante de la bière sur différentes substances. Elles sont simples ou composées.

On doit les préparer en petites quantités à la fois, car elles sont toujours très altérables.

La bière, au point de vue de sa composition liquide, étant en somme de l'eau légèrement alcoolisée, doit posséder des propriétés dissolvantes analogues à celles du vin. C'est en effet ce qui a lieu.

Rien de plus simple que la préparation des *brutolés* : on les obtient tous par macération. Après trois ou quatre jours de contact, on passe avec expression et on filtre. Voici quelques exemples de ces préparations, choisies parmi celles qui sont le plus souvent prescrites.

BIÈRE DE QUINQUINA

Quinquina gris concassé.........................	32 grammes
Bière forte...................................	1000 —

On fait macérer pendant deux jours et on filtre.

BIÈRE D'ABSINTHE

Absinthe.....................................	16 grammes
Bière forte...................................	1000 —

On filtre après trois jours de macération.

BIÈRE AMÈRE

Bourgeons de sapin............................	50 grammes
Absinthe.....................................	25 —
Gentiane.....................................	15 —
Bière..	5000 —

On laisse le tout en contact pendant trois jours, on passe avec légère expression et on filtre.

BIÈRE ANTISCORBUTIQUE

Feuilles récentes de cochléaria..	30	grammes
Racines fraîches de raifort incisées..............	60	—
Bourgeons de sapin secs........................	30	—
Bière récente..................................	2000	—

On laisse macérer le tout dans un matras pendant quatre jours, en agitant de temps en temps; on passe avec expression et on filtre.

On peut rapprocher de cette préparation *l'épinette* ou bière de *Spruce*, qui s'obtient avec de l'avoine, de la mélasse et les bourgeons de l'*Abies canadensis*. C'est avec cette boisson, dit-on, que Cook préserva ses équipages du scorbut, dans ses voyages autour du monde.

MÉDICAMENTS OBTENUS PAR DISTILLATION

CHAPITRE PREMIER

EAUX DISTILLÉES

HYDROLATS

Les eaux distillées sont des eaux chargées, par distillation, des principes volatils contenus dans les végétaux.

Ce sont les *hydrolats* du codex, de Béral, de Guibourt, etc.

Bien qu'elles aient l'eau pour base, comme les *hydrolés*, il faut soigneusement les distinguer de ces derniers, puisque, d'après leur mode de préparation, elles ne peuvent contenir que des principes volatils.

Elles sont *simples* ou *composées:* mais ces dernières, qui sont obtenues avec plusieurs plantes, soumises simultanément à l'action de l'eau, sont à peu près inusitées.

La distillation des matières médicamenteuses paraît remonter au viiie siècle ; elle nous vient des Arabes, car on trouve dans Actuarius et dans Mésué la description des eaux distillées de rose et d'absinthe. On peut dire que toutes les substances employées en médecine ont été soumises à ce mode opératoire ; mais l'expérience ayant démontré l'inutilité de cette pratique pour les matières animales, on ne l'applique plus depuis longtemps qu'à un certain nombre de végétaux, à ceux qui sont susceptibles de fournir à la distillation quelques principes volatils.

Les anciens obtenaient à la distillation : *l'esprit recteur, l'eau essentielle* et les *eaux distillées proprement dites.*

Que l'on mette dans le bain-marie d'un alambic, dit Baumé, du thym en fleurs humecté avec une petite quantité d'eau et que l'on distille de manière à recueillir seulement 12 à 15 grammes de produit par kilogramme, on aura l'*esprit recteur;* en continuant la distillation jusqu'à sicité, on obtiendra *l'eau essentielle* de thym. Ces sortes de préparations que l'on croyait très actives, et que l'on supposait formées d'un principe spécial universellement répandu dans la nature, sont maintenant abandonnées et avec raison, car elles ne sont en réalité formées que par de l'eau retenant une petite quantité des principes volatils contenus naturellement dans les végétaux.

S'imaginant que le mode opératoire exerçait une influence particulière sur les produits de la distillation, les anciens pharmacologistes mettaient en pratique la distillation *per descensum, per latus* et *per ascensum.*

Le premier mode, dans lequel on forçait les vapeurs à se condenser de haut en bas dans un espace clos, est abandonné, car il est contraire aux lois ordinaires de la distillation, et ne peut donner que des produits plus ou moins altérés par l'action du feu. Quant au second, qui consiste simplement dans l'emploi d'une cornue, Baumé fait observer judicieusement qu'il ne diffère en rien de la distillation à l'alambic; c'est donc seulement à ce dernier appareil qu'il convient de recourir pour préparer les eaux distillées.

Les principes qui passent à la distillation sont très variés, mais parmi eux, ce sont les huiles essentielles qui occupent le premier rang. Indépendamment de ces dernières, on peut y rencontrer des acides de la série grasse, comme les acides formique, acétique, valérianique; de l'acide cyanhydrique, dans l'eau distillée de laurier-cerise; de l'acide cinnamique dans l'eau de cannelle; de l'acide benzoïque, dans l'eau d'amandes amères; plus rarement on y trouve de l'ammoniaque, comme dans l'eau de poivre; ou même des ammoniaques composées, comme dans celle du *Chénopodium*

vulvaria. Enfin, elles contiennent ordinairement des principes
spéciaux encore mal connus, qui varient nécessairement suivant
les plantes sur lesquelles on opère.

Au point de vue pharmaceutique, on a divisé les eaux distillées
en deux séries :

1° Les eaux distillées de plantes inodores ;

2° Les eaux distillées de plantes odorantes.

Distinction peu scientifique que l'on peut néanmoins admettre
sans inconvénient.

On a cru pendant longtemps que les eaux distillées préparées
avec les plantes inodores n'étaient chargées d'aucun principe
particulier et ne différaient, par suite, en aucune façon de l'eau
pure. Mais Baumé le premier reconnut :

1° Que ces eaux distillées ont une odeur et une saveur que n'a
point l'eau pure ;

2° Qu'elles éprouvent en vieillissant une altération qui se manifeste par des dépôts mucilagineux plus ou moins abondants ;

3° Que toutes les huiles essentielles ne sont pas nécessairement
odorantes. Il cite, à l'appui de cette proposition, les fleurs de
noyer qui donnent à la distillation une quantité appréciable d'un
produit blanc, volatil et inodore.

D'autre part, Delunel fit voir que l'eau distillée de bourrache se
trouble par l'ammoniaque et prend une couleur violette par l'a-
cide nitrique, preuve évidente qu'elle n'est pas formée d'eau
pure ; que l'eau distillée de morelle développe à chaud une odeur
vireuse et laisse un notable résidu par une évaporation ménagée.

Enfin, Dubuc a démontré que les eaux distillées de plantes inodores se congèlent à des températures différentes : celles de
laitue et de pourpier avant celle de pavot ; et à une température
plus basse encore, celles de plantain et de chicorée.

Quoi qu'il en soit, il est certain que toutes ces préparations
sont très peu chargées. En vue d'obtenir des produits plus actifs,
Deyeux et Clarion ont proposé la *cohobation*, qui consiste à verser
l'eau distillée obtenue en premier lieu sur une nouvelle quantité
de la même plante et à distiller de nouveau ; on répète au besoin
deux ou trois fois la même opération.

Par ce moyen, suivant ces auteurs, l'eau de laitue devient cal-

mante ; l'eau de petite centaurée se recouvre d'une notable
quantité d'huile volatile, à odeur âcre et mordante. Brossat, ayant
appliqué cette méthode au tilleul, a obtenu un résultat analogue.

Comme exemple d'eau distillée, préparée avec des plantes inodores, il faut citer l'eau de laitue, qui est souvent prescrite dans
les potions.

EAU DISTILLÉE DE LAITUE.

Laitue fleurie.................................. 1
Eau ordinaire............................. 2

On prive la plante de ses feuilles inférieures qui sont ordinairement plus ou moins altérées ; on les pile et on les distille avec
de l'eau à un feu modéré, jusqu'à ce que l'on ait obtenu une quantité de liquide égale au poids de la plante elle-même.

On prépare de la même manière les eaux distillées suivantes,
c'est-à-dire à feu nu, en retirant poids pour poids :

Aigremoine.	Coquelicot.	Pourpier.
Argentine.	Joubarbe.	Quintefeuille.
Bourrache.	Mauve.	Scabieuse.
Buglosse.	Morelle.	Tilleul.
Chardon bénit.	Pariétaire.	Verveine.

Le mélange ne doit remplir tout au plus que la moitié de l'a-
lambic, car il se manifeste parfois un boursouflement qui peut
compromettre le succès de l'opération.

Arnaud, de Nancy, a proposé de soumettre à la distillation le
suc de ces plantes, mais cette modification n'a pas été admise,
par la raison que ces eaux distillées s'altèrent rapidement. Il en
est de même de celles qui sont obtenues par cohobation. Il vaut
donc mieux conserver le procédé du codex dans lequel on n'emploie que deux parties d'eau pour une partie de plante, en recueillant seulement poids pour poids.

Au surplus, ces eaux distillées doivent être renouvelées tous
les ans. C'est ainsi que l'eau de laitue, qui est d'abord *acide* au papier de tournesol, devient *alcaline* avec le temps, sans doute par
suite de la formation d'ammoniaque aux dépens de matières
organiques qu'elles contient.

L'acidité, d'après Ader, est due à l'acide nitrique, qui peut se rencontrer dans l'eau distillée à l'état de nitrate de plomb, par suite de l'emploi de condensateurs en étain renfermant du plomb. Dans une eau de laitue, cohobée quatre fois, la proportion de ce sel vénéneux était assez grande pour former un précipité jaune avec l'iodure de potassium.

Afin de déceler la présence du plomb dans les eaux distillées qui sont fournies par le commerce, Ader recommande avec raison l'emploi de l'hydrogène sulfuré, qui donne une teinte brune ou noire, et même un véritable précipité, si la proportion du métal est suffisante.

Enfin, Boullay a observé que plusieurs eaux distillées préparées avec des plantes inodores, comme celles de laitue, de pariétaire et de bourrache, précipitent en partie un soluté concentré d'extrait d'opium, alors que ce dernier se dissout entièrement dans l'eau pure.

Lorsque les plantes sont odorantes, on prescrit d'employer de préférence les parties les plus aromatiques, celles où se concentrent surtout les cellules à huiles essentielles : *les racines et les rhizomes* dans les Valérianées et dans les Amomacées ; *les fruits* et les *écorces*, dans les Ombellifères et les Laurinées ; *les fleurs* dans les Hespéridées, les Tiliacées et les Rosacées ; les *sommités fleuries* dans les Labiées, etc. Il y a également lieu de tenir compte du moment le plus favorable pour faire la récolte. L'expérience démontre que les feuilles, règle générale, doivent être cueillies au début de la floraison ; les fleurs, lors de leur complet épanouissement ; les fruits et les semences, à leur maturité parfaite ; les racines, aussitôt que toute végétation a cessé. Ainsi, on choisit la laitue à l'époque où ses tiges ont acquis leur entier développement, c'est-à-dire au moment de la floraison ; le plantain sera complètement fleuri, parce qu'à ce moment seulement il est odorant et fournit un produit d'une bonne conservation, etc.

Non seulement les principes volatils se dissipent en grande partie par la dessiccation, mais ils s'altèrent avec le temps sous la double influence de l'air et de la lumière ; de là la nécessité de se servir de végétaux frais qui donnent des eaux distillées plus chargées, plus suaves et aussi d'une meilleure conservation.

Chose curieuse, au commencement du siècle, la plupart des

pharmacopées prescrivaient de préférence les plantes sèches, par la raison qu'elles donnaient seules des produits qui pouvaient se conserver; ce fait était vrai, parce que l'on n'avait alors à sa disposition que des appareils défectueux pour opérer la distillation. Mais aujourd'hui que le perfectionnement des alambics et la distillation à la vapeur permettent d'éviter les inconvénients d'autrefois, notamment le passage par entraînement mécanique des matières fixes dans l'eau distillée, il y a tout avantage à recourir à l'emploi des plantes fraîches.

Des expériences de Descroisilles et de Buchner, confirmées par celles de M. Marais, on peut tirer les conclusions suivantes :

1° Les eaux distillées des plantes fraîches peuvent se conserver plusieurs années quand elles ont été préparées avec soin et mises à l'abri de l'air et de la lumière ;

2° Elles ont une limpidité plus grande que celles qui sont obtenues avec les plantes sèches; en outre, leur arome est toujours plus suave et plus développé.

Il y a cependant quelques exceptions à cette dernière règle, principalement pour les végétaux suivants que l'on emploie de préférence après leur dessiccation :

Fenouil.	Serpolet.
Lierre terrestre.	Sureau.
Mélilot.	Tilleul.
Origan.	

Que les substances soient fraîches ou sèches, elles doivent être convenablement divisées : on rape les bois, on contuse les racines, on concasse les écorces; on incise et, même au besoin on pile les feuilles, comme dans la préparation de l'eau de laurier-cerise. Enfin certaines substances exigent une macération plus ou moins prolongée avant d'être soumises à la distillation. Ces opérations préliminaires sont nécessaires, afin de multiplier les points de contact pour permettre à l'eau de dissoudre ou d'entraîner plus facilement les principes volatils.

La préparation des eaux distillées se fait dans un alambic, tantôt en maintenant la plante plongée dans l'eau que l'on porte à l'ébullition, tantôt en faisant passer la vapeur à travers la masse végétale ; en d'autres termes, on distille à feu nu ou à la vapeur.

La distillation à feu nu, toute simple qu'elle paraisse de prime abord, n'est pas sans présenter quelques inconvénients, tant par la coction qu'elle fait subir aux tissus, que par l'élévation de température qui peut donner naissance à des produits empyreumatiques, communiquant un goût de feu et une odeur désagréable aux liquides distillés.

Au lieu de faire simplement baigner les substances divisées dans l'eau, Henry s'est servi d'abord d'un bain-marie percé qui isolait les plantes du fond et des parois de la cucurbite ; plus tard, il eut recours, pour mettre les plantes, à un bain-marie moins profond, de manière à ce que la vapeur d'eau seulement put traverser les végétaux, modification qui constituait une véritable distillation à la vapeur.

Une question qui a beaucoup préoccupé les praticiens est celle-ci : faut-il distiller lentement ou pousser vivement la distillation ? Dans le premier cas, on évite le boursouflement, et aussi, dit-on, l'altération des huiles essentielles ; dans le second, l'opération est abrégée et l'action de la chaleur est moins prolongée. Dans les deux cas, il est essentiel d'éviter la projection d'une partie du liquide ou de la plante elle-même dans le serpentin ; au surplus, la question a singulièrement perdu de son importance depuis que la plupart des eaux distillées sont préparées à la vapeur.

Soubeiran, généralisant la méthode à la vapeur proposée par Duportal, pharmacien à Montpellier, a imaginé une simple modification à l'appareil distillatoire ordinaire. Elle consiste à adapter à la douille de la cucurbite, à l'aide d'un ajutage, un tube métallique qui s'engage ensuite dans le bain-marie, puis s'y recourbe et descend le long de la paroi interne pour amener jusqu'au fond la vapeur produite dans la cucurbite (fig. 66).

Sur un diaphragme mobile et à crochets (fig. 67) reposent les plantes, à une petite distance du fond. La vapeur d'eau arrive dans le bain-marie, traverse les plantes, se charge des principes volatils, puis se condense dans le serpentin et non dans le bain-marie, parce que ce dernier est entouré exactement de tous côtés par la vapeur. Il est commode d'adopter à la cucurbite une seconde douille qui reste fermée pendant l'opération, mais qui permet au besoin d'introduire une certaine quantité d'eau dans l'alambic. A la rigueur, le bain-marie en étain peut être utilisé, mais il vaut mieux qu'il soit en cuivre, parce que le métal, ayant moins d'épaisseur, transmet rapidement et plus uniformément la chaleur.

Bien que l'appareil soit fermé et qu'il n'y ait aucun indicateur des pressions, la conduite de l'opération ne présente aucune difficulté, puisqu'il suffit de mettre au début dans l'appareil une quantité d'eau un peu plus grande que celle qui doit être recueillie à la distillation.

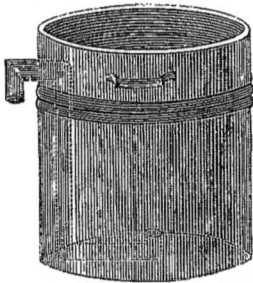

Fig. 66.   Fig. 67.
Bain-marie de Soubeiran.

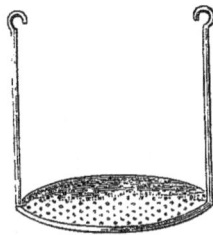

Par ce procédé simple, on n'est plus exposé à obtenir des eaux distillées désagréables, à odeur empyreumatique, la température dans aucun cas ne dépassant 100°.

Une plante étant donnée, faut-il distiller à feu nu ou à la vapeur ? l'expérience peut seule résoudre cette question. Elle démontre que le premier mode est préférable pour les amandes amères, les feuilles de laurier-cerise, la graine de moutarde, les plantes antiscorbutiques, matériaux dans lesquels les huiles essentielles ne préexistent pas, mais prennent seulement naissance au contact de l'eau, à la suite d'une macération suffisante ; on l'applique également aux plantes inodores, aux bourgeons de sapins, à la cannelle, à la valériane, et, d'une façon plus générale, aux tissus compacts dont les essences sont plus pesantes que l'eau, comme les bois exotiques, les écorces et les racines sèches, qui doivent être soumis à une macération préalable.

En dehors de ces substances, auxquelles il convient d'ajouter les pétales de rose, d'après M. Marais, la distillation à la vapeur doit être employée de préférence, puisqu'elle donne des produits plus suaves, plus limpides, toujours exempts de toute odeur pyrogénée, enfin d'une meilleure conservation, dernier avantage d'une grande importance au point de vue pharmaceutique.

Quelle que soit la marche suivie, il est évident qu'il faut, en thèse générale, s'efforcer d'obtenir des eaux distillées aussi chargées que possible. C'est dans l'espoir d'atteindre ce but que les anciens avaient imaginé *les esprits recteurs*, les *eaux essentielles;* et les modernes, les *eaux cohobées*. Mais les deux premières préparations sont justement tombées dans l'oubli et les cohobations sont peu utiles, parfois même nuisibles. Il vaut mieux retirer moins de produit à la distillation et diminuer la quantité d'eau contenue dans la cucurbite. Aussi, le codex précisant avec soin ces deux points, a adopté les rapports suivants entre la plante et l'eau distillée qu'elle doit fournir à la distillation.

Pour une partie de plante, on retire :

1° *Une partie* de produit, avec les plantes dites inodores, comme la laitue, le plantain, la bourrache; et aussi avec quelques plantes fraîches aromatiques, comme l'absinthe, la rose, la plupart des Labiées et des Crucifères;

2° *Une partie et demie* de produit avec les feuilles de laurier-cerise seulement;

3° *Deux parties* avec les fleurs d'oranger;

4° *Quatre parties* avec les plantes sèches et les plantes très aromatiques, telles que :

Angélique.	Camomille.	Mélilot.
Anis verts.	Cannelle.	Sassafras.
Badiane.	Cascarille.	Sureau.
Bourgeons de sapin.	Fenouil.	Tilleul.
Baies de genièvre.	Girofles.	Valériane.

Les produits qui passent successivement à la distillation sont loin de présenter la même composition. Robiquet a observé, par exemple, que le premier produit fourni par les amandes amères, quoique transparent, est plus riche en huile essentielle que celui qui passe en second lieu, bien qu'il soit lactescent. Il est évident que lorsqu'on pousse trop loin la distillation, on s'expose à recueillir des produits insipides ou même à odeur fade et désagréable. Henry et Guibourt ont proposé d'arrêter la distillation au moment où l'eau n'est plus aromatique et d'ajouter de l'eau distillée pour compléter la quantité de produit prescrite ; mais il est préférable de s'en tenir aux prescriptions du Codex.

Les eaux distillées, en raison même de leur nature, sont plus ou moins altérables, altérations qui se développent sous l'influence du temps, de l'air et de la lumière.

Avec le temps, il s'y forme des dépôts désignés par les pharmacologistes sous la dénomination vague de dépôts mucilagineux. Ce qu'il y a de certain, c'est que les essences s'altèrent par oxydation, que les matières organiques constituent un milieu favorable au développement des infusoires et des plantes cryptogamiques, comme des algues du genre *hygrocrocis*.

On y rencontre souvent de l'acide acétique, soit que cet acide prenne naissance pendant la distillation même, soit qu'il se forme plus tard par la décomposition des matières organiques ; aussi, pour transporter les eaux distillées convient-il d'éviter l'emploi d'estagnons mal étamés, qui peuvent céder des quantités notabld de plomes.

Quant aux eaux distillées artificielles, préparées en triturant des essences avec une matière inerte, comme la magnésie, elles doivent être non seulement rejetées de l'officine du pharmacien, mais encore considérées comme de véritables falsifications ; elles ne sont pas plus des eaux distillées qu'un mélange d'eau et d'acide acétique, par exemple, ne constitue du vinaigre.

L'air et la lumière étant les deux agents qui déterminent l'altération des eaux distillées, il est clair qu'il faut conserver ces dernières dans des flacons pleins et dans un lieu obscur. On a conseillé de coucher les bouteilles à la cave, après les avoir exactement fermées à l'aide d'un bouchon entouré d'une feuille d'étain. Pour les flacons de détail on peut utiliser des flacons à l'émeri, comme le veut Guibourt.

Un procédé de conservation que l'on a préconisé autrefois est celui-ci : on ajoute à l'eau distillée une certaine quantité d'alcool, on fait cette addition avant de procéder à la distillation ; mais l'alcool présente l'inconvénient de disposer les eaux à s'acidifier. D'un autre côté, si on force la proportion d'alcool, on abaisse le point d'ébullition et on tend à transformer les hydrolats en alcoolats.

Quoi qu'on fasse, les eaux distillées finissent toujours par s'altérer avec le temps, sous l'influence destructive de l'oxygène, dont il est impossible d'éviter l'action d'une manière absolue. Chose digne de remarque, celles qui sont préparées à feu nu et qui ont une odeur de feu manifeste, perdent au bout de deux ou trois mois cette odeur empyreumatique, et même immédiatement quand on les plonge dans un mélange réfrigérant, suivant les observations de Geoffroy et de Nachet.

EAU DISTILLÉE SIMPLE

On distille dans un alambic de l'eau de rivière ou de source à une chaleur modérée ; on essaie de temps en temps le produit avec les réactifs ci-après, et on ne commence à le recueillir qu'à partir de l'instant où il est sans action sur eux. On arrête l'opération lorsqu'il ne reste plus dans la cucurbite que le quart de la quantité d'eau qui y a été introduite.

L'eau ordinaire renferme ou peut renfermer de l'acide carbonique, de l'ammoniaque, des sels, des matières organiques, etc.

Les produits volatils passent d'abord à la distillation ; c'est pour cette raison que le Codex recommande de rejeter les premiers produits. Lorsque l'eau est ammoniacale, on a proposé d'ajouter dans la cucurbite du phosphate de magnésie pour fixer l'ammoniaque. L'addition d'un peu de lait de chaux a été conseillée pour fixer l'acide carbonique.

Il est important d'arrêter l'opération lorsque les trois quarts du liquide ont passé à la distillation, car si on distillait jusqu'à siccit l'eau pourrait devenir impure ; c'est ce qui aurait lieu, par exemple, si elle contenait du chlorure de magnésium, lequel peut se décomposer par la chaleur avec formation d'acide chlorhydrique :

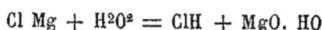

$$Cl\ Mg + H^2O^2 = ClH + MgO.\ HO$$

L'eau pure possède les caractères suivants :

1° Elle est sans action sur le papier de tournesol bleu ou rouge;

2° Elle ne doit pas se troubler par l'eau de chaux, un trouble ou un précipité étant l'indice de la présence de l'acide carbonique;

3° Les nitrates de baryte et d'argent sont sans action sur elle : absence de sulfates et de chlorures;

4° Elle ne doit se troubler, ni par l'oxalate d'ammoniaque qui précipite les sels de chaux, ni par le sublimé qui précipite les matières organiques.

Dans certains pays, aux États-Unis par exemple, on remplace l'eau distillée par l'eau qui provient de la fusion de la glace, laquelle est sensiblement exempte de sulfates et de chlorures; mais il est plus sûr de s'en tenir à l'eau distillée, surtout lorsqu'il s'agit de préparations délicates, comme la préparation d'un collyre au nitrate d'argent.

Néanmoins, l'eau, distillée avec le plus grand soin, n'est pas toujours absolument pure. Pour l'obtenir telle, il faut recourir au procédé suivant, qui a été indiqué par Stas :

1° On distille l'eau sur du permanganate très alcalin de potassium;

2° On redistille le produit sur du sulfate d'alumine.

On recueille ainsi une eau qui ne renferme plus trace de matières organiques ou d'ammoniaque, et c'est dans cet état qu'on doit l'employer pour faire les liqueurs décimes d'argent.

En pharmacie, l'eau distillée du Codex suffit à tous les besoins, et ce n'est qu'exceptionnellement qu'on devra recourir au procédé de Stas.

EAU DISTILLÉE DE FLEURS D'ORANGER

Fleurs d'oranger récemment cueillies........... 10.000 grammes
Eau commune................................... Q. S.

On place les fleurs, sans les tasser, sur un diaphragme percé que l'on dispose dans la partie supérieure d'un alambic contenant suffisamment d'eau. Après avoir monté l'appareil, on distille

à la vapeur et on reçoit le liquide condensé dans un récipient florentin, afin d'isoler l'essence que l'eau n'a pas pu dissoudre; on
continue la distillation jusqu'à ce que l'on ait recueilli :

    Produit distillé............................... 20 000 grammes.

On prépare de la même manière les hydrolats suivants :

Cerfeuil.	Matricaire.	Sauge.
Lavande.	Rue.	Tanaisie.
Lierre terrestre.	Sabine.	

L'eau distillée de fleurs d'oranger, préparée comme il vient
d'être dit, est connue sous le nom de Naphé (*Napha*, oranger) ou
d'eau de *fleurs d'oranger double;* elle est dite *simple* quand on l'é-
tend de son volume d'eau et *quadruple* quand on retire à la distillation poids pour poids.

Quelques praticiens, pour ne la préparer qu'au moment du besoin, conservent les fleurs dans du sel marin, ce qui leur permet
de distiller à toutes les époques de l'année.

Autrefois l'eau de fleur d'oranger était faite à feu nu, ce qui
fournissait souvent une eau trouble et laiteuse; pour obvier à cet
inconvénient, Botentuit, de Rouen, conseillait de verser de l'eau
bouillante sur les fleurs et de procéder de suite à la distillation ;
mais il est préférable de distiller à la vapeur.

L'eau de fleur d'oranger est ordinairement acide au papier de
tournesol, d'autant plus acide que l'on retire une plus grande
quantité de produit. L'acidité est due à l'acide acétique; comme
la présence de ce dernier corps n'est pas sans inconvénient, Boullay avait proposé de mettre dans la cucurbite de la magnésie ;
mais ce moyen n'est évidemment applicable que lorsque la préparation est faite à feu nu.

Préparée à la vapeur, comme l'indique le Codex, elle est plus
suave et toujours dépourvue de cette odeur légèrement empyreumatique que l'on observe dans certaines eaux distillées qui proviennent du Midi. On a également remarqué que celle qui est fabriquée dans les environs de Paris est plus agréable que celle qui
vient de Malte ou de Provence.

L'eau de fleurs d'oranger est expédiée du Midi dans des estagnons en cuivre souvent mal étamés, c'est-à-dire avec de l'étain qui

renferme du plomb; comme l'eau est généralement acide, il arrive parfois qu'elle contient du plomb en dissolution. Bien que la
proportion de ce métal soit en général très faible, il faut rejeter
de la consommation tout produit qui se colore par l'hydrogène
sulfuré.

M. Personne a donné un moyen très simple pour apprécier la
quantité de plomb contenue dans un volume donné, dans un litre
par exemple, même lorsque l'on a peu de liquide à sa disposition
et qu'un dosage à la balance est impossible.

Avec une dissolution titrée d'acétate de plomb et d'eau de fleurs
d'oranger on prépare une douzaine d'échantillons contenant par
litre depuis 0,01 jusqu'à 0,12 de sel plombique.

On met une même quantité de ces échantillons, 5 cent. cubes par
exemple, dans des tubes à expérience de même calibre; on verse
dans chacun d'eux un même volume d'une dissolution d'acide
sulfhydrique, ce qui détermine des colorations d'autant plus fon-
cées que la quantité de plomb est plus considérable.

Il suffit alors de traiter 5 cent. cubes de l'eau suspecte par la
même quantité d'acide sulfhydrique et de comparer la coloration
obtenue avec les étalons ci-dessus.

Dans différents échantillons, M. Personne a trouvé, par litre, à
l'aide de ce procédé, depuis 0,0125 de plomb métallique jusqu'à
0,190, dernière dose, comme on le voit, assez considérable.

L'iodure de potassium, le cyanure et le chromate de potassium
accusent la présence des composés plombiques; mais leur sensi-
bilité n'est pas comparable à celle de l'acide sulfhydrique.

Chevalier a conseillé d'enlever le plomb à l'aide d'un peu de
charbon animal lavé; le mieux est de proscrire de la consommation un produit plombifère.

L'eau de fleurs d'oranger fournie par le commerce est souvent
fraudée, coupée ou même totalement remplacée par de l'eau *de
feuilles d'oranger.*

Ader a remarqué que l'eau de fleurs d'oranger bien préparée
prend une teinte rose sous l'influence de l'acide nitrique, tandis
que rien de semblable n'a lieu avec l'eau qui provient des feuilles.
Malheureusement, ce caractère est assez fugace et se perd avec le
temps, de telle sorte qu'il n'est guère applicable qu'à l'eau ré-

cemment préparée. Pour que le procédé soit sensible, il convient de verser dans l'eau distillée, comme l'a conseillé Gobley, la moitié de son volume du mélange suivant :

Acide azotique......................................	20 grammes
— sulfurique......................................	10 —
Eau...	30 —

Exposée à la lumière, l'eau de fleurs d'oranger prend une teinte jaune plus ou moins foncée, sans doute par suite de l'altération de son huile essentielle (néroli). Parfois elle devient filante et se remplit de végétaux cryptogamiques; on a proposé alors, comme pour les vins, l'emploi d'un peu de tanin ou même d'alun, mais le mieux est de la redistiller.

EAU DISTILLÉE DE ROSE

Pétales de roses pâles contusés..................	1000 grammes
Eau...	Q. S.

On distille à feu nu et à une température modérée, jusqu'à ce qu'on ait obtenu :

Produit distillé..................................	1000 grammes

On prépare à la vapeur et en retirant également poids pour poids les eaux distillées de :

Absinthe.	Mélisse.
Hysope.	Menthe poivrée, etc.

EAU DISTILLÉE DE CANNELLE

Cannelle de Ceylan...............................	1000 grammes
Eau...	Q. S.

On concasse l'écorce de cannelle, on la laisse macérer pendant 12 heures dans l'eau et on distille pour obtenir 4000 grammes de produit.

On opère de la même manière avec les substances suivantes :

Badiane.	Sassafras.
Cascarille.	Santal citrin.
Girofle.	Valériane.
Piment.	

Enfin, on applique le même procédé, mais sans macération préalable, aux corps suivants :

Anis.

Angélique.

Acore.

Baies de genièvre.

Camomille.

Fenouil.

Mélilot.

Origan.

Persil.

Serpolet.

Surcau.

EAU DISTILLÉE DE BOURGEONS DE SAPIN.

Bourgeons de sapin...................... 1000 grammes.

Eau.. Q. S.

Produit distillé........................... 4000 grammes.

On contuse les bourgeons, on les laisse macérer dans l'eau pendant quelque temps et on distille jusqu'à ce qu'on ait recueilli :

Produit distillé....................... 4000 gra mes.

On laisse le liquide en repos pendant vingt-quatre heures et on filtre au papier mouillé.

Les vrais bourgeons de sapin sont produits par l'*Abies pectinata* ou vrai sapin, le même qui donne la térébenthine au citron.

M. Baudrimont a fait la remarque que ceux que l'on trouve dans le commerce sous le nom de bourgeons de sapin sont produits par un pin, le *Pinus sylvestris*, que l'on cultive en France dans quelques départements, notamment dans l'Yonne et dans la Côte-d'Or. Ces bourgeons de pin renferment, du reste, beaucoup de matières résineuses, à la manière des bourgeons de sapin.

EAU DISTILLÉE DE LAURIER-CERISE.

Feuilles de laurier-cerise récentes, cueillies de

mai à septembre...................... 1000 grammes.

Eau.. 4000 —

On incise les feuilles, on les contuse dans un mortier de marbre, on les distille avec l'eau à un feu modéré, jusqu'à ce que l'on ait obtenu :

Produit distillé....................... 1500 grammes.

Lorsque l'opération est terminée, on agite fortement l'eau distillée pour la saturer d'essence, on la filtre à travers un papier mouillé pour séparer l'essence qui pourrait rester en suspension.

Ainsi préparée, l'eau distillée de laurier-cerise contient ordinairement de 56 à 70 centigrammes d'acide cyanhydrique par litre. Pour l'usage médical, le Codex abaisse le titre à 50 centigrammes par litre, en étendant d'eau distillée.

L'acide cyanhydrique et l'essence d'amandes amères ne préexistent pas dans les feuilles. Ces deux produits prennent naissance aux dépens de l'amygdaline ou d'une matière analogue, l'amygdaline amorphe ; mais la décomposition n'a lieu que sous la double influence de l'émulsine et de l'eau. C'est pour cette raison qu'il est indispensable, non seulement d'inciser les feuilles, mais encore de les piler : employées entières ou même incisées, comme l'indiquent les codex de 1818 et de 1837, elles ne donnent qu'une eau peu chargée de principes actifs.

Il est également nécessaire de se servir de feuilles récentes, suivant l'observation de M. Marais, car l'émulsine, qui est tout aussi indispensable que l'eau à la formation de l'acide cyanhydrique, s'altère par la dessiccation.

Enfin, pour une partie de feuilles il faut employer quatre parties d'eau, comme l'a conseillé Guibourt dès l'année 1828. Soubeiran propose de contuser les feuilles et d'ajouter quantité suffisante d'eau dans la cucurbite, ce qui est trop vague pour une opération aussi importante.

Quoi qu'il en soit, comme la quantité d'acide cyanhydrique contenue dans l'eau distillée est toujours variable, il est indispensable de procéder à son dosage. Le meilleur procédé est celui qui a été préconisé par Buignet. Il repose sur les principes suivants :

Lorsque l'on verse du sulfate de cuivre dans une dissolution, même très étendue, d'acide cyanhydrique additionnée d'ammoniaque en excès, il se forme un cyanure double de cuivre et d'ammonium qui est incolore : le sel cuivrique reste sans action sur l'ammoniaque tant qu'il existe du cyanure d'ammonium libre dans la liqueur ; mais dès que ce dernier sel est entièrement transformé en sel double, rien n'empêche plus le sulfate de cuivre de porter son action sur l'ammoniaque libre et de donner naissance à du bleu céleste. La limite de la saturation sera donc nettement indiquée par l'apparition de la couleur bleue.

D'après cela, pour doser l'acide cyanhydrique contenu dans l'eau de laurier-cerise, on procède de la manière suivante :

En préparant une dissolution titrée de sulfate de cuivre contenant par litre $23^{gr},09$ de ce sel cristallisé, chaque dixième de centimètre cube correspond exactement à un milligramme d'acide cyanhydrique. En effet, la réaction entre le sel cuivrique et le cyanure a lieu d'après l'équation suivante :

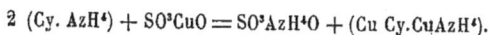

$$2\ (Cy.\ AzH^4) + SO^3CuO = SO^3AzH^4O + (Cu\ Cy.CuAzH^4).$$

D'autre part :

1 équiv. de sulfate de cuivre cristallisé $SO^3CuO.5HO = 124,7$
2 équiv. d'acide cyanhydrique...................... 54,

Si donc l'eau renferme 54 milligrammes d'acide cyanhydrique et un excès d'ammoniaque, le bleu céleste n'apparaîtra que lorsque l'on aura versé dans l'eau $124^{mg},7$ de sulfate de cuivre cristallisé. Chaque division de la burette, qui occupe $\frac{1}{10}$ de centimètre cube, pour correspondre à un milligramme d'acide cyanhydrique, devra donc contenir une quantité de sulfate de cuivre égale à

$$\frac{124,7}{54} = 0,002309\,;$$

soit, par litre, $23^{gr},09$.

Pour faire l'essai, on verse dans un petit ballon de verre à fond plat que l'on pose sur une feuille de papier blanc, 100 cent. cubes d'eau de laurier-cerise et 10 environ d'ammoniaque ; puis, au moyen d'une burette divisée en dixièmes de centimètres cubes, on ajoute peu à peu, en agitant convenablement, la dissolution de sulfate de cuivre, et on s'arrête dès que la coloration bleue devient persistante ; le nombre de divisions employées exprime en milligrammes la quantité d'acide cyanhydrique contenue dans les 100 cent. cubes d'eau de laurier-cerise soumise à l'expérience. Si l'on a employé, par exemple, 62 divisions de la burette, les 100 cent. cubes d'eau contiendront exactement 62 milligrammes d'acide cyanhydrique.

Il ne reste plus qu'à calculer la quantité d'eau dont il faut étendre l'eau de laurier-cerise pour la ramener au titre normal de 50 milligrammes par 100 grammes.

D'une façon générale, soient :

> Q la quantité totale d'eau de laurier-cerise;
> E le titre obtenu en milligrammes;
> P la quantité d'eau ramenée à 50 milligrammes.

On a évidemment :

$$P = \frac{Q \times E}{50};$$

et pour la quantité d'eau qu'il faut ajouter :

$$x = P - Q.$$

L'eau marque-t-elle 62 milligrammes à l'essai, on a par litre

$$P = \frac{1000 \times 62}{50} = 1240.$$

En conséquence, en ajoutant 240 grammes d'eau par litre, on aura 1240 grammes d'eau de laurier-cerise contenant très exactement, par gramme, un demi-milligramme d'acide cyanhydrique.

Si l'eau obtenue à la distillation marquait moins de 50 milligrammes, il est évident qu'il faudrait la distiller de nouveau sur de nouvelles feuilles contusées pour l'amener au-dessus du titre normal, avant de se livrer aux opérations qui viennent d'être décrites.

On sait que l'acide cyanhydrique en solution concentrée est très altérable ; mais il n'en est plus de même lorsque la solution est très étendue, comme dans le cas des eaux distillées d'amandes amères et de laurier-cerise.

Deschamps et Lepage ont avancé que l'eau de laurier-cerise s'altère profondément en quelques mois, lorsqu'on l'abandonne dans des flacons en vidange et simplement bouchés au moyen d'un cornet de papier ou d'une capsule. Buignet et Mayet ont prouvé, d'autre part, que ce médicament, renfermé dans des flacons bouchés à l'émeri, ne perd qu'une quantité très faible de son acide cyanhydrique. D'après M. Marais, quand les flacons sont en vidange, les chances d'altération augmentent et la perte peut s'élever à 5 ou 6 p. 100, rarement au delà.

CHAPITRE II

HUILES ESSENTIELLES

ESSENCES

On donne le nom d'*huiles essentielles*, d'*huiles volatiles*, ou simplement *d'essences*, aux corps volatils et aromatiques que l'on retire des végétaux.

Elles étaient connues des anciens, mais le plus ordinairement à l'état de dissolution. C'est ainsi que les Romains parfumaient les huiles fixes, comme l'huile d'olive, en y faisant macérer des fleurs. Quelques-unes cependant étaient retirées en nature, soit par expression, comme celles qui existent dans le zeste des Hespéridées, soit par une sorte de distillation imparfaite, comme l'essence de térébinthe, que l'on recueillait sur du coton en chauffant dans un vase de terre la résine du *Pistacia lentiscus*.

Au xve siècle, Kunckel imagina un procédé original pour retirer l'essence des végétaux aromatiques. Il plaçait dans un vase distillatoire de l'eau tiède, du sucre, de la levure de bière ; puis, lorsque la fermentation était bien établie, il ajoutait des fleurs et soumettait le tout à la distillation. Il obtenait ainsi une eau alcoolisée et aromatique, se rapprochant quelque peu de nos alcoolats actuels.

Les essences naturelles ne sont pas des principes immédiats définis, mais ordinairement des mélanges de deux ou plusieurs principes immédiats. Elles comprennent une série de corps qui sont groupés, moins par la similitude de leurs propriétés chimiques que par un ensemble de caractères physiques et un mode d'obtention analogue, puisque la plupart s'obtiennent simplement en distillant avec l'eau les plantes aromatiques.

Au point de vue chimique, cette classe de corps devrait donc disparaître; mais au point de vue pratique, il y a un intérêt réel à l'étudier d'une façon générale et à en former un groupe particulier :

1° Parce qu'elles sont obtenues à l'aide de procédés généraux;

2° Parce qu'elles peuvent revêtir des formes pharmaceutiques analogues et servir de base à plusieurs catégories de médicaments, comme les eaux distillées, les alcoolats, les oléosaccharures.

La plupart des essences sont liquides; quelques-unes sont solides, comme celles d'anis, de fenouil, de rose, de menthe du Japon, etc.; enfin, souvent elles sont formées d'un principe liquide ou *élæoptène*, et d'un principe solide ou *stéaroptène* qui est tenu en dissolution dans le premier.

Elles sont en général incolores à l'état de pureté, ou ne doivent leur coloration qu'à la présence d'une très petite quantité d'une matière colorante, comme les essences de camomille et de patchouli, qui doivent leur couleur bleue à l'azulène. Dans le commerce, on en trouve de *jaunes*, comme celles de Cumin, de Girofle, de Lavande ; de *vertes*, comme celles de Cajeput, de Cubèbe et d'Absinthe; couleurs qui disparaissent souvent après deux ou trois rectifications.

Elles possèdent un grand pouvoir dispersif et sont loin de présenter la même action sur la lumière polarisée, étant dextrogyres ou lévogyres, plus rarement inactives. C'est ainsi que les essences des Aurantiacées sont toutes dextrogyres, tandis que celles des Labiées, à l'exception toutefois de celles de Romarin, d'Aspic et de Menthe pouliot, sont lévogyres. Ces caractères n'ont évidemment qu'une valeur relative, les essences étant ordinairement formées de deux principes distincts qui peuvent varier dans leurs proportions et agir différemment sur la lumière polarisée.

Leur densité est voisine de celle de l'eau, tantôt inférieure, et c'est le cas le plus ordinaire, tantôt légèrement supérieure, ce qui a lieu pour les essences de Cannelle, de Sassafras, de Girofle, d'Amandes amères.

Leur hétérogénéité est accusée par l'inconstance de leur point d'ébullition, qui peut varier, du reste, dans des limites très étendues, depuis 160° jusqu'à 240°. Il en résulte que l'on peut parfois, en se fondant sur cette particularité, dédoubler le produit commercial à l'aide de distillations fractionnées ; mais on est ordinairement obligé, pour effectuer cette séparation, de détruire l'un des principes ou de le faire entrer dans une combinaison fixe. Que l'on additionne, par exemple, l'essence de girofle de lessive des savonniers, on pourra isoler par distillation le carbure d'hydrogène qui accompagne l'*eugénol*.

L'expérience démontre que les essences les plus denses sont les plus réfringentes, les moins volatiles et les plus oxygénées.

Les essences sont des substances odorantes peu ou point solubles dans l'eau, plus ou moins solubles dans l'alcool et dans l'éther, dans le sulfure de carbone et dans le chloroforme. Elles sont inflammables, brûlent avec une flamme fuligineuse, comme l'essence de térébenthine, caractère en rapport avec leur constitution, car elles sont très riches en carbone, pauvres en hydrogène et surtout en oxygène.

Leur composition est très variable, et c'est là un obstacle sérieux pour en donner une classification satisfaisante.

Les pharmacologistes ont admis pendant longtemps les trois divisions suivantes :

1° Les essences *hydrocarbonées*, comme les essences de Térébenthine, de Citron, de Lavande, etc. : ce sont les plus nombreuses ;

2° Les essences *oxygénées*, comme celles de Rose, de Menthe, d'Amandes, etc.;

3° Les essences *sulfurées*, comme celles d'Ail et de Moutarde.

En dehors de ces dernières, qui sont caractérisées par la présence du soufre, il est impossible d'établir une ligne de démarcation entre les autres, puisqu'elles sont ordinairement formées par le mélange d'un carbure et d'un composé ternaire.

Si on examine individuellement chacun des principes immédiats contenus dans les essences, on retrouvera ici la plupart des fonctions chimiques qui caractérisent les matières organiques :

1° Des *carbures d'hydrogène*, comme le térébenthène, le thymène, le stéaroptène de l'essence de Rose. A l'exception

peut-être de ce dernier, ces carbures répondent à la formule générale

$$(C^{10}H^{16})^n,$$

c'est-à-dire qu'ils sont isomères ou polymères avec l'essence de
térébenthine;

2° Des *alcools*, comme le *menthol*, principe caractéristique et
cristallisable de l'essence de menthe;

3° Des *phénols* qui sont monoatomiques, comme le *thymol*, ou
diatomiques, comme l'*eugénol*;

4° Des *aldéhydes*, comme l'*essence d'amandes amères*, l'*hydrure
de cinnamyle*, le *camphre du Japon*;

5° Des *acétones* ou aldéhydes secondaires, comme le principe
oxygéné de l'essence de rue;

6° Des *éthers*, par exemple l'essence de *Gaulteria procumbens*,
qui est de l'éther méthylsalicylique; l'*essence de moutarde*, qui est
de l'éther allylsulfocyanique, etc.

Ces principes, en majeure partie, préexistent dans les plantes.
Toutefois, il y en a un petit nombre qui ne prennent naissance
que sous la double influence de l'eau et d'un principe albuminoïde, par une sorte de fermentation. Tel est le cas : de l'*aldéhyde
benzoïque*, qui provient du dédoublement de l'amygdaline au contact de l'eau et de l'émulsine; de l'*essence de moutarde*, qui provient de la décomposition du myronate de potassium sous l'influence de l'eau et de la myrosine, etc.

L'odeur des essences, qui rappelle ordinairement celle de la
plante dont elles proviennent, dépend souvent d'une action lente
exercée par l'oxygène. Les huiles essentielles sont en effet très
sensibles à cet agent; quand on les expose à l'action de l'air, elles
tendent à s'épaissir, à devenir visqueuses, et finalement se
transforment en matières résineuses.

La plupart absorbent lentement l'oxygène de l'air et dégagent
de l'acide carbonique. C'est ainsi qu'en deux ans, d'après Th. de
Saussure, l'essence d'anis absorbe jusqu'à 150 fois son volume
d'oxygène et dégage 26 volumes d'acide carbonique. L'absorption
est parfois plus rapide encore; le liquide peut se transformer en
une masse cristalline, acide, sans dégagement d'acide carboni-

que, comme on l'observe pour l'essence d'amandes amères, qui se change si aisément en acide benzoïque :

$$C^{14}H^6O^2 + O^2 = C^{14}H^6O^4.$$

Mais le plus souvent l'essence s'épaissit peu à peu, à la manière des huiles siccatives, et se convertit lentement en matière résineuse amorphe.

Ces propriétés communes sont en grande partie dues à la présence de carbures isomériques de la formule

$$C^{20}H^{16}$$

et de leurs polymères, c'est-à-dire à des corps qui répondent à la formule générale

$$(C^{20}H^{16})^n.$$

Aussi, les propriétés communes aux essences sont-elles plus ou moins celles de l'essence de térébenthine ; comme cette dernière, elles se résinifient non seulement au contact de l'air, mais encore sous l'influence d'une foule d'agents. Elles absorbent le chlore et le brome avec dégagement de chaleur en formant des acides chlorhydrique et bromhydrique ; l'iode et l'acide sulfurique agissent sur beaucoup d'entre elles en les polymérisant ; enfin, elles ont une grande tendance à former des hydrates, connus sous le nom d'*hydrates d'essences* et comparables à ceux que l'on obtient avec l'essence de térébenthine, savoir :

Le Terpinol............................... $(C^{20}H^{16})^2H^2O^2.$
L hydrate de camphène..................... $C^{20}H^{16}H^2O^2.$
L'hydrate de terpilène.................... $C^{20}H^{16}2H^2O^2.$

Les alcalis, qui exercent des réactions variées, portent de préférence leur action sur les composés ternaires, par la raison qu'ils sont, dans les conditions ordinaires, sans action sur les carbures d'hydrogène.

Tantôt il y a simplement combinaison, comme avec les phénols, de manière à donner naissance à des corps analogues au phénate de sodium ; tantôt ils provoquent un dédoublement, comme dans la saponification des éthers; tantôt enfin le dédoublement est accompagné d'une oxydation, comme dans le cas suivant, où le *valérol* donne à la fois du carbonate et du valérianate de potassium, avec dégagement d'hydrogène :

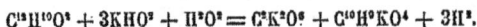

$$C^{18}H^{10}O^4 + 3KHO^2 + H^2O^2 = C^2K^2O^8 + C^{10}H^9KO^4 + 3H^2.$$

L'ammoniaque est souvent absorbée avec avidité; d'après Th. de Saussure, à 20° l'essence de lavande en prend jusqu'à 47 fois son volume. Il en résulte parfois une véritable combinaison bien définie, comme dans le cas de l'essence de moutarde, qui se transforme en magnifiques cristaux de *thiosinnamine :*

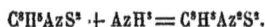

$$C^8H^5AzS^2 + AzH^3 = C^8H^8Az^2S^2.$$

Les acides se combinent à beaucoup d'essences, et leur action porte de préférence sur les carbures d'hydrogène, de manière à former des composés analogues à ceux qui ont été si bien étudiés avec l'essence de térébenthine.

On sait, par exemple, que l'acide chlorhydrique donne avec le térébenthène les corps suivants :

1° Un *monochlorhydrate cristallisé,* $C^{20}H^{16}HCl$.

2° Un *monochlorhydrate liquide isomérique,* $C^{20}H^{16}HCl$.

3° Un *dichlorhydrate cristallisé,* $C^{20}H^{16}2HCl$.

4° Deux *composés intermédiaires,* qui résultent de la combinaison du dernier avec les deux premiers produits, répondant par conséquent à la formule :

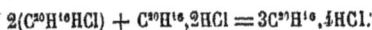

$$2(C^{20}H^{16}HCl) + C^{20}H^{16},2HCl = 3C^{20}H^{16},4HCl.$$

L'acide azotique, en raison de ses propriétés oxydantes, donne, comme on devait s'y attendre, des réactions encore plus compliquées portant à la fois et sur les carbures d'hydrogène et sur les principes oxygénés. Il peut déterminer :

1° Des *phénomènes de coloration :* les essences de sassafras et de girofle rougissent d'abord, puis noircissent; l'essence d'absinthe devient bleue, etc.

2° Des *combinaisons définies :* avec l'hydrure de cinnamyle, par exemple, on obtient une combinaison directe qui répond à la formule,

$$C^{18}H^9O^2.AzHO^6;$$

3° Des *oxydations*, qui sont parfois tellement énergiques que le mélange s'enflamme ;

4° Des *composés nitrés* : tel est le cas de l'essence d'anis, qui donne de la *nitraniside* ou *anéthol binitré* avec de l'acide azotique concentré :

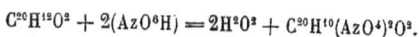

$$C^{20}H^{12}O^2 + 2(AzO^6H) = 2H^2O^2 + C^{20}H^{10}(AzO^4)^2O^2.$$

L'acide sulfurique exerce également des réactions énergiques qui se manifestent par des phénomènes de coloration et de polymérisation.

Les halogènes peuvent donner des produits de substitution par suite d'une attaque très régulière qui porte sur l'hydrogène. Exemple :

Essences d'amandes amères......................	$C^{14}H^6O^2$
Chlorure de benzoyle..........................	$C^{14}H^5ClO^2.$
Bromure —	$C^{14}H^5BrO^2.$
Iodure —	$C^{14}H^5IO^2.$
Cyanuré —	$C^{14}H^5CyO^2.$

Beaucoup d'essences dissolvent le soufre et le phosphore, puis abandonnent ces corps simples par une évaporation ménagée ; mais à chaud il se manifeste des altérations plus ou moins profondes.

Le perchlorure de phosphore donne lieu, dans certains cas, à des réactions intéressantes, car il peut faire entrer du chlore dans la molécule en éliminant de l'oxygène, comme dans la transformation de l'essence d'amandes amères en chlorobenzol :

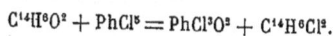

$$C^{14}H^6O^2 + PhCl^5 = PhCl^3O^2 + C^{14}H^6Cl^2.$$

Traite-t-on le chlorobenzol en solution alcoolique par du sulfhydrate de sulfure de potassium, on remplace à son tour le chlore par du soufre :

BOURGOIN.

$$C^{14}H^6Cl^2 + 2(SH.SK) = H^2S^2 + 2ClK + C^{14}H^6S^2.$$

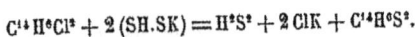

Le sublimé altère un grand nombre d'huiles essentielles ; il les colore, augmente leur consistance et le chlorure avec formation de calomel.

L'oxyde de mercure est facilement réduit, d'où résultent des oxydations régulières dont on tire parti dans la synthèse, comme dans l'exemple suivant, où le toluène bichloré est transformé en essence d'amandes amères :

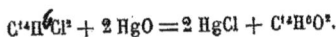

$$C^{14}H^6Cl^2 + 2\,HgO = 2\,HgCl + C^{14}H^6O^2.$$

Enfin, rien n'est plus commun que les phénomènes d'isomérie dans les essences.

L'un des exemples les plus frappants nous est fourni par les carbures $C^{20}H^{16}$, dont les variétés si nombreuses diffèrent par leur densité, leur point d'ébullition, leur pouvoir rotatoire, la propriété de former ou non des combinaisons cristallisées avec l'acide chlorhydrique, etc. Mêmes différences dans les camphols isomériques, naturels et artificiels ; dans les essences des Ombellifères, où l'on rencontre plusieurs isomères qui répondent à la formule de l'*anéthol*, etc.

Les polyméries ne sont pas rares également. Tantôt elles sont naturelles, comme dans les carbures $(C^{20}H^{16})^n$; tantôt elles sont artificielles, comme la benzoïne qui tire son origine de l'essence d'amandes amères, laquelle se polymérise sous l'influence du cyanure de potassium, etc.

Les essences se préparent par distillation, par expression, par synthèse ou au moyen des dissolvants. Quelques-unes cependant s'obtiennent simplement à l'aide d'incisions ; telles sont les huiles essentielles du Laurier de la Guyane, du *Driobalanops camphora*.

Pour les obtenir dans l'industrie, on divise ou au besoin on contuse convenablement les substances aromatiques, que l'on place ensuite dans un grand alambic de la contenance de 500 litres environ ; on fait arriver à la partie inférieure un courant de vapeur d'eau dont on règle la marche à l'aide d'un robinet et on reçoit les produits dans le récipient florentin.

En pharmacie, la plupart des huiles essentielles s'obtiennent, comme le néroli, de la manière suivante :

Fleurs récentes d'oranger......................... 1
Eau 3

On place les fleurs dans un bain-marie de toile métallique que l'on plonge dans la cucurbite d'un alambic contenant de l'eau en ébullition; on adapte promptement le chapiteau et le serpentin, puis on distille tant qu'il passe de l'huile volatile. On reçoit les produits dans le récipient florentin.

Lorsque l'opération est terminée, on enlève l'essence qui surnage l'eau aromatique; on la filtre si elle est trouble; on la conserve dans un flacon bien bouché, à l'abri de la lumière.

On retire de la même manière les huiles essentielles contenues dans les végétaux suivants :

1° Dans les Labiées, les feuilles, les fleurs et les sommités fleuries :

Basilic.	Mélisse.	Romarin.
Hysope.	Menthe poivrée.	Sarriette.
Lavande.	Menthe crépue.	Sauge.
Marjolaine.	Origan.	Serpolet.
Marrube.	Pouliot.	Thym.

2° Dans les fleurs de la famille des Synanthérées ;

Absinthes.	Camomille.	Semen-contra.
Aunée.	Cresson de Para.	Tanaisie.
Aurones.	Maroute.	
Balsamite.	Matricaire.	

3° Dans les fruits des Ombellifères :

Ache.	Anis.	Cumin.
Ammi.	Carvi.	Fenouil.
Aneth.	Coriandre.	

4° Dans le zeste du fruit des Hespéridées :

Bergamote.	Cédrat.	Limettes.
Bigarade.	Citron.	Oranges.

Enfin, les essences d'amandes amères, de laurier-cerise, de culèbe, de genièvre, de rose, de rue, de sabine, de valériane, et celles des plantes analogues, s'obtiennent d'une manière semblable.

Pendant la préparation des huiles volatiles de rose, d'anis, de fenouil, de badiane, qui sont solides à la température ordinaire, il faut avoir soin de tenir le serpentin tiède pour éviter qu'une partie de l'essence ne s'y solidifie et n'y reste adhérente.

Pour les essences plus légères que l'eau, ce qui est le cas général, on les recueille dans une petite carafe munie latéralement d'un tube qui permet à l'eau de s'écouler, tandis que l'essence

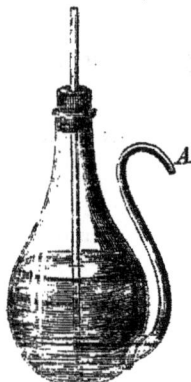 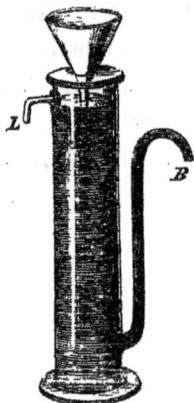 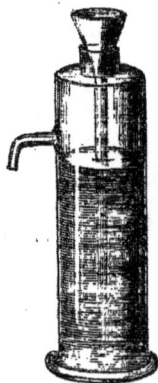

Fig. 68.	Fig. 69.	Fig. 70.
Récipient Florentin.	Appareil Méro.	Pipette Amblard.

reste dans le col de l'appareil (fig. 68). Il y a avantage à se servir de l'appareil de Desmarets modifié par Méro (fig. 69); l'eau et l'essence tombent dans un petit entonnoir dont le bec se recourbe de bas en haut : tandis que la première s'écoule comme à l'ordinaire, la seconde tombe goutte à goutte par un tout petit tube latéral L dans un récipient. Il ne reste plus qu'à régler convenablement les deux écoulements; à cet effet, il est bon de se servir, pour l'écoulement de l'eau, d'un tube B en métal, afin d'élever ou d'abaisser à volonté son niveau supérieur.

S'agit-il seulement de recueillir de très petites quantités de produit, on pourra se servir, comme le conseille Amblard, d'une pipette dans laquelle toute l'essence se trouvera rassemblée à la fin de l'opération; en fermant avec le doigt l'extrémité supérieure de cette pipette, on recueillera l'essence qu'elle contient jusqu'à la dernière goutte (fig. 70).

Lorsque les essences sont plus lourdes que l'eau, elles viennent se rassembler au fond du récipient florentin. Il faut alors se servir d'une sorte d'éprouvette (fig. 70) portant vers sa partie supérieure un tube latéral pour l'écoulement de l'eau.

L'opération est conduite comme dans l'exemple ci-après.

HUILE VOLATILE DE CANNELLE.

Cannelle de Ceylan grossièrement pulvérisée	1
Eau	4

On fait macérer pendant deux jours dans l'eau la cannelle pulvérisée et on distille d'abord à la manière ordinaire. Lorsque l'on a obtenu une partie de produit, on décante l'eau aromatique, on la reverse dans la cucurbite au moyen de la tubulure qui s'y trouve adaptée ; on recommence à distiller la même quantité d'eau que l'on reverse dans la cucurbite, et l'opération est ainsi continuée jusqu'à ce que la couche huileuse contenue dans l'éprouvette n'augmente plus d'épaisseur.

On laisse déposer pendant vingt-quatre heures, on décante l'eau qui surnage et on isole l'huile volatile, que l'on renferme dans un flacon bien bouché.

On prépare de la même manière les huiles volatiles de :

Bois de Rhodes.	Santal.
Girofle.	Sassafras.

Dans les anciens formulaires on prescrivait d'additionner la cannelle de sel marin, en vue d'élever le point d'ébullition de l'eau; mais cette addition est en réalité peu avantageuse, car une solution saturée de sel ne bout qu'à 107°. D'après Soubeiran, le sel a positivement nui à l'extraction de l'essence de cubèbe; et pour la cannelle l'avantage est insignifiant.

L'*expression* est seulement usitée pour extraire l'huile essentielle contenue dans la partie externe du fruit des Hespéridées. On râpe la partie jaune de ces fruits, on met la pulpe qui en résulte dans un sac de crin et on soumet à la presse. Le liquide se sépare bientôt en deux couches distinctes : la supérieure est formée par l'huile volatile, que l'on enlève à l'aide d'une pipette et que l'on filtre.

On a vu plus haut que ces huiles essentielles sont également préparées par distillation. Si ces dernières sont plus pures et moins colorées, elles sont par contre moins suaves que celles qui sont obtenues par expression.

Au lieu d'opérer par expression, on peut avoir recours à certains dissolvants qui s'emparent des huiles volatiles en laissant de côté les autres matériaux : tels sont l'éther, l'alcool, le sulfure de carbone.

Les principes odorants de la jonquille, du jasmin, de la tubéreuse, de l'héliotrope, sont si peu abondants, ou si fugaces et si altérables, qu'il est impossible de les isoler par distillation. En 1835, Robiquet y est parvenu en pressant ces fleurs dans une allonge et en les épuisant avec de l'éther par la méthode de déplacement. Par une évaporation ménagée, il reste comme résidu une très petite quantité d'huile volatile extrêmement odorante, rappelant l'odeur de la plante dont elle provient.

Millon a proposé de remplacer l'éther par le sulfure de carbone purifié ; mais ce dernier liquide, malgré les purifications qu'on lui fait subir, donne en général des produits dont la suavité est toujours plus ou moins altérée, et c'est sans doute pour cette raison que le procédé de Millon ne s'est pas généralisé.

Depuis les travaux classiques de M. Berthelot, les recherches synthétiques se sont tellement multipliées, qu'il n'y a rien d'étonnant à ce que l'on soit parvenu à fabriquer des essences artificielles, même de toutes pièces, c'est-à-dire en partant des éléments.

Le problème est abordable lorsque l'essence est constituée par un principe défini dont la fonction chimique est parfaitement connue.

Voici de l'essence de *reine des prés* ou *aldéhyde salicylique*, retirée pour la première fois en 1831 par Pagenstecher en distillant de l'*ulmaire :* on l'obtiendra en chauffant dans une cornue un mélange de salicine, de bichromate de potassium et d'acide sulfurique étendu :

$$C^{12}H^{10}O^{10}(C^{14}H^8O^4) + 10\,O^2 = C^{14}H^6O^4 + 3\,C^2H^2O^4 + 3\,H^2O^2 + 3\,C^2O^4.$$

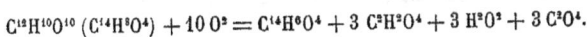

La salicine est une combinaison de glucose et d'alcool salicylique :

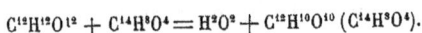

$$C^{12}H^{12}O^{12} + C^{14}H^8O^4 = H^2O^2 + C^{12}H^{10}O^{10}(C^{14}H^8O^4).$$

Sous l'influence oxydante du mélange, elle perd d'abord deux équivalents d'hydrogène pour se transformer en *hélicine* :

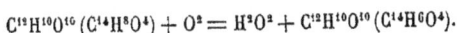

$$C^{12}H^{10}O^{10}(C^{14}H^8O^4) + O^2 = H^2O^2 + C^{12}H^{10}O^{10}(C^{14}H^6O^4).$$

L'hélicine, par une oxydation ultérieure, est décomposée, les éléments du glucose sont brûlés par l'oxygène et l'aldéhyde salicylique est mise en liberté.

L'essence de *Wintergreen* ou de *Gaulteria procumbens* est de l'éther méthylsalicylique. On la produit synthétiquement par l'un des modes de formation applicables aux éthers, par exemple en traitant un mélange d'alcool méthylique et de salicylate de potassium par de l'acide sulfurique :

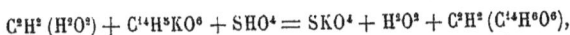

$$C^2H^2(H^2O^2) + C^{14}H^5KO^6 + SHO^4 = SKO^4 + H^2O^2 + C^2H^2(C^{14}H^6O^6),$$

réaction équivalente à la suivante :

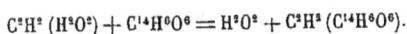

$$C^2H^2(H^2O^2) + C^{14}H^6O^6 = H^2O^2 + C^2H^2(C^{14}H^6O^6).$$

Même synthèse pour l'*essence de moutarde*, qui est un éther allylsulfocyanique ; on l'obtient en traitant cette fois l'éther allyliodhydrique ou *propylène iodé* par le sulfocyanure de potassium :

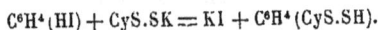

$$C^6H^4(HI) + CyS.SK = KI + C^6H^4(CyS.SH).$$

Les odeurs des fruits, poires, pommes, ananas, etc., sont dues, suivant Hoffmann, à la présence d'une petite quantité de principes éthérés dérivant de la combinaison des acides gras avec l'alcool ordinaire ou ses homologues. Exemples :

L'*essence d'ananas* est de l'éther butyrique que l'on obtient en combinant l'alcool ordinaire avec l'acide butyrique en présence de l'acide sulfurique :

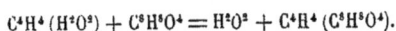

$$C^4H^4(H^2O^2) + C^8H^8O^4 = H^2O^2 + C^4H^4(C^8H^8O^4).$$

L'essence de pommes est de l'éther amylacétique :

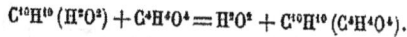

$$C^{10}H^{10}(H^2O^2) + C^4H^4O^4 = H^2O^2 + C^{10}H^{10}(C^4H^4O^4).$$

L'essence de poires, de l'éther amylvalérianique :

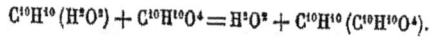

$$C^{10}H^{10}(H^2O^2) + C^{10}H^{10}O^4 = H^2O^2 + C^{10}H^{10}(C^{10}H^{10}O^4).$$

Dans l'industrie, on dissout ces éthers dans de l'alcool ou dans de l'eau-de-vie ; on fabrique ainsi des liqueurs qui sont usitées dans la parfumerie et dans la confiserie. On s'en sert aussi frauduleusement pour donner de l'arome aux eaux-de-vie de qualité inférieure.

Tels sont les différents moyens usités pour préparer les huiles essentielles, soit directement, soit artificiellement.

Le rendement des végétaux en essence varie considérablement suivant la provenance, la maturation, l'année chaude ou pluvieuse, etc. Le climat, le sol, l'exposition influent également sur la quantité et sur la qualité du produit. C'est ainsi que l'essence de fleurs d'oranger préparée aux environs de Paris est plus suave que celle qui nous vient du Midi ; que l'essence de menthe anglaise est plus estimée que celle de nos pays.

Les auteurs sont loin de s'accorder sur le rendement moyen, ce qui se conçoit, puisqu'il est soumis à des fluctuations indépendantes de l'opérateur. Voici cependant quelques chiffres tirés des tableaux dressés par Reybaud, Chardin et Massignon, ayant pour but de faire voir dans quelle énorme proportion varient les quantités d'essence contenues dans les végétaux.

100 kilog. de plantes fournissent à la distillation, en grammes :

Pétales de rose	4	Menthe	100 à 170
Rue	40	Tanaisie	300
Fleurs d'oranger de Paris	50 à 60	Amandes amères	400 à 800
— — de Provence	300	Cannelle	750
Absinthe grande	120	Anis	1,100
Mélisse	100 à 150	Girofle	10,790

Beaucoup de plantes à odeur agréable ne renferment pas une quantité suffisante d'essence pour en fournir à la distillation, ni même pour en donner économiquement à l'aide des dissolvants ordinaires. On tourne la difficulté par le procédé *de l'enfleurage*, qui consiste à saturer les matières grasses des parfums des plantes, soit à froid, soit à chaud; puis à agiter ces matières avec de l'alcool qui les précipite et qui dissout l'essence. Ce sont ces alcoolés qui constituent les *extraits des fleurs* ou *bouquets* employés dans la parfumerie.

Les essences absorbant lentement l'oxygène pour se résinifier doivent être conservées à l'abri de l'air et de la lumière. Néanmoins, malgré ces précautions, elles finissent toujours avec le temps par s'altérer plus ou moins. Elles ne sont pas complètement perdues pour cela; car, dans les officines, on peut les purifier en les soumettant à l'une des méthodes suivantes :

1° On les distille, au bain de sable, dans une cornue de verre. Il reste dans la cornue un peu d'essence colorée, mêlée à une quantité variable de matières résineuses;

2° On les distille avec de l'eau, procédé plus économique, car il donne un rendement plus considérable.

Les huiles essentielles sont très souvent falsifiées. On y ajoute frauduleusement des huiles fixes, de l'alcool, de l'essence de térébenthine, des essences de qualité inférieure, du blanc de baleine, de la gélatine, etc.

Les essences pures ne donnent pas de taches persistantes sur le papier, tandis que les huiles fixes laissent une *tache grasse* qui ne disparaît ni sous l'influence de la chaleur, ni par un lavage à l'alcool. Si l'on obtient une tache persistante, on distille le mélange avec de l'eau et l'huile fixe reste comme résidu **dans la cornue**. On peut encore ajouter une proportion convenable d'alcool, qui dissout les essences sans toucher sensiblement aux corps gras, à l'exception de l'huile de ricin.

Plusieurs procédés ont été donnés pour reconnaître l'alcool :

1° On agite le produit soupçonné dans un petit tube gradué, avec son volume d'eau, qui dissout l'alcool et diminue le volume primitivement occupé par l'essence;

2° On fait un second essai avec du chlorure de calcium sec ou de l'acétate de potassium; on chauffe quelques instants au bain-marie : le sel, en se combinant à l'alcool, vient former une couche dense à la partie inférieure du tube à expérience;

3° Righini conseille d'agiter l'essence avec son volume d'huile d'olives : l'alcool se sépare immédiatement ;

4° Lorsque les essais précédents donnent des résultats positifs, on procède à une distillation ménagée avec un peu d'eau ; on recueille ainsi l'alcool, que l'on peut sûrement reconnaître à l'aide des caractères qui ont été précédemment indiqués. Il suffit, par exemple, d'additionner le produit distillé de bicarbonate de potassium cristallisé pour isoler l'alcool à l'état de pureté, moyen toujours préférable à ceux qui ne permettent de caractériser l'alcool qu'indirectement, comme le procédé d'Oberdorffer, qui consiste à le transformer en acide acétique au moyen de la mousse de platine.

Pour reconnaître la fraude par l'essence de térébenthine, on conseille de verser quelques gouttes du mélange sur du papier et d'exposer le tout à l'air ; l'odeur de l'essence de térébenthine, qui est ordinairement la plus tenace, se fait sentir en dernier lieu.

Se basant sur ce fait que l'essence de térébenthine dissout les huiles fixes avec facilité, Méro a indiqué le moyen suivant pour déceler la fraude dans les huiles essentielles de marjolaine, de lavande, d'aspic, de sauge, d'absinthe et de menthe poivrée :

On met 3 grammes environ d'huile d'œillette dans un petit tube gradué, on y ajoute une égale quantité d'essence à essayer ; puis on agite le mélange, qui devient d'un blanc laiteux si l'essence est pure, tandis qu'il reste transparent s'il y a de l'essence de térébenthine.

Ce procédé, qui est excellent avec les essences précitées, même lorsque l'essence de térébenthine a été ajoutée aux plantes avant la distillation, n'est pas d'une application générale. Il n'est pas apte, par exemple, à faire retrouver la fraude dans les huiles volatiles de thym et de romarin. Lorsqu'il est applicable, il permet de reconnaître 10 p. 100, et même moitié moins, d'essence de térébenthine. Il est évident, du reste, que les fraudeurs n'ont aucun intérêt à descendre au-dessous de ces limites.

M. Gréville a proposé de se servir d'un papier imprégné d'acétate de plomb, auquel on fait prendre une teinte brun foncé en l'exposant aux vapeurs du sulfhydrate d'ammoniaque. On y verse une ou deux gouttes de l'essence à essayer et on chauffe légèrement : pour peu que le liquide primitif renferme de l'essence de térébenthine, il y a décoloration complète de la tache, le sulfure se transformant par oxydation en sulfate de plomb. Malheureusement les essences d'ambre, de lavande, de menthe, même parfaitement pures, donnent lieu au même phénomène, de telle sorte que cette réaction n'est pas générale.

CHAPITRE III

I. Essence d'anis et série anisique.

L'essence d'anis se prépare par distillation au moyen des fruits
d'anis (*Pimpinella anisum*), à la manière des huiles volatiles légères, comme l'essence de fleurs d'oranger, par exemple. Il faut
seulement avoir la précaution de tenir tiède le serpentin, afin que
le produit ne s'y fige pas.

1 kilogramme d'anis produit en moyenne 25 grammes d'essence, dont les trois quarts au moins sont formés par un produit
défini, cristallisable, à odeur d'anis, l'*anisol*. Le reste est constitué par un carbure d'hydrogène isomérique avec l'essence de
térébenthine. C'est ce mélange qui a été examiné en 1820 par
Th. de Saussure, sous le nom d'huile d'anis *commune*.

En soumettant l'essence brute à la presse entre des doubles de
papier Joseph, ce savant a obtenu une masse blanche, grenue,
susceptible d'être réduite en poudre : c'est l'huile d'anis *concrète*.

L'huile d'anis commune se fige vers 17°; elle a pour densité
0,857. Elle est très soluble dans l'alcool et dans l'éther, absorbe
jusqu'à 10 fois son volume d'ammoniaque à la température ordinaire. L'essence concrète est plus lourde que l'eau, se liquéfie en
été; exposée en couche mince à l'air, à l'état de liquide, elle absorbe en deux ans jusqu'à 156 fois son volume d'oxygène, en dégageant 26 fois son volume d'acide carbonique; ainsi oxydée, elle

ne se concrète plus par le froid et est beaucoup plus soluble dans l'alcool.

Telles sont les observations de Th. de Saussure. On voit qu'elles ne nous apprennent rien sur la nature de l'essence, si ce n'est qu'elle est formée par le mélange de deux corps, l'un liquide, l'autre solide et très fusible.

Cette étude a été reprise en 1841 par M. Cahours, qui a démontré que l'essence d'anis est formée d'un carbure d'hydrogène de la formule $C^{20}H^{16}$ et d'un composé oxygéné, l'*anéthol* que l'on, rencontre dans d'autres Ombellifères, comme le fenouil.

Pour isoler l'anéthol, on comprime l'essence brute entre des doubles de papier buvard, jusqu'à ce que le papier cesse d'être taché ; on fait subir au résidu deux ou trois cristallisations dans l'alcool à 85°. On obtient ainsi des lamelles cristallisées douées de beaucoup d'éclat, d'une odeur plus faible, mais plus agréable que celle du produit primitif, très friables, surtout à basse température, entrant en fusion à 18° et en ébullition à 222°.

L'anéthol se combine à l'acide chlorhydrique en donnant un composé cristallisable,

$$C^{20}H^{12}O^2, HCl.$$

Soumis à l'action des acides phosphorique et sulfurique, du chlorure de zinc et de plusieurs chlorures acides, il se transforme en *anisoïne*,

$$(C^{20}H^{12}O^2)^n,$$

produit polymère, fusible au-dessus de 100°, cristallisable, insoluble dans l'eau, très soluble dans l'éther.

Le chlore, le brome donnent des produits de substitution. M. Cahours a isolé les produits trisubstitués, auxquels il donna les noms de *chloranisol* et de *bromanisol*. Tandis que le premier de ces corps est liquide, le second est solide, en cristaux volumineux qui présentent beaucoup d'éclat, inodores, insolubles dans l'eau, s'altérant déjà à la température de 100°.

Mais, de toutes les réactions qui s'appliquent à l'anéthol, la plus remarquable sans contredit est celle de l'acide azotique, parce qu'elle donne lieu à des composés définis qui permettent de fixer en partie la constitution de ce singulier composé.

Traité par l'acide azotique à 1,42, l'anéthol est vivement attaqué avec dégagement de vapeurs rutilantes et formation d'un composé binitré :

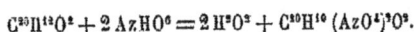

$$C^{20}H^{12}O^2 + 2\,AzHO^6 = 2\,H^2O^2 + C^{10}H^{10}\,(AzO^4)^2O^2.$$

Avec un acide moins concentré, la molécule s'oxyde régulièrement et se dédouble en deux acides qui appartiennent, l'un à la série grasse, l'acide acétique, l'autre à la série anisique, l'acide anisique :

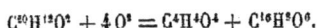

$$C^{20}H^{12}O^2 + 4\,O^2 = C^4H^4O^4 + C^{16}H^8O^6.$$

Enfin, lorsque l'acide azotique est très étendu, l'oxydation est moins profonde, et on obtient seulement, avec l'acide acétique, l'aldéhyde anisique :

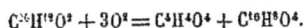

$$C^{20}H^{12}O^2 + 3\,O^2 = C^4H^4O^4 + C^{16}H^8O^4.$$

L'aldéhyde anisique, soumis à l'influence de l'hydrogène naissant, se transforme en alcool anisique :

$$C^{16}H^8O^4 + H^2 = C^{16}H^{10}O^4.$$

Ce corps, pivot fondamental de la série, s'obtient encore en traitant l'aldéhyde anisique par une solution alcoolique de potasse, conformément à l'équation suivante :

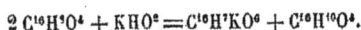

$$2\,C^{16}H^8O^4 + KHO^2 = C^{16}H^7KO^6 + C^{16}H^{10}O^4.$$

L'alcool anisique cristallise en belles aiguilles blanches, brillantes, fondant à 23°, distillant sans altération vers 250°. Sa saveur est brûlante, son odeur rappelle celle de l'anis. Sous l'influence du noir de platine et de l'acide azotique étendu, il s'oxyde aisément en formant d'abord de l'aldéhyde, puis de l'acide anisique.

L'aldéhyde anisique est liquide, d'une saveur brûlante, d'une odeur caractéristique, rappelant celle du foin. Elle bout à 253-255°; elle est peu soluble dans l'eau, se dissout facilement dans l'alcool et dans l'éther. Elle jouit de la propriété commune aux aldéhydes de former un composé cristallisable avec les bisulfites alcalins.

Le perchlorure de phosphore l'attaque en dégageant de l'acide chlorhydrique avec formation de chlorure d'anisyle;

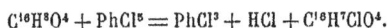

$$C^{16}H^8O^4 + PhCl^5 = PhCl^3 + HCl + C^{16}H^7ClO^4.$$

Abandonnée dans un flacon bouché avec quatre ou cinq fois son volume d'ammoniaque, elle donne naissance à des cristaux brillants qui constituent l'*anishydramide*, corps analogue à l'hydrobenzamide :

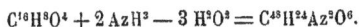

$$C^{16}H^8O^4 + 2AzH^3 - 3H^2O^2 = C^{48}H^{24}Az^2O^6.$$

Enfin, au contact de l'air, elle absorbe lentement l'oxygène et se transforme en acide anisique.

L'acide anisique, à l'état de pureté, est solide, incolore, inodore, cristallisable en longues aiguilles qui possèdent beaucoup d'éclat. Il est très peu soluble dans l'eau froide, assez soluble dans l'eau bouillante, qui le dépose par refroidissement à l'état cristallisé; il est, par contre, très soluble dans l'alcool et dans l'éther. Enfin il est volatil sans décomposition et se combine aux bases pour former des sels cristallisables.

Traité par l'acide iodhydrique, il se transforme en éther méthyliodhydrique et en *acide paraoxybenzoïque*, corps isomère avec l'acide salicylique :

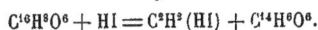

$$C^{16}H^8O^6 + HI = C^2H^3(HI) + C^{14}H^6O^6.$$

L'acide anisique est donc un éther-acide, l'acide méthylparaoxybenzoïque, isomérique avec l'éther méthylsalicylique ou essence de *Gaulteria procumbens*.

Lorsqu'on le chauffe dans une cornue avec un excès de baryte ou de chaux, il se dédouble en un nouveau corps qui a reçu le nom d'*anisol*, et en acide carbonique :

$$C^{16}H^8O^4 = C^2O^4 + C^{14}H^8O^2.$$

L'expérience a démontré que l'anisol n'est autre chose que

l'éther méthylphénique, car on peut l'obtenir en traitant le phénate de sodium par l'éther méthyliodhydrique :

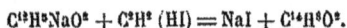

$$C^{14}H^5NaO^2 + C^2H^3 (HI) = NaI + C^{14}H^8O^2.$$

En résumé, l'essence d'anis renferme un principe cristallisable, l'anéthol, qui donne par oxydation des corps à seize équivalents de carbone constituant la série anisique.

Cette série comprend surtout trois termes fondamentaux qui sont :

L'alcool anisique.......................................	$C^{16}H^{10}O^4$.
L'aldéhyde　—	$C^{16}H^8O^4$.
L'acide　　— ....,	$C^{16}H^8O^6$.

L'acide anisique, à son tour, soumis à l'influence des alcalis, perd une molécule d'acide carbonique et donne l'anisol, qui est de l'éther méthylphénique.

L'essence d'anis naturelle, étant d'un prix élevé, est souvent falsifiée dans le commerce. On y ajoute de l'alcool; mais comme il faut que le mélange reste solide à la température ordinaire, on ajoute encore du savon et de la gélatine.

Pour déceler cette fraude, on traite l'essence par l'eau pour dissoudre le savon et la gélatine. L'eau filtrée mousse par agitation, précipite abondamment par les sels de chaux et de plomb; la gélatine est précipitée par une solution aqueuse de tanin. Enfin, l'alcool peut être isolé par une distillation ménagée.

II. Essence de girofle.

Le giroflier, *Caryophyllus aromaticus* (Myrtacées) est un arbre originaire des îles Moluques, cultivé maintenant à Bourbon, à Cayenne et dans d'autres colonies.

Il est très riche en huile essentielle que l'on retire surtout du *girofle* du commerce; celui-ci, qui porte vulgairement le nom de *clou de girofle*, est la fleur du giroflier cueillie avant que la corolle se soit détachée, alors que les pétales, encore soudés, forment une petite tête ronde au-dessus du calice.

Le girofle a été analysé au commencement du siècle par Trommsdorff, mais ce chimiste n'a pas fait connaître la nature de son huile essentielle. Lodibert y a ensuite découvert un principe cristallisable, sans saveur et sans odeur, qui a reçu le nom de *caryophylline*.

L'essence de girofle s'obtient comme l'essence de cannelle, c'est-à-dire en cohobant trois ou quatre fois le produit distillé. Le bon girofle en fournit un peu plus de la dixième partie de son poids, selon Bonastre.

L'essence de girofle est liquide, parfaitement incolore lorsqu'elle est récemment préparée, mais elle jaunit facilement à l'air et à la lumière. Sa densité est assez considérable, car elle est égale à 1,06 environ. A basse température elle abandonne une petite quantité de cristaux.

Elle a une odeur forte, aromatique, une saveur âcre, chaude et piquante. Elle est complètement soluble dans l'alcool, dans l'éther et dans l'acide acétique cristallisable. Elle est très sensible à l'action des acides sulfurique et azotique, qui l'attaquent immédiatement en la colorant en rouge. Enfin, elle est acide au papier de tournesol et donne des combinaisons cristallisées avec les alcalis, même avec l'ammoniaque.

Sa nature est complexe, car elle ne renferme pas moins de quatre substances : l'*acide eugénique* ou *eugénol*, qui en forme la masse principale, l'*eugénine*, la *caryophylline* et un *carbure d'hydrogène*.

Le carbure, isomère avec le térébenthène, est très réfringent, d'une densité de 0,918 à la température de 18°, bouillant à 142°. D'après Ettling, il ne donne pas de combinaison cristallisable avec l'acide chlorhydrique.

La caryophylline, qui existe surtout dans le girofle des Moluques, s'extrait à froid des girofles au moyen de l'alcool concentré ou même en épuisant les fleurs avec de l'éther et en agitant celui-ci avec de l'eau.

Elle forme des aiguilles soyeuses, incolores, inodores, peu solubles dans l'alcool froid, solubles à chaud dans les alcalis caustiques. L'acide sulfurique la dissout également, mais en prenant une coloration rouge. D'après Dumas elle possède la composition du camphre des Laurinées.

L'eugénine n'existe dans la fleur qu'en très petite quantité. Elle se dépose parfois dans l'eau distillée de girofle sous forme de paillettes nacrées, sans saveur, d'une légère odeur de girofle, très solubles dans l'alcool et dans l'éther. L'acide nitrique lui communique une couleur rouge sang. Elle est probablement isomérique avec le principe suivant.

L'acide eugénique est rangé par M. Berthelot dans la classe des phénols diatomiques sous le nom d'eugénol.

Pour l'isoler, on ajoute à l'essence brute une dissolution concentrée de potasse ou de soude caustique, de manière à obtenir une masse cristalline de consistance butyreuse que l'on soumet à la distillation après l'avoir étendue d'eau. La vapeur d'eau entraîne le carbure, qui vient se rassembler en couche mince à la surface du produit distillé. Le résidu, qui se prend par le refroidissement en masse cristalline, est de l'eugénate de potassium ou de sodium dont on sépare l'eugénol à l'aide d'un acide minéral ou mieux au moyen de l'acide carbonique.

Purifié par distillation, l'eugénol se présente sous forme d'un liquide incolore, oléagineux, d'une densité de 1,077 à 0. Il rougit le tournesol, possède une saveur brûlante et une forte odeur de girofle. Il bout à 247°,5 et répond à la formule $C^{20}H^{12}O^4$.

Au contact de l'air il s'altère rapidement, se résinifie; aussi convient-il de le distiller dans un courant d'acide carbonique.

Il se combine aux alcalis à la manière du phénol; comme ce dernier, il absorbe l'acide carbonique en présence du sodium pour former un acide qui est à son générateur ce que l'acide salicylique est au phénol.

Sa combinaison potassique, traitée par l'acide iodhydrique, fournit un éther méthylique analogue à l'éther méthylphénique ou anisol. Le dérivé éthylique, qui se prépare avec l'éther bromhydrique, est un liquide qui peut se polymériser en se transformant en cristaux fusibles à 125°.

L'eugénol fournit une petite quantité de vanilline par oxydation au moyen du permanganate de potassium en solution alcaline. Distillé avec de l'acide iodhydrique, il donne par réduction de l'iodure de méthyle et une résine rouge; fondu avec de la potasse caustique, il fournit de l'acide acétique et de l'acide protocatéchique.

L'essence de girofle, qui se prépare surtout en Hollande, est très souvent falsifiée. On y ajoute de l'alcool, de la teinture de girofle, des huiles fixes, de l'essence de térébenthine.

Rien de plus facile que de reconnaître l'alcool, puisqu'il suffit de saturer l'essence par de la potasse et de distiller au-dessous de 100°. La même opération peut mettre sur la voie d'une falsification par l'essence de térébenthine.

S'il s'agit d'une huile fixe, on traite par l'eau, qui précipite l'essence, tandis que l'huile vient se rassembler à la surface. On peut aussi se servir d'alcool à 80°, qui dissout l'essence et laisse l'huile fixe comme un résidu.

III. Essence d'amandes amères.
(Aldéhyde benzoïque.)

Tourteau récent d'amandes amères..............	10 kilog.
Eau................................	30 —

On réduit le tourteau en poudre, puis on le délaye dans l'eau froide de manière à obtenir un liquide bien homogène. On introduit le tout dans un alambic, on monte l'appareil et on ne commence la distillation qu'après 24 heures. On distille alors au moyen d'un courant de vapeur d'eau que l'on fait arriver au fond de la cucurbite au moyen d'un tube communiquant avec une chaudière contenant de l'eau en ébullition. Lorsque le produit distillé cesse d'être très odorant, on arrête l'opération.

On sépare l'huile volatile de l'eau aromatique; on verse celle-ci dans la cucurbite d'un petit alambic et on procède à une nouvelle distillation : au début, il se sépare une certaine quantité d'huile volatile que l'on recueille et que l'on mélange avec le produit obtenu en premier lieu.

Pettenkofer a modifié ce procédé de la manière suivante : On concasse les amandes et on les soumet à l'action de la presse pour les priver de l'huile fixe qu'elles contiennent. Les gâteaux obtenus sont broyés à l'eau bouillante, sauf $\frac{1}{8}$ environ que l'on ajoute ensuite au mélange refroidi. On laisse le tout en contact pendant 12 heures avant de procéder à la distillation. Il reste encore assez d'émulsine pour décomposer toute l'amygdaline.

Quoi qu'il en soit, une macération préalable est toujours nécessaire pour obtenir ce dernier résultat, qui se traduit par la formation de glucose, d'essence d'amandes amères et d'acide cyanhydrique aux dépens de l'amygdaline, sous la double influence de l'eau et de l'émulsine :

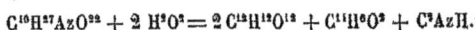

$$C^{40}H^{27}AzO^{22} + 2\,H^2O^2 = 2\,C^{12}H^{12}O^{12} + C^{14}H^6O^2 + C^2AzH.$$

La présence d'une quantité d'eau suffisante est également nécessaire, car l'expérience démontre que la réaction est entravée dans une solution aqueuse saturée d'essence. Enfin, il ne faut pas oublier que cette dernière est assez soluble dans l'eau ; aussi la redistillation de l'eau aromatique, conseillée par Boutron et Robiquet, donne-t-elle toujours un produit plus abondant.

Il résulte de ce qui précède que l'essence d'amandes amères brute ne peut être pure et qu'elle renferme nécessairement une notable quantité d'acide cyanhydrique, ce qui la rend très vénéneuse.

On a proposé de la purifier par distillation fractionnée en se basant sur la grande différence qui existe entre les points d'ébullition de l'acide cyanhydrique (26,°5) et de l'essence (179°,5); ou bien de la redistiller, après l'avoir laissée en contact avec de l'oxyde mercurique délayé dans un peu d'eau ; ou enfin de la traiter par de l'hydrate de chaux, puis de la distiller sur une solution concentrée de perchlorure de fer.

Pour l'avoir à l'état de pureté parfaite, le meilleur moyen consiste à l'agiter avec une solution concentrée de bisulfite de soude, à laver la combinaison cristalline qui en résulte avec un peu d'eau froide, avant de la décomposer par une lessive de soude caustique ; l'essence se sépare et on la rectifie après l'avoir mise en digestion avec du chlorure de calcium fondu.

L'essence d'amandes amères est alors constituée par un seul corps bien défini, le *benzylal* ou *aldéhyde benzoïque* :

$$C^{14}H^6O^2.$$

On a préparé le benzylal par synthèse au moyen du toluène. On transforme ce carbure en toluène bichloré que l'on traite ensuite par de l'oxyde mercurique :

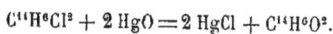

$$C^{14}H^6Cl^2 + 2\,HgO = 2\,HgCl + C^{14}H^6O^2.$$

On pourrait même le former par synthèse totale en partant des éléments : on chauffe l'acétylène, ce qui donne la benzine ; on fait réagir sur la benzine monobromée un courant d'acide carbonique en présence du sodium, ce qui fournit du benzoate de sodium :

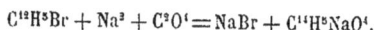

$$C^{12}H^5Br + Na^2 + C^2O^4 = NaBr + C^{14}H^5NaO^4.$$

On transforme ce sel alcalin en benzoate de chaux que l'on distille avec du formiate de chaux, selon la méthode de Piria :

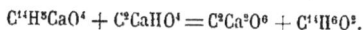

$$C^{14}H^5CaO^4 + C^2CaHO^4 = C^2Ca^2O^6 + C^{14}H^6O^2.$$

En oxydant avec précaution l'alcool cinnamique par l'acide azotique, on obtient également de l'aldéhyde benzoïque :

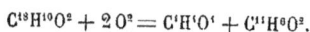

$$C^{18}H^{10}O^2 + 2\,O^2 = C^4H^4O^4 + C^{14}H^6O^2.$$

L'essence d'amandes pure est un liquide incolore, non vénéneux, d'une saveur brûlante, d'une densité de 1,05, bouillant à 179°,5.

Elle se dissout dans 30 parties d'eau ; elle est très soluble dans l'alcool et dans l'éther.

Elle est inflammable et brûle avec une flamme fuligineuse. Lorsqu'on la fait passer dans un tube chauffé au rouge et contenant de la pierre ponce, elle se dédouble en oxyde de carbone et en benzine :

$$C^{14}H^6O^2 = C^2O^2 + C^{12}H^6.$$

En présence de l'hydrogène naissant, dans de l'acide chlorhydrique étendu additionné de sodium, par exemple, elle absorbe l'hydrogène et se transforme en alcool benzylique :

$$C^{14}H^6O^2 + H^2 = C^{14}H^8O^2.$$

A air libre elle absorbe lentement l'oxygène et se convertit en acide benzoïque :

$$C^{14}H^6O^2 + O^2 = C^{14}H^6O^4.$$

Sous l'influence du chlore sec, elle donne un produit de substitution, avec formation d'acide chlorhydrique :

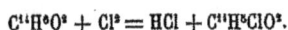

$$C^{14}H^6O^2 + Cl^2 = HCl + C^{14}H^5ClO^2.$$

On connaît des combinaisons analogues avec le brome, l'iode, le cyanogène.

Le chlorure de benzoyle est peu stable et doit être considéré, non comme une combinaison de chlore avec un radical hypothétique, mais comme résultant de l'union de l'acide benzoïque avec l'acide chlorhydrique, moins les éléments de l'eau; de fait, sous l'influence de ce dernier liquide on reproduit les deux générateurs :

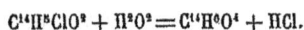

$$C^{14}H^5ClO^2 + H^2O^2 = C^{14}H^6O^4 + HCl.$$

Lorsque l'on fait réagir sur l'aldéhyde benzoïque une dissolution alcoolique de potasse caustique, elle se change en benzoate et en alcool benzylique :

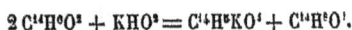

$$2\ C^{14}H^6O^2 + KHO^2 = C^{14}H^5KO^4 + C^{14}H^8O^2.$$

Avec une solution aqueuse on obtient seulement un benzoate alcalin :

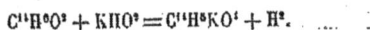

$$C^{14}H^6O^2 + KHO^2 = C^{14}H^5KO^4 + H^2.$$

Le cyanure de potassium, dissous dans l'alcool, jouit de la curieuse propriété de la polymériser et de la transformer en *benzoïne*, corps cristallisable qui ne fond qu'à 120°.

Abandonnée pendant quelques jours avec de l'ammoniaque aqueuse, elle forme de l'*hydrobenzamide*; avec de l'ammoniaque alcoolique, de l'*amarine*. Enfin, le perchlorure de phosphore la transforme en chlorobenzol, et l'acide sulfhydrique en hydrure de sulfobenzyle.

L'essence d'amandes amères est souvent falsifiée, soit avec de l'alcool, soit avec de la nitrobenzine ou essence de mirbane.

L'alcool se reconnaît aisément par les moyens ordinaires.

Pour déceler la nitrobenzine, on chauffe graduellement dans un tube à essai deux ou trois grammes d'essence avec un peu de potasse caustique solide : le mélange prend seulement une couleur jaune, si l'essence est pure, et une coloration rouge brun s'il y a de la nitrobenzine (Bourgoin).

Pour doser quantitativement la nitrobenzine, j'ai conseillé la marche suivante : on ajoute à un poids déterminé d'essence, 15 grammes par exemple, une solution concentrée de bisulfite de soude; on agite, puis on ajoute de l'éther et on agite de nouveau; l'éther décanté laisse à l'évaporation la nitrobenzine, que l'on pèse dans une petite capsule tarée.

Rien de plus simple maintenant que de s'assurer de la nature de ce résidu. On en met quelques gouttes dans une petite cornue avec de la limaille de fer et de l'acide acétique; on distille, on sature le produit distillé avec un peu de chaux éteinte et on ajoute dans le liquide filtré une solution étendue d'hypochlorite de soude : la nitrobenzine, sous l'influence de l'hydrogène naissant, se convertit en aniline qui prend une coloration bleue caractéristique dès qu'elle est en contact avec l'hypochlorite.

IV. Essence de roses.

L'essence de Roses s'extrait des pétales de roses pâles, *R. Centifolia, Moschata, Sempervirens,* etc.

Pour l'obtenir, on distille des fleurs fraîches, 10 kilogrammes par exemple, avec de l'eau, de manière à recueillir 20 à 25 kilogrammes d'eau de rose ; on redistille cette dernière et on reçoit le produit dans un flacon à col étroit : il se sépare dans ce dernier une petite couche huileuse qui n'est autre chose que l'essence de roses.

Sa composition est encore peu connue. On sait seulement qu'elle est formée d'un principe solide et d'une huile oxygénée.

Le principe solide est un carbure d'hydrogène qui paraît appar-

tenir à la série des carbures éthyléniques. Il fond vers 35° ; il est
très peu soluble dans l'alcool froid, très soluble dans l'éther et
le chloroforme, insoluble dans la potasse et dans l'ammoniaque.

L'étude du principe oxygéné est encore à faire.

L'essence de roses se présente sous forme d'une masse butyreuse composée de feuillets transparents, cristallins. Son point
de fusion est variable suivant la provenance : recueillie en Angleterre ou dans le nord de la France, elle fond au voisinage de
30° et elle contient environ la moitié de son poids de carbure
d'hydrogène ; préparée dans le Midi, elle fond vers 21-23°, tandis
que celle qui nous vient de Turquie, laquelle ne contient guère
que 7 à 8 p. 100 de stéaroptène, fond entre 16° et 18°.

L'essence de roses est d'un prix très élevé ; aussi est-elle souvent falsifiée.

La fraude la plus commune consiste dans l'addition d'essence
de *Pélargonium* ou de *Géranium*, appelée encore essence de *rose
d'Afrique, essence de bois de Rhodes,* que l'on ajoute avant ou
après la distillation.

Pour reconnaître la fraude, on examine le point de fusion dans
un très petit tube à essai ou mieux dans un petit flacon ; l'essence pure doit se solidifier en dix minutes dans un bain d'eau
maintenu à la température de 15°.

A la chaleur de la main, la masse solide et transparente se liquéfie lentement en présentant jusqu'à la fin des paillettes cristallisées. Est-elle additionnée d'essence de géranium, dès qu'elle
commence à se liquéfier elle s'empâte, présente l'aspect d'une
bouillie épaisse, et non celui d'une substance cristalline. Il y a
également absence d'apparence cristalline lorsque la fraude est
due à de l'acide stéarique.

Guibourt a préconisé, pour arriver au même but, des essais par
l'acide sulfurique concentré, la vapeur d'iode et la vapeur nitreuse, réactifs qui n'altèrent pas sensiblement l'essence de rose
dans son odeur et dans sa couleur, mais qui donnent, selon lui,
des colorations brunes avec les essences de géranium et de bois
de Rhodes.

CHAPITRE IV

ALCOOLATS

Les *alcoolats* sont des médicaments que l'on prépare en distillant l'alcool sur une ou plusieurs substances médicamenteuses. Ils sont dits *simples* dans le premier cas, *composés* dans le second.

Autrefois ces préparations, qui étaient plus usitées et beaucoup plus nombreuses qu'aujourd'hui, portaient les noms les plus divers : *Esprits, Baumes, Eaux, Essences, Quintessences, Gouttes, Élixirs*, etc., noms qui ont été également appliqués aux teintures alcooliques. Ces dénominations, ordinairement inexactes, sont au moins inutiles. Le mot *alcoolat* suffit et doit être seul employé.

Pour les obtenir, on se sert d'alcool pur, mais à différents degrés de concentration. Comme pour les alcoolés, le codex de 1866 prescrit les trois degrés suivants :

$$90° — 80° — 60°.$$

L'alcool très concentré ne sert guère que pour l'eau de Cologne, et l'alcool faible pour l'eau vulnéraire spiritueuse; l'alcool à 80° entre dans la préparation de tous les alcoolats simples et dans celle de la plupart des alcoolats composés. Il ne faut pas oublier qu'il bout à une température d'autant plus basse qu'il est plus concentré, et que, d'autre part, les huiles volatiles ont un point d'ébullition élevé ; aussi, dans beaucoup d'alcoolats simples, comme dans ceux de Romarin, de Menthe, de Lavande, et en gé-

néral de toutes les Labiées, prescrit-on l'addition de l'eau distillée correspondante, afin de favoriser le passage des essences à la
distillation et d'obtenir des produits plus chargés.

Les substances médicamenteuses sont employées à l'état frais,
parce qu'elles sont alors plus aromatiques. On y fait entrer cependant quelques matières sèches, notamment les produits exotiques.

Rien n'est plus varié que la nature des matériaux qui forment
la base des alcoolats. On y fait entrer des feuilles, des fleurs, des
fruits, des écorces, des racines, des substances résineuses, des
sels et même des substances animales. Baumé a fait observer avec
raison qu'il convient de supprimer toutes celles qui ne peuvent
rien fournir à la distillation. Toutefois il faut remarquer que
telle substance inerte par elle-même peut donner naissance, à la
suite d'une double décomposition, à un produit volatil. Dans l'alcoolat aromatique de Sylvius, par exemple, le carbonate de potassium, corps fixe, donne, en réagissant sur le sel ammoniac, du
carbonate d'ammoniaque qui passe à la distillation.

Les règles à suivre pour préparer les alcoolats sont très simples.

D'abord, les substances doivent être convenablement divisées,
à l'exception toutefois des fruits charnus et des plantes à tissu délicat, comme les fleurs ; ensuite, il faut toujours procéder par une
macération préalable qui peut être prolongée pendant une semaine, mais qui est en moyenne de quatre jours ; enfin, la distillation doit être faite au bain-marie, pour éviter toute odeur
empyreumatique.

Tantôt on retire toute la partie spiritueuse, comme dans les
alcoolats d'anis, d'orange, de cannelle, etc. ; tantôt seulement les
5/6 de l'alcool prescrit, pour les alcoolats des Labiées, par exemple ; ou même seulement les 2/3, comme l'indique le Codex dans
l'alcoolat vulnéraire.

En vue d'avoir des médicaments plus chargés, on a proposé la
cohobation, c'est-à-dire de redistiller le produit sur de nouvelles
plantes ; mais cette modification n'a pas été adoptée.

Lachambre (de Dieppe) préconise un autre moyen : après avoir
retiré les quatre cinquièmes de l'alcool, il ajoute de l'eau au résidu ; il distille de manière à obtenir un hydrolat laiteux qu'il

ajoute par petites parties au produit obtenu en premier lieu, tant que la transparence n'est pas troublée.

Pour les plantes à odeur fugace, comme le seringa, le jasmin, la tubéreuse, l'héliotrope, qui ne cèdent presque rien à la distillation, on a imaginé des méthodes spéciales pour amener la dissolution des principes odorants dans l'alcool.

On amoncelle des fleurs que l'on sépare par couches au moyen d'étoffes de laine imprégnées d'huile d'olive ou de lin; on comprime légèrement la masse. Toutes les vingt-quatre heures on renouvelle les fleurs, jusqu'à ce que l'huile soit suffisamment chargée; on lave alors les étoffes avec de l'alcool et on soumet celui-ci à la distillation.

Guibourt préfère exposer le produit à l'action d'un mélange réfrigérant; l'huile se solidifie, se précipite au fond du flacon, tandis que l'alcool qui surnage est simplement décanté. On a aussi proposé de se servir d'étoffes imprégnées d'un mucilage de gomme, puis de traiter par de l'alcool le mucilage chargé d'huile essentielle; celle-ci se dissout dans le menstrue, tandis que celle-là se précipite.

Les Indiens, pour obtenir des essences, des huiles odorantes ou des préparations analogues aux alcoolats, disposent sur un lit de fleurs des semences de *tel* ou de *sésame;* ils alternent ainsi les couches et recouvrent le tout d'une toile qui permet de comprimer la masse. Ils renouvellent les fleurs en conservant les mêmes semences qui finissent par se gonfler; lorsqu'elles sont suffisamment chargées, ils en expriment l'huile aromatique, qui peut être employée en nature ou traitée par l'alcool.

D'après leur mode même de préparation, les alcoolats sont incolores et transparents; leur odeur est plus ou moins agréable, moins prononcée toutefois que celle des hydrolats correspondants.

Bien que préparés au bain-marie, ils ne présentent pas de suite la suavité qu'ils acquièrent plus tard. Pour les vieillir en quelque sorte, on a proposé l'application du froid, mais il est encore préférable de les conserver pendant quelque temps avant de les utiliser.

Les alcoolats sont peu chargés de principes médicamenteux. Ils renferment surtout des huiles essentielles; parfois des acides organiques, comme l'acide formique dans l'eau de Magnanimité ; ou encore des matières salines, comme le carbonate d'ammoniaque dans l'esprit de Sylvius.

Ce sont des préparations qui se conservent bien, à la condition toutefois de les renfermer dans des flacons bien bouchés, à l'abri de la lumière, afin d'éviter d'une part l'acétification de l'alcool, de l'autre l'altération des huiles essentielles.

Les alcoolats simples les plus usités sont ceux d'Orange, de Romarin, de Cannelle et d'Anis.

Parmi les alcoolats composés, citons : l'alcoolat Vulnéraire ou eau Vulnéraire spiritueuse ; l'alcoolat de Cochléaria ou Esprit de Cochléaria ; le baume de Fioraventi ; l'alcoolat de Mélisse, vulgairement *Eau de Mélisse des Carmes*; l'alcoolat aromatique ammoniacal et l'eau de Cologne.

I. Alcoolats simples

ALCOOLAT D'ÉCORCES D'ORANGE.
Esprit d'orange

Zestes frais d'orange...................... 1000 grammes
Alcool à 80°...... .... 6000 —

Après deux jours de macération on distille au bain-marie, de manière à retirer toute la partie spiritueuse.

ALCOOLAT DE ROMARIN
Esprit de Romarin

Feuilles récentes de romarin................. 1000 grammes
Alcool à 80° .... 3000 —
Eau distillée de romarin.................... 1000 —

On fait macérer pendant quatre jours et on distille au bain-marie jusqu'à ce qu'on ait obtenu :

Alcoolat de romarin...................... 2500 grammes

On prépare de la même manière les alcoolats ou esprits de :

Basilic   Menthe crépue
Hysope   Menthe poivrée

Lavande	Pouliot
Marjolaine	Sauge
Mélisse	Thym, etc.

Ainsi que ceux de toutes les autres Labiées et des plantes aromatiques analogues.

ALCOOLAT DE CANNELLE
Esprit de cannelle.

Cannelle de Ceylan......................	1000 grammes
Alcool à 80°...............................	8000 —

On réduit la cannelle en poudre grossière; on la fait macérer dans l'alcool pendant quatre jours, puis on distille au bain-marie, de manière à retirer toute la partie spiritueuse.

On opère de la même manière avec les produits suivants :

Angélique	Bois de Rhodes	Macis
Acore	Genièvre	Muscades
Badiane	Girofle	Sassafras

ALCOOLAT D'ANIS
Esprit d'anis

Seminoïdes d'anis....	1000 grammes
Alcool à 80°...............................	8000 —

Après deux jours de macération, on distille au bain-marie et on retire presque la totalité de l'alcool employé.

On prépare semblablement les alcoolats ou esprits de :

Carvi	Fenouil
Coriandre	Piment

et des autres fruits des Ombellifères.

L'alcoolat d'anis composé se prépare avec parties égales de fruits d'anis et d'angélique (Lond.)

II. Alcoolats composés

ALCOOLAT DE COCHLÉARIA
Esprit ardent de Cochléaria

Feuilles fraîches de Cochléaria..:.......... ...	3000 grammes
Racines fraîches de Raifort..................	1000 —
Alcool à 80°...............................	3500 —

On pile le cochléaria avec le raifort coupé en tranches minces; on met le tout avec l'alcool dans un bain-marie; après deux jours de macération, on recueille par distillation :

Alcoolat de Cochléaria...................... 3000 grammes.

Ce médicament est caractérisé par la présence d'huiles volatiles sulfurées. Chose curieuse, ces huiles ne préexistent pas dans les végétaux antiscorbutiques, mais se développent seulement au contact de l'eau. De là la nécessité de se servir de plantes fraîches, de les contuser convenablement et de faire une macération préalable avant de distiller. En négligeant ces précautions, on s'expose à obtenir un médicament à peu près inerte.

Il se dépose parfois, dans l'alcoolat de cochléaria, un stéaroptène inodore, à saveur brûlante, répandant sous l'action de la chaleur une forte odeur de raifort. Baumé y a observé un dépôt de soufre et Lepage, plus récemment, a fait la même remarque. Mais ce fait ne nous éclaire en rien sur la véritable nature de huiles essentielles.

Le cochléaria, *Cochlearia officinalis*, fournit, lorsqu'on le pile, une petite quantité d'essence sulfurée qui a été étudiée par W. Hoffmann.

D'après ce savant, elle est différente de l'essence de moutarde, avec laquelle elle a été confondue. Elle bout à 161-163°, donne avec l'ammoniaque de beaux cristaux d'une thiosinnamine qui fond à 134°, soluble dans l'alcool et dans l'éther. D'après son analyse, aussi que celle de son dérivé ammoniacal, elle représente l'essence de moutarde de la série butylique :

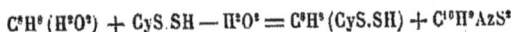

$$C^8H^8(H^2O^2) + CyS.SH - H^2O^2 = C^8H^8(CyS.SH) + C^{10}H^9AzS^2$$

Comme il existe quatre alcools butyliques isomères, il fallait établir par expérience auquel de ces corps correspond l'essence de cochléaria.

Ce n'est pas à l'alcool isobutylique, car la thiosinnamine isobutylique fond à 97°:

La butylamine normale, dérivée de l'alcool butylique normal de Liébon et rossi, donne une thiosinnamine fusible à 79.

L'alcool butylique tertiaire ou *triméthylcarbinol* ne peut être transformé en amine, ni à l'aide d'un cyanate, ni par l'action de l'ammoniaque alcoolique.

Mais la synthèse devient possible lorsqu'on prend pour point de départ l'alcool butylique secondaire. L'iodure de cet alcool est préparé à l'aide de l'érythrite, d'après le procédé de Luynes, puis transformé en butylamine secondaire.

L'*essence de moutarde butylique secondaire*, qui dérive de cette dernière, bout vers 160°, donne une thiosinnamine qui fond vers 133° et possède enfin l'odeur de l'essence de cochléaria; celle-ci est donc bien l'essence de moutarde de l'alcool butylique secondaire.

Quant à l'*essence de Raifort*, on admet qu'elle est identique avec l'essence de moutarde, qui est, comme on sait, l'éther allylsulfocyanique :

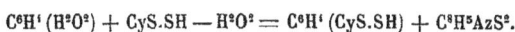

$$C^6H^4(H^2O^2) + CyS.SH - H^2O^2 = C^6H^4(CyS.SH) + C^8H^5AzS^2.$$

C'est ce qui explique pourquoi Lepage a pu, non sans raison, proposer la racine de Raifort comme succédané de la moutarde noire.

ALCOOLAT DE FIORAVENTI

Térébenthine du Mélèze..	500 grammes	
Résine élemi, Tacamaque, succin, styrax, Galbanum, Myrrhe, B. de laurier āā	100	—
Aloès. — Racines de Galanga, de Gingembre et de Zédoaire. — Cannelle de Ceylan. — Girofle. — Muscades. — Feuilles de Dictame de Crète āā.	50	—
Alcool à 80°	3000	—

On réduit en poudre grossière les racines, ainsi que la cannelle, les girofles, les muscades et les baies de laurier ; on laisse macérer ces substances dans l'alcool pendant quatre jours; on ajoute ensuite le succin pulvérisé, les résines, les gommes-résines, le styrax et la térébenthine; après deux jours de contact on distille au bain-marie, jusqu'à ce que l'on ait obtenu : .

Alcoolat de Fioraventi................... 2500 grammes.

Fioraventi, l'inventeur de ce remède, effectuait l'opération dans une cornue. Après avoir retiré toute la partie spiritueuse, il augmentait le feu, ce qui lui donnait alors un liquide huileux, citrin, constituant son *baume huileux*; puis, élevant encore la température, il obtenait une huile brune formant son *baume noir*. Ces deux derniers produits sont maintenant inusités.

En réduisant l'opération à sa première partie, comme l'indique le Codex, il reste encore l'inconvénient du nettoyage de l'alambic, notamment du bain-marie, dans lequel restent comme résidu des matières résineuses fort adhérentes dont on ne peut guère se débarrasser qu'en recourant à l'étamage du vase. Pour éviter ces désagréments, Mayet a proposé de coller dans le bain-marie une feuille de papier, mais ce moyen n'est pas toujours très efficace. Si on colle deux feuilles de papier au lieu d'une, on s'expose à entraver la distillation, même lorsque l'eau de l'alambic est en pleine ébullition, effet dû évidemment au peu de conductibilité de la double feuille de papier. Mais si, sans démonter l'appareil, on introduit une tige de fer par la tubulure supérieure du chapiteau, de manière à détacher un lambeau de papier, la distillation s'accomplit alors avec sa régularité ordinaire.

EAU DE COLOGNE

Huiles volatiles de Bergamote........... ⎞		
— de citron............... ⎬ aa	100 grammes	
— de cédrat............... ⎠		
— de lavande .... ⎞		
— de fleurs d'oranger...... ⎬ aa	50 —	
— de romarin............. ⎠		
— de cannelle.................	25 —	
Alcoolat de romarin.....................	1000 —	
— de mélisse composé..............	1500 —	
Alcool à 90°...........................	12000 —	

On fait dissoudre les huiles essentielles dans l'alcool, on ajoute les deux alcoolats et on laisse en contact pendant 8 jours. On distille au bain-marie, jusqu'à ce que l'on ait recueilli les quatre cinquièmes du mélange employé.

Dans beaucoup de formulaires, on supprime la distillation et on dissout simplement les essences dans l'alcool; mais, outre que la préparation est plus ou moins colorée, elle est toujours beaucoup moins suave.

Depuis J.-M. Farina, on peut dire que les formules qui ont été données de cette préparation ont varié à l'infini, ce qui, en somme, a peu d'importance, puisque cet alcoolat n'est guère usité que pour la toilette.

MÉDICAMENTS OBTENUS PAR ÉVAPORATION

CHAPITRE PREMIER

DES EXTRAITS

DÉFINITION. — PROCÉDÉS D'ÉVAPORATION. — EXTRAITS DANS LE VIDE.
CONSERVATION. — CLASSIFICATION

Les extraits sont des médicaments officinaux qui résultent de l'évaporation en consistance molle, ferme ou sèche, d'un liquide chargé de principes médicamenteux.

On les définissait autrefois : *de l'extractif* amené à un grand état de concentration.

Admis en 1787 comme un principe spécial par Fourcroy, l'extractif, en temps que principe immédiat, a été mis en doute par Vauquelin. Dès l'année 1812 Chevreul a fait voir que le prétendu extractif du pastel renfermait au moins trois substances distinctes : un acide organique, une matière colorante jaune et une matière organique azotée.

En 1814, la Société de pharmacie de Paris affecta le prix Parmentier à la solution de cette question : L'extractif existe-t-il? Le prix ne fut pas remporté, et on continua à considérer l'extractif comme un principe particulier que l'on pouvait préparer de la manière suivante : évaporer le suc d'une plante à siccité; reprendre cet extrait par de l'alcool rectifié et traiter l'extrait alcoolique par de l'éther, afin d'enlever les matières grasses et résineuses, le résidu insoluble dans ce dernier véhicule constituant l'extractif à l'état de pureté.

On sait maintenant que l'extractif des anciens chimistes est un mélange variable de plusieurs principes immédiats accompagnés de substances plus ou moins altérées par l'action de l'air et de la lumière, comme l'albumine végétale, les tanins, les matières colorantes, différents glucosides, etc. Le mot *extractif* est donc impropre et doit être rayé de la science. Il en est de même de *l'extractif oxygène* ou *apothème* de Berzelius, qui n'est qu'un mélange de matières organiques plus ou moins profondément altérées. En effet, pendant l'évaporation des liqueurs chargées de principes médicamenteux, ceux-ci absorbent de l'oxygène et dégagent de l'acide carbonique, suivant l'ancienne observation de Th. de Saussure; il y a en outre formation d'eau, et on obtient en dernière analyse, malgré la perte d'une petite quantité de carbone, un résidu plus carboné que le mélange primitif, une partie de l'oxygène de ce dernier ayant concouru directement à la formation de l'eau et du gaz carbonique. Ces altérations, qui sont surtout prononcées à l'ébullition, doivent être évitées autant que possible; aussi, dans la préparation des extraits convient-il de se conformer aux deux préceptes suivants :

1° Obtenir des liqueurs concentrées;

2° Évaporer rapidement, à une température inférieure à l'ébullition.

Autrefois l'évaporation était faite à feu nu et à l'ébullition, procédé défectueux qui fournissait des extraits noirs, plus ou moins profondément altérés. Cette circonstance n'avait pas échappé à Virey, car ce pharmacologiste assure que les extraits faits à l'ébullition avec la belladone, le rhus radicans, l'aconit et même la ciguë, sont à peu près inertes; aussi donne-t-il le conseil de procéder à l'évaporation dans le bain-marie d'un alambic.

Aujourd'hui les extraits sont obtenus par des méthodes diverses : au bain-marie, à feu nu par la méthode de Storck, à l'étuve sur des assiettes, et enfin dans le vide.

Un moyen très simple et très convenable est celui-ci : On se sert d'une bassine en cuivre (fig. 71) dans laquelle entre exactement une autre bassine en étain ou en cuivre étamé. La première contient de l'eau que l'on porte à l'ébullition, une petite ouverture donnant passage à la vapeur; la seconde reçoit le liquide médi-

camenteux, que l'on doit agiter constamment, afin de hâter l'évaporation.

Ce procédé, qui est excellent lorsque l'on opère sur de petites
quantités de liquide, serait d'une application difficile en grand.
On peut cependant y recourir, comme l'a fait Soubeiran à la Pharmacie centrale, en faisant tourner dans le liquide des palettes en
bois qui entretiennent une agitation continuelle. Ces palettes sont
mises en mouvement par un petit manège ou par une machine à
ressort.

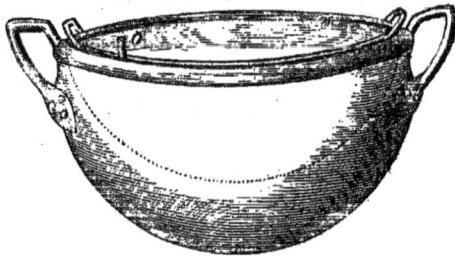

FIG. 71.

Il faut remarquer que, par ce moyen, on n'est pas à l'abri de
toute altération ; mais l'expérience a démontré qu'on ne fait
éprouver aux substances que de faibles modifications. Au surplus,
lorsque les liqueurs sont concentrées aux trois quarts environ, on
laisse se former un dépôt que l'on sépare par décantation ou par
filtration ; on achève ensuite l'opération jusqu'en consistance
convenable.

Ce procédé est certainement préférable à celui de Storck, qui
consiste à faire l'évaporation à feu nu dans une grande bassine
placée sur un petit fourneau. Malgré cette double précaution, qui
a pour but de ménager la température et d'éviter l'ébullition, le
procédé d'évaporation au bain-marie est plus sûr et doit être
préféré.

Virey et Berzelius ont conseillé de faire l'évaporation dans le
bain-marie d'un alambic. Il est certain qu'on évite par là l'action
oxydante de l'air ; mais le procédé est incommode, et c'est sans
doute pour cette raison qu'il n'a pas été généralement adopté.

Cependant il est prescrit par quelques pharmacopées, notamment par celle de Lisbonne.

L'évaporation à l'étuve se fait en exposant le liquide en couches minces sur des assiettes peu profondes. La température de l'étuve, dont l'air doit se renouveler constamment, est portée entre 35° et 40°, de manière à terminer l'opération en 24 heures, 36 heures tout au plus; on détache l'extrait, que l'on renferme dans de petits flacons secs et bien bouchés.

Ce mode opératoire est excellent. Il est surtout appliqué à la préparation des extraits de sucs non dépurés et aux extraits secs. Pour faciliter l'opération, on a conseillé de remplacer les assiettes par des plaques de fer blanc relevées sur les bords; lorsque l'extrait est sec, on le détache en tordant légèrement les plaques.

Dans l'industrie on exécute cette opération sur de larges surfaces, au moyen d'appareils qui ont été imaginés en premier lieu par B. Derosne.

L'évaporation dans le vide réunit bien les conditions les plus convenables pour éviter toute décomposition : évaporation rapide à basse température et en dehors du contact de l'air.

Huraut a proposé de se servir simplement de l'alambic modifié par Soubeiran pour obtenir les eaux distillées à la vapeur. Seulement le tube qui amène la vapeur, au lieu de se terminer au fond du bain-marie, se relève verticalement et est assez long pour que son extrémité soit placée au-dessus du liquide à évaporer. Les premières vapeurs chassent l'air de l'appareil; on ferme alors le robinet qui amène ces vapeurs et on procède à l'évaporation au bain-marie, à la manière ordinaire, comme dans la préparation des alcoolats. Il va sans dire que toutes les jointures de l'appareil doivent être parfaitement lutées, résultat qui est obtenu au moyen du mélange suivant : on ajoute à du caoutchouc la quinzième partie de son poids de cire et on incorpore dans la masse fondue quantité suffisante de chaux pulvérisée.

En 1849, Granval de Reims a proposé un appareil spécial qui se compose de deux vases ovoïdes d'une capacité totale de 30 litres environ.

Celui qui doit contenir l'extrait, de 7 à 8 litres seulement, est

formé de deux parties qui s'appliquent exactement l'une sur
l'autre au moyen d'écrous. Il est muni de trois tubulures : l'une
qui porte un entonnoir à robinet, l'autre un tube de communication avec le deuxième vase, enfin la troisième qui peut être exactement fermée à l'aide d'un bouchon de cuivre à vis.

Le second vase fait fonction de réfrigérant. Il porte seulement
deux tubulures, l'une à laquelle on adapte le tube à communication, l'autre qui se ferme avec un bouchon de cuivre à vis. Pour se
servir de cet appareil on verse quelques litres d'eau dans chaque
vase et on porte à l'ébullition, de manière à chasser l'air par la
vapeur ; on ferme alors la tubulure du petit vase ; on enlève, à
l'aide d'un siphon, l'eau du grand vase, que l'on ferme ensuite
exactement. On répète la même opération sur le petit vase, dans
lequel on introduit alors avec précaution la solution médicamenteuse à l'aide du robinet à vis, de manière à éviter la rentrée de
l'air ; on le dispose sur un bain-marie qui maintient la température entre 35° et 45°, tandis que l'on fait tomber un courant d'eau
froide sur le réfrigérant. La distillation commence immédiatement et on la continue jusqu'à ce que l'évaporation soit terminée.

D'après Granval :

1° Les extraits préparés dans le vide sont plus actifs que ceux
qui sont obtenus au contact de l'air ;

2° Ils ont toujours une composition constante, et par suite une
action physiologique également constante.

S'appuyant sur les mêmes principes, Soubeiran et Gobley ont
fait construire un appareil analogue, capable de tenir le vide, ce
qui leur a permis d'étudier comparativement quelques extraits
préparés dans le vide avec ceux qui sont obtenus par la méthode
ordinaire, c'est-à-dire au bain-marie. Des essais qui ont été faits,
il résulte que les derniers ont une efficacité à peu près semblable
à ceux qui sont obtenus dans le vide, qu'il n'y a lieu de faire d'exceptions que pour les extraits dont les principes actifs sont très
volatils ou très altérables, comme le Rhus radicans, l'Anémone
pulsatile.

Les extraits dans le vide ne peuvent guère être obtenus qu'à
l'état de siccité parfaite, ce qui constitue en leur faveur un avantage au point de vue du dosage ; mais il faut remarquer que ces

extraits sont très hygrométriques et que l'on ne peut conserver leur consistance qu'avec de grandes précautions.

Dans la pratique ordinaire, les extraits sont amenés en consistance *molle, ferme* ou *sèche*.

On prépare des extraits *mous* avec la ciguë, la belladone, la jusquiame, la digitale, la rhubarbe, la gentiane, etc. On donne une consistance *pilulaire* aux extraits de quinquina jaune, de gaïac, d'opium, de réglisse, de fiel de bœuf, de fève de Calabar, tandis que l'on prépare un extrait *sec* avec du quinquina gris.

On a cherché à généraliser cette forme sèche des extraits, mais s'ils offrent alors, en apparence, un dosage plus facile et plus exact, l'expérience démontre qu'ils renferment parfois beaucoup de matières insolubles qui se sont produites pendant les dernières périodes de l'évaporation. Il vaut donc mieux s'en tenir aux prescriptions du Codex, lorsque l'on n'a pas recours aux extraits préparés dans le vide.

Quant aux extraits fluides, dont on a cherché à vulgariser l'emploi depuis quelques années, je n'en dirai rien, si ce n'est qu'ils doivent être proscrits des officines.

Les quantités d'extrait fournies par les végétaux sont très variables. Tandis que les sucs retirés des plantes fraîches ne fournissent guère par kilogramme que 20 à 40 grammes de produit, les plantes sèches donnent, en moyenne, de 140 à 200 grammes. Il y a cependant quelques substances qui donnent un rendement supérieur. Exemples :

Baies de genièvre sèches	285 grammes
Digitale (alcool à 60°)	300 —
Bardane	350 —
Rhubarbe	400 —
Opium	490 —
Safran	500 —
Scammonée (alcool à 90°)	750 —

Ci-contre un tableau qui donne, en moyenne, les quantités d'extrait fournies par les substances le plus habituellement usitées en pharmacie :

TABLEAU DES QUANTITÉS D'EXTRAIT PRODUITES PAR UN KILOGRAMME
DES SUBSTANCES SUIVANTES

(Moyennes).

SUBSTANCES.	PARTIES EMPLOYÉES.	VÉHICULES	PRODUITS en grammes.
Absinthe	Sommités sèches	Eau bouillante	190
Aconit	Feuilles fraîches	Suc	40
Agaric blanc	Substances sèches	Alcool à 60°	100
Anémone pulsatile	Feuilles fraîches	Suc	27
Armoise	Feuilles sèches	Eau bouillante	200
Aunée	Racine sèche	Eau froide	213
Belladone	Feuilles fraîches	Suc	20
Bistorte	Racine	Eau froide	175
Bourrache	Feuilles sèches	Eau bouillante	95
Cainça	Racines	Alcool à 60°	200
Camomille	Fleurs sèches	Eau bouillante	225
Cantharides	Insectes secs	Éther	96
—	—	Alcool	200
Casse	Fruits	Eau froide	165
Centaurée	Sommités sèches	Eau bouillante	200
Chamœdrys		—	250
Chardon bénit	Feuilles sèches	—	190
Chicorée	Feuilles fraîches	Suc	24
Chiendent	Racines sèches	Eau froide	92
Ciguë	Feuilles fraîches	Suc dépuré	30
—	Semences	Alcool à 60°	110
Colchique	—	—	97
Colombo	Racine	—	162
Coloquinte	Fruit sec	—	150
Digitale	Feuilles sèches	Eau bouillante	250
Douce-amère	Tiges sèches	Eau froide	160
Fève de Calabar	Semences	Alcool à 80°	30
Fiel de bœuf	—	—	90
Fougère mâle	Souches sèches	Éther	90
Fumeterre	Feuilles fraîches	Suc	28
Garou	Écorces sèches	Alcool, puis éther	90
Gaïac	Bois râpé	Eau (décoction)	82
Gentiane	Racine	Eau froide	216
Grenadier	Écorce de racine sèche	Alcool à 60°	180
Houblon	Cônes secs	—	200
Ipécacuanha	Racine	—	200
Jalap	—	Alcool à 90°	90 (résine)
Jusquiame	Feuilles fraîches	Suc	24
—	Semences	Alcool à 60°	160
Laitue vireuse	Feuilles fraîches	Suc	18

TABLEAU DES QUANTITÉS D'EXTRAIT PRODUITES PAR UN KILOGRAMME
DES SUBSTANCES SUIVANTES MOYENNES.

(*Suite*).

SUBSTANCES.	PARTIES EMPLOYÉES.	VÉHICULES.	PRODUITS en grammes.
Laitue cultivée......	Feuilles fraîches......	Suc	16
Monésia	Écorce sèche.........	Eau froide..........	200
Narcisse des prés...	Fleurs sèches........	Alcool à 60°........	200
Nerprun...........	Baies...............	Suc	70
Noix vomique.......	Semences...........	Alcool à 60°........	106
Patience...........	Racine sèche........	Eau froide.........	196
Pavot blanc........	Capsules sèches......	Alcool à 60°........	150
Pissenlit...........	Feuilles fraîches.....	Suc	26
Polygala...........	Racine.............	Alcool à 60°........	160
Quassia amara......	Bois râpé...........	Eau froide.........	25
Quinquina calysaya..	Écorce.............	Alcool, puis eau.....	154
— calysaya......	—	Alcool à 60°........	270
— huanuco.......	—	Eau bouillante......	180
— —	—	Alcool à 60°........	210
— rouge.........	—	—	250
Ratanhia...........	Racine	Eau froide........	125
Réglisse...........	Racine sèche........	—	200
Rhus radicans......	Feuilles fraîches......	Suc...............	28
Rue...............	Feuilles sèches.......	Alcool à 60°........	250
Sabine	—	—	190
Salsepareille........	Racine	—	150
Saponaire..........	Racine et tige..	Eau froide..........	300
Séné	Feuilles............	Eau bouillante......	250
Stramoine..........	Feuilles fraîches......	Suc	20
—	Semences...........	Alcool à 60°........	70
Sureau	Baies..............	Suc...............	75
Trèfle d'eau........	Feuilles fraîches......	Suc...............	22
Valériane	Racine sèche........	Alcool à 60°........	100

Indépendamment de la précaution de placer les extraits dans
un endroit sec, il faut toujours les conserver dans des vases hermétiquement bouchés. Soubeiran a conseillé de recouvrir les pots
de détail d'une feuille de caoutchouc vulcanisé solidement assu-
jettie par une cordelette. M. Schaeffeule a proposé l'emploi de
flacons dont le col est coiffé d'une capsule en verre, à la manière
d'une lampe à alcool, très bon moyen qui mériterait de se vulgariser dans les officines.

Quant aux extraits de réserve, on ne saurait trop recommander de les fractionner dans plusieurs petits pots recouverts d'une feuille épaisse d'étain que l'on applique exactement sur les bords avec de la cire à cacheter, comme le veut Redwood.

Enfin, on peut utiliser les flacons de Berjot, de Caen. Dans ces vases, la fermeture est rendue hermétique par l'emploi de deux cylindres d'étain qui s'emboîtent en se vissant l'un sur l'autre; au centre du couvercle ou capsule est soudée une sorte de petite boîte cylindrique percée de trous et renfermant des morceaux de chaux vive enveloppés dans une mousseline claire. D'après les expériences de Deschamps, de Ducom et de Durozier, ces flacons sont parfaitement appropriés à la conservation des extraits qui sont mis à l'abri de l'humidité, snrtout si l'on a soin de changer de temps en temps la cartouche qui renferme la chaux vive.

Malgré toutes les précautions que l'on peut prendre, les extraits, en raison de leur nature complexe, sont d'une conservation difficile. Il en est que l'on doit renouveler tous les ans, comme ceux d'aconit, de ciguë, de belladóne, de jusquiame, de digitale. Les extraits amers et résineux sont moins altérables; tels sont ceux de gentiane, d'ipécacuanha, de rhubarbe, de valériane. Enfin quelques-uns, notamment ceux qui doivent leur activité à des alcaloïdes fixes et peu altérables, se font remarquer par une grande stabilité, comme les extraits d'opium, de quinquina, de *quassia amara*. Même ces derniers s'altèrent plus ou moins rapidement quand ils sont exposés à l'humidité dans des vases mal bouchés; il s'y développe des moisissures, des végétaux cryptogamiques qui peuvent donner lieu à de véritables fermentations.

On a proposé l'essai des extraits à l'aide de la potasse caustique, de l'acide sulfurique, d'une solution de tanin, du chloroforme, etc.; mais la composition de ces médicaments est trop compliquée pour que l'on puisse se faire, à l'aide de ces réactifs, une idée nette de leur valeur; tout au plus peut-on y parvenir lorsqu'il s'agit d'un extrait dont l'alcaloïde est facilement dosable, comme l'extrait de quinquina. Tout pharmacien consciencieux devra donc lui-même préparer les extraits et ne pas hésiter à rejeter ceux qui lui paraîtraient présenter quelque altération manifeste.

Les anciens n'employaient qu'un petit nombre d'extraits; ce nombre était déjà assez considérable du temps de Baumé; depuis cette époque, il a augmenté progressivement. Avec une même plante, on est arrivé à faire trois ou quatre préparations différentes : extraits avec le suc dépuré ou non, extraits aqueux et alcooliques. Un certain nombre de ces extraits ont été supprimés en 1866 par le formulaire légal; en outre, quelques-uns sont peu usités, par suite de l'emploi à peu près exclusif de leurs principes actifs à l'état de pureté.

Comme le nombre des extraits usités est encore actuellement assez considérable, une bonne classification n'est pas à dédaigner.

Rouelle a d'abord proposé de les diviser en quatre groupes :

1o Les extraits gommeux ou mucilagineux;
2o   —   gommo-résineux;
3o   —   savonneux :
4o   —   résineux ou résines proprement dites.

La première série comprenait ceux qui ressemblaient à de la colle ou qui possédaient la propriété de se prendre en gelée par le refroidissement, comme ceux de graine de lin, de psyllium, de semences de coing, de gomme arabique, etc.

On rangeait dans la seconde ceux qui contenaient à la fois des matières gommeuses et résineuses. Exemples : les extraits de gaïac, de cascarille, de quinquina, de baies de genièvre.

Les extraits savonneux comprenaient les extraits grenus, laissant parfois cristalliser des matières salines, comme les extraits de chardon bénit, de fumeterre, de cresson, de bourrache, de buglosse, de chicorée sauvage. On admettait que les sels divisaient, atténuaient les matières résineuses, de manière à les mettre hors d'état de se séparer du principe gommeux.

Enfin les extraits *résineux* constituaient nos résines actuelles, celles de scammonée, de jalap, etc.

A ces quatre sections Baumé en ajoute une cinquième, celle des *extraits animaux;* un seul d'entre eux est encore parfois prescrit : l'extrait de fiel de bœuf.

Braconnot a imaginé une classification fondée sur la nature des principes immédiats contenus dans les extraits. Il admit trois grandes divisions :

1° Les extraits azotisés, amers ou non amers;
2°   —   hydroazotisés ;
3°   —   oxygénés, amers ou non amers.

De son côté, Recluz a proposé une autre classification chimique comprenant six classes :

Les extraits	alcaloïdés	Ex. : Ciguë, quiquina, opium.
—	résinidés	Gaïac, fiel de bœuf.
—	amaridés	Gentiane, quassia.
—	saccharidés	Réglisse.
—	osmazonés	Extrait de bouillon.
—	polydiotés	Nymphea.

Toutes ces prétendues classifications chimiques sont inacceptables, par la raison que les extraits sont des mélanges de plusieurs principes immédiats et que, par suite, un même extrait peut indifféremment faire partie de tel ou tel groupe, en admettant que ces groupes puissent être limités, ce qui est impossible.

Le mieux est de classer les extraits d'après la nature du véhicule qui sert à les préparer, ce qui conduit aux divisions suivantes :

1° Les extraits préparés avec le suc des fruits.
2°   —   —   —   plantes.
3°   —   —   l'eau.
4°   —   —   le vin.
5°   —   —   le vinaigre.
6°   —   —   l'alcool.
7°   —   —   l'éther.

Les trois premiers groupes constituent les *extraits aqueux*. On peut y joindre, comme appendice, les extraits préparés avec le vin et le vinaigre, qui sont à peu près inusités; puis viennent les *extraits alcooliques*, comprenant également ceux qui sont obtenus à la fois par l'alcool et par l'eau, ou *extraits hydro-alcooliques;* enfin, les *extraits éthérés*. On a donc les trois grandes divisions suivantes :

1° Les extraits aqueux.
2°   —   alcooliques.
3°   —   éthérés.

CHAPITRE II.

EXTRAITS AQUEUX

I. Extraits préparés avec le suc des fruits.

Les anciens pharmacologistes avaient donné le nom de *rob* ou
robub (*robb*, en arabe, sirop ou gelée de fruits) au suc dépuré
d'un fruit quelconque qui n'a pas fermenté et qui a été amené
par concentration en consistance de miel épais.

Autrefois on y ajoutait du miel; mais cette coutume était déjà
tombée en désuétude du temps de Baumé. Quelques pharmacopées
étrangères y font entrer du sucre.

On donnait le nom de *sapa* au suc ou moût de raisin épaissi en
consistance d'extrait. Le sapa était donc le rob de raisin, vulgairement connu sous le nom de *raisiné*.

Les fruits succulents renfermant naturellement à l'état de dissolution leurs principes actifs, il est donc rationnel de les employer
à l'état frais, afin d'éviter les altérations plus ou moins marquées
qui sont toujours le résultat de la dessiccation. Ainsi s'explique
l'emploi des sucs pour la préparation de quelques extraits, comme
ceux de sureau, d'hyèble, de berbéris, de mûres, de nerprun.

Leur mode de préparation est très simple : on écrase les fruits
entre les mains et on abandonne la pulpe à elle-même pendant
quelque temps, avant de la soumettre à la presse; on passe à travers une étamine et on évapore au bain-marie jusqu'en consistance d'extrait.

Baumé recommande de clarifier le suc avec le blanc d'œuf, puis de le filtrer, afin qu'il soit parfaitement limpide; sans quoi, dit-il, les robs sont grumeleux, se gonflent et fermentent avec la plus grande facilité. Lorsqu'ils sont grumeleux, il prescrit de les dissoudre dans l'eau, de les clarifier et de les filtrer de nouveau avant l'évaporation.

Le rob de nerprun figure encore au Codex.

EXTRAIT DE BAIES DE NERPRUN
Rob de Nerprun

Baies de Nerprun. .... Q. V.

On écrase les baies entre les mains et on abandonne le tout à lui-même pendant vingt-quatre heures; on soumet ensuite le mélange à la presse. Après avoir laissé déposer le suc, on le passe à travers un blanchet et on l'évapore au bain-marie jusqu'en consistance de miel épais.

D'après Baumé, les baies de nerprun fournissent environ la moitié de leur poids de suc, et celui-ci donne la dixième partie de son poids de rob; mais ce rendement est variable et d'autant plus faible que l'année est plus sèche, remarque qui s'applique également aux fruits de sureau, d'hyèble, de berbéris, etc.

Le rob de nerprun est entièrement soluble dans l'eau. Cette solution, d'un rouge pourpre, passe au vert par les alcalis et l'ammoniaque, réaction très sensible qui a été proposée par Pelletier pour caractériser les alcalis; mais certains sels, comme l'alun, produisent le même effet.

Le nerprun a des fruits d'abord verdâtres, puis rouges, et en dernier lieu d'un rouge noirâtre; c'est dans ce dernier état, d'après Dubuc, alors que la maturité est complète, qu'il convient de les récolter pour l'usage médical.

Les fruits de nerprun ont été analysés par Dubuc. Vogel admet que la couleur rouge se développe surtout sous l'influence des acides, notamment de l'acide acétique qui se forme pendant la maturation. On obtient, d'après lui, une belle solution rouge pour bocaux en prenant :

Suc de Nerprun.....................	15 grammes	
Eau distillée.................	1500	—
Acide sulfurique...................... ...	4	—

Fleury, pharmacien à Pontoise, a signalé le premier dans le nerprun un principe cristallisable, la *rhamnine*.

En 1866, Lefort, reprenant ce travail, admit dans les nerpruns l'existence de deux principes isomériques, la rhamnine et la rhamnégine. En 1868, Schutzenberger, à son tour, trouva deux rhamnines, *a* et *b*, isomériques ou formant deux homologues très rapprochés. Ce sont deux glucosides qui se dédoublent aisément en un principe commun, un sucre qui répond à la formule de la mannite, et en deux rhamnétines : l'une, la rhamnétine *a*, qui est la rhamnine de Lefort, la xanthorhamnine de Gélaty, peu soluble dans l'alcool et dans l'éther ; l'autre, la rhamnétine *b*, très soluble dans ces deux véhicules.

Aucun de ces principes n'est purgatif, de telle sorte que le principe purgatif du nerprun, le seul intéressant à connaître au point de vue médical, est encore à trouver. Un fait curieux, analogue à celui que l'on observe dans le ricin, c'est que ce principe purgatif paraît résider dans la pulpe, car on a fait l'observation que douze à quinze fruits purgent mieux que 30 grammes de suc.

II. Extraits préparés avec le suc des plantes.

Les extraits préparés avec le suc des végétaux herbacés sont en général très efficaces, parce que les sucs sont obtenus par des moyens qui n'apportent aucune modification dans les principes immédiats, à la condition, bien entendu, que l'évaporation soit faite dans des conditions convenables.

Plusieurs méthodes ont été successivement proposées pour obtenir ce dernier résultat.

1° La méthode de *Storck*, qui consiste à piler les plantes, à exprimer la pulpe entre les mains, puis à faire l'évaporation à feu nu, à une température inférieure à l'ébullition. On obtient ainsi des extraits de sucs non dépurés.

2° Le procédé de *Germain*. On sépare à l'ébullition la fécule verte, que l'on incorpore ensuite au suc lorsqu'il a été amené par évaporation en consistance sirupeuse. Parmentier a même conseillé de dessécher ce coagulum et de le pulvériser avant de l'incorporer à l'extrait, s'imaginant à tort, comme Germain, qu'il constituait la partie active du médicament.

3° *Virey,* a fait préparer des extraits de suc sous la machine pneumatique, excellente méthode en théorie, mais d'une application difficile dans la pratique. Les Solanées vireuses, par exemple, fournissent de la sorte des médicaments très actifs, d'après les expériences d'Orfila.

4° Dans le procédé de *Henry,* on étend sur des assiettes le suc non dépuré et on effectue l'évaporation à l'étuve, à une température comprise entre 35° et 45°. Ces extraits sont actifs et se conservent bien, à la condition toutefois de les renfermer dans des flacons exactement bouchés, car ils sont très hygrométriques.

5° Le codex de 1866 prescrit simplement d'évaporer au bain-marie les sucs dépurés. Il supprime par conséquent les extraits préparés avec les sucs non dépurés.

Les extraits préparés avec le suc dépuré ne renferment ni chlorophylle, ni albumine végétale, substances inertes qui augmentent inutilement la masse du médicament et qui, par leur altérabilité, facilitent sa fermentation. A la vérité, on a dit qu'en se coagulant elles entraînent dans leur précipitation une partie des principes actifs, mais le fait est douteux en lui-même ; en tout cas, son importance a été exagérée.

Quoi qu'il en soit, les extraits avec les sucs dépurés doivent toujours être délivrés à l'exclusion des autres, à moins d'indications spéciales. Tout au plus conviendrait-il de faire une exception en faveur des extraits de *Rhus radicans,* d'aconit et d'anémone, qui paraissent plus actifs quand ils sont obtenus par la méthode de Henry.

EXTRAIT DE SUC DE CIGUË

Feuilles de ciguë, à l'époque de la floraison............ Q. V.

On pile la plante dans un mortier de marbre et on exprime le suc à la presse. On coagule ce suc par la chaleur, jusqu'à ce que l'albumine végétale forme avec la chlorophylle une écume épaisse que l'on sépare. On passe, on évapore au bain-marie le suc ainsi clarifié, en l'agitant continuellement, de manière à le réduire au tiers de son volume.

On laisse déposer le liquide pendant vingt-quatre heures ; on sépare le dépôt du suc clair, que l'on évapore ensuite au bain-marie jusqu'en consistance d'extrait mou.

On prépare de la même manière les extraits avec les sucs dépurés des plantes suivantes :

Feuilles d'aconit	Feuilles de laitue vireuse.
— d'anémone pulsatile	— pissenlit.
— belladone	— rhus radicans
— chicorée	— stramoine
— fumeterre	— tréfle d'eau
— jusquiame	Brou de noix.

L'extrait de laitue, vulgairement connu sous le nom de *thridace*, se prépare d'une manière analogue avec le suc des écorces fraîches des tiges de laitue ; seulement, après avoir coagulé l'albumine et passé à travers un tissu de laine, on évapore directement le suc au bain-marie jusqu'en consistance d'extrait ferme.

III. Extraits préparés par l'intermède de l'eau.

Un grand nombre de produits de la matière médicale ne peuvent être utilisés qu'après une dessiccation préalable. De là la nécessité de se servir de plantes sèches pour préparer la plupart des extraits.

On sait que la dessiccation dissipe en partie les principes volatils, circonstance qui n'est pas ici défavorable, puisque le même résultat est obtenu pendant la préparation des extraits ; on sait aussi qu'elle détermine la coagulation de l'albumine végétale, dont les propriétés médicales sont nulles. Enfin, on a également admis qu'elle fait passer à l'état insoluble plusieurs principes gommeux et mucilagineux, fait douteux en lui-même et en tout cas d'une importance secondaire. Le seul reproche sérieux qu'on puisse lui adresser, c'est que, sous la double influence de l'air et de la chaleur, elle détermine l'altération de plusieurs principes immédiats facilement altérables, comme les tanins, les glucosides, les matières colorantes, etc. Néanmoins, il faut de toute nécessité recourir à la dessiccation, parce qu'il n'est pas possible de se procurer des végétaux frais en toute saison, parce que beaucoup d'entre eux tirent leur origine des pays étrangers, enfin parce que les plantes ne sont pas toujours suffisamment succulentes pour en extraire le suc.

Toutefois il faut rejeter l'intermède de l'eau :

1° Lorsque la substance perd par la dessiccation toute son activité, comme l'Anémone pulsatile;

2° Lorsque la quantité de principes solubles est considérable, comme le safran, l'arnica;

3° Lorsque l'on peut préparer l'extrait soit avec le suc, soit à l'aide d'un autre dissolvant qui donne un extrait plus actif.

C'est ainsi que les extraits de plantes sèches préparés avec la ciguë, la belladone, la jusquiame, le stramonium, l'aconit, etc., qui figuraient au codex de 1837, ont été supprimés dans le dernier formulaire légal. Autrefois, par exemple, on comptait quatre préparations de ciguë : les extraits avec le suc dépuré ou non, les extraits aqueux et alcoolique, préparés avec la plante sèche. Le codex de 1866 n'a conservé, avec raison, que l'extrait de suc dépuré et l'extrait alcoolique.

Les extraits préparés par l'intermède de l'eau sont obtenus :

1° *Par la méthode de Cadet*, c'est-à-dire par des macérations ou des infusions fractionnées, méthode qui s'applique au quinquina gris, à la digitale, aux baies de genièvre, à la petite centaurée, etc. ;

2° *Par lixiviation*, en ayant soin d'obtenir des liqueurs concentrées. Exemples : Gentiane, réglisse, ratanhia, saponaire, etc. Le déplacement s'effectue à froid ou à chaud suivant la nature des principes solubles ;

3° *Par décoction*. Il n'existe aujourd'hui qu'un seul extrait préparé par cette méthode : l'extrait de gaïac.

Autrefois la décoction était fort usitée, parce qu'on pensait que l'on pouvait seulement extraire par ce moyen tous les principes solubles, de manière à obtenir un rendement maximum. Cette dernière assertion est erronée. En effet, tandis que 500 grammes de racine de patience, par exemple, donnent par décoction 86 grammes d'extrait, ils fournissent 93 grammes par infusion. Et ce fait est très général, ce qu'il faut attribuer d'après Guibourt :

1° A ce que les substances astringentes se combinent à l'ébullition avec les matières amylacées, pour former un composé presque insoluble à froid ;

2° A ce que le ligneux, à la température de l'ébullition, se combine aux matières colorantes par l'effet d'une véritable teinture.

Si l'on observe, en outre, que l'ébullition tend à altérer les principes immédiats, et qu'en reprenant par l'eau froide deux extraits obtenus l'un par décoction, l'autre par infusion ou macération, on retire à peu près dans chaque cas la même quantité de principes solubles, on verra que, sous tous les rapports, il convient d'éviter la décoction.

Ces généralités posées, voici maintenant les principaux extraits qui sont préparés par l'intermède de l'eau.

1° EXTRAITS PRÉPARÉS PAR MACÉRATION

EXTRAIT DE RHUBARBE

Rhubarbe choisie et coupée en morceaux................. 1
Eau distillée froide.................................... 8

On fait macérer la rhubarbe pendant vingt-quatre heures dans cinq parties d'eau, puis on passe avec une légère expression, on filtre et on évapore immédiatement cette première liqueur jusqu'en consistance sirupeuse. On verse sur le marc le reste de l'eau prescrite et on soumet à la presse ; on filtre et on concentre le produit de cette seconde opération. On réunit les deux liqueurs ; on les évapore jusqu'en consistance d'extrait mou.

EXTRAIT DE GENIÈVRE

Baies de genièvre récemment séchées......... 1000 grammes
Eau distillée à 30°....................... 6000   —

On contuse légèrement les fruits dans un mortier de marbre, on les fait macérer dans la moitié de l'eau pendant vingt-quatre heures et on passe avec une légère expression.

On traite exactement le marc de la même manière avec le reste de l'eau. Les liqueurs sont filtrées séparément à travers une étoffe de laine. On concentre au bain-marie la première solution; on y ajoute la seconde, amenée au même état, et on évapore jusqu'en consistance d'extrait mou.

EXTRAIT D'OPIUM

Opium de Smyrne	1000 grammes
Eau distillée froide........ ....:....	12000 —

On délaye l'opium coupé en tranches minces dans les deux tiers de l'eau prescrite et on laisse macérer le tout pendant vingt-quatre heures en agitant de temps en temps; on passe et on exprime.

On verse sur le marc le reste de l'eau, on agite, et après douze heures de macération on passe avec expression.

On réunit les liqueurs, on les filtre et on les évapore au bain-marie jusqu'en consistance d'extrait mou.

On reprend cet extrait par dix fois son poids d'eau froide; on sépare par le repos les matières insolubles et on évapore cette fois jusqu'en consistance d'extrait ferme.

L'opium donne un peu moins de la moitié de son poids d'extrait.

Le *modus faciendi* adopté par le Codex mérite quelques explications.

L'eau froide dissout les alcaloïdes, qui sont à l'état de sels; à l'exception toutefois d'une partie de la narcotine, qui reste dans le marc, car elle existe surtout à l'état de liberté, et elle est d'ailleurs, comme la plupart des alcaloïdes, peu soluble dans l'eau.

Pendant la première concentration, une portion de la narcotine dissoute s'unit aux matières résineuses, de manière à constituer un produit peu soluble qui ne retient pas de morphine et qui reste en partie indissous lorsqu'on reprend l'extrait par l'eau.

En vue d'enlever complètement la narcotine, Robiquet avait proposé de ramener l'extrait d'opium en consistance sirupeuse et de l'agiter avec de l'éther qui s'empare de l'alcaloïde libre; mais cette pratique a été abandonnée. Au surplus la narcotine qui n'existe qu'en quantité insignifiante dans l'extrait du Codex, est loin de présenter les inconvénients qui lui ont été attribués par Magendie.

L'extrait d'opium contient un poids de morphine qui est sensiblement double de celui du produit ayant servi à le préparer, de telle sorte que, lorsqu'on emploie de l'opium à 10 p. 100 de morphine, l'extrait en renferme à peu près la cinquième partie de son poids.

D'après Barré, cinq centigrammes d'extrait d'opium contiennent en moyenne :

Morphine.................. 0,01
Codéine........................ 0,0004 ⎫
Narcéine................. .... 0,0003 ⎪
Thébaïne....................... 0,0002 ⎬ 1 milligramme
Narcotine....................... 0,0001 ⎭

La thébaïne seule, lorsque la dose ci-dessus est notablement dépassée, pourrait offrir de graves inconvénients, parce qu'elle représente par excellence le principe toxique de l'opium.

En remplaçant l'eau distillée par le vin, on obtient l'extrait d'opium au vin, préparation rarement employée. Il faut remarquer que cet extrait renferme les matériaux fixes du vin. Comme ces derniers augmentent assez inutilement la masse du médicament, on conçoit qu'une telle préparation soit à peu près inusitée.

Parmi les extraits acétiques, le seul dont on fasse encore quelquefois usage est l'extrait acétique d'opium de *Lalouette*, qui se prépare au moyen du vinaigre distillé.

2° EXTRAITS PRÉPARÉS PAR INFUSION

EXTRAIT DE DIGITALE

Feuilles sèches de digitale............................. 1
Eau distillée bouillante....... 8

On réduit les feuilles de digitale en poudre grossière et on les fait infuser pendant douze heures dans 6 parties d'eau; on passe avec expression à travers une toile et on laisse déposer. On traite le marc de la même manière avec le reste de l'eau.

On concentre au bain-marie la première infusion, on y ajoute la seconde après l'avoir amenée à l'état sirupeux et on évapore en consistance d'extrait mou.

On traite de la même manière les substances suivantes :

Feuilles d'armoise	Fleurs de camomille
— bourrache	Sommités d'absinthe
— chardon bénit	— petite centaurée
— séné	— chamœdrys.

EXTRAIT DE QUINQUINA

Quinquina gris huanuco...................... 1000 grammes
Eau distillée bouillante...................... 12000 —

On réduit le quinquina en poudre grossière et on le fait infuser pendant vingt-quatre heures dans les deux tiers de l'eau, en agitant de temps en temps; on passe le liquide à travers une toile et on laisse déposer; on verse sur le marc le reste de l'eau.

On concentre au bain-marie la première infusion; on y ajoute la seconde, après l'avoir amenée en consistance sirupeuse; on évapore jusqu'en consistance d'extrait mou.

Lorsqu'on ajoute de l'eau à cet extrait, de manière à le ramener à l'état de sirop épais, et qu'on évapore à l'étuve le produit sur des assiettes jusqu'à siccité, on obtient l'extrait sec de quinquina. Comme ce produit est très hygrométrique, il faut le renfermer promptement dans des flacons de petite capacité, séchés à l'avance et que l'on bouche avec soin.

On préparait autrefois l'extrait sec de quinquina par macération; il était alors connu sous le nom impropre de *sel essentiel de la Garaye*. On a ensuite préconisé l'infusion, puis la lixiviation; mais le procédé du Codex est plus simple et doit être préféré.

3° EXTRAITS PRÉPARÉS PAR LIXIVIATION

EXTRAIT DE GENTIANE

Racine de gentiane................................. 1000
Eau distillée froide....................... .... Q. S.

On réduit la racine en poudre grossière, puis on l'humecte avec la moitié de son poids d'eau. Après douze heures de contact, on introduit le mélange dans un appareil à déplacement et on lessive avec de l'eau distillée froide, en arrêtant l'écoulement aussitôt que les liqueurs passent peu concentrées; on chauffe celles-ci au bain-marie, on sépare par filtration le coagulum qui prend naissance et on évapore jusqu'en consistance d'extrait mou.

On prépare de la même manière les extraits de :

Racine d'aunée	Racine de réglisse
— bardane	— de saponaire
— bistorte	Bois de quassia amara
— chiendent	Écorce de Monésia
— patience	Tiges de douce-amère
— ratanhia	

4° EXTRAITS PRÉPARÉS PAR DÉCOCTION

L'extrait de gaïac est à peu près le seul extrait que l'on prépare encore aujourd'hui par décoction.

On fait bouillir du bois de gaïac râpé, pendant une heure, dans 9 fois son poids d'eau distillée et on passe à travers une toile. On soumet le résidu à une seconde décoction, faite également avec 9 parties d'eau. On laisse déposer pendant douze heures, on décante et on évapore jusqu'en consistance molle. Arrivé à ce point, on ajoute au produit la huitième partie environ de son poids d'alcool à 80°; on mélange exactement et on achève l'opération jusqu'en consistance d'extrait.

Pendant l'évaporation il se produit un départ formé en grande partie par de la matière résineuse, laquelle est peu soluble dans l'eau et ne peut être entraînée dans le décocté qu'à la suite d'une ébullition prolongée. Telle est la raison pour laquelle on opère ici par décoction. L'emploi de l'alcool a pour effet de répartir la résine dans toute la masse, de manière à obtenir un produit homogène.

Le bois de gaïac ne fournit guère que 3 p. 100 de son poids d'un extrait imparfaitement soluble dans l'eau, remarquable par une odeur agréable de vanille.

Une partie, dissoute dans l'ammoniaque, communique à 15 000 parties d'eau la propriété de donner par l'agitation une mousse persistante.

Extrait de fiel de bœuf

A la suite des extraits aqueux, on peut ranger l'extrait de fiel de bœuf, qui est assez rarement employé, mais qui est remarquable par sa composition.

Pour le préparer, on prend :

Vésicules biliaires de bœuf très récentes.............. Q. V.

On fait une ouverture aux vésicules, on laisse tomber la bile qu'elles contiennent sur une étoffe de laine; on recueille le liquide qui passe et on le fait évaporer à la chaleur du bain-marie jusqu'en consistance d'extrait ferme.

On sait que la bile est surtout constituée par deux principes spéciaux, les acides glycocholique et taurocholique, combinés à la soude. On y trouve, en outre, des matières grasses, des matières colorantes, de la cholestérine, principes qui font partie de l'extrait de fiel de bœuf.

Sous l'influence des alcalis :

1° L'acide glycocholique se dédouble en glycocolle et en acide cholalique;

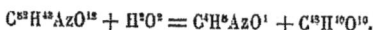

$$C^{52}H^{43}AzO^{12} + H^2O^2 = C^4H^5AzO^4 + C^{48}H^{40}O^{10}.$$

2° L'acide taurocholique fournit de la taurine et le même acide cholalique :

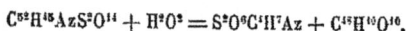

$$C^{52}H^{45}AzS^2O^{14} + H^2O^2 = S^2O^6C^4H^7Az + C^{48}H^{40}O^{10}.$$

Ces deux acides sont nettement mis en évidence par la réaction de Pettenkofer : que l'on dissolve dans un peu d'eau de l'extrait de fiel de bœuf, qu'on y ajoute quelques gouttes de sirop de sucre ou de glucose, puis de l'acide sulfurique concentré, il se développera bientôt une magnifique couleur d'un violet pourpre intense. La réaction a lieu dès que la température atteint 60° à 70°.

Les matières colorantes, qui sont encore mal connues, donnent à l'extrait sa couleur caractéristique. On les met en évidence par le réactif de Gmelin, l'acide nitrique contenant des vapeurs nitreuses; on verse dans un tube un peu d'acide et on ajoute avec précaution la solution d'extrait : on observe alors, à partir de la surface de séparation, une série de couches colorées en vert, bleu, violet, rouge ; couleurs qui disparaissent bientôt pour faire place à une teinte uniforme d'un jaune orangé. Les couches vertes et violettes sont surtout caractéristiques.

CHAPITRE III

EXTRAITS ALCOOLIQUES

L'emploi de l'alcool, dans la préparation des extraits, est indiqué dans les cas suivants :

1° Lorsque le principe actif est soluble dans l'alcool, peu ou point soluble dans l'eau. Il faut avoir égard à l'état dans lequel il existe naturellement, suivant qu'il est ou non à l'état de liberté; en effet, il peut être à peine soluble dans l'eau à l'état libre, mais s'y dissoudre facilement s'il est combiné à un autre principe. Tel est le cas des alcaloïdes dont les combinaisons salines sont, en général, solubles dans l'eau.

2° Lorsque la matière active, à la fois soluble dans les deux véhicules, est accompagnée de matières inertes, comme les matières gommeuses ou mucilagineuses, qui sont insolubles dans l'alcool.

Les extraits alcooliques présentent des avantages spéciaux : ils sont ordinairement plus actifs que les extraits aqueux correspondants; en outre, comme l'évaporation se fait nécessairement à une basse température et en partie à l'abri du contact de l'air, les chances d'altération se trouvent singulièrement diminuées; enfin ils se conservent bien, par suite de l'absence de l'albumine végétale, des matières sucrées, gommeuses et mucilagineuses, très sujettes à fermenter.

Beaucoup d'extraits alcooliques ont une belle couleur verte, par exemple ceux des Solanées vireuses, ce qui tient à la présence de la chlorophylle, qui est soluble dans l'alcool.

On se sert d'alcool à 60°, excepté pour les extraits de noix vomique et de fèves de Calabar.

On les prépare soit par *macération*, comme l'extrait de pavot blanc, soit par lixiviation. Tantôt celle-ci se fait à froid, comme pour l'extrait de quinquina calysaya; tantôt à chaud, comme dans le cas de l'extrait de fève de Calabar ; enfin la lixiviation est ordinairement précédée d'une macération ou même d'une digestion.

Parfois on reprend l'extrait alcoolique par de l'eau, ou bien on traite par l'alcool un extrait aqueux, ce qui fournit des extraits *hydro-alcooliques*. On les obtient par lixiviation ou par digestion suivant la méthode de Cadet.

1° EXTRAITS PRÉPARÉS PAR MACÉRATION

EXTRAIT DE PAVOT BLANC

Capsules de pavot blanc.................................. 1
Alcool à 60°... 8

On contuse les capsules, en ayant soin de rejeter les semences; on les fait macérer pendant dix jours dans les trois quarts de l'alcool, on passe avec expression et on filtre.

Le reste de l'alcool est versé sur le marc, et après trois jours de macération, on exprime de nouveau, puis on filtre.

Les deux teintures étant réunies, on les distille pour en retirer l'alcool. Il ne reste plus qu'à évaporer au bain-marie, en consistance d'extrait mou.

Les capsules fournissent, en moyenne, la sixième partie de leur poids d'extrait. Elles doivent être récoltées un peu avant leur entière maturité, alors qu'elles sont sur le point de passer du vert glauque au vert blanchâtre; celles qui sont cueillies trop tard, comme on les rencontre parfois dans le commerce, sont à peu près inertes et doivent être rejetées.

L'extrait de pavot blanc renferme environ huit fois moins de morphine que l'extrait d'opium, fait qui s'explique aisément, les alcaloïdes étant seulement contenus dans les sucs du latex.

On prépare de la même manière les extraits de :

Agaric blanc	Cônes de houblon
Cantharides	Safran
Colombo	Scille
Coloquinte	

EXTRAIT DE NOIX VOMIQUE

Noix vomique.............................. 1000 grammes
Alcool à 80°................................... 8000   —

On réduit la noix vomique en poudre grossière et on la fait
macérer pendant deux ou trois jours dans les trois quarts de
l'alcool. On passe avec expression et on filtre. Le marc est épuisé
par macération au moyen du reste de l'alcool; on passe, on exprime et on filtre.

Les deux liqueurs obtenues sont soumises à la distillation au
bain-marie pour en retirer toute la partie spiritueuse; le résidu
est concentré jusqu'en consistance d'extrait.

La noix vomique fournit la dixième partie de son poids d'extrait.

Autrefois on préparait avec cette substance un extrait aqueux
par décoction, mais on dissolvait beaucoup de matières mucilagineuses qui augmentaient inutilement la masse du produit. Il
vaut donc mieux recourir à l'alcool concentré, qui dissout facilement les alcaloïdes et laisse de côté une plus grande quantité de
matières inertes.

2° EXTRAITS PRÉPARÉS PAR LIXIVIATION.

EXTRAIT D'IPÉCACUANHA

Racine d'Ipécacuanha...................... 1000 grammes
Alcool à 60°....... 6000   —

La racine est pulvérisée en suivant les prescriptions du Codex;
la poudre, tassée modérément dans un appareil à déplacement,
est humectée avec une quantité d'alcool suffisante pour qu'elle en
soit pénétrée dans toutes ses parties. On ferme alors l'appareil et
on abandonne le tout à lui-même pendant douze heures.

Ce temps terminé, on rend l'écoulement libre et on lessive successivement la poudre avec la totalité de l'alcool prescrit.

On distille la liqueur alcoolique pour en retirer toute la partie spiritueuse, puis on concentre au bain-marie, à la manière ordinaire, jusqu'en consistance d'extrait mou.

On applique également la lixiviation aux substances suivantes :

Racine de caïnca	
— de polygala	Feuilles de belladone
— de salsepareille	— de ciguë
— de valériane	— de coca
Quinquina gris huanuco	— de digitale
— calysaya	— de jaborandi
— rouge	de jusquiame
Écorce d'orme pyramidal	— de narcisse des prés
— de racine de grenadier	— de rue
Feuilles d'aconit	— de sabine
— d'anémone pulsatile	— de stramoine

Tous ces extraits alcooliques étant plus actifs que les extraits aqueux correspondants, il ne faut par les donner les uns pour les autres.

EXTRAIT DE FÈVES DE CALABAR

Fèves de Calabar	1000	grammes
Alcool à 80°	5000	—

On réduit les fèves en poudre très fine que l'on fait digérer pendant vingt-quatre heures environ, à une douce chaleur, dans le bain-marie d'un alambic.

On introduit ensuite le mélange dans un appareil à déplacement, et, lorsque le liquide résultant de cette digestion cesse de couler, on verse sur la poudre un deuxième litre d'alcool bouillant; on continue ainsi jusqu'à ce que le liquide passe à peine coloré.

Les solutions réunies sont distillées de façon à recueillir tout l'alcool; l'évaporation est achevée au bain-marie jusqu'en consistance d'extrait. Il faut agiter, surtout vers la fin de l'opération, pour obtenir un produit parfaitement homogène.

1 000 grammes de fèves de Calabar ne fournissent que 25 à 30 grammes d'extrait pilulaire.

La fève de Calabar est produite par le *Physostigma venenosum* (Légumineuses).

Le fruit de cette plante est une gousse, de 15 à 20 centimètres de longueur, qui ne renferme que trois graines ou fèves pesant chacune 1 gramme environ et caractérisées par de gros cotylédons amylacés.

Cette fève *d'épreuve* ou *éséré* est très vénéneuse, par suite de la présence d'un alcali facilement altérable, la *physostigmine* ou *ésérine*, isolée pour la première fois par Vée à l'état de pureté. Elle jouit de la singulière propriété de contracter la pupille, ce qui en fait un antagoniste de l'atropine.

3° EXTRAITS HYDRO-ALCOOLIQUES

EXTRAIT DE QUINQUINA CALYSAYA

Quinquina calysaya en poudre demi-fine.......	1000 grammes
Alcool à 60°,.................................	6000 —
Eau distillée froide..........................	1000 —

Le quinquina est lessivé avec l'alcool dans un appareil à déplacement; on distille les liqueurs au bain-marie pour en retirer toute la partie spiritueuse.

On verse ensuite de l'eau froide sur le résidu de la distillation et on agite de temps en temps. Après vingt-quatre heures de contact, on filtre le liquide et on l'évapore au bain-marie en consistance pilulaire.

Le Codex prescrit de préparer de la même manière l'extrait de quinquina rouge.

L'extrait de quinquina obtenu par cette méthode est le seul qui soit entièrement soluble dans l'eau.

EXTRAIT DE SEMENCES DE STRAMOINE

Semences de stramoine....................	1000 grammes
Alcool à 60°.............................	6000 —
Eau distillée froide.....................	Q. S.

On réduit les semences en poudre grossière que l'on fait digérer pendant quelques heures, à une douce chaleur, dans la moitié de l'alcool. On passe avec expression.

Le marc est mis à digérer avec le reste de l'alcool; on passe et on filtre les liqueurs réunies.

Après avoir retiré à la distillation toute la partie spiritueuse, on concentre le résidu au bain-marie. On fait enfin dissoudre le produit dans quatre fois son poids d'eau froide, on filtre et on évapore au bain-marie jusqu'en consistance ferme.

On prépare de la même manière les extraits de :

Semences de belladone	Semences de colchique
— de ciguë	— de jusquiame

Les extraits alcooliques repris par l'eau sont les seuls qui figurent au Codex.

On a cependant proposé de faire l'opération inverse : reprendre par l'alcool un extrait aqueux, afin de séparer des substances inertes insolubles dans l'alcool, procédé qui donne évidemment des extraits plus actifs.

D'après Dublanc, on pourrait avantageusement appliquer cette méthode mixte à l'extrait de laitue, dont l'activité serait par là doublée. Georges et Hespe ont conseillé de faire subir la même manipulation aux extraits des Solanées vireuses. Enfin l'ergotine de Bonjean n'est autre chose qu'un extrait aqueux de seigle ergoté repris par de l'alcool, ce qui fait de cette préparation un extrait hydro-alcoolique.

CHAPITRE IV

EXTRAITS ÉTHÉRÉS

Il n'y a qu'un petit nombre d'extraits préparés au moyen de l'éther : ceux de fougère mâle, de cantharides, de semen-contra et de garou; encore ce dernier est-il en réalité un extrait éthéro-alcoolique.

L'éther dissout plusieurs matières organiques, notamment les corps gras, les huiles volatiles, beaucoup de résines, de baumes, le camphre, le caoutchouc, les alcaloïdes, excepté la morphine cristallisée, etc. Toutefois ses propriétés dissolvantes sont moins étendues que celles de l'alcool.

EXTRAIT ÉTHÉRÉ DE FOUGÈRE MÂLE
Extrait oléo-résineux de fougère mâle

Rhizomes de fougère mâle.................... 1000 grammes
Éther ordinaire............................ 2000   —

Les rhizomes, récemment séchés, sont mondés des parties les plus anciennes, pulvérisés et traités par déplacement dans un appareil bouchant à l'émeri; la solution est filtrée en vase clos.

On distille le liquide à une douce chaleur, dans le bain-marie d'un petit alambic, en se conformant aux prescriptions indiquées pour les rectifications de l'éther, afin d'éviter toute communication entre le feu et le récipient.

Si l'on opère sur de petites quantités, on peut distiller simplement au bain d'eau, dans une cornue tubulée.

On verse le résidu de la distillation dans une capsule que l'on maintient pendant quelque temps au bain-marie, en agitant continuellement pour chasser les dernières traces d'éther, qui sont retenues avec assez d'opiniâtreté.

On conserve le produit dans un flacon fermé.

La fougère mâle est le rhizome du *Nephrodium filix mas*. Elle doit être récoltée en hiver; il convient de ne prendre que les parties vertes, d'après Peschier et Mayor, car celles qui ont une teinte pâle sont moins actives. On a même avancé que le rhizome frais est plus actif que celui qui a été desséché.

Les principes solubles dans l'éther sont la filicine, l'huile volatile et une matière grasse.

La filicine de Tromsdorff, acide filicique de Luck, se sépare à la longue de l'extrait éthéré sous forme d'écailles jaunâtres. Purifiée, elle est blanche, insoluble dans l'eau, soluble dans l'alcool et dans l'éther.

La partie active paraît résider dans le mélange de l'huile essentielle avec la matière grasse. Cette dernière donne à la saponification un acide gras, liquide, peu connu.

Les analyses de la fougère mâle, analyses qui datent déjà de plus d'un demi-siècle, mériteraient d'être reprises.

La fougère mâle fournit la dixième partie de son poids d'extrait, ou plutôt d'une matière épaisse, noire, aromatique, soluble dans l'éther et dans l'alcool bouillant.

EXTRAIT ÉTHÉRÉ DE GAROU

Écorce de garou très divisée.................	1000 grammes
Alcool à 80°.............................	7000 —
Éther ordinaire...........................	1000 —

Le garou est épuisé par lixiviation au moyen de l'alcool et la solution est distillée. Le résidu est introduit avec l'éther dans un flacon à l'émeri; on agite de temps en temps pendant vingt-quatre heures. On décante la liqueur éthérée et on la soumet à la distillation, avec les précautions indiquées pour la rectification de l'éther. Il ne reste plus qu'à évaporer le résidu au bain-marie, jusqu'à ce qu'il ait acquis la consistance du miel.

Sous les noms de Garou, de Saintbois, on désigne les écorces des *Daphne gnidium* et *D. mezereum* (Daphnées), le premier

BOURGOIN.

fournissant surtout les écorces que l'on rencontre dans la dro-
guerie.

Cette écorce contient notamment : un principe particulier, la
Daphnine, une matière colorante jaune et des matières résineuses.

La *daphnine*, isolée en 1808 par Vauquelin, est cristallisable,
soluble dans l'eau, peu soluble dans l'alcool concentré, insoluble
dans l'éther. Elle ne fait donc pas partie de l'extrait de garou.
Elle n'est d'ailleurs nullement vésicante.

Cette propriété réside dans les matières résineuses, qui ont été
obtenues par Goldefy-Dorly, en suivant à peu près la marche du
Codex. D'après Gueilliot, l'écorce en fournit la douzième partie
de son poids.

L'étude du principe actif du garou est encore à faire.

CHAPITRE V

RÉSINES. — GOMMES-RÉSINES — BAUMES

Les *résines* et les *gommes-résines* sont des médicaments obtenus par évaporation. Elles viennent donc se ranger à côté des extraits, parmi lesquels on les comprenait autrefois, comme en témoigne la classification de Rouelle.

On a donné le nom de *baumes* aux résines plus ou moins odorantes dans lesquelles existe un acide de la série aromatique.

Les résines, les gommes-résines et les baumes ont été longtemps considérés comme des principes définis; mais l'expérience a prouvé que ce sont toujours des mélanges de principes immédiats. Comme ces mélanges sont encore peu connus et que l'on ne peut les définir actuellement que par l'ensemble de leurs propriétés, il en résulte qu'il est impossible de spécifier exactement, au point de vue chimique, ce que l'on doit entendre par le mot *résine*.

On sait que sous l'influence de l'air beaucoup d'huiles essentielles s'épaississent, finissent par se solidifier; on dit alors qu'elles *se résinifient*. Si l'on observe, d'autre part, que les produits résineux naturels sont souvent accompagnés d'essences, on en conclura que ces dernières doivent constituer les générateurs d'un grand nombre de résines.

Les résines sont des substances ordinairement amorphes, rarement cristallisées, insolubles dans l'eau, mais solubles le plus souvent dans l'alcool, l'éther, les essences, les huiles fixes. Elles fondent à des températures peu élevées et ne peuvent être distillées sans décomposition. Tantôt elles sont solides, dures au toucher; tantôt elles sont molles, accompagnées d'une essence qui les ramollit, ou même les rend tout à fait fluides, comme dans le cas des térébenthines. Elles sont mauvaises conductrices de l'électricité.

Ce sont des composés ternaires peu oxygénés, riches en carbone et en hydrogène. Beaucoup d'entre elles possèdent des propriétés acides faibles, parfois suffisantes cependant pour leur permettre de décomposer les carbonates alcalins, ce qui fournit des composés appelés improprement *résinates* ou *savons de résine*. Ces corps moussent dans l'eau, sont décomposés par les acides à la manière des savons véritables; mais ils se distinguent de ces derniers en ce qu'ils ne sont pas précipités de leur dissolution par le sel marin.

Certains arbres, appartenant notamment aux Ombellifères, aux Térébinthacés et aux Légumineuses, laissent exsuder directement ou à l'aide d'incisions des sucs d'apparence laiteuse, véritables émulsions naturelles des résines dans des matières gommeuses et mucilagineuses. Ces sucs desséchés à air libre constituent les *gommes-résines*. Ce sont des produits qui cèdent à l'alcool leurs principes résineux et à l'eau leurs matières gommeuses, de telle sorte que leur véritable dissolvant est l'alcool faible.

Les *baumes*, qui sont des résines unies à des huiles essentielles plus ou moins aromatiques, ont été divisés en deux séries, suivant qu'ils renferment de l'acide benzoïque ou de l'acide cinnamique. A la vérité ces deux acides sont inodores, mais ils existent en petite quantité à l'état de composés éthérés, et ce sont ces derniers qui communiquent à la masse son odeur caractéristique; en outre, d'après Dulong d'Astafort, les résines de baume prennent par l'acide sulfurique concentré une magnifique couleur rouge, caractère qui n'appartient pas aux résines ordinaires. Quoi qu'il en soit, les baumes sont des composés de résines, d'huiles volatiles, d'éther et d'acides libres.

Comme pour les résines, qui sont des mélanges complexes, la composition exacte des baumes est difficile à connaître, car ils sont formés d'éléments très altérables qui éprouvent de profondes modifications au contact de l'air : ils se colorent, s'épaississent et finissent souvent par se solidifier complètement.

L'action de la potasse sur les résines et les gommes-résines a donné des résultats intéressants entre les mains de Barth et de Hlasiwetz. Lorsque l'on fond ces substances dans une bassine d'argent avec trois fois leur poids de potasse caustique dissoute dans un peu d'eau, il se dégage beaucoup d'hydrogène accompagné de vapeurs aromatiques. La masse homogène qui en résulte, sursaturée par l'acide sulfurique, abandonne à l'éther des principes variés, tels que : des acides benzoïque, paraoxybenzoïque, protocatéchique, des acides de la série grasse, de la résorcine, de la pyrocatéchine, de la phloroglucine, etc.

Les produits résineux découlent souvent spontanément des végétaux, à la manière des gommes ; mais le plus souvent on les obtient à l'aide d'incisions, comme les térébenthines, le baume de Tolu, la résine Magnas, qui découle par des entailles faites au *Colophyllum coloba*, etc. Ceux qui sont imprégnés d'essences sont distillés pour séparer ces dernières, la résine solide restant comme résidu. Parfois on les extrait directement des matières végétales à l'aide de l'alcool ou d'un autre véhicule approprié. Enfin on a découvert un certain nombre de résines dues à des matières organiques enfouies dans le sol, comme le succin, l'ozokérite, etc.

Les résines ont des usages variés : dissoutes dans l'alcool, l'essence de térébenthine, les huiles siccatives, elles constituent les *vernis* qui servent à recouvrir les bois et même les métaux d'une couche mince, brillante, imperméable ; quelques-unes sont employées en médecine. Ces dernières sont les seules qui nous intéressent.

I. Résines

1° COLOPHANE

La colophane est le résidu de la distillation de la térébenthine obtenue à l'aide d'incisions faites au *Pinus pinaster*. Le produit qui coule sur le troncs des pins, après la récolte, et qui se dessèche spontanément à l'air, prend le nom de *galipot*.

La colophane est une substance solide, jaunâtre, très fusible, à cassure vitreuse ; elle est soluble dans l'alcool, l'éther, les huiles fixes et volatiles. Elle se ramollit vers 70° et fond à 135° ; elle donne à la distillation plusieurs carbures d'hydrogène qui ont été étudiés par Pelletier et Walter, et un résidu de nature goudronneuse.

Elle se combine aux alcalis pour former des savons de résine, car elle est formée au moins de trois résines acides, isomériques, les acides pinique, sylvique et pimarique, ayant pour formule

$$C^{10}H^{30}O^{1}.$$

La colophane fait partie de l'emplâtre révulsif de Thapsia, du papier goudronné, des onguents styrax et basilicum.

Brassée avec de l'eau, elle constitue la *poix-résine* ou *résine jaune*. C'est sous cette forme qu'elle entre dans l'emplâtre de Vigo, dans celui de gomme ammoniaque, dans le sparadrap vésicant.

Sous le nom de *poix blanche*, on désigne un mélange de galipot ou de poix résine avec la térébenthine de Bordeaux, mélange que l'on fond et que l'on brasse fortement avec de l'eau. La poix blanche entre dans les emplâtres de ciguë, d'acétate de cuivre, de diachylon. Il ne faut pas la confondre avec la poix de Bourgogne, suc résineux du faux sapin : la poix blanche est amère et entièrement soluble dans l'alcool; la poix de Bourgogne possède une saveur douce, parfumée, et ne se dissout qu'imparfaitement dans l'alcool.

2° RÉSINE DE GAIAC

On l'obtient par des incisions faites au tronc du gaïac officinal.

Pour la préparer dans les laboratoires, on épuise le bois de gaïac râpé par de l'alcool; on distille l'alcool et on précipite le résidu par l'eau. Ce précipité est lavé à l'eau chaude, tant que celle-ci se colore, puis séché à l'étuve.

Cette résine, qui est brune, jouit de la singulière propriété de se colorer à la lumière.

Elle est soluble dans l'alcool, l'éther, les alcalis, à peine soluble dans l'essence de térébenthine, insoluble dans les huiles grasses.

Elle est remarquable par les colorations qu'elle prend sous l'influence de plusieurs réactifs. La solution alcoolique, par les oxydants, devient *bleue* ou *verte*. La gomme, les chlorures ferrique ou cuivrique, font apparaître une couleur bleue ; celle-ci se manifeste également en présence du savon et du sublimé, de l'acide cyanhydrique et de traces de sulfate de cuivre, etc.

D'après Biot elle contient deux principes résineux : l'un jaune, inaltérable à l'air ; l'autre incolore, devenant bleu sous l'influence des rayons les plus réfrangibles du spectre, puis se décolorant dans les rayons les moins réfrangibles.

D'après Hodelich, la résine de gaïac est un mélange complexe d'acides gaïacétique, gaïaconique et gaïacique ; de résine, de matière colorante, d'un peu de gomme, etc.

Quoi qu'il en soit, cette résine est le principe actif du bois de gaïac, et c'est à elle qu'il faut rapporter les propriétés médicales de toutes les préparations du gaïac, notamment de l'extrait.

3° RÉSINE DE JALAP

Pour la préparer, on prend :

Racine de jalap concassée.....................	1000	grammes
Alcool à 90°...............................	6000	—

On place la racine sur un tamis de crin et on la fait macérer dans l'eau pendant deux jours ; quand elle a été ainsi privée de ses principes solubles, on l'exprime fortement. Le marc est mis à macérer avec les deux tiers de l'alcool pendant quatre jours ; on passe avec expression et on répète la même opération avec le reste de l'alcool.

Les teintures alcooliques sont réunies, distillées pour en retirer toute la partie spiritueuse ; le résidu de la distillation est traité par l'eau bouillante ; on laisse déposer, on décante et on lave la résine précipitée, jusqu'à ce que l'eau de lavage en sorte incolore. Il ne reste plus qu'à la distribuer sur des assiettes et à la faire sécher à l'étuve.

C'est une matière brune, à saveur âcre et légèrement aromatique, principalement formée de deux glucosides, la *convolvuline* et la *jalapine*.

La convolvuline est incolore, inodore, soluble dans l'alcool, insoluble dans l'eau et dans l'éther; l'acide chlorhydrique la dédouble en glucose et en acide *convolvulinolique*.

La jalapine est également soluble dans l'alcool et dans l'éther, ce qui permet de la séparer de la précédente. Les alcalis la dissolvent, mais en la transformant en acide *jalapique*. D'après Meyer, les acides la dédoublent en glucose et en *jalapinol*.

La résine de jalap est le principe actif du jalap. C'est donc à elle que l'on doit attribuer en partie les propriétés purgatives de la teinture de jalap composée, de la médecine Leroy, etc.

3° RÉSINE DE SCAMMONÉE

Elle se retire de la scammonée, véritable gomme-résine produite par le *Convolvulus scammonia*, plante originaire de l'Asie Mineure. Pour la préparer, on prend :

Scammonée en poudre grossière..........	1000 grammes
Alcool à 90°.............................	3000 —
Charbon animal..........................	Q. S.

On fait macérer la poudre pendant quatre jours avec les deux tiers de l'alcool dans un flacon bouché; on décante et on épuise le marc par une deuxième macération avec le reste de l'alcool. On décolore les liqueurs réunies à l'aide du noir animal, on distille et on distribue le résidu sur des assiettes pour le faire sécher à l'étuve.

Cette résine est à peine colorée, légèrement odorante, presque sans saveur. Elle est soluble dans l'alcool, l'éther, l'essence de térébenthine; elle donne avec l'ammoniaque une solution d'un vert foncé.

Elle renferme un glucoside, la *scammonine*, isomérique avec la jalapine, se dédoublant en glucose et en acide *scammonolique* sous l'influence des acides étendus. D'après Spirgatis, la scammonine est identique avec la jalapine que l'on retire de l'*Ipomœa orizabensis* du Mexique, racine connue dans le commerce sous le nom de *jalap mâle*.

4° RÉSINE ÉLÉMI

La résine désignée dans les drogueries sous le nom d'*élémi* est produite par un arbre des Philippines que Blanco a décrit sous le nom d'*Icica Abilo*, mais qui est peut-être un *Bursera* d'après W. Bennett (Térébinthacées).

C'est une résine jaunâtre, molle, demi-transparente, devenant sèche et cassante avec le temps; son odeur agréable se rapproche de celle du fenouil.

Elle est imparfaitement soluble dans l'alcool froid, entièrement soluble dans l'alcool bouillant.

Elle est formée d'une résine amorphe très soluble dans l'alcool, d'un peu d'huile essentielle et d'un principe cristallisable.

Ce principe cristallisable, *élémine* de Bonastre, est une résine qui cristallise en aiguilles brillantes, solubles dans l'éther et dans l'alcool chaud.

L'essence est un carbure d'hydrogène, isomérique avec le térébenthène, déviant à gauche le plan de polarisation de la lumière polarisée.

La résine élémi fait partie de l'alcoolat de Fioraventi, des onguents styrax et d'arcæus, des emplâtres diachylon, vésicatoire et agglutinatif. Elle entre comme récipient dans les emplâtres résineux de Planche.

5° RÉSINE DE THAPSIA

Écorces de racine de thapsia incisées................	Q. V.
Alcool à 90°..	Q. S.

Après avoir lavé l'écorce à l'eau chaude, on la dessèche et on l'épuise à plusieurs reprises par de l'alcool bouillant; les liqueurs alcooliques sont réunies et distillées dans le bain-marie d'un alambic : le résidu constitue la résine de thapsia impure.

Pour la purifier, on la traite par de l'alcool froid qui s'empare de la résine et laisse les impuretés; on filtre, on distille de nouveau en ayant soin d'arrêter l'opération lorsque le produit a pris la consistance du miel. C'est en cet état qu'on la conserve pour la faire servir à la préparation d'un emplâtre dont on fait maintenant un usage quotidien.

Desnoix recommande avec raison de laver soigneusement avec de l'eau le résidu de la première distillation, pour enlever une substance inerte, soluble dans l'eau. On a aussi proposé d'épuiser la poudre de thapsia par le sulfure de carbone.

La résine de thapsia purifiée est sèche, cassante, jaunâtre, faiblement odorante, d'une âcreté remarquable. Elle parait formée de deux résines dont l'une, soluble dans l'alcool, prend une couleur rouge écarlate par l'acide sulfurique, tandis que l'autre, soluble dans l'éther, se colore en bleu sous l'influence du même réactif.

II. Gommes-résines

Les gommes-résines employées en pharmacie sont : l'asa fœtida, le sagapénum, la gomme ammoniaque, le galbanum et l'opoponax, la myrrhe, l'oliban, la gomme-gutte et la scammonée.

1° ASA FŒTIDA

Cette gomme résine est extraite du collet de la racine du *Scorodosma fœtidum* et peut-être aussi du *Narthex Asa fœtida*. Son odeur et sa saveur sont des plus désagréables, ce qui n'empêche pas les Orientaux de s'en servir comme condiment, à la manière de l'ail dans nos pays.

Elle renferme, d'après Pelletier, le tiers de son poids de gomme, plus de la moitié de son poids de résine, et environ 6 p. 100 d'une essence sulfurée, non oxygénée, qui dégage à l'air de l'hydrogène sulfuré, au point que Hlasiwetz n'est pas parvenu à l'obtenir avec une composition constante.

Suivant Johnston, l'alcool permet d'extraire à l'état de pureté une résine d'un jaune clair, qui devient pourpre sous l'influence des rayons solaires.

Avec la potasse en fusion, l'asa fœtida, débarrassée de ses principes gommeux, donne de l'acide protocatéchique, de la résorcine et des acides gras volatils, notamment les acides propionique et valérianique. A la distillation sèche elle fournit de la résorcine, une huile colorée et une petite quantité d'*ombelliférone*.

La saveur repoussante de l'asa fœtida ne permet guère de l'administrer en nature, si ce n'est en pilules, comme dans les pilules bénites de Fuller. Sa teinture alcoolique est parfois prescrite en potions.

Le *sagapénum*, gomme séraphique des anciens, possède une analogie marquée avec l'asa fœtida dont il peut être considéré comme un succédané. Son odeur cependant est moins forte, et ses lames agglutinées d'un jaune brunâtre ne passent pas au rouge sous l'influence de la lumière. Son origine botanique est inconnue.

Le sagapénum, qui est maintenant très rare, n'entre guère que dans la thériaque et dans l'emplâtre diachylon.

2° GOMME AMMONIAQUE

Elle vient de la Perse, où elle est produite par le *Dorema ammoniacum*.

Elle est en larmes isolées ou en masses volumineuses, d'une odeur forte, d'une saveur amère, légèrement âcre.

En dehors de la gomme et d'une huile volatile encore peu connue, elle paraît formée de deux résines, l'une soluble dans l'alcool, l'autre qui ne se dissout que dans les huiles fixes et volatiles. Les auteurs ne sont pas d'accord sur la question de savoir s'il y a ou non du soufre, mais il est certain que l'huile volatile qu'elle renferme possède l'odeur caractéristique du produit.

Contrairement à ce qui a lieu pour les gommes-résines voisines, elle ne fournit pas d'ombelliférone. Fondue avec la potasse caustique, elle donne un peu de résorcine.

Elle entre dans les emplâtres de ciguë et de diachylon, ainsi que dans l'emplâtre qui porte son nom.

3° GALBANUM

Le galbanum, qui vient également de Perse, est attribué au *Ferula galbanifera* et au *F. erubescens* (Boissier).

Il est généralement en masses d'une couleur jaune verdâtre, ou en larmes arrondies qui se ramollissent aisément à la chaleur de la main. Son odeur est pénétrante, peu agréable; sa saveur, âcre et amère.

Le galbanum contient de l'huile volatile, une résine et des matières gommo-mucilagineuses.

L'huile volatile, qui s'obtient dans la proportion de 7 p. 100 en distillant le galbanum avec de l'eau, bout vers 165°, dévie à droite le plan de polarisation de la lumière polarisée et possède la formule du térébenthène; comme ce dernier, elle fournit avec l'acide chlorhydrique un composé cristallisé,

$$C^{10}H^{16}HCl.$$

La résine, qui constitue les 6/10 du produit total, est une substance molle, soluble dans l'éther et les alcalis, en partie seulement soluble dans le sulfure de carbone. Chauffée avec de l'acide chlorhydrique, elle donne environ 0,8 p. 100 de son poids d'un composé très curieux, l'*ombelliférone*, que l'on sépare de la dissolution par l'éther ou le chloroforme; ces véhicules, à l'évaporation, l'abandonnent en cristaux aciculaires, incolores, ayant pour formule

$$C^{18}H^6O^6.$$

L'ombelliférone est soluble dans l'eau; sa solution, additionnée d'un peu d'alcali, prend une belle fluorescence bleue qui est détruite par les acides. C'est là une réaction très sensible du galbanum : que l'on immerge ce dernier dans de l'eau, il ne se manifestera rien de particulier, mais si l'on ajoute deux ou trois gouttes d'ammoniaque, il se produira immédiatement une belle fluorescence.

L'ombelliférone peut être retirée, en faible quantité toutefois, de l'asa fœtida et de plusieurs Ombellifères aromatiques, telles que l'*angelica*, le *meum*, le *levisticum*. D'après Zwenger, la résine du *Daphne mezereum* en fournit également.

Traitée par l'amalgame de sodium, en solution alcaline, elle se transforme en acide *ombellique* :

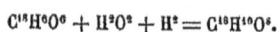

$$C^{18}H^6O^6 + H^2O^2 + H^2 = C^{18}H^{10}O^8.$$

Sous l'influence d'une solution concentrée de potasse caustique, elle se transforme en acide carbonique, en acide formique et en résorcine. On arrive au même résultat en fondant simplement la résine de galbanum avec la potasse caustique; le rendement est de 6 p. 100.

La résorcine, homologue inférieur de l'orcine, est isomérique avec la pyrocatéchine et l'hydroquinone, ces trois corps répondant à la formule

$$C^{12}H^6O^4.$$

Elle a été découverte par Hlasiwetz et Barth en fondant le galbanum avec la potasse caustique.

La résorcine, rangée par M. Berthelot à côté des phénols, fond au voisinage de 100°; elle est très soluble dans l'eau, l'alcool et l'éther. Elle donne avec les haloïdes, l'acide azotique et l'acide azoteux, un grand nombre de dérivés; avec l'anhydride phtalique, la fluorescéine, etc.

En soumettant la résine de galbanum à la distillation sèche, on obtient une huile volatile épaisse, colorée en bleu intense, à odeur aromatique faible, à saveur âcre et amère. C'est un mélange d'un carbure d'hydrogène, polymère de l'essence de térébenthine, car il boût à 240°, et d'un composé oxygéné bleu qui ressemble, d'après Kachler, à l'huile bleue du *Matricaria chamomilla*. Cette huile brute laisse parfois déposer des cristaux d'ombelliférone.

Enfin, lorsque l'on chauffe le galbanum ou mieux sa résine avec de l'acide chlorhydrique concentré, il se développe une belle coloration rouge qui vire au violet et même au bleu si l'on ajoute de l'alcool. L'asa fœtida prend une teinte d'un vert-rosé dans les mêmes circonstances, tandis que la gomme-ammoniaque ne donne lieu à aucun phénomène particulier. Ces colorations sont sous la dépendance de la résorcine, qui, sous la double influence de l'acide chlorhydrique et d'une matière sucrée ou gommo-mucilagineuse, se colore facilement en rouge ou en bleu.

Le galbanum fait partie d'un grand nombre de médicaments composés, comme la thériaque, le diascordium, l'emplâtre diachylon, le baume de Fioraventi.

4° OPOPONAX

Attribué à l'*Opoponax chironium*. Il est en *larmes* ou en

masses qui renferment une résine rougeâtre, facilement fusible, soluble dans l'alcool, l'éther, le chloroforme et les alcalis. Pelletier en a retiré, à la distillation, une huile volatile formée au moins de deux principes : l'un qui distille vers 250° et qui se colore en vert par le chlorure ferrique, l'autre qui passe vers 320° et qui est d'un beau vert émeraude.

L'opoponax est peu usité. Contrairement aux autres gommes-résines des Ombellifères, il se conserve mal, par suite de la présence d'une notable quantité d'amidon, ce qui l'expose à être attaqué par les insectes.

Les gommes-résines des Ombellifères étant ordinairement plus ou moins impures, il importe de les purifier avant de s'en servir pour la confection des médicaments.

Le Codex prescrit de faire cette purification à l'aide d'un procédé assez compliqué, au moyen de l'eau et de l'alcool. On arrive au même résultat en dissolvant simplement la gomme-résine au bain-marie dans une quantité suffisante d'alcool à 60°; on filtre et on évapore la solution au bain-marie. Opère-t-on sur de grandes quantités de produit, la concentration sera faite dans le bain-marie d'un alambic, afin de recueillir la plus grande partie de l'alcool employé.

5° GOMME-GUTTE

La *gomme-gutte* est un suc gommo-résineux que l'on extrait en faisant des incisions à l'écorce du tronc d'un arbre de Cochinchine et du Cambodge, le *Garcinia morella* (Guttifères). Le liquide est reçu dans des bambous où il s'épaissit, puis se solidifie.

Elle renferme une gomme soluble dans l'eau qui ne précipite ni par l'acétate de plomb, ni par le perchlorure de fer, ce qui a fait penser à Hambury qu'elle n'est pas identique avec la gomme arabique.

La résine est d'un beau jaune, soluble dans l'alcool et surtout dans l'éther; elle jouit de propriétés acides; car, non seulement sa dissolution alcoolique rougit le tournesol, mais encore, à l'ébullition, elle peut déplacer l'acide carbonique des carbonates alcalins.

Traitée par la potasse caustique, elle fournit des acides gras, de l'acide pyrotartrique et de la phoroglucine.

La gomme-gutte est un purgatif drastique qui fait partie des pilules de Bontius et des pilules Écossaises ou d'Anderson.

6° MYRRHE ET OLIBAN

La myrrhe et l'oliban, gommes-résines formées par les Térébinthacées, ont été employés simultanément par les anciens pour composer l'encens, pour fabriquer des parfums et des onguents.

La myrrhe renferme : la moitié environ de son poids de gomme ; une résine soluble dans l'alcool et dans le chloroforme, partiellement soluble dans les alcalis et dans le sulfure de carbone ; une petite quantité d'une huile volatile oxygénée, à odeur de myrrhe très prononcée.

Fondue avec la potasse caustique, elle fournit de l'acide protocatéchique et de la pyrocatéchine.

Elle fait partie de plusieurs médicaments composés : le baume de Fioraventi, la thériaque, les pilules de cynoglosse, l'emplâtre Céroène, l'emplâtre de Vigo, etc.

L'oliban, qui est retiré par des incisions faites à l'écorce de plusieurs espèces de *Boswellia*, est la gomme-résine la plus célèbre de l'antiquité.

Elle renferme : le tiers de son poids d'une gomme qui présente les caractères de l'arabine ; une résine insoluble dans les alcalis ; une petite quantité d'une huile essentielle qui est un mélange d'une essence oxygénée et d'un carbure ayant une odeur agréable de térébenthine.

L'oliban est surtout employé dans les églises. Il est à peu près délaissé aujourd'hui comme médicament ; cependant il entre, avec la myrrhe, dans les emplâtres Céroène et de Vigo.

III. Baumes

1° BENJOIN

Le benjoin ordinaire ou de Sumatra est produit par le *Styrax*

benjoin (Styracées), arbre originaire de Sumatra et de Java. Le
benjoin supérieur de Siam est rapporté à la même espèce, mais
l'arbre qui le produit est inconnu en réalité.

Le benjoin renferme de l'acide benzoïque libre, une petite
quantité de styrol et des matières résineuses α, β, γ.

Pour en extraire ces résines, on le traite par une solution
bouillante de carbonate de soude qui s'empare de l'acide et de la
résine γ on précipite la solution par l'acide chlorhydrique et le
précipité est lavé à l'eau bouillante pour enlever l'acide ; la résine γ reste comme résidu.

Les parties non attaquées par le carbonate de soude soude sont
lavées, desséchées, épuisées par de l'éther ; ce dernier dissout la
résine α et laisse à l'état insoluble la résine β.

La résine α peut être considérée comme une combinaison des
des deux autres, car elle se dédouble en celles-ci par l'action des
alcalis.

On rencontre parfois dans certains échantillons de benjoin de
l'acide cinnamique : la présence simultanée des acides cinnamique et benzoïque et l'absence de l'un ou de l'autre est due à
des circonstances encore inconnues.

Avec la potasse caustique, |le benjoin donne de l'acide ben-
zoïque, de l'acide paraoxybenzoïque et de la pyrocatéchine.

C'est une substance peu employée à l'intérieur. On en fait une
teinture et un sirop ; elle entre dans le baume du Commandeur,
les clous fumants, l'encens d'église, l'eau virginale, le cold-
cream, etc.

2° BAUME DE TOLU

Extrait par incisions d'un grand arbre, originaire du Vénézuéla
et de la Nouvelle-Grenade, le *Myroxylon toluiferum* (Lég.).

Fraîchement obtenu, il est mou, non visqueux ; avec le temps ;
il devient sec et cassant ; mais il se ramollit toujours facilement
sous l'influence de la chaleur. Son odeur est agréable, rappelant
à la fois celles du benjoin et de la vanille. Il est légèrement aromatique au goût, d'une acidité peu prononcée, bien que sa teinture alcoolique rougisse nettement le papier de tournesol.

Lorsqu'on fait bouillir le baume de Tolu dans de l'eau, celle-ci se charge d'acide cinnamique; en le distillant avec de l'eau, il fournit une petite quantité de *cinnaméine* et un carbure d'hydrogène, le *tolène*, C^8H^{10}, bouillant à 170°, isomérique avec le valérylène de Reboul. A la distillation sèche, au contraire, on obtient un carbure d'hydrogène, le *toluène*, homologue supérieur de la benzine.

D'après E. Kopp, le baume de Tolu est surtout formé de deux résines, l'une brune et cassante, soluble dans l'alcool, l'éther et les alcalis; l'autre moins colorée, insoluble dans l'alcool.

Le baume de Tolu sert à faire un sirop très agréable et des pastilles d'un usage quotidien. Il entre également dans beaucoup de préparations pour l'usage interne ou externe.

3° BAUME DU PÉROU

Il est produit par le *Myroxylon peruiferum*, arbre très rapproché de celui qui fournit le baume de Tolu ou peut-être identique, d'après M. Baillon. On le rencontre surtout dans un petit État de l'Amérique centrale, celui de San-Salvador, d'où le nom de baume de San-Salvador.

C'est un liquide noirâtre en masse, d'un brun rouge, transparent en couches minces. Son odeur balsamique s'exalte par la chaleur. Bien qu'il ne soit pas notablement soluble dans l'eau, il abandonne à ce liquide un peu d'acide cinnamique et des traces d'acide benzoïque. Il est peu soluble dans l'alcool faible, l'éther et la benzine; par contre, il se dissout bien dans l'alcool absolu, le chloroforme, l'acétone et l'acide acétique cristallisable.

Traité par trois ou quatre fois son poids de sulfure de carbone, il laisse comme résidu une résine brune qui donne par la potasse de l'acide protocatéchique et qui fournit à la distillation de l'acide benzoïque, du toluène et du styrol.

La solution sulfocarbonique donne à l'évaporation un liquide aromatique, brunâtre, la cinnaméine, éther qui résulte de la combinaison de l'acide cinnamique avec l'alcool benzylique.

Delafontaine admet dans la cinnaméine naturelle, cinnamate de benzyle ou éther benzylcinnamique, la présence d'une petite quantité d'un autre éther, la styracine ou éther cinnamylcinnamique.

4° STYRAX

Le styrax est produit par un grand arbre de l'Asie Mineure ayant le port d'un platane, le *Liquidambar orientale* (Saxifragées).

Le styrax liquide est une résine molle, visqueuse, opaque, d'un brun grisâtre, contenant toujours de l'eau qui finit par venir sourdre à la surface et que l'on peut chasser par la chaleur.

Il rougit le tournesol; il se dissout dans l'alcool, l'éther, l'acide acétique, le sulfure de carbone et la plupart des huiles essentielles.

Récent, il exhale une odeur forte qui finit par ne plus rien présenter de désagréable avec le temps.

Il renferme de l'acide cinnamique, de la styracine, du styrol et de la résine.

La styracine, découverte par Bonastre en 1837, est une substance cristallisée, sans odeur, fondant à 44°, se dédoublant par la potasse alcoolique en alcool cinnamique et en cinnamate de potassium; c'est donc un éther qui résulte de la combinaison de l'alcool cinnamique avec l'acide correspondant, l'acide cinnamique.

Pour obtenir la styracine, on distille le styrax liquide avec de l'eau, ce qui fournit du styrol; ce résidu est lavé avec une solution de potasse caustique pour enlever l'acide cinnamique, puis traité par de l'alcool qui s'empare de la matière résineuse : il reste enfin la styracine, que l'on purifie par plusieurs cristallisations dans l'alcool bouillant.

Le styrol ou cinnamène est un carbure d'hydrogène d'une saveur brûlante, à odeur benzinique, répondant à la formule $C^{16}H^8$. Il dérive par condensation moléculaire de l'acétylène, comme l'a fait voir M. Berthelot :

$$4C^4H^2 = C^{16}H^8$$

Ce carbure jouit de la singulière propriété de se polymériser

brusquement pour se transformer en métastyrol ou métacinna-
mène, qui reproduit à la distillation son générateur.

Le styrax liquide sert à préparer un emplâtre qui porte son
nom. Il entre également dans l'onguent digestif animé et dans
l'emplâtre de Vigo.

SACCHAROLÉS

Les *saccharolés* sont des médicaments qui ont pour caractère commun de contenir une quantité de sucre plus ou moins forte.

La matière sucrée a des usages multiples en pharmacie : tantôt elle sert à masquer la saveur désagréable de plusieurs médicaments, ce qui favorise leur administration; tantôt elle est employée pour conserver certaines substances, but qui n'est pas toujours atteint; tantôt enfin elle sert comme excipient, par exemple dans les pastilles et dans les tablettes.

Les saccharolés sont liquides, d'une consistance molle ou même solide, ce qui constitue des formes pharmaceutiques variées dont voici les principales :

Sirops	Oléosaccharum
Mellites	Saccharures
Conserves	Gelées
Chocolats	Tablettes
Pâtes	Pastilles.

CHAPITRE PREMIER

Les matières sucrées sont des alcools polyatomiques qui renferment dans leur molécule douze équivalents de carbone ou un multiple de ce nombre.

On peut les diviser en trois séries :

1° Celles qui contiennent un excès d'hydrogène sur les proportions de l'eau :

> La Mannite;
> La Dulcite;
> L'Isodulcite;
> La Sorbite;

Corps qui répondent à la formule générale $C^{12}H^{14}O^{12}$.

La *Pinite* et la *Quercite*, qui ont pour formule $C^{12}H^{12}O^{10}$, appartiennent également à cette catégorie.

2° Les *glucoses*, qui ont pour formule $C^{12}H^{12}O^{12}$, savoir;

> La glucose ordinaire ou sucre de raisin ;
> La lévulose;
> La galactose ou glucose lactique;
> L'eucalyne;
> La sorbine;
> L'inosine.

3° Les *saccharoses*, représentées par la formule $C^{24}H^{22}O^{22}$:

> La saccharose proprement dite ou sucre de canne;
> La mélitose ;
> La mélézitose;

La tréhalose ou mycose;
La lactose ou sucre de lait.

On a donné autrefois à la mannite et à ses isomères la formule

$$C^6H^7O^6;$$

mais on admet maintenant que ces corps ont douze équivalents de carbone dans leur molécule.

En effet, lorsque l'on traite la mannite par l'acide iodhydrique, on obtient par réduction, non pas de l'éther propyliodhydrique, mais de l'iodhydrate] d'hexylène, comme l'ont fait voir Erlenmeyer et Wanklyn :

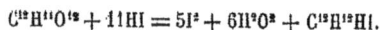

$$C^{12}H^{14}O^{12} + 11HI = 5I^2 + 6H^2O^2 + C^{12}H^{12}HI.$$

Avec le même hydracide en excès, à la température de 280°, il y a formation d'hydrure d'hexylène :

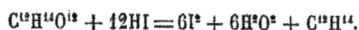

$$C^{12}H^{14}O^{12} + 12HI = 6I^2 + 6H^2O^2 + C^{12}H^{14}.$$

Au surplus, la mannite est un alcool hexatomique qui fournit des éthers composés dans lesquels six molécules d'eau peuvent être éliminées et remplacées par six molécules d'acide, comme dans la mannite hexanitrique :

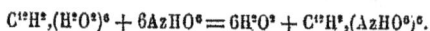

$$C^{12}H^2,(H^2O^2)^6 + 6AzHO^6 = 6H^2O^2 + C^{12}H^2,(AzHO^6)^6.$$

Avec l'acide benzoïque, on a préparé une mannite hexabenzoïque,

$$C^{12}H^2,(C^{14}H^5O^4)^6;$$

avec l'acide stéarique, une mannite hexastéarique :

$$C^{12}H^2,(C^{36}H^{36}O^4)^6;$$

et ainsi de suite :

La mannite, sous l'influence du noir de platine, perd de l'hydrogène et se transforme en un sucre fermentescible, la mannitose, qui appartient au groupe des glucoses :

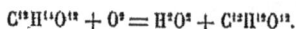

$$C^{12}H^{14}O^{12} + O^2 = H^2O^2 + C^{12}H^{12}O^{12}.$$

Réciproquement, la glucose, en fixant deux équivalents d'hydrogène, avec l'amalgame de sodium par exemple, se transforme en mannite :

$$C^{12}H^{12}O^{12} + H^2 = C^{12}H^{14}O^{12}.$$

La galactose donne de la dulcite dans des conditions analogues. Enfin les saccharoses se transforment aisément en glucose, avec fixation des éléments de l'eau :

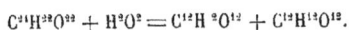

$$C^{24}H^{22}O^{22} + H^2O^2 = C^{12}H^{2}O^{12} + C^{12}H^{14}O^{12}.$$

On voit donc que tous ces composés sucrés présentent entre eux des relations étroites, puisque l'on peut les transformer les uns dans les autres, passer avec facilité d'un groupe à l'autre. Toutefois, jusqu'ici la synthèse du sucre de canne n'a pas été faite, bien qu'il n'y ait pas de doute que ce principe immédiat ne soit un éther résultant de la combinaison du glucose ordinaire avec la lévulose.

Les matières sucrées sont toutes solubles dans l'eau ; elles donnent avec ce liquide des solutions visqueuses, sirupeuses, d'une saveur plus ou moins agréable. Leur volatilité est faible, comme pour la mannite, ou tout à fait nulle, comme pour les glucoses, qui ne peuvent être graduellement chauffées sans se décomposer complètement.

Tous ces corps éprouvent des métamorphoses très analogues sous l'influence des agents d'hydratation, des acides et des alcalis ; ils sont seulement attaqués plus ou moins facilement, leur stabilité allant en décroissant de la mannite aux glucoses.

Au point de vue pharmacologique, trois matières sucrées sont importantes à connaître :

1° La saccharose ou sucre de canne ;

2° La glucose ordinaire ou sucre de raisin ;

3° Lé sucre de fruit, mélange de glucose ordinaire et de lévulose.

I. Saccharose ou sucre de canne.

La saccharose est très répandue dans le règne végétal. Elle existe dans la tige des Graminées, notamment dans la canne à sucre, dans le sorgho, dans le maïs; dans la sève de l'érable et des palmiers; dans la plupart des fruits neutres ou acidules, comme le melon, les châtaignes, l'ananas, l'abricot, la pêche, les framboises, l'orange, le citron. Enfin, on la rencontre également dans un grand nombre de racines, la betterave, la carotte, les navets, etc.

Industriellement, on la retire de la betterave et de la canne à sucre.

La betterave (*Beta vulgaris*, Chénopodiacées), qui fait partie de l'une des grandes cultures du Nord, renferme environ la dixième partie de son poids de sucre cristallisable.

Pour extraire ce principe, on exprime la pulpe de betterave au moyen d'une presse hydraulique; on ajoute immédiatement au suc de la chaux et on élève la température jusqu'à 95° dans des chau-

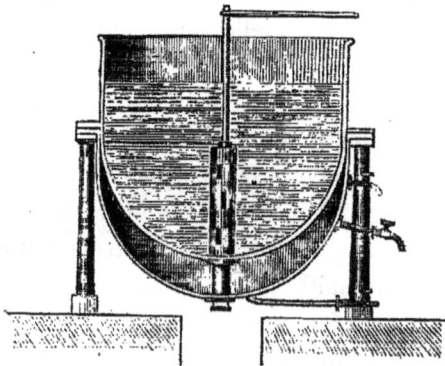

Fig. 72.

dières à double fond chauffées à la vapeur (fig. 72). On soutire le liquide et on le filtre sur du noir animal en grains.

On évapore ensuite le jus ainsi déféqué dans des cuves chauffées à la vapeur, d'abord à air libre, puis dans des appareils spéciaux qui tiennent le vide, afin d'éviter autant que possible les chances d'altération. Quand la solution est amenée en consistance sirupeuse et qu'elle marque de 42° à 43° B., on la fait passer dans un rafraîchissoir, puis dans des formes coniques, à fond renversé, où la cristallisation s'opère. Un petit trou pratiqué à la base du cône permet à la mélasse de s'écouler au dehors. Souvent aussi on expulse l'eau mère à l'aide d'une essoreuse, diable ou toupie animée d'un mouvement rapide, dans laquelle les liquides sont séparés des particules solides par la force centrifuge (fig. 73).

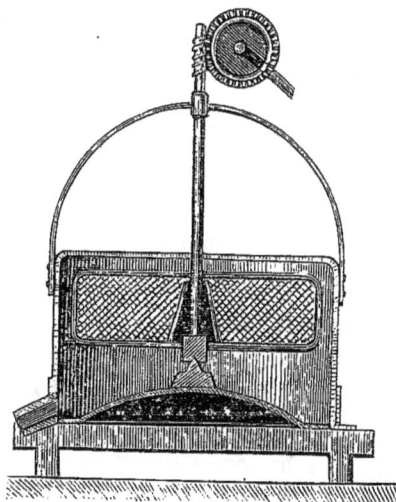

FIG. 73.
Appareil à force centifuge.

Vers la fin de la saison, en vue d'éviter l'altération des jus, la défécation est faite avec un excès de chaux, ce qui donne lieu à des sucrates de chaux plus stables que le sucre libre ; on filtre sur du noir et on précipite la chaux par un courant d'acide carbonique. On porte alors le liquide à l'ébullition, on filtre de nouveau sur du noir en grains et on termine l'opération comme ci-dessus.

Pour extraire le sucre de la canne (*Saccharum officinarum*,

Graminées), on sépare le jus ou *vesou* de la partie ligneuse au moyen de presses cylindriques. Ce jus est aussitôt chauffé au voisinage de 60°, défèqué avec une petite quantité de chaux qui sature les acides et précipite les matières albuminoïdes. On enlève les écumes et on amène le suc clarifié dans une deuxième chaudière où l'on pousse l'évaporation jusqu'à 25° B. On filtre et on achève l'opération dans une troisième chaudière, jusqu'en consistance sirupeuse. Le liquide est amené dans un rafraîchissoir, puis dans des tonneaux où la cristallisation s'effectue.

L'eau mère peut fournir de nouveaux cristaux; mais il reste toujours un liquide incristallisable qui constitue la mélasse, mélange impur de sucre de canne et de sucre interverti.

Le sucre obtenu par l'un ou l'autre de ces procédés n'est pas pur; il est plus ou moins jaunâtre et renferme toujours quelques centièmes de matières étrangères.

Pour le purifier, on le transforme en sirop que l'on chauffe à la vapeur; on y ajoute d'abord du noir animal fin; puis, lorsque l'ébullition commence, un demi-centimètre environ de sang de bœuf. La liqueur éclaircie est filtrée dans des sacs de coton qui sont traversés de dehors en dedans; on la décolore une dernière fois par du noir, puis on la concentre dans le vide et on. la fait cristalliser dans des cônes, comme précédemment.

Pour achever le raffinage, on enlève la couche supérieure de chaque pain, on la remplace par du sucre blanc fortement tassé et par une bouillie d'argile pure, ce qui constitue l'opération dite du *terrage*. L'eau abandonne peu à peu l'argile, chasse devant elle la petite quantité d'eau mère qui imprègne encore les cristaux, et un sirop coloré s'écoule par le petit trou qui occupe le sommet du cône. On bouche ce trou, on enlève l'argile et on verse à la surface un sirop très blanc pour remplir les vides. Il ne reste plus qu'à effectuer la dessiccation à l'étuve.

Le sucre raffiné est toujours formé de très petits cristaux enchevêtrés les uns dans les autres. Pour obtenir de gros cristaux de *sucre candi*, on fait avec du sucre très pur une solution que l'on concentre à 40° B.; on la verse dans des bassines en cuivre à parois minces que l'on dispose dans une étuve chauffée au début à 60° pendant trois jours environ; la température ne s'abaisse ensuite que lentement, parce qu'il se dégage de la chaleur pendant la cristallisation; aussi, vers le douzième jour, est-elle encore comprise entre 38° et 35°.

Afin de faciliter la formation des cristaux, chaque vase est traversé par quinze à vingt fils de chanvre également espacés et disposés horizontalement.

Le sucre de canne cristallise en prismes rhomboïdaux obliques, à facettes hémiédriques appartenant au cinquième système cristallin. Ces cristaux sont durs, inaltérables à l'air, phosphorescents par le choc.

Il est soluble dans la moitié de son poids d'eau froide, dans le quart de ce liquide à 80° et dans le cinquième à la température de 100°. Il est beaucoup moins soluble dans l'alcool ordinaire, insoluble dans l'éther et dans l'alcool absolu froid. Une solution saturée, dans l'alcool à 90°, abandonne du sucre cristallisé quand on l'additionne de deux fois son volume d'éther, propriété qui a été mise à profit par Payen pour isoler les petites quantités de saccharose contenues dans les substances végétales.

Le sucre dévie à droite le plan de polarisation de la lumière polarisée. Ce pouvoir rotatoire est de $+ 73°,8$; après l'action des acides étendus il est ramené à gauche, caractère qui est utilisé dans l'analyse. Celui de la glucose ordinaire est de $+ 57°$ et ne change pas sensiblement par des acides.

Soumis à l'action de la chaleur, le sucre fond à 180°; il se solidifie, par le refroidissement, sous forme d'une masse amorphe qui constitue le sucre d'orge. En cet état il n'est pas sensiblement altéré, car il arrive parfois que cette masse cristallise spontanément. Lorsqu'on le maintient fondu pendant quelque temps, même à une température voisine de 160°, il se dédouble, d'après Gélis, en glucose et en lévulosane :

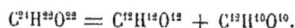

$$C^{24}H^{22}O^{22} = C^{12}H^{14}O^{12} + C^{12}H^{10}O^{10}.$$

Ces deux corps s'altèrent à leur tour sous l'influence d'une température plus élevée, jaunissent, se caramélisent, noircissent; une série de produits condensés prennent naissance, d'abord solubles et amers, puis noirs et insolubles. Enfin, au-dessus de 215°, le sucre se détruit complètement, laisse comme résidu un charbon poreux et brillant.

Les acides donnent lieu à des réactions qui varient suivant leur nature et suivant leur concentration.

Les acides minéraux étendus le transforment rapidement à 100° en sucre interverti, mélange à équivalents égaux de glucose et de lévulose :

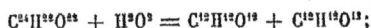

$$C^{24}H^{22}O^{22} + H^2O^2 = C^{12}H^{12}O^{12} + C^{12}H^{12}O^{12};$$

réaction fondamentale qui rapproche la saccharose de l'éther ordinaire :

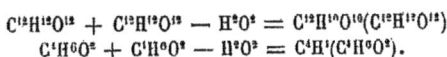

$$C^{12}H^{12}O^{12} + C^{12}H^{12}O^{12} - H^2O^2 = C^{12}H^{10}O^{10}(C^{12}H^{12}O^{12})$$
$$C^4H^6O^2 + C^4H^6O^2 - H^2O^2 = C^4H^4(C^4H^6O^2).$$

Les acides sulfurique et chlorhydrique dilués le transforment d'abord par déshydratation en *acide glucique*,

$$C^{24}H^{18}O^{18},$$

acide incolore qui s'altère à son tour par une action plus prolongée pour se transformer en acide brun, l'*acide apoglucique*, lequel finit par se changer en produits *ulmiques* encore plus condensés, tout à fait insolubles dans l'eau.

Ces mêmes acides concentrés, l'acide sulfurique surtout, carbonisent le sucre avec dégagement de chaleur, même à la température ordinaire. Certains chlorures métalliques, notamment ceux d'étain et d'antimoine, produisent des altérations analogues.

Les acides organiques, moins énergiques que les précédents, forment avec le sucre de véritables combinaisons que l'on peut rapprocher des *glycérides* de M. Berthelot.

Le sucre de canne se combine aux bases. Il est peu altéré par les alcalis au-dessous de 100°; mais au-dessus de cette température il est détruit à la manière des glucoses. Avec la chaux, par exemple, on obtient trois combinaisons :

1° Le saccharide	dicalcique.....................	$C^{24}H^{20}Ca^2O^{22} + 2Aq$
2° —	tétracalcique.................	$C^{24}H^{16}Ca^4O^{22} + 8Aq$
3° —	hexacalcique.................	$C^{24}H^{16}Ca^6O^{22} + 6Aq$

En précipitant une solution sucrée par l'acétate de plomb ammoniacal, ou en décomposant le sucrate de chaux par l'acétate de
plomb, Péligot a obtenu un composé plombique qui répond à la
formule.

$$C^{21}H^{18}Pb^4O^{22}.$$

Toutes ces combinaisons, traitées par l'acide carbonique, re-
produisent du sucre cristallisable.

Enfin, le sucre se combine intégralement avec certains sels;
par exemple, avec le chlorure de sodium, il forme de beaux cristaux qui ont pour formule,

$$C^{24}H^{22}O^{22}NaCl.$$

Le sucre en solution se détruit dans des conditions spéciales,
en vertu d'une action qui est encore peu connue : en présence
d'un végétal cryptogamique, *Mycoderma cerevisiæ*, constituant ce
que l'on appelle vulgairement la levure de bière, on observe un
dégagement abondant d'acide carbonique, la température s'élève,
et au bout de peu de jours les molécules sucrées ont disparu. Il
est digne de remarque que le sucre n'est altéré par le mycoderme
qu'autant qu'il a été au préalable interverti. D'après M. Berthelot,
ce dernier phénomène se produit sous l'influence d'un ferment
soluble secrété par la levure elle-même; il n'est pas dû à l'action
d'un acide, puisque l'inversion peut se manifester également
dans une solution légèrement alcaline.

Quoi qu'il en soit, la première phase du phénomène consiste en
un dédoublement par hydratation, comme avec les acides étendus :

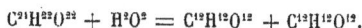

$$C^{21}H^{22}O^{22} + H^2O^2 = C^{12}H^{12}O^{12} + C^{12}H^{12}O^{12}.$$

Chaque molécule de glucose est ensuite attaquée par la levure, et
la réaction fondamentale est exprimée par l'équation suivante :

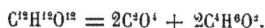

$$C^{12}H^{12}O^{12} = 2C^2O^4 + 2C^4H^6O^2.$$

Cette formation d'alcool est toujours accompagnée d'une petite quantité de produits accessoires, notamment d'acide succinique et de glycérine.

On caractérise et on dose le sucre de canne par les trois procédés suivants :

1° *Par la fermentation;* méthode qui s'applique nécessairement à la glucose, puisque cette dernière doit d'abord prendre naissance.

2° *Par le pouvoir rotatoire,* l'inversion par les acides donnant le moyen d'analyser un mélange de saccharose et de glucose.

3° *Par la liqueur cupro-potassique.* Cette liqueur, qui n'est pas attaquée par le sucre à l'ébullition, est énergiquement réduite par la glucose, ce qui permet de doser ce dernier.

Les principaux isomères du sucre de canne sont :

La *mélitose,* retirée d'une manne d'Australie sécrétée par diverses espèces d'Eucalyptus ;

La *tréhalose,* contenue dans le nid d'un coléoptère tétramère, le *Larinus nidificans.*

La *mélizitose,* extraite de la manne de Briançon, exsudation produite par un mélèze, le *Pinus larix.*

Enfin la *lactose* ou *sucre de lait,* qui existe en abondance dans le lait des mammifères.

Tous ces sucres, qui forment une famille très naturelle, ne diffèrent que par leurs propriétés physiques : la densité, la solubilité, le pouvoir rotatoire, etc. Ils présentent ce caractère commun de dériver de deux molécules d'une même glucose ou de deux glucoses différentes, avec perte d'une molécule d'eau.

II. Glucose ordinaire ou sucre de raisin.

La glucose ordinaire ou sucre de raisin, ou simplement glucose, est très répandue dans la nature. On la trouve dans l'urine des diabétiques, dans la plupart des fruits acides, en compagnie de la lévulose et associée au sucre de canne; elle constitue à elle seule la presque totalité du miel.

Elle résulte également du dédoublement de la plupart des glucosides, comme la salicine, l'amygdaline, la populine, l'arbutine, la phlorizine, etc. On l'obtient artificiellement par l'action des acides étendus sur toutes les matières amylacées, sur le ligneux, la tunicine, le glycogène hépatique, c'est-à-dire avec les principes constituants les plus importants des tissus organisés.

La glucose se prépare industriellement avec l'amidon. A cet effet, on porte à l'ébullition de l'eau acidulée avec une faible quantité d'acide sulfurique et on y projette par petites parties de la fécule délayée dans son poids d'eau tiède. L'opération s'effectue dans des cuves où l'on fait circuler des jets de vapeur. Lorsque la réaction est terminée, terme qui est atteint dès que l'iode ne donne plus de coloration bleue, on sature l'acide par de la craie, on décante la liqueur claire, on la filtre sur du noir animal et on l'évapore en sirop jusqu'à 30° B.

Pousse-t-on la concentration jusqu'à 40° B., le produit se prend en masse dans des rafraîchissoirs, puis dans des tonneaux où s'achève la solidification.

On obtient une *glucose granulée* en faisant un sirop assez cuit, marquant 32° à 33° B.; par un refroidissement brusque, il se sépare du sulfate de chaux que l'on rejette; on abandonne à lui-même le liquide, qui cristallise lentement, car les cristaux ne commencent souvent à se former qu'au bout d'une huitaine de jours.

Un bon moyen pour obtenir de la glucose très pure consiste à étendre du miel de Narbonne sur des plaques poreuses et à reprendre le résidu par de l'alcool à 95° bouillant; on procède au besoin à une nouvelle cristallisation.

La synthèse de la glucose n'a pas encore été faite. Théoriquement, on devrait l'obtenir en prenant pour point de départ d'hydrure d'hexylène, ou l'hexylène, dans lequel six molécules l'hydrogène seraient remplacées par six molécules d'eau :

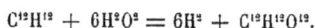

$$C^{12}H^{12} + 6H^2O^2 = 6H^2 + C^{12}H^{12}O^{12}.$$

En faisant réagir l'acide hypochloreux sur la benzine, Carius a vu que ces deux corps se combinent intégralement pour former une sorte d'éther trichlorhydrique :

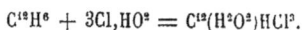

$$C^{12}H^6 + 3Cl,HO^2 = C^{12}(H^2O^2)HCl^3.$$

En substituant aux trois molécules d'hydracide trois molécules d'eau, on obtient *la phénose*, composé qui possède, il est vrai, la formule de la glucose, mais qui est infermentescible.

On a admis longtemps que la glucose était un alcool hexatomique. Il pourrait résulter des expériences de Colley qu'elle ne peut s'unir qu'à cinq molécules d'acide; car, en faisant réagir sur elle le chlorure acétique, il se forme seulement un éther mixte, l'acétochlorhydrose, conformément à l'équation suivante :

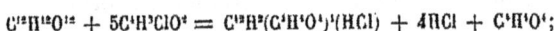

$$C^{12}H^{12}O^{12} + 5C^4H^3ClO^4 = C^{12}H^2(C^4H^3O^4)^4(HCl) + 4HCl + C^4H^3O^4;$$

action analogue à celle que le même réactif exerce sur la glycérine, puisque l'on prépare par ce moyen l'acétochlorhydrine. Il semble donc que la glucose est seulement pentatomique, puisqu'elle ne se combine qu'avec cinq molécules d'acide, avec élimination de cinq molécules d'eau.

D'autre part, si l'on observe que, d'après leur mode de dérivation de la mannite et de ses isomères, les glucoses doivent être considérées comme des espèces d'aldéhydes, on arrive à cette conclusion que ce sont des corps à *fonction mixte*, que la glucose ordinaire, par exemple, est à la fois une aldéhyde et un alcool pentatomique.

La glucose cristallise en mamelons ou en choux-fleurs avec deux équivalents d'eau. Elle est inodore; sa saveur, faiblement sucrée, est farineuse et détermine à la longue une âcreté désagréable, dernière circonstance qui doit la faire proscrire dans la préparation des sirops édulcorants. Elle est soluble dans l'eau, moins toutefois que le sucre de canne, car elle exige environ une fois et demie son poids d'eau pour se dissoudre à la température ordinaire. Elle se dissout à 17° dans 50 parties d'alcool à 83° et seulement dans 4,6 du même alcool bouillant.

Elle dévie à droite le plan de polarisation de la lumière polarisée, et son pouvoir rotatoire, rapporté au rayon jaune, a pour valeur

$$(\alpha j) = + 57°,6.$$

Chose curieuse, au moment où la dissolution vient d'être faite, la rotation est presque double; mais elle diminue peu à peu jusqu'à la limite indiquée, étant ensuite à peine influencée par la température et les acides.

La glucose se ramollit vers 60°, fond vers 80°, puis perd ses deux équivalents d'eau; lorsqu'on la déshydrate lentement au voisinage de la première température, on peut ensuite la chauffer jusqu'à 100° sans qu'elle entre en fusion. Vers 170° elle perd une molécule d'eau et se transforme en glucosane :

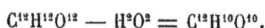

$$C^{12}H^{12}O^{12} - H^2O^2 = C^{12}H^{10}O^{10}.$$

Ce dernier corps, qui est amorphe, non fermentescible, reproduit son générateur sous l'influence des acides dilués.

Enfin, au-dessus de 200°, la glucose perd encore de l'eau, brunit, fournit des produits caraméliques solubles, puis des produits noirs insolubles de nature ulmique; il se dégage de l'oxyde de carbone, de l'acide carbonique, du gaz des marais, de l'acide acétique, des produits pyrogénés, et il reste finalement un charbon poreux, hydrogéné.

Soumise à l'action de l'hydrogène naissant, en présence de l'amalgame de sodium par exemple, la glucose se transforme en mannite :

$$C^{12}H^{12}O^{12} + H^2 = C^{12}H^{14}O^{12},$$

réaction qui se produit naturellement dans la fermentation visqueuse.

La glucose est un corps très oxydable. Avec de l'acide nitrique étendu, elle fournit d'abord de l'acide saccharique, puis de l'acide oxalique, pour peu que l'on prolonge la réaction; chauffée avec de l'acide sulfurique et du bioxyde de manganèse, l'oxydation est plus profonde : il y a formation d'acide carbonique et d'acide formique. C'est en vertu de cette grande oxydabilité qu'elle réduit si aisément un grand nombre de solutions, le nitrate d'argent, l'acétate de cuivre etc.; mais ces réductions sont surtout faciles en présence des alcalis, ce qui explique l'emploi si fréquent de la liqueur cupro-potassique, soit pour reconnaître la glucose, soit pour la doser.

Au voisinage de 100° elle se combine à un grand nombre d'acides organiques pour former des corps neutres analogues aux glycérides.

L'acide nitrique fumant la transforme en glucoside nitrique ; l'acide sulfurique forme avec elle un composé sulfoconjugué ; mais pour peu que la température s'élève, le mélange noircit et il se dégage de l'acide sulfureux. L'acide chlorhydrique n'exerce d'abord aucune action apparente ; au bout de quelque temps, le mélange brunit et on observe la formation de produits ulmiques.

Comme la saccharose, elle se combine aux alcalis pour former des corps comparables aux alcoolates. Lorsque l'on dissout, par exemple, de la chaux dans du sirop de glucose et que l'on traite la solution limpide par de l'alcool concentré, il se dépose un glucoside calcique :

$$2C^{12}H^{12}O^{12},3CaO + 4Aq.$$

Une solution de glucose ne précipite ni par le sous-acétate de plomb, ni même par l'acétate de plomb ammoniacal ; mais si on y ajoute d'abord de l'acétate de plomb, puis de l'ammoniaque, on obtient un précipité triplombique,

$$C^{12}H^{9}Pb^{3}O^{12} + 4Aq.$$

La glucose est facilement attaquée par les ferments. Suivant les conditions dans lesquelles on se place, on peut provoquer :

1° La *fermentation alcoolique*, sous l'influence du *Mycoderma cerevisiæ* ; si celui-ci trouve à sa portée des matières albuminoïdes et des phosphates, il se multiplie, tout en opérant la destruction du sucre, comme on le voit dans la fabrication de la bière.

2° La *fermentation lactique*, en présence du carbonate de chaux et d'une matière caséeuse, sous l'influence d'un mycoderme spécial formé de petits articles très courts, d'après Pasteur :

$$C^{12}H^{12}O^{12} = 2C^{6}H^{6}O^{6}.$$

3° La *fermentation butyrique*, laquelle fait suite à la précédente et paraît être sous la dépendance d'un infusoire :

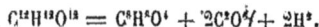

$$C^{12}H^{12}O^{12} = C^{8}H^{8}O^{4} + 2C^{2}O^{4} + 2H^{2}.$$

4° La *fermentation visqueuse*, également déterminée par un ferment particulier, en présence du blanc d'œuf. Elle est accompagnée d'une notable production de mannite, corps plus hydrogéné dont la formation est corrélative de celle de l'acide carbonique. Il se développe en même temps une matière gommeuse, dextrogyre, très soluble dans l'eau, sans action sur la liqueur cupro-potassique; enfin ne donnant pas d'acide mucique par oxydation, ce qui la distingue des gommes proprement dites.

En sa qualité d'alcool polyatomique, la glucose doit donner lieu à un grand nombre de dérivés; mais comme elle est très altérable, un petit nombre seulement de ces derniers a pu être préparé jusqu'ici.

Les combinaisons avec les acides, avec les alcools, les phénols et les aldéhydes, réactions qui s'accompagnent de la séparation des éléments de l'eau, prennent le nom de *glucosides*.

Dernièrement l'un d'eux, la salicine, a été reproduit par synthèse en faisant réagir l'une sur l'autre deux dissolutions alcooliques d'acétochlorhydrose et de salicylate de potassium :

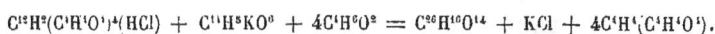

$$C^{12}H^2(C^4H^3O^1)^4(HCl) + C^{14}H^5KO^6 + 4C^4H^6O^2 = C^{26}H^{10}O^{14} + KCl + 4C^4H^4(C^4H^3O^1).$$

Il se fait ainsi du chlorure de potassium, de l'éther acétique et de l'*hélicine* ; cette dernière, soumise à l'influence de l'hydrogène naissant, donne la salicine :

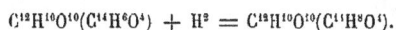

$$C^{12}H^{10}O^{10}(C^4H^6O^4) + H^2 = C^{13}H^{10}O^{10}(C^4H^8O^4).$$

Ces réactions rendent possible, selon toute apparence, la synthèse d'un grand nombre de glucosides naturels.

III. Sucre de fruits.

Le sucre de fruits existe dans la plupart des fruits acides, dans un grand nombre de tiges et de racines, comme le sorgho, l'érable, le bouleau, etc. C'est un mélange, en proportions variables, de glucose ordinaire et de lévulose.

Pour l'obtenir, on neutralise par de la craie un suc acide, celui de raisin ou de groseille, par exemple ; on clarifie au blanc d'œuf, on filtre et on concentre au bain-marie. On obtient ainsi un résidu gommeux, déliquescent, par conséquent très soluble dans l'eau, également soluble dans l'alcool faible, insoluble dans l'alcool absolu et dans l'éther ; enfin, déviant à gauche le plan de polarisation de la lumière polarisée.

Abandonné longtemps à lui-même, il finit par cristalliser en partie ; il se dépose de la glucose dextrogyre et il reste un liquide incristallisable, la lévulose.

Pour obtenir cette dernière à l'état de pureté, on ajoute dans une solution au dixième de 100 parties de sucre de fruits 60 parties de chaux hydratée. Le mélange, d'abord fluide, se prend bientôt en masse ; en le soumettant alors à la presse, on élimine la partie liquide, qui est formée par un glucosate de chaux.

Le gâteau solide est constitué par du lévulosate de chaux ; on le dissout dans l'eau et on précipite la chaux par l'acide oxalique.

La lévulose se distingue de toutes les autres substances actives par le caractère suivant : son pouvoir rotatoire diminue à mesure que la température s'élève. A 15°, il est égal à — 106° ; il tombe à — 53°, à la température de 90°.

On a fait la remarque intéressante qu'en soumettant à la fermentation du sucre interverti, mélange à équivalents égaux de glucose dextrogyre et de lévulose, ce dernier principe domine bientôt pour disparaître à son tour. Cette circonstance tient à ce que la glucose est d'abord attaquée de préférence par le ferment, de telle sorte qu'elle disparaît plus rapidement dans une solution mixte soumise à l'action du mycoderme.

CHAPITRE III

GÉNÉRALITÉS SUR LES SIROPS

DÉFINITION. — CLASSIFICATIONS. — PÈSE-SIROP DE BAUMÉ. — DENSIMÈTRE. — FALSIFICATIONS PAR LE SIROP DE FÉCULE. — DOSAGE DU SUCRE DE CANNE ET DE LA GLUCOSE.

Les sirops sont des saccharolés liquides préparés au moyen du sucre de canne, et dont le véhicule, ordinairement chargé de principes médicamenteux, est presque toujours l'eau, quelquefois le vin ou le vinaigre.

Il est évident qu'il faut que ce véhicule puisse dissoudre aisément le sucre, ce qui exclut l'alcool, l'éther, les huiles, etc.

Le mot *sirop*, en vieux français *essyrot*, est d'origine orientale : il vient de l'arabe *charâb*, boisson (du verbe *charib*, boire).

Avant l'introduction du sucre, les sirops étaient faits avec du miel et représentaient par conséquent les mellites de nos jours. Cette forme pharmaceutique est très usitée, ce qui tient à ce qu'elle présente des avantages qui lui sont propres : 1° elle facilite l'administration de plusieurs substances médicamenteuses en leur communiquant une saveur agréable ou en masquant leur saveur désagréable ; 2° elle permet de garder toute l'année des produits qui ne sont guère susceptibles de se conserver seuls, les sucs par exemple ; de là l'emploi des sirops d'asperges, de coings, de groseilles, de cerises, etc. ; 3° elle fournit au praticien des dissolutions préparées à l'avance et d'une concentration déterminée ; 4° elle se prête facilement à la confection de plusieurs prescriptions, notamment des potions et des tisanes.

Plusieurs classifications ont été successivement proposées, puis abandonnées plus ou moins complètement.

Les anciens codex divisaient les sirops en deux séries, suivant qu'ils étaient *altérants* ou *purgatifs ;* division inacceptable, car le nombre des sirops purgatifs est très restreint, et le mot *altérant* a varié dans sa signification suivant les fluctuations des doctrines médicales.

On a voulu ensuite les diviser en sirops *acides, salins* et *émulsionnés ;* mais, d'après ce système, il faudrait établir une foule de subdivisions, et beaucoup de ces dernières ne renfermeraient qu'un seul sirop.

Faut-il les ranger, comme on l'a proposé, d'après leur mode de préparation, suivant qu'ils sont obtenus avec des macérations, des infusions, des décoctions. On sépare alors des préparations très semblables qui appartiennent évidemment à la même catégorie, et cela sans aucune utilité pratique.

Une classification qui a été longtemps suivie est celle de Carbonnell, dans laquelle on admet trois divisions :

1° Les sirops obtenus par solution ;

2° Les sirops préparés par coction ;

3° Les sirops mixtes.

Vers 1822 la Société de pharmacie de Paris a adopté cette marche, en subdivisant les sirops par solution, suivant qu'ils sont obtenus avec des solutés ou des eaux distillées, et en partageant les sirops par coction en *simples* et en *composés.*

Chéreau a proposé plus simplement de distinguer :

1° Le sirop simple ou sirop de sucre ;

2° Les sirops *monoïamiques,* dans lesquels il n'entre qu'une seule substance médicamenteuse ;

3° Les sirops *polyamiques,* préparés avec plusieurs substances actives.

Béral, prenant pour base la nature des véhicules, a divisé les sirops en *hydrauliques, œnoliques* et *acétoliques ;* mais les préparations qui rentrent dans les deux derniers groupes sont très peu nombreuses, de telle sorte que le premier renferme presque tous les sirops qui sont actuellement en usage.

Les systèmes qui ont été successivement proposés présentent

donc des inconvénients. Toute classification rationnelle est donc impossible ou inutile ; c'est sans doute pour cette raison que le codex de 1866 se contente de classer les sirops en deux séries :

1° Les sirops *simples;*
2° Les sirops *composés.*

Les sirops se préparent :

1° Par solution et filtration au papier. Exemples : le sirop de sucre incolore, celui de goudron, ceux qui sont préparés avec les eaux distillées, etc. ;

2° Par solution à chaud, clarification et filtration, comme le sirop de sucre ordinaire et les sirops composés.

Quoi qu'il en soit, les uns comme les autres doivent avoir une concentration constante que l'on apprécie soit à l'aide du pèse-sel de Baumé, soit à l'aide du densimètre.

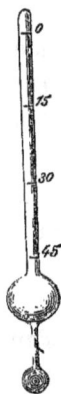
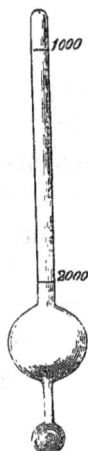

FIG. 74.   FIG. 75.

Le pèse-sel de Baumé est un aréomètre à poids constant et à graduation arbitraire.

Pour le construire, on prend un tube cylindrique à deux boules (fig. 74), dont l'inférieure est lestée avec du mercure ou des grains de plomb, de telle sorte que le point d'affleurement dans l'eau distillée se trouve à l'extrémité supérieure de la tige, pour la température de 12°, 5. Ce point d'affleurement forme le zéro de l'instrument.

On plonge ensuite l'aréomètre dans une solution de 15 parties de sel marin dans 85 parties d'eau et on marque 15 au point d'affleurement. On divise l'espace compris entre 0 et 15 en quinze parties égales; chacune de ces divisions, qui sont prolongées jusqu'au bas de la tige, représentent un degré Baumé.

D'après l'usage auquel on le destine, l'instrument ne comprend qu'une partie plus ou moins étendue de l'échelle; il prend alors, suivant les cas, le nom de *pèse sel*, de *pèse-acide*, de *pèse sirop*. Ce dernier porte ordinairement 45 divisions.

Les pèse-sirops, bien construits, sont comparables entre eux et donnent des indications suffisamment exactes. Malheureusement ceux que l'on trouve dans le commerce sont souvent très défectueux. On peut les vérifier au moyen de la dissolution salée qui sert à obtenir le deuxième point d'affleurement. Le mieux est de se servir des densimètres, qui sont d'ailleurs recommandés par le Codex.

Les densimètres sont des aréomètres à poids constant, gradués de telle façon que le point d'affleurement indique immédiatement la densité du liquide dans lequel ils sont plongés (fig. 75).

Dans ces instruments, destinés à prendre la densité des liquides plus denses que l'eau, le point d'affleurement dans l'eau distillée à 4° est placé vers le sommet de la tige et marqué 1000. Les divisions placées au-dessous de ce point correspondent à des densités croissantes par millièmes, centièmes et dixièmes, depuis 1000 jusqu'à 2000.

L'instrument s'enfonce-t-il jusqu'au chiffre 1253, le liquide dans lequel il est plongé a pour densité 1,253, l'eau à son maximun de densité étant prise pour unité; en d'autres termes, un litre de ce liquide pèse 1253 grammes.

Le densimètre présente un avantage qui lui est propre : il porte en quelque sorte son contrôle avec lui, puisqu'il suffit de peser un litre d'un liquide plus dense que l'eau et d'observer ensuite l'affleurement qui doit correspondre au poids trouvé.

Les densimètres, par la facilité de leur emploi, par la rapidité de leurs indications, doivent donc avoir la préférence sur les

aréomètres à échelle arbitraire. Cependant, comme celui de Baumé
est encore très répandu, voici un tableau qui indique le rapport
des degrés Baumé avec la densité des liquides depuis 1000 jusqu'à
2000, table qui a été dressée par M. Coulier et qui est plus exacte
que celle que l'on trouve dans le codex de 1866.

TABLEAU INDIQUANT LES RAPPORTS DES DEGRÉS DE L'ARÉOMÈTRE BAUMÉ AVEC
LE POIDS DU LITRE DU LIQUIDE PESÉ DANS L'AIR A 0,76 ET A LA TEMPÉRA-
TURE DE 12°,5.

DEGRÉS B.	POIDS du litre.	DEGRÉS B.	POIDS du litre.	DEGRÉS B	POIDS du litre.	DEGRÉS B.	POIDS du litre.
0	998.404	19	1145	38	1342	57	1620
1	1005	20	1154	39	1354	58	1638
2	1012	21	1163	40	1366	59	1656.5
3	1019	22	1172	41	1379	60	1675
4	1026	23	1181.5	42	1392	61	1694
5	1033	24	1191	43	1405	62	1714
6	1040	25	1200.5	44	1418.5	63	1734
7	1047.5	26	1210	45	1432.5	64	1754.5
8	1055	27	1220	46	1446.5	65	1775.5
9	1063	28	1230	47	1460.5	66	1797
10	1070.5	29	1240.5	48	1475	67	1819
11	1078	30	1251	49	1490	68	1841.5
12	1086	31	1262	50	1505	69	1865
13	1094	32	1272.5	51	1520.5	70	1889
14	1102	33	1283	52	1536	71	1914
15	1110.57	34	1295	53	1552.5	72	1938
16	1119	35	1306	54	1569	73	1964
17	1127.5	36	1318	55	1586	74	1990
18	1136	37	1330	56	1603	75	2017

Il est évident que cette table peut servir non seulement pour
les liquides dont la température est égale à 12°, 5, mais aussi pour
ceux dont la température est voisine de ce chiffre, parce que la
dilatation de l'aréomètre est négligeable et que la correction por-
terait le plus souvent sur des chiffres qui ne figurent pas dans la
table.

Rien n'empêche, comme on le fait du reste quelquefois, de construire des aréomètres qui portent les deux échelles superposées,
l'une marquant les densités, l'autre indiquant les degrés Baumé.

Tout sirop bouillant doit marquer au minimum 30° B., ce qui
correspond, d'après la table précédente, à une densité de 1, 251.
A la température de 15°, ce même sirop accusera 35° B. et 1, 306

au densimètre. Le Codex donne des chiffres un peu trop forts, puisqu'il indique pour la première densité 1, 261 et pour la seconde 1, 321 ; autrement dit, un litre de sirop marquant 35° B. pèse 1 306 grammes et non 1 321 grammes.

Le degré de cuite d'un sirop est en rapport avec quelques caractères physiques qui ont été utilisés dans la pratique et qui peuvent donner de bonnes indications, quand on sait rapporter chacun de ces signes empiriques aux indications fournies par les aréomètres.

Plus un sirop est cuit, plus il est épais et visqueux : c'est sur ces deux caractères que l'on s'appuie pour apprécier *de visu* la concentration des liquides sirupeux.

Ces différents degrés de concentration pour les sirops bouillants sont les suivants :

1° La *pellicule*. En soufflant à la surface du liquide, on voit se former une membrane mince et ridée dont l'existence est éphémère, car elle disparaît dès que l'on cesse de souffler.

2° La *perle* ou le *perlé*. On prend du sirop dans une cuillère, on l'y balance un instant, puis on incline le tout : les gouttes en tombant affectent la forme d'une perle.

3° La *nappe*. On répète l'expérience précédente, mais en se servant cette fois d'une écumoire : le liquide forme en tombant une espèce de nappe de peu d'étendue.

4° Le *petit filet*. On met deux ou trois gouttes de sirop entre le pouce et l'index : en écartant les deux doigts, on obtient une petite colonne de cinq ou six millimètres d'étendue qui se rompt par le milieu dès que l'écartement est plus considérable.

5° Le *grand filet* ou le *lissé*. En recommençant la petite manipulation précédente, le filet acquiert jusqu'à deux centimètres de longueur et même un peu plus.

6° Le *petit soufflé*, le *petit boulé* ou la *petite plume*. On prend du sirop bouillant sur l'écumoire, on souffle à sa surface de manière à le forcer à traverser les trous ; il se forme de l'autre côté de l'instrument de petites ampoules qui voltigent dans l'air.

7° Le *grand soufflé*, le *grand boulé* ou la *grande plume*. L'air étant vivement fouetté avec l'écumoire, le liquide s'en sépare sous forme de filets déliés à demi-solides. Arrivé à ce point, un peu de sirop, versé brusquement dans de l'eau, se prend en une masse molle et ductile.

8° La masse précédente est-elle dure et cassante, on dit que le sirop est cuit _au grand cassé._

La cuite à la pellicule, à la perle et à la nappe sont des états très voisins qui appartiennent à un sirop marquant bouillant 30° à 31° B.; au petit filet, le sirop marque 31° à 32° B.; au grand filet, 35° B.; au petit soufflé, 36°; au grand soufflé, 37° environ.

Au delà de ce dernier terme le sirop est trop visqueux pour en prendre la densité. Enfin, si on continue à chauffer, toute l'eau disparaît, le sucre s'altère, jaunit et finit par se caraméliser.

La conservation d'un sirop dépend surtout de sa bonne préparation, c'est-à-dire de son degré de cuite et de sa limpidité.

L'expérience démontre qu'un sirop qui n'est pas assez cuit ne tarde pas à fermenter, surtout pendant les chaleurs de l'été. Est-il trop cuit, il laisse déposer des cristaux de saccharose qui viennent tapisser le fond des bouteilles; et comme le dépôt continue à s'accroître peu à peu, le sirop ne tarde pas à se trouver dans les mêmes conditions que précédemment.

La limpidité est une qualité que l'on doit toujours s'efforcer d'obtenir; aussi procède-t-on d'ordinaire à la clarification des sirops au moyen du charbon animal, de l'albumine ou du papier. Le charbon animal, tel qu'il est fourni par le commerce, est toujours impur. Pour le rendre propre à la clarification des sirops, on prend, d'après Blondeau, 8 parties de charbon que l'on transforme en une pâte demi-fluide, à laquelle on ajoute une partie d'acide chlorhydrique. Il se dégage de l'acide carbonique et de l'acide sulfhydrique; au bout d'une heure, on lave à l'eau bouillante, à trois ou quatre reprises différentes, pour enlever tous les principes solubles.

$\frac{1}{20}$ de charbon lavé suffit pour obtenir un sirop très blanc; après vingt-quatre heures de contact on filtre au papier.

Dans l'industrie on se sert du filtre Dumont, sorte de boîte rectangulaire au fond de laquelle on dispose une couche de noir en grains, légèrement humectée avec de l'eau. Sous l'influence de sa propre pression, le sirop traverse cette couche et se décolore complètement. Cet appareil présente le double avantage de débiter beaucoup et d'éviter de chauffer le sirop avec le charbon.

Dans les officines, on a surtout recours à l'usage du blanc d'œuf. Deux méthodes peuvent être employées :

1° On ajoute en même temps au véhicule médicamenteux le sucre et le liquide albumineux; on porte lentement le tout à l'ébullition et on écume à temps.

2° On ajoute par parties le liquide albumineux au sirop bouillant. Dans ce dernier cas l'albumine, coagulée brusquement, vient se rendre à la surface sous forme d'une écume légère qui entraîne dans son mouvement ascensionnel toutes les substances étrangères.

Tous les sirops ne peuvent pas être clarifiés par ce procédé, soit parce que l'albumine peut s'unir à quelques matières organiques, soit parce qu'elle laisse dans la préparation quelques parties qui deviennent plus tard une cause de fermentation. On a recours alors à la clarification au papier par la méthode de Desmarets.

On prend du papier blanc non collé, on le réduit en pulpe avec un peu d'eau chaude en le battant fortement à l'aide d'un petit balai d'osier, puis on lave cette pulpe sur un tamis avant de la mélanger au sirop. Cette méthode n'est pas applicable à un sirop trop cuit.

M. Magnes-Lahens a fait, sur la clarification au papier, des observations très intéressantes qui permettent de régulariser le procédé.

D'après ce savant praticien, il faut se servir de papier blanc, sans colle, de belle qualité; on le réduit en pâte en l'agitant vivement dans une bouteille, avec une partie du véhicule qui doit former la base du sirop; on passe, non sur un blanchet, mais sur une chausse en forme de pain de sucre renversé (chausse d'Hippocrate).

Avec un filtre d'un litre de capacité, trois grammes de papier suffisent pour donner un feutrage convenable, et l'on peut filtrer trois litres de sirop, soit un gramme de papier par litre. Enfin, pour que l'opération marche avec régularité, la température doit être comprise entre 35° et 40°.

Appliquée au sirop simple, aux sirops préparés avec les eaux distillées, et en général à tous ceux qui sont obtenus par simple solution, comme le sirop de gomme, la méthode de clarification au papier donne des produits parfaitement limpides et d'une bonne conservation.

Toutefois, malgré les précautions que l'on peut prendre, il arrive parfois que les sirops fermentent. Il faut alors les mettre sur le feu, leur faire jeter un bouillon pour chasser l'acide carbonique qui les fait mousser et détruire les ferments qui sont les causes déterminantes de l'altération; on ajoute un peu d'eau pour remplacer celle qui s'évapore pendant l'opération. Baumé a remarqué que les sirops, après deux ou trois traitements semblables, ne fermentent plus; ils sont évidemment altérés et tout pharmacien consciencieux doit les rejeter sans hésitation.

Virey a conseillé d'additionner les sirops qui fermentent d'une petite quantité d'alcool; à la vérité celui-ci fait tomber la mousse, mais la fermentation est seulement ralentie. Lahache remplace l'alcool par l'alcoolé qui correspond au sirop. Enfin Viel, en vue de prévenir la fermentation, propose d'ajouter de suite aux sirops très altérables, ou que l'on obtient difficilement limpides, comme ceux de jalap, de quinquina, d'ipéca, la dixième partie de leur volume d'alcool concentré.

Le mieux est encore de suivre les prescriptions de Parmentier : faire un sirop bien clarifié, cuit à 30°,8 en hiver, à 31° en été; l'introduire dans des bouteilles bien sèches que l'on conserve couchées à la cave.

On a proposé l'emploi de bouchons que l'on rend imperméables en les enduisant d'une légère couche de cire, de caoutchouc, de paraffine, etc.

Enfin, on a préconisé, pour la conservation des sirops en bouteilles, la méthode d'Appert ou sa modification, c'est-à-dire l'embouteillage des sirops bouillants; mais ces moyens n'ont guère été appliqués que pour quelques sirops fabriqués en grand.

Dans la pratique, il faut éviter autant que possible de laisser les sirops en vidange. Lorsque le cas se présente dans les officines, on peut, suivant le conseil de Carré, plonger dans le goulot de la bouteille une allumette soufrée que l'on retire aussitôt. On sait que l'acide sulfureux est un agent antifermentescible.

Tout pharmacien consciencieux doit préparer lui-même ses

sirops médicamenteux. En ne se conformant pas à cette règle, on s'expose à avoir des sirops non seulement mal préparés et mal dosés, mais encore falsifiés avec du sirop de fécule substitué en totalité ou en partie au sirop de sucre.

Cette falsification est facilement mise en évidence au moyen des quatre réactifs suivants :

1° L'alcool à 90°;

2° La liqueur cupro-potassique;

3° Une solution de potasse caustique au dixième;

4° Une solution d'iodure de potassium ioduré, faite d'après la formule ci-après :

Iodure de potassium *neutre*.....	2 grammes.
Iode.................	2,50
Eau distillée......	100 —

Le sirop de sucre pur :

1° Ne précipite pas par l'alcool;

2° N'est pas noirci lorsqu'on le fait bouillir dans un tube à expérience avec son volume de la solution alcaline;

3° N'est pas rougi par l'iodure de potassium ioduré;

4° Ne réduit pas la liqueur cupro-potassique.

Le sirop de sucre interverti :

1° Ne précipite pas par l'alcool;

2° Rougit, puis noircit à l'ébullition par la solution de potasse caustique;

3° N'est pas rougi par l'iodure ioduré;

4° Réduit abondamment la liqueur cupro-potassique.

Le sirop de fécule :

1° Précipite lorsqu'on y ajoute plusieurs volumes d'alcool;

2° Noircit par la potasse à l'ébullition;

3° Donne une coloration rouge avec l'iodure de potassium ioduré;

4° Réduit la liqueur cupro-potassique.

Les phénomènes rotatoires ont été aussi employés par Soubeiran pour caractériser les sirops de sucre, de glucose et de fécule.

Étendu de 9 fois son volume d'eau, dans un tube de 20 centimètres de longueur et à la température de 15°, le sirop de sucre dévie de 52° à droite; si on intervertit le même sirop en l'additionnant de $\frac{1}{10}$ d'acide chlorhydrique et en chauffant le mélange à 70°, on obtient, dans un tube de 22 centimètres, une déviation à gauche de 20°.

Le sirop de fécule dévie à droite le plan de polarisation de la lumière polarisée; ce pouvoir rotatoire, qui est de + 100° environ, n'est pas sensiblement altéré par les acides.

L'emploi des réactifs précédents décèle donc aisément la présence de la glucose et du sirop de fécule. On peut aller plus loin et procéder à ses dosages quantitatifs en se servant d'une liqueur cupro-potassique titrée.

Bien des formules ont été données pour préparer cette dernière; voici celle à laquelle Poggiale a donné la préférence :

Sulfate de cuivre cristallisé....................	40 grammes.
Soude caustique.........................	130 —
Tartrate neutre de potassium................	160 —
Eau distillée.........................	Q. S.

On dissout le sel de cuivre dans quatre fois son poids d'eau environ, puis la soude et le tartrate dans 600 grammes d'eau; on réunit les deux dissolutions, on les filtre et on y ajoute de l'eau pour compléter un litre de liqueur.

Le dosage se fait de la manière suivante : on dissout 5 grammes de sucre candi dans de l'eau, on y ajoute un peu d'acide chlorhydrique et on chauffe pour produire l'inversion; on ajoute ensuite de l'eau, de manière à obtenir exactement 250 cent. cubes de liquide. D'autre part, dans un petit ballon, on verse à l'aide d'une pipette 20 cent. cubes de liqueur cupro-potassique à titrer, on y ajoute 20 à 25 grammes d'eau et 2 ou 3 grammes de potasse caustique; on porte le tout à l'ébullition et on y laisse tomber, jusqu'à décoloration, au moyen d'une burette divisée en dixièmes de centimètres cubes, la solution sucrée.

Admettons qu'il ait fallu 54 divisions pour obtenir la décoloration : la proportion de sucre qui correspond à 5^{cc},4 est évidemment égale à

$$\frac{5 \times 5,4}{250} = 0,108.$$

L'équivalent du sucre de canne est............ $C^{24}H^{22}O^{22} = 342$
Après l'inversion, on a...................... $2C^{12}H^{14}O^{14} = 360$.

Donc 0,108 de saccharose donne 0,114 de glucose :

$$\frac{0,108 \times 360}{342} = 0,114.$$

En résumé, 20 cent. cubes de la liqueur bleue, préparée comme il a été dit plus haut, sont exactement décolorés par 0,114 de glucose.

Soit maintenant une urine diabétique. Versons dans un ballon 20 cent. cubes de liqueur titrée, 25 grammes d'eau et 2 ou 3 grammes de potasse caustique; le mélange étant porté à l'ébullition, ajoutons-y l'urine, placée dans la burette, jusqu'à décoloration. Si 65 divisions sont nécessaires pour atteindre ce résultat, on aura, pour la quatité de glucose contenue dans un litre d'urine :

$$\frac{0,114 \times 1000}{6,5} = 17,54.$$

S'agit-il de doser la quantité de sucre de canne contenue dans une solution? On intervertit un volume donné de cette solution par l'acide chlorhydrique. S'il faut employer $17^{cc},4$ pour produire la décoloration, il y aura évidemment, dans un litre de cette solution, une quantité de sucre égale à

$$\frac{108}{17,4} = 6,20.$$

Enfin, lorsqu'il s'agit d'un mélange de sucre cristallisable et de glucose, cas qui se présente le plus ordinairement dans l'analyse des sirops falsifiés, on fait d'abord un premier dosage pour déterminer la glucose, puis un second dosage après l'inversion par l'acide chlorhydrique : la différence entre les deux essais donne la quantité de glucose qui répond au sucre de canne. En multipliant cette différence par le rapport

$$\frac{108}{114},$$

on obtient le sucre de canne lui-même.

Cette méthode diffère de la plupart des autres procédés volu-
métriques en ce que l'on verse dans la liqueur titrée la solution
à essayer; cette dernière doit donc toujours avoir un volume
déterminé.

Il ne faut pas non plus oublier que la liqueur cupro-potassique
est réduite par un grand nombre de corps, comme l'acide sulfureux, les sulfites et les hyposulfites, l'acide arsénieux, l'aldéhyde,
le chloroforme, l'acide urique, la salicine, etc. La réduction a
lieu en présence d'un excès de potasse; lorsque l'alcali est saturé
partiellement par un acide, la réduction devient très facile sous
l'influence d'un grand nombre de matières organiques.

La liqueur cupro-potassique est donc un réactif qui peut, dans
certains cas déterminés, servir à la fois pour caractériser et doser
les matières sucrées, mais qui a besoin parfois d'être contrôlé
par d'autres essais, par des déterminations saccharimétriques,
par exemple.

CHAPITRE III

SIROPS SIMPLES ET COMPOSÉS

D'après Deschamps, les rapports qui doivent exister entre le véhicule et le sucre dans les différents sirops simples ou composés, sont les suivants :

1º	Sirops hydrauliques.........	530	Sucre.......	1000
2º	— aciduliques...........	500	—	875
3º	— œnoliques.....	500	—	800

Il pose en principe que presque tous les sirops simples doivent être obtenus par la dissolution du sucre dans le liquide médicamenteux convenablement concentré, règle qui n'est pas toujours suivie par le Codex. Néanmoins, comme il s'agit ici de médicaments dont la composition est nécessairement très variable, il faut toujours s'en rapporter aux prescriptions du formulaire légal.

Les sirops en nature se donnent par cuillerées à café et par cuillerées à bouche. Le Codex de 1866 fixant à 20 grammes le poids d'une cuillerée d'eau, il est évident que c'est par erreur qu'il fixe également à 20 grammes le poids d'une cuillerée de sirop, poids qui doit être porté à 25 grammes au moins, d'après la densité même de ces médicaments.

On peut les diviser en deux grandes séries : les sirops *simples* et les sirops *composés*.

Les premiers se préparent à l'aide du sirop de sucre *incolore*, du sirop de sucre ordinaire et de solutés médicamenteux. La marche à suivre pour faire leur histoire est donc toute naturelle, lorsqu'on tient moins à en faire la monographie qu'à indiquer sommairement les méthodes le plus généralement usitées pour les obtenir. On choisira, dans chaque cas, un ou plusieurs exemples pris parmi les sirops les plus importants ou parmi ceux qui présentent un intérêt particulier.

SIROPS SIMPLES

I. Sirop de sucre incolore et sirops qui en dérivent.

Sucre très blanc..........................	1000 grammes.
Eau.......	525 —

On concasse le sucre, on le fait fondre à froid dans l'eau et l'on filtre au papier.

Le Codex de 1837 ajoutait à la préparation 64 grammes de charbon animal lavé; mais cette addition est inutile depuis que l'on peut se procurer dans le commerce des sucres très purs.

Lorsque le sucre n'est pas de première qualité, on peut recourir à l'emploi du charbon lavé, ou mieux encore à la clarification au papier par la méthode de Desmarets, après avoir porté le sirop à la température de 35 à 40°.

En remplaçant l'eau ordinaire par une eau distillée, on obtient les sirops aromatiques.

Pour préparer, par exemple, le sirop de fleur d'oranger, on prend :

Eau distillée de fleur d'oranger.............	500 grammes.
Sucre très blanc.........................	950 —

On concasse le sucre, on le fait dissoudre à froid dans l'eau aromatique et l'on filtre au papier.

On prépare de la même manière, avec les eaux distillées, les sirops de :

Anis	Laurier-cerise
Cannelle	Menthe poivrée.

Le sirop de sucre incolore est rarement employé seul. Il sert à préparer un grand nombre de sirops par simple solution. Son emploi est naturellement indiqué toutes les fois que le principe

actif est soluble dans une petite quantité d'eau et que la préparation doit être non seulement limpide, mais encore parfaitement
incolore.

C'est pour cette double raison que le sirop de sucre incolore
sert à préparer les sirops qui ont pour base : le chlorhydrate de
morphine, l'acétate de morphine, le sulfate de strychnine ; et,
d'une façon générale, tous les sels très solubles dans l'eau, comme
ceux de monosulfure de sodium, d'iodure de potassium ; enfin,
il est prescrit pour transformer en sirop l'éther et l'acide cyanhydrique.

Lorsque la substance est soluble dans une très petite quantité
d'eau, rien n'est plus simple que le mode opératoire. Exemple :

SIROP DE CHLORHYDRATE DE MORPHINE

Chlorhydrate de morphine................	0.05 grammes.	
Eau distillée...........................	2	—
Sirop de sucre incolore.................	98	—

On dissout le sel de morphine dans l'eau et l'on ajoute le sirop
de sucre ; 20 grammes de ce sirop contiennent exactement 1 centigramme de morphine.

On prépare de la même manière le sirop d'acétate de morphine,
et aussi le sirop de sulfate de strychnine, mais en diminuant la
dose de moitié.

Il arrive parfois que le sel, peu soluble dans l'eau pure, est très
soluble dans l'eau acidulée. On opère encore dans ce cas particulier par simple solution, comme dans l'exemple suivant.

SIROP DE SULFATE DE QUININE

Sulfate de quinine......................	0.50 grammes.	
Acide sulfurique au dixième.............	0.50	—
Eau distillée...........................	4	—
Sirop de sucre incolore.................	95	—

On délaye le sulfate dans la petite quantité d'eau, on ajoute
l'acide sulfurique étendu et l'on mélange la dissolution avec le
sirop.

20 grammes contiennent 10 centigrammes de sulfate de quinine.

Le sulfate de quinine des officines est appelé, à tort, sulfate *neutre*, car c'est en réalité un sulfate *basique*, l'alcaloïde étant une base *diacide*. La préparation précédente renferme donc du sulfate *neutre*, c'est-à-dire un sel dans lequel une molécule de base est unie à une molécule d'acide sulfurique bibasique :

$$S^2H^2O^8.C^{40}H^{24}Az^2O^4 + 14 \text{ Aq.}$$

SIROP D'ACIDE CYANHYDRIQUE

Acide cyanhydrique médical au $\frac{1}{10}$............ 1 gramme.
Sirop de sucre incolore.................... 99 —

On mêle très exactement.

Ce sirop, qui est très altérable, ne doit être préparé qu'au moment du besoin.

20 grammes contiennent 10 centigrammes d'acide cyanhydrique médicinal ou 1 centigramme d'acide anhydre.

Comme il s'agit ici d'un médicament extrêmement actif, il faut faire cette préparation avec le plus grand soin et respecter soigneusement les rapports ci-dessus, à moins d'une indication spéciale du médecin.

Pour préparer l'acide *médicinal*, on se sert d'acide cyanhydrique pur et anhydre.

A cet effet, on prend un flacon de verre noir, bouchant à l'émeri, de 200 centimètres cubes environ. On le pèse exactement et l'on y verse l'acide pur avec précaution, en ayant soin de boucher immédiatement, de manière à ne pas s'exposer aux vapeurs cyanhydriques pendant la pesée. En pesant de nouveau, on a la quantité exacte d'acide introduite dans le flacon; on y ajoute un poids d'eau neuf fois plus considérable et l'on agite. C'est là le mélange d'acide cyanhydrique au dixième ou acide *prussique médicinal*.

L'acide cyanhydrique anhydre est extrêmement délétère et très volatil, puisqu'il bout à 26°,5. Parfaitement pur, il peut se conserver indéfiniment sans altération; mais comme il s'altère promptement sous l'influence de traces de matières étrangères, notamment de l'ammoniaque, il faut le conserver dans des flacons bouchés à l'émeri, et à l'abri de la lumière. Malgré ces précautions, il se décompose souvent spontanément. Il est donc indispensable d'en vérifier le titre de temps en temps, ou mieux encore de ne le préparer qu'au moment même du besoin, en suivant rigoureusement les prescriptions du Codex.

SIROP DE MONOSULFURE DE SODIUM

Monosulfure de sodium cristallisé................	1 gramme.
Eau distillée.............................	10 —
Sirop de sucre incolore.....................	990 —

On dissout le sulfure dans l'eau distillée et l'on mélange la dissolution avec le sirop de sucre.

Cette préparation est au millième ; 20 grammes par conséquent contiennent 2 centigrammes de monosulfure cristallisé, ou le tiers de monosulfure anhydre, puisque le sel répond à la ormule,

$$S\ Na + 9\ Aq.$$

Bien que ce composé soit parfaitement défini, il est néanmoins très altérable ; c'est pour cette raison que la préparation doit être faite au moment du besoin.

Le Codex de 1837 faisait préparer ce sirop avec le foie de soufre, qui est un mélange impur de trisulfure : préparation mal dosée qui est avec raison tombée dans l'oubli.

SIROP D'ÉTHER

Éther rectifié.............................	50 grammes.
Alcool à 90°.............................	50 —
Eau distillée.............................	100 —
Sirop de sucre incolore.....................	800 —

On met le tout dans un flacon bouchant à l'émeri, portant à sa partie inférieure une tubulure en verre. On agite pendant cinq à six jours et l'on abandonne le flacon au repos dans un lieu frais. Lorsque la solution est éclaircie, on la soutire par le robinet inférieur et on la conserve dans des flacons bien bouchés.

L'ancien Codex prescrivait d'agiter pendant cinq à six jours un excès d'éther à 56° B avec du sirop de sucre marquant 35° B. Par ce moyen, 1000 grammes de sirop ne prennent guère que 9 grammes d'éther, soit un peu moins de 1 p. 100.

F. Boudet a fait la remarque que le sirop moins cuit, marquant seulement à froid 30° B, dissout environ deux fois plus d'éther.

Boulay a encore augmenté cette proportion en faisant un sirop renfermant une notable quantité d'alcool; c'est cette formule modifiée qui a été définitivement adoptée.

Chose curieuse, l'alcool par lui-même ne facilite pas la dissolution de l'éther, car l'eau produit à peu près le même effet : c'est la diminution de densité du sirop qui augmente la solubilité, celle-ci étant d'autant plus grande que le véhicule renferme moins de sucre.

On sait que l'eau pure dissout près de la dixième partie de son poids d'éther; or, à mesure que l'on ajoute du sucre, la solubilité diminue et devient environ dix fois plus faible pour un sirop marquant 35° B.

En résumé, pour obtenir un sirop très chargé, il faut se servir d'un sirop décuit. Cette condition est réalisée dans le sirop du Codex, qui renferme par kilogramme 21 grammes d'éther et 48 grammes d'alcool à 90°. Il reste dans le flacon, au-dessus du sirop, une trentaine de grammes d'éther et une très petite quantité d'alcool.

Bien que n'augmentant pas par lui-même la solubilité de l'éther, l'alcool présente un avantage qui justifie son emploi : non seulement il contribue, comme l'eau, à diminuer la densité du sirop, mais il s'oppose à la facile séparation de l'éther sous l'influence de la température. Malgré cela, le sirop du Codex, parfaitement limpide vers 15°, commence à louchir vers 18 à 20° et devient opaque à 25°. Il faut donc le conserver dans un lieu frais.

Bien que le sirop d'éther soit moins cuit que les autres sirops, il est néanmoins d'une bonne conservation, l'éther et l'alcool s'opposant au développement des germes, cause première de toute fermentation.

II. Sirop de sucre ordinaire et sirops qui en dérivent.

SIROP DE SUCRE OU SIMPLE

Sucre blanc	10,000 grammes.
Eau	Q. S. —
Blanc d'œuf	N° 1.

On bat le blanc d'œuf avec un litre d'eau, on conserve à part un litre de cette albumine et l'on mélange exactement le reste avec le sucre concassé dans une bassine de cuivre.

On chauffe graduellement, en ayant soin de remuer de temps en temps pour faciliter la dissolution, de manière à n'amener la liqueur à l'ébullition que lorsque tout le sucre est dissous. Lorsque l'ébullition soulève la masse, on modère le feu, on projette dans la bassine l'eau albumineuse mise en réserve et l'on enlève après chaque affusion les écumes, dès qu'elles ont pris de la consistance.

Quand le sirop est clarifié et qu'il marque 1,26 au densimètre ou 30°B, on le filtre à travers un blanchet. Si ce point est dépassé, on ajoute de l'eau et l'on concentre au degré indiqué.

Le Codex recommande avec raison de se servir de sucre blanc, car les cassonades de l'Inde et les sucres bruts donnent moins de produit, exigent plus de temps, puisqu'il faut clarifier le produit au charbon pour avoir un sirop convenable.

Au lieu de passer à travers un blanchet, on peut se servir d'une chausse d'Hippocrate, qui permet au besoin l'addition d'un peu de papier réduit en pulpe, selon la méthode de Magnes-Lahens ; ce moyen est préférable à l'emploi du noir, même bien lavé, qui peut donner un sirop d'une saveur moins franche et moins agréable.

Il est important, dans cette préparation, afin d'avoir un liquide bien clarifié, d'élever lentement la température ; on permet alors au sucre de se dissoudre et à l'albumine d'entraîner dans sa coagulation toutes les matières étrangères.

Dans les raffineries, où l'on opère en grand, le sirop est passé à travers un filtre Taylor qui débite beaucoup ; on l'amène ensuite dans des filtres Dumont qui contiennent du noir en grain.

Le sirop simple est une préparation fort importante qui sert de base à un grand nombre de sirops médicamenteux. Le procédé qui le donne présente l'avantage de fournir en peu de temps une quantité considérable de produit clarifié, suffisamment incolore, obtenu presque sans perte, si l'on opère avec du sucre blanc, car les écumes sont alors peu abondantes.

Il sert à faire des sirops avec des sels solubles, qu'ils soient ou non colorés ; avec des solutions concentrées, comme celles de gomme et de guimauve ; avec les extraits, toujours solubles dans une petite quantité d'eau. Aussi sert-il à transformer en sirop les substances suivantes :

Acide citrique	Gomme.
— tartrique	Citrate de fer ammoniacal.
Extraits	Perchlorure de fer.
Alcoolatures	Pyrophosphate de fer.
Térébenthines	Tartrate ferrico-potassique, etc.

SIROP D'ACIDE CITRIQUE

Acide citrique cristallisé............	10	grammes.
Eau distillée......................	20	—
Sirop de sucre.............	970	—

On dissout l'acide dans le double de son poids d'eau et l'on mélange à froid cette solution au sirop de sucre.

En aromatisant ce sirop avec 15 grammes d'alcoolature de citron ou d'orange, on obtient les préparations connues vulgairement sous les noms de sirop de *limon* et de sirop d'*orange*.

Ces alcoolatures s'obtiennent en faisant macérer pendant huit jours une partie de zestes récents de fruit dans deux parties d'alcool à 80°.

On prépare de la même manière le sirop *d'acide tartrique*, mais en doublant la proportion d'acide.

Le sirop *d'iodure de potassium* s'obtient en dissolvant 25 grammes d'iodure dans son poids d'eau et en ajoutant ce soluté à 950 grammes de sirop de sucre. 20 grammes renferment par conséquent 0,50 d'iodure de potassium.

On obtient semblablement, et aux mêmes doses, le sirop de *tartrate ferrico-potassique*.

Le sirop de *citrate de fer ammoniacal* se fait encore de la même manière ; seulement le Codex prescrit de faire dissoudre le sel dans son poids d'eau distillée de cannelle.

Le sirop de *pyrophosphate de fer* se prépare au moyen du pyrophosphate de fer citro-ammoniacal en paillettes, que l'on dissout dans le double de son poids d'eau, 20 grammes contenant 20 centigrammes de pyrophosphate, ce qui répond à 4 centigrammes de fer.

Enfin, le sirop de *perchlorure de fer* se fait plus simplement en-core, puisqu'il suffit d'ajouter à 985 grammes de sirop de sucre 15 grammes de la solution officinale de perchlorure de fer. Il ne doit être préparé qu'au moment du besoin, car il est très alté-rable, le perchlorure ayant une grande tendance à se décolorer en se transformant en protochlorure.

SIROP D'OPIUM

Extrait d'opium.............................	2	grammes.
Eau distillée.................................	8	—
Sirop de sucre..............................	900	—

On fait dissoudre l'extrait à froid dans l'eau distillée, on filtre et l'on mélange au sirop la dissolution limpide.

20 grammes contiennent 4 centigrammes d'extrait.

En ajoutant à 100 grammes de sirop d'opium 0,50 d'esprit de succin, on obtient le sirop de *karabé*.

Lorsque l'on réduit la proportion d'extrait au quart, de telle sorte que 20 grammes ne contiennent plus qu'un centigramme, on a le *sirop diacode* (διὰ, avec ; κωδία, tête de pavot), préparation qu'il faut soigneusement distinguer de la précédente et qui rem-place le sirop de *pavot blanc* du précédent Codex.

Les sirops qui doivent encore être préparés avec les extraits sont les suivants :

Sirop d'écorce d'orme. Sirop de quinquina au vin.
— d'ipécacuana.   — de ratanhia.
— de lactucarium. — de thridace.

Lorsque la solution, qui doit toujours être filtrée, exige une quantité d'eau notable, il faut opérer à chaud et ramener le sirop à 1,26 au densimètre. Tel est le cas du sirop d'ipécacuana.

Parfois on fait le sirop par simple solution au bain-marie, en opérant en vase clos, comme dans l'exemple suivant :

SIROP DE QUINQUINA AU VIN

Extrait mou de quinquina Calysaya...........	10	grammes.
Vin de Malaga..............................	430	—
Sucre blanc................................	560	—

On fait dissoudre l'extrait de quinquina dans le vin ; on filtre la solution, on y ajoute le sucre et l'on fait un sirop par simple solution au bain-marie ; on passe après refroidissement,

20 grammes renferment 20 centigrammes d'extrait de quinquina jaune.

Ou prépare de la même manière le sirop de *quinquina Huanuco au vin*, mais avec une dose double d'extrait.

On remarquera que dans ces sirops œnoliques la quantité de sucre de canne est très inférieure à celle qu'on rencontre dans les sirops hydrauliques, ce qui tient à la présence de l'alcool qui diminue le pouvoir dissolvant de la saccharose. La même observation s'applique aux préparations analogues ; comme ces médicaments sont d'une bonne conservation, cette diminution est sans inconvénient dans la pratique.

Quelques sirops sont obtenus avec des teintures alcooliques. En voici un exemple.

SIROP DE BELLADONE

Teinture de belladone......................	75 grammes.
Sirop de sucre...........................	1000 —

On verse dans une capsule 100 grammes de sirop que l'on porte à l'ébullition, avant d'y ajouter la teinture ; on fait bouillir jusqu'à ce que le poids soit ramené à 100 grammes et l'on y ajoute alors le reste du sirop.

5 grammes de ce sirop correspondent à 37 centigrammes de teinture ou à 12 milligrammes d'extrait alcoolique.

On prépare de la même manière les sirops de *jusquiame* et de *stramoine*.

Le même procédé s'applique au sirop de *digitale*, mais en employant seulement 25 grammes de teinture par kilogramme de sirop de sucre.

Enfin, un seul sirop a pour base une alcoolature, c'est celui d'*aconit* qui s'obtient simplement en mélangeant à froid 100 parties d'alcoolature d'aconit à 900 grammes de sirop.

20 grammes de ce produit renferment par conséquent 2 grammes d'alcoolature.

SIROP DE TÉRÉBENTHINE

Térébenthine des Vosges................... 100 grammes.
Sirop de sucre........................... 1000   —

On met les deux substances dans un vase en faïence couvert et on fait digérer au bain-marie pendant deux heures, en remuant fréquemment avec une spatule. A la fin de l'opération, on ajoute une petite quantité d'eau, si cela est nécessaire, pour rétablir le poids primitif. On laisse refroidir, afin de séparer plus facilement la térébenthine ; on filtre le sirop au papier.

Ce sirop renferme, en dehors d'une petite quantité de matières résineuses, de $\frac{1}{60}$ à $\frac{1}{100}$ d'essence de térébenthine.

Il doit être limpide, d'une odeur aromatique non désagréable, ce qui le fait employer assez souvent pour édulcorer les tisanes.

SIROP DE GOMME

Gomme arabique ou du Sénégal........... 1000 grammes.
Eau.................................... 1500   —
Sirop de sucre......................... 10000   —

On lave la gomme avec un peu d'eau froide, à deux reprises différentes ; on la fait ensuite dissoudre dans la quantité d'eau prescrite, en facilitant la dissolution par l'agitation ; on passe ensuite sans expression à travers un blanchet.

On ajoute cette solution au sirop de sucre bien clarifié et un peu plus cuit que d'habitude; il doit marquer 1,30 au densimètre ou 33° B. On passe au premier bouillon.

Telle est la formule adoptée par le Codex.

Bien des recettes ont été proposées pour faire ce sirop.

Le Codex de 1817 faisait pulvériser la gomme, puis prescrivait de la dissoudre à chaud dans son poids d'eau. Le sirop renfermait la sixième partie de son poids de gomme, proportion qui donne une consistance trop considérable.

D'après la remarque déjà ancienne de Vaudin, la dissolution à chaud, avec de la gomme desséchée à l'étuve, donne un produit moins transparent et moins agréable; ce praticien a donc conseillé de faire fondre la gomme à froid.

Le lavage de la gomme, proposé pour la première fois par Robinet, fournit un sirop plus blanc. Il est alors inutile de clarifier au blanc d'œuf; car, en présence de la gomme, le sirop reste toujours légèrement opalin après cette opération.

Le Codex de 1837 diminue la proportion de gomme et la porte à $\frac{1}{9}$; il prescrit de la faire dissoudre à froid dans son poids d'eau, ce qui est trop peu.

Pour toutes ces raisons, le Codex de 1866 fait dissoudre la gomme dans une fois et demie de son poids d'eau et pousse la concentration jusqu'à 33° B; la préparation se conserve mieux qu'avec un sirop cuit à 30°, et à plus forte raison à 29°, comme l'avait conseillé Guibourt.

Le sirop officinal renferme environ la douzième partie de son poids de gomme.

Se fondant sur ce fait que le dosage n'est pas rigoureux, Magnes-Lahens a proposé la formule suivante :

Gomme du Sénégal blanche............	1010 grammes.	
Après lavage........................	1000	⎫
Eau...............	4340	⎬ 12 kilogrammes.
Sucre blanc concassé................	6660	⎭

L'auteur fait, par simple solution au bain-marie, un sirop contenant exactement la douzième partie de son poids de gomme.

Le sirop est d'une blancheur parfaite quand on le clarifie au papier par le procédé de Desmarets.

Bien que le sirop de gomme constitue un véritable médicament, il est vendu par les distillateurs, les confiseurs, les herboristes et les épiciers. Aussi est-il souvent altéré dans sa composition et falsifié.

Tantôt la gomme est diminuée ou même supprimée tout à fait, tantôt on remplace le sirop de sucre par le sirop de fécule.

Pour doser la gomme, on peut précipiter ce principe par de l'alcool très concentré, recueillir le précipité, le sécher et le peser.

Mais il ne faut pas oublier que le sirop de fécule précipite par le même réactif. On doit donc au préalable s'assurer par, la potasse, la liqueur cupro-potassique et l'iodure de potassium ioduré, de la nature du sucre contenu dans le sirop.

Z. Roussin a proposé l'emploi du sulfate de sesquioxyde de fer, qui donne avec la gomme un précipité gélatineux jaune rougeâtre. La solution de ce sel, aussi neutre que possible, doit contenir environ un gramme de fer métallique pour 10 centimètres cubes.

1 volume de sirop de gomme, préparé d'après la formule du Codex, étendu de 20 volumes d'eau, se prend en gelée au bout de cinq minutes lorsqu'on y ajoute quelques gouttes du sel ferrique : c'est la limite de la réaction.

Pour faire l'essai, on se sert d'une petite éprouvette étroite, haute de 25 à 30 centimètres et d'un diamètre intérieur de 12 à 15 millimètres. Elle est divisée en 21 parties d'égale capacité, au-dessus desquelles se trouve un petit espace libre pour que l'agitation du mélange puisse se faire avec facilité par retournement.

On remplit d'eau distillée les vingt premières divisions, et l'on ajoute le sirop pour affleurer la surface à la 21ᵉ division ; après avoir agité pour obtenir un mélange exact, on ajoute quatre gouttes seulement du réactif : après cinq minutes de repos tout le liquide doit se prendre en une gelée consistante.

Si ce résultat n'est pas obtenu, on recommence l'opération en diminuant la proportion d'eau. Le mélange se prend-il en gelée avec douze volumes d'eau, c'est que le sirop ne renferme que les $\frac{12}{20}$ de la gomme qu'il devait contenir.

On abrège évidemment l'opération en se servant simultanément de quatre ou cinq petites éprouvettes, dans lesquelles on met respectivement 20, 16, 12, 10 parties d'eau, par exemple, toujours pour une partie de sirop.

Soubeiran a conseillé d'analyser le sirop de gomme au moyen du saccharimètre, procédé fort exact à la condition que le sirop ne contienne que de la gomme et du sucre cristallisable. S'il y a en outre du sucre interverti ou de la dextrine, comme dans le sirop de fécule, le polarimètre ne peut plus fournir que des indications vagues et sans utilité pratique.

Le sirop de gomme, mélangé à du sirop de fleur d'oranger, sert à préparer le sirop d'iodure de fer.

SIROP D'IODURE DE FER

Iode	4.25 grammes.
Limaille de fer	2 —
Eau distillée	10 —
Sirop de gomme	785 —
Sirop de fleur d'oranger	200 —

On met l'iode dans un petit ballon en verre avec l'eau distillée, on ajoute la limaille de fer par petites portions, en agitant chaque fois ; on laisse la réaction s'opérer pendant quelques instants ; on chauffe ensuite doucement jusqu'à ce que le liquide, d'abord d'un rouge foncé, ait acquis la couleur verte qui caractérise les protosels de fer.

D'autre part, on pèse dans un flacon les deux sirops ; on filtre au-dessus de ce mélange la solution ferrugineuse ; on lave le filtre avec un peu d'eau, on mélange exactement et l'on conserve pour l'usage à l'abri de la lumière.

20 grammes de ce sirop renferment 10 centigrammes de protoiodure de fer.

Le sirop d'iodure de fer, qui est incolore ou à peine légèrement verdâtre, se conserve assez bien, grâce à la gomme et au sucre qui jouent un rôle analogue à celui du miel vis-à-vis du carbonate ferreux dans les pilules de Vallet. A la longue cependant, il finit par devenir légèrement jaunâtre et même brun, s'il est très chargé en iodure ; mais comme il ne s'y forme aucun dépôt, on peut dire qu'il est à peine altéré.

Le sirop de fleur d'oranger a pour effet de masquer en partie la saveur atramentaire de l'iodure et de faciliter par suite l'administration du médicament.

En vue d'assurer la conservation de l'iodure ferreux, Hornscastle a proposé de remplacer les sirops par du mellite simple additionné d'acide citrique. Vézu préfère un sirop d'iodure de fer glycériné. Burin-Dubuisson substitue à l'iodure de fer un soluté titré d'iodure ferro-manganeux, mais la présence du manganèse dans l'économie est douteuse, d'après les récentes expériences de M. Riche.

Toutes ces modifications sont donc peu importantes, sinon inutiles ; il est préférable de s'en tenir à la formule du Codex.

III. Sirop de sucs de fruits.

SIROP DE GROSEILLES

Suc de groseilles......................... 1000 grammes.
Sucre blanc............................... 1750   —

On fait chauffer le tout dans une bassine d'argent ou dans une
bassine de cuivre non étamée jusqu'à ébullition ; on passe.

Ce sirop doit marquer 1,33 au densimètre ou 36° B. On prépare
ainsi, avec les sucs, les sirops suivants :

Airelle.	Framboises.	Pommes.
Berberis.	Grenades.	Sorbes.
Cassis.	Limons.	Vinaigre.
Cerises.	Mûres.	Vinaigre framboisé.
Coings	Oranges.	Verjus.

Parmi tous ces sirops, les plus employés en pharmacie sont
ceux de groseilles, de cerises, de coings et de mûres.

En s'appuyant sur ce fait expérimental que la densité des sucs
varie non seulement d'un fruit à l'autre, mais encore dans les
mêmes fruits selon le climat et suivant que l'année est plus ou
moins pluvieuse, Page et Leconte ont démontré que la quantité de
sucre nécessaire pour transformer l'un de ces sucs en sirop doit
être basée sur la densité du suc lui-même qui est en rapport avec la
proportion de matière sucrée qu'il contient.

D'après les recherches de ces deux pharmacologistes, chaque
degré accusé au pèse-sirop représente 30 grammes de sucre à
soustraire par kilogramme de suc, le reste devant être considéré
comme de l'eau à laquelle on doit ajouter le double de son poids de
sucre pour obtenir, avec un suc de densité variable, un sirop de
fruit d'une densité constante.

Quoi qu'il en soit, toutes ces préparations doivent être faites
dans une bassine d'argent, ou, à son défaut, dans des vases en fer
émaillé, ou encore au bain-marie dans des ballons en verre, le
cuivre ayant l'inconvénient de communiquer au produit une saveur métallique qui n'a rien de dangereux, iest vrai, mais qui
est désagréable au goût. Le cuivre étamé et les vases en étain ont

le défaut de faire virer au violet la couleur rouge des sirops colorés.

Pour avoir des sirops de cerises et de groseilles plus chargés en couleur, Aumoine sépare avec soin les rafles des groseilles, les queues et les noyaux de cerises, et il ne soumet à la presse qu'après que la légère fermentation nécessaire à la clarification du suc est terminée.

Le sirop de mûres est rarement préparé dans les officines comme l'indique le Codex. On se sert le plus souvent du procédé suivant, qui a été indiqué par Baumé et qui donne un sirop plus aromatique :

Mûres entières un peu avant leur maturité.............	1
Sucre grossièrement pulvérisé........................	1

On chauffe le mélange dans une bassine et on le fait bouillir en remuant la masse avec une écumoire jusqu'à ce que le sirop bouillant marque 30° B. On passe alors au blanchet.

Les mûres, cueillies avant leur maturité parfaite, donnent un sirop agréable, légèrement acide; à leur maturité complète, elles ont une saveur douce et mucilagineuse.

Baumé applique le même procédé au sirop de framboises et au sirop de vinaigre framboisé.

Tous les sirops acidules renferment du sucre interverti; aussi n'est-il pas rare de voir les bouteilles qui les contiennent se tapisser à la longue de cristaux mamelonnés de sucre de raisin. D'après Guibourt, le meilleur moyen de prévenir la formation de ces dépôts consiste à se servir de sucre très pur, à employer des sucs parfaitement clarifiés et à faire toujours la préparation à l'ébullition, comme le recommande du reste le Codex.

IV. Sirops préparés avec des solutions médicamenteuses.

1° SIROPS PRÉPARÉS PAR SOLUTION SIMPLE

On prépare par simple solution tous les sirops qui ont pour base les sucs herbacés, non sucrés, comme les sucs antiscorbutiques, ceux de bourrache, de fumeterre, de pointes d'asperges. Il faut toutefois en excepter le sirop de nerprun, qui s'obtient en faisant cuire jusqu'à 31° B un mélange à parties égales de sucre et de suc de nerprun.

SIROP DE FLEURS DE PÊCHER

Suc de fleurs de pêcher...................... 1000 grammes.
Sucre blanc................................ 1900   —

On fait un sirop par simple solution au bain-marie couvert et on passe à travers une étamine.

On prépare de la même manière les sirops avec les sucs de :

Choux rouges.   Noyer.
Cochléaria.   Roses pâles.
Cresson.

SIROP DE FUMETERRE

Suc de fumeterre clarifié à chaud.......... 1000 grammes.
Sucre blanc. 1900   —

On opère comme précédemment.

On prépare également de la même manière les sirops de :

Bourrache.   Oseille.
Bryone.   Pariétaire.
Chicorée.   Pointes d'asperges.
Joubarbe.   Pulmonaire.
Orties blanches.   Trèfle d'eau.

Comme on ne peut pas se procurer les sucs de bourrache, de fumeterre, de ményanthe, de chicorée, à toutes les époques de l'année, on a proposé de traiter 250 grammes de ces plantes sèches par l'eau bouillante pour obtenir 1 000 grammes de colature, que l'on transforme en sirop avec le sucre par simple solution au bain-marie.

2° SIROPS PRÉPARÉS PAR MACÉRATION

On prépare avec des macérés les sirops de guimauve, de consoude, de cynoglosse, et, en général, avec toutes les plantes qui doivent leurs propriétés à des principes mucilagineux.

Comme ces sirops sont très altérables, on a donné le conseil de les concentrer assez fortement. On a du reste fait la remarque qu'ils ne cristallisent que difficilement.

SIROP DE GUIMAUVE

Racine sèche incisée..................	50	grammes.
Eau........	300	—
Sirop de sucre.........................	1500	—

On laisse macérer la racine dans l'eau froide pendant 12 heures et on passe sans expression. On ajoute le macéré au sirop de sucre et on fait cuire jusqu'à 30° B. On passe a travers un blanchet.

C'est la formule du Codex de 1837. Le Codex de 1818 faisait faire avec la racine une légère décoction; une simple macération donne un sirop tout aussi mucilagineux et plus agréable au goût.

3° SIROPS OBTENUS PAR DIGESTION

On prépare par digestion les sirops de salsepareille et de baume de Tolu.

SIROP DE SALSEPAREILLE

Racine de salsepareille...................	1000	grammes.
Eau.......................................	Q. S.	
Sucre blanc............................	2000	—

On monde la salsepareille de ses souches; on la fend dans le sens de sa longueur et on la coupe en petits morceaux de 2 ou 3 centimètres; enfin, on sépare la poussière au moyen d'un crible.

Ceci posé, on fait deux digestions successives et prolongées pendant 12 heures chacune dans de l'eau à 80°, en quantité suffisante pour recouvrir chaque fois la racine. On passe le produit de chaque digestion à travers un tamis de crin, on laisse reposer et on décante; on fait ensuite évaporer les liqueurs en commençant par la moins chargée en principes actifs.

Lorsque la totalité du liquide est réduite à 1600 grammes, on clarifie au blanc d'œuf et on passe à travers une étamine de laine; enfin, on ajoute le sucre et on fait un sirop par coction et clarification, marquant bouillant 1,27 au densimètre ou 31°B.

On prescrivait autrefois une décoction de salsepareille, mais Henckock a fait remarquer que la chaleur modifie les principes actifs au point de rendre à peu près inerte toute préparation obtenue par ce moyen. Le Codex de 1837 faisait préparer le sirop de salsepareille avec l'extrait alcoolique.

SIROP DE BAUME DE TOLU

Baume de Tolu sec......................... 100 grammes.
Eau........ .... 1000 —
Sucre très blanc................. .... Q. S.

On fait digérer le baume avec la moitié de l'eau pendant deux heures, au bain-marie couvert, en ayant soin d'agiter fréquemment. On décante la solution aqueuse et on la remplace par le reste de l'eau prescrite; on fait digérer comme précédemment.

On réunit les deux digestions, et lorsqu'elles sont refroidies on filtre au papier. On ajoute alors le sucre dans la proportion de 180 p. pour 100 p. de liqueur. On fait un sirop par simple solution au bain-marie couvert.

Peu de préparations ont autant exercé la sagacité des pharmacologistes; aussi le nombre des formules qui ont été successivement proposées pour faire le sirop de Tolu est-il considérable.

Dans le but d'obtenir un sirop plus chargé, Planche a proposé de faire une teinture alcoolique avec le baume et de la précipiter par l'eau; de filtrer après vingt-quatre heures, de faire un sirop à la grande plume et d'y ajouter le soluté à chaud, afin de chasser l'alcool.

Un tel sirop renferme, d'après l'auteur, treize fois plus de principes solubles que celui qui est préparé par simple digestion.

Frémy triture la teinture avec le sucre, chauffe jusqu'à l'ébullition avec une quantité suffisante d'eau pour vaporiser l'alcool, puis clarifie au blanc d'œuf et concentre en consistance convenable.

Baumé verse deux gros d'une teinture très saturée sur 8 onces de sucre; il pulvérise le mélange de manière à obtenir une sorte d'oléo-saccharum qu'il abandonne pendant quelques heures à l'air, pour permettre à l'alcool de s'évaporer. Il chauffe alors le sucre dans un matras avec cinq onces d'eau et fait au bain-marie un sirop par simple solution qu'il passe sans expression à travers une étamine, afin de séparer seulement les grumeaux qui ont pu se former. Ce sirop trouble est chargé d'une notable quantité de matière résineuse, en partie à l'état de suspension.

Ragon a proposé de mêler la teinture avec du vin blanc, de filtrer et de traiter la liqueur balsamique par du sucre pour faire un sirop par digestion.

Si on se reporte à la composition du baume de Tolu, on verra que la quantité de principes solubles qui peut rester dans le sirop est toujours faible, puisque les résines qui constituent en grande partie le baume sont à peu près insolubles dans l'eau. De plus, l'expérience démontre que le sirop fait par digestion est toujours plus agréable que ceux qui sont faits par d'autres méthodes. Reste donc à trouver le meilleur moyen de diviser suffisamment le baume pour l'épuiser plus facilement.

Desaybats fait triturer le baume avec du sucre avant de procéder à une première digestion; il passe, ajoute à la liqueur le reste du sucre, et passe de nouveau quand il est fondu. Cette pratique a en réalité peu d'avantages, car l'eau dissout le sucre et la résine ne tarde pas à s'agglomérer.

Il est préférable, pour diviser le baume, afin de le mettre en contact avec l'eau sur une grande surface, de se servir d'un corps inerte, insoluble, comme la ouate, à la manière de M. Desailly, de Grandpré.

D'un autre côté, la quantité de baume autrefois prescrite était véritablement trop considérable : 1 p. de baume pour 3 p. d'eau dans le Codex de 1837. Il est facile de s'assurer, comme l'a fait remarquer Deville, que le résidu donne un sirop sensiblement aussi aromatique et aussi chargé que celui qui est obtenu en premier lieu.

Soubeiran a réduit de moitié la quantité de baume en se servant d'une eau aromatique obtenue par digestion sur du baume ayant déjà servi. Le Codex n'a pas adopté cette modification, mais il a abaissé à $\frac{1}{10}$ le rapport entre le baume et l'eau.

Enfin, on a prétendu qu'il fallait se servir d'eau distillée afin d'éviter la formation de benzoate de chaux insoluble. D'abord ce sel n'est pas insoluble, puisqu'il se dissout dans 20 p. d'eau; ensuite, il n'y a guère dans le baume que de l'acide cinnamique, et le cinnamate de chaux est soluble dans l'eau.

Le sirop de Tolu est un sirop édulcorant, agréable, dont les propriétés thérapeutiques sont contestables. L'important est donc ici de tenir compte surtout des caractères organoleptiques; voilà pourquoi la méthode par digestion est préférable à celle qui consiste à se servir d'une liqueur alcoolique pour obtenir, soit un sirop clair, comme dans le procédé de Planche, soit un sirop trouble renfermant à l'état de suspension un peu de matière résineuse, comme l'indique Baumé dans la préparation de son sirop de Tolu *réformé*.

4° SIROPS OBTENUS PAR INFUSION

Plusieurs sirops sont préparés avec des infusés : ceux de capillaire, de gentiane, d'œillet rouge, de polygala, de violettes, de valériane.

SIROP DE COQUELICOT

Pétales secs de coquelicot............	100 grammes.
Eau distillée bouillante.. ....:	1000 —
Sucre blanc............................	Q. S.

On met les pétales dans un vase en faïence ou en grès et on verse dessus l'eau bouillante. Après six heures d'infusion, on passe avec expression et on filtre. On fait avec la liqueur, au bain-marie couvert, un sirop par simple solution en y ajoutant du sucre cassé en morceaux dans la proportion de 190 p. de sucre pour 100 p. d'infusé.

On prépare de même les sirops avec les substances suivantes :

Fleurs sèches de camomille.	Feuilles sèches de frêne.
— de chèvrefeuille.	— d'hysope.
— de nénuphar.	— de lierre terrestre.
— de pivoine.	— de saponaire.
— de primevère.	— de scabieuse.
— de semen-contra.	Fruits de phellandrie.
— de tussilage.	Racine de gentiane.
Cônes de houblon.	— de polygala.
Feuilles sèches d'absinthe	— de saponaire.
— d'armoise.	— de sassafras.
— de capillaire du Canada.	Œillet rouge.
— de chamœdrys.	

Pour le sirop d'œillet rouge, le Codex fait infuser les pétales récents et mondés dans trois fois seulement leur poids d'eau et recommande de terminer l'opération comme précédemment.

SIROP DE VIOLETTES

Pétales récents et mondés......	1000 grammes.
Eau distillée.............................	Q. S.
Sucre très blanc........................	4000 —

On verse sur les pétales six fois leur poids d'eau distillée à 45°; on agite pendant quelques minutes; on jette le tout sur une toile lavée à l'eau distillée et on exprime pour enlever l'eau de lavage.

On met ensuite les violettes dans un bain-marie d'étain fin et on verse dessus une quantité d'eau bouillante telle, que le tout pèse 3000 grammes.

Après vingt-quatre heures d'infusion, on passe avec expression, de manière à retirer 2120 grammes de produit; on laisse déposer et on ajoute au liquide décanté le sucre cassé par morceaux, de manière à faire un sirop par simple solution au bain-marie couvert.

Le lavage des violettes a pour but, dit-on, d'enlever une matière verdâtre qui altère la couleur du sirop. Mais le fait est douteux; il est même nié par Huraut, qui admet que cette prétendue matière verdâtre n'est autre chose qu'une petite portion de la matière colorante naturelle qui a verdi par les carbonates terreux contenus dans l'eau de lavage, lorsque celui-ci est fait avec de l'eau ordinaire. Aussi Blondeau a-t-il proposé avec raison de substituer au lavage à l'eau tiède, qui enlève certainement une partie de l'arome et des principes solubles, le criblage des violettes au travers d'un tamis fin, ce qui permet de séparer la terre, les débris de calice et surtout d'étamines.

Quoi qu'il en soit, il faut toujours se servir, pour filtrer, d'étoffes bien lavées à l'eau distillée, afin d'enlever toute trace de matières alcalines, puisque ces matières font virer au vert la belle couleur bleu violet de l'infusé. Pour la même raison, on prend du sucre blanc très pur, non alcalin, condition qu'il est facile de réaliser, maintenant que le raffinage est arrivé à un si grand degré de perfection.

Dans le but de mieux épuiser les violettes, Baumé recommande de les piler légèrement dans un mortier de bois.

Les violettes cultivées sont préférées aux violettes sauvages ; ces dernières, qui sont d'une couleur purpurine, fournissent un sirop qui tire sur la même nuance, tandis que les premières donnent une solution d'un bleu violet magnifique.

Bien qu'elles soient parfois abondantes à l'automne, il faut leur préférer celles du printemps, qui sont toujours plus odorantes. Il est même bon de les récolter tout à fait au début de la campagne, parce qu'elles perdent leur parfum à mesure que la saison s'avance, celles qui paraissent tout d'abord étant toujours plus belles et plus odorantes.

On préfère les violettes simples aux doubles, qui sont moins parfumées et moins chargées en matières colorantes.

Plusieurs pharmacopées, en vue d'obtenir un sirop plus chargé, prescrivent de faire jusqu'à trois infusions avec le même liquide ; mais il vaut mieux, comme l'indique le Codex, faire une seule infusion concentrée. Dans tous les cas, on doit éviter de concentrer le sirop à l'ébullition, car la couleur serait altérée et le liquide prendrait une couleur de feuille morte.

L'emploi d'un bain-marie d'étain n'est pas indispensable avec des violettes du printemps de belle qualité, mais il est nécessaire avec les autres fleurs ; autrement, on aurait dans ce dernier cas un sirop trop peu coloré. L'action du métal, paraît-il, réside dans son oxydabilité : on admet que la petite quantité d'acide qui existe naturellement dans les pétales, est saturée immédiatement et ne peut réagir sur la matière colorante bleue ; il est vraisemblable que celle-ci forme, avec un peu d'étain, une sorte de laque qui avive la couleur. Ce qu'il y a de certain, c'est que l'on peut, au moyen d'une digestion dans un vase en étain, rétablir la couleur bleue d'un sirop de violette rougi ou affaibli par une cause quelconque.

Enfin, lorsque l'on a chauffé le sirop trop longtemps, même au bain-marie, il arrive parfois qu'il est sensiblement décoloré ; mais, si on n'a pas trop chauffé, la couleur se revivifie d'une manière remarquable au contact de l'air ; il suffit alors d'aérer le sirop refroidi en le transvasant à deux ou trois reprises différentes ou de l'agiter avec une écumoire.

Le sirop de violettes étendu de 40 p. d'eau est encore violet.

Tandis que les acides le rougissent, il verdit par les alcalis, les carbonates alcalins et l'ammoniaque, couleur verte qui est encore appréciable quand il a été étendu de deux cents fois son volume d'eau.

Le sirop de violettes peut se conserver pendant deux années en bon état, lorsqu'il a été préparé avec soin. Toutefois, d'après la remarque de Lémery, il ne possède toute sa couleur et tout son arome que pendant les six premiers mois qui suivent sa préparation; vers la fin de l'année, il est déjà moins coloré, moins odorant et contracte même parfois une légère âcreté.

SIROP DE VALÉRIANE

Racine de valériane	100	grammes.
Eau	Q. S.	
Eau distillée de valériane	100	—
Sucre	1000	—

On contuse la valériane et on la fait infuser pendant six heures dans quatre fois son poids d'eau bouillante; on passe avec expression et on fait une nouvelle infusion avec une quantité d'eau moitié moins considérable, de manière à obtenir, y compris le produit de la première infusion, 430 grammes de colature filtrée. On y ajoute alors l'eau distillée, ainsi que le sucre, et on fait un sirop par simple solution au bain-marie couvert.

Le Codex de 1837 met la valériane en macération dans la cucurbite d'un alambic, fait distiller une partie et demie de produit; avec le reste du liquide, il prescrit de confectionner un sirop cuit à la plume que l'on ramène au degré voulu par l'eau distillée.

Quelques formulaires font dissoudre l'extrait de valériane dans l'hydrolat, ce qui est encore plus simple, mais ce procédé donne un sirop plus foncé en couleur.

Le sirop de valériane est très reconnaissable à son odeur et à sa saveur, qui sont caractéristiques. On peut en préciser la nature de la manière suivante : on l'agite dans un petit flacon avec deux ou trois fois son volume d'éther; celui-ci laisse, à l'évaporation spontanée, un résidu d'acide valérianique dont la dissolution aqueuse, indépendamment de son odeur propre, rougit énergiquement la teinture de tournesol.

5° SIROPS OBTENUS PAR DÉCOCTION

Autrefois la décoction était fort employée pour préparer des solutions médicamenteuses que l'on transformait ensuite en sirops. Cette méthode ne s'applique plus guère aujourd'hui qu'aux sirops de lichen, de limaçons et de gaïac.

SIROP DE LICHEN

Lichen d'Islande mondé.....................	30 grammes.
Eau.....................................	Q. S.
Sucre...................................	1000 —

On lave le lichen à l'eau froide, puis on le fait bouillir dans l'eau pendant quelques minutes pour le priver d'une partie de l'amertume qu'il doit à un principe particulier, le *cétrarin* ou acide cétrarique.

Après un nouveau lavage à l'eau froide, on remet le sirop sur le feu avec environ un litre d'eau que l'on maintient à l'ébullition pendant une demi-heure; on passe sans expression, on ajoute le sucre et on clarifie avec la pâte à papier; on passe de nouveau lorsque le sirop marque bouillant 1,19 au densimètre ou 31° B.

On enlève au préalable une partie de la cétrarine, parce que le sirop serait trop amer, bien que le lichen doive, dit-on, ses propriétés à ce principe amer.

La décoction fait entrer en solution, en dehors d'un peu de gomme et de sucre incristallisable, l'amidon du lichen, qui est formé, d'après Berg, d'un mélange de deux corps : un principe spécial, la *lichénine*, soluble dans l'eau bouillante, et un principe isomérique soluble dans l'eau froide.

SIROP DE LIMAÇONS
Sirop d'Hélix.

Chair de limaçons de vigne...............	200 grammes.
Eau ordinaire...........................	1000 —
Sucre blanc.............................	1000 —

On plonge les limaçons dans l'eau bouillante jusqu'à ce que l'on puisse les retirer facilement de leur coquille. La partie noire étant enlevée, on lave la chair à l'eau froide ; puis on la fait bouillir dans la quantité d'eau prescrite, jusqu'à évaporation du tiers environ du liquide. On passe, on ajoute le sucre et on fait un sirop par coction et clarification, marquant bouillant 1,27 au densimètre (31° B.)

On prépare de même le sirop de limaçons avec l'*Helix aspera*.

SIROP DE GAÏAC

Bois de gaïac râpé.........................	300 grammes.
Eau...........	Q. S.
Sucre....	1000 —

On fait bouillir le gaïac à deux reprises, et pendant une heure chaque fois, dans dix fois son poids d'eau ; on passe à travers une toile serrée. Les liqueurs étant réunies, on les concentre jusqu'à ce qu'elles soient réduites à 600 grammes ; après refroidissement on filtre au papier, on ajoute le sucre et on passe le sirop lorsqu'il marque bouillant 1,26 au densimètre (30° B).

La décoction est nécessaire pour faire entrer dans la préparation une certaine quantité de résine, qui constitue ici le principe actif.

6° SIROPS PRÉPARÉS PAR L'INTERMÈDE DE L'ALCOOL

Deux sirops importants sont actuellement préparés par l'intermède de l'alcool, les sirops de quinquina et d'écorces d'orange amère.

SIROP D'ÉCORCES D'ORANGE AMÈRE

Écorces sèches d'orange amère.............	100 grammes.
Alcool à 60°..............................	100 —
Eau...........	1000 —
Sucre blanc.................	Q. S.

On met les écorces d'orange en contact avec l'alcool pendant 12 heures ; on verse sur le macéré un litre d'eau bouillante et on laisse infuser en vase clos pendant six heures. On passe avec lé

gère expression, on filtre, on ajoute le sucre dans la pro_
portion de 190 p. pour 100 grammes de colature, de manière à
faire un sirop par simple solution en vase clos, à la chaleur du
bain-marie.

Soubeiran supprime l'alcool et fait simplement, comme l'ancien
Codex, un sirop par infusion avec les zestes, dit en curaçao de
Hollande, dans cinq parties d'eau. Il s'est assuré que la macération
donne un produit moins chargé.

Lorsque le sirop d'orange amère est bien préparé, cinq à six
grammes, traités dans un tube à expérience par une goutte d'acide
chlorhydrique concentré, se prennent immédiatement en une
masse gélatineuse telle, que l'on peut renverser le tube sans qu'il
s'échappe une goutte de liquide. Le sirop préparé avec les extraits fluides du commerce reste limpide dans les mêmes conditions.

SIROP DE QUINQUINA

Autrefois le sirop de quinquina était obtenu en faisant avec le
quinquina une décoction que l'on réduisait à la moitié de son
volume ; on ajoutait le sucre, on faisait cuire en consistance sirupeuse et on recommandait de filtrer au papier, dernière opération très longue, à peine réalisable dans la pratique. Aussi, le
formulaire des hôpitaux de Paris, tout en appliquant encore ce
procédé, supprime-t-il la filtration ; mais alors le sirop est toujours louche, surtout avec le quinquina *calysaya*, et par suite très
disposé à fermenter.

Soubeiran a proposé d'introduire dans du sirop de sucre une
quantité déterminée d'extrait hydro-alcoolique de quinquina *loxa* ;
il a ensuite abandonné ce moyen pour se rallier à la formule
donnée par F. Boudet, formule qui a d'ailleurs été adoptée avec
raison par le Codex de 1866, car elle donne un sirop limpide,
d'une bonne conservation et plus chargé en principes actifs que
celui qui est obtenu par décoction.

Quinquina calysaya en poudre demi-fine.....	100 grammes.
Alcool à 30°................................	1000 —
Eau......	Q.S.
Sucre blanc................................	1000 —

On traite le quinquina par déplacement au moyen de l'alcool d'abord et ensuite au moyen de l'eau, de manière à obtenir en tout 1000 grammes de colature; on distille en partie le liquide au bain-marie pour enlever l'alcool; on laisse refroidir, on filtre et on reçoit le liquide sur du sucre concassé. On achève le sirop à une douce chaleur de manière à obtenir 1525 grammes de produit pour les doses indiquées.

On prépare de la même manière le sirop de quinquina *huanuco*, en employant le double d'écorce pour la même quantité des autres substances.

Préparé avec le quinquina jaune, le sirop de quinquina *officinal* est transparent, assez foncé en couleur, d'une saveur amère très marquée. Le sirop de quinquina gris est moins amer, mais il possède une saveur aromatique plus prononcée.

7° SIROPS PRÉPARÉS AVEC DES ÉMULSIONS

Un seul sirop usité rentre dans cette catégorie, c'est le sirop d'amandes, vulgairement connu sous le nom de sirop d'orgeat. On préparait autrefois le *sirop de pistaches* en remplaçant les amandes par des pistaches.

SIROP D'AMANDES
Sirop d'orgeat.

Amandes douces.........................	500	grammes.
— amères........................	100	—
Sucre blanc.......	3000	—
Eau..............	1625	—
Eau de fleur d'oranger..................	250	—

On monde les amandes de leurs pellicules et on en forme une pâte très fine, dans un mortier de marbre ou sur une pierre à chocolat, avec 750 p. de sucre et 125 p. d'eau. On délaye la pâte exactement avec le reste de l'eau prescrite et on passe avec expression à travers une toile serrée. On ajoute à l'émulsion le reste du sucre grossièrement concassé et on fait fondre au bain-marie. Après avoir ajouté l'eau de fleur d'oranger, on passe de nouveau à travers une toile. Lorsque le sirop est suffisamment refroidi dans un vase couvert, on l'enferme dans des bouteilles bien sèches, que l'on bouche exactement et que l'on tient couchées à la cave.

Quelques praticiens ont conseillé de piler les amandes sans eau, de manière à les réduire en une pâte parfaitement homogène, d'émulsionner alors cette masse dans l'eau et de soumettre le tout à la presse. Il est préférable de faire une pâte très fine avec une partie du sucre et un peu d'eau, comme l'indique le Codex.

D'autres ont proposé de piler les amandes avec la moitié ou même la totalité du sucre pour former une sorte d'oléo-saccharum; les amandes sont alors dans un tel état de division, que l'émulsion passe presque sans résidu à travers la toile, ce qui fournit un sirop trop épais et moins agréable au goût.

Le sirop d'orgeat, en raison même de sa composition, tend à perdre de son homogénéité, une partie de l'huile et du parenchyme se séparant à la longue pour monter à la surface. Pour atténuer cette action lente, on prescrit de tenir les bouteilles couchées, même renversées, le col en bas : le dépôt se forme sur une large surface, ce qui permet de l'incorporer plus facilement à la masse par simple agitation.

En vue d'empêcher complètement ce dépôt, on a proposé des formules dans lesquelles les amandes sont diminuées et remplacées en partie soit par de la gomme adragante, soit par de la gomme arabique, mais le sirop est alors moins agréable.

L'*orgeat* ou *orgeade* était primitivement un sirop fait avec un décocté d'orge; lorsque celui-ci a été remplacé par des amandes, le nom est resté à la préparation.

Sirops composés.

Leur préparation est en général plus compliquée que celle des sirops simples. Comme le *modus faciendi* a une grande importance, il est ici, plus encore que pour ces derniers, de toute nécessité de se conformer aux prescriptions du Codex.

Depuis quelque temps plusieurs praticiens, dans un but économique, ont proposé de faire extemporanément la plupart des sirops composés au moyen des *extraits fluides;* mais l'expérience

démontre que l'on obtient par ce moyen des produits inférieurs
à ceux qui sont faits d'après les prescriptions légales.

Fallières (de Libourne), Lepage et Patrouillard (de Gisors), Labiche (de Louviers), sont unanimes sur cette question. Au surplus,
tout pharmacien consciencieux doit suivre les prescriptions du
Codex et rejeter des modifications dont les avantages sont contestables et dont l'application ne présente aucun caractère d'urgence.

Les sirops composés sont très nombreux. Les plus employés
sont ceux des *Cinq racines*, de *Chicorée*, d'*Ipécacuanha*, de *Salsepareille*, d'*Erysimum*, d'*Armoise*, de *Raifort*.

On y fait entrer des substances sèches très variées, parfois des
végétaux frais, comme des plantes antiscorbutiques, des racines,
des bois, des écorces, des feuilles, des sommités fleuries, des
fruits; enfin, comme véhicule, c'est ordinairement l'eau, parfois le
vin et même l'alcool; comme matières sucrées, le sucre et le miel.

SIROP DES CINQ RACINES
Sirop diurétique.

Racine d'ache.........		
— d'asperge.		
— de fenouil.............	aa	100 grammes.
— de persil.....................		
— de petit houx.................		
Eau bouillante.............................	3000	—
Sucre blanc..........	2000	—

On verse la moitié de l'eau bouillante sur les racines coupées et
dépoudrées; on laisse infuser pendant 12 heures. Après avoir
passé sans expression, on filtre la liqueur au papier dans un lieu
frais. On fait une seconde infusion avec le reste de l'eau; on passe,
on exprime; et avec le produit de cette seconde opération on fait
avec du sucre un sirop par coction et clarification.

Lorsque le sirop marque 1,26 au densimètre (30° B), on l'évapore
d'une quantité égale à la première infusion et on le ramène à
1,26 en y ajoutant celle-ci. On passe enfin à travers une étamine.

Cette préparation nous offre donc l'exemple d'un sirop préparé
à l'aide de deux infusions successives.

Le sirop de Rhubarbe composé, dit sirop de Chicorée composé,
s'obtient par un procédé analogue.

Autrefois le sirop des Cinq racines se préparait par décoction;

on y faisait alors nécessairement entrer une notable quantité de
matières amylacées, qui rendaient la préparation très altérable et
très sujette à fermenter. Boulay ayant en outre fait remarquer
que ce sirop avait peu de saveur et peu d'odeur, la décoction a
été abandonnée. On a ensuite proposé de le préparer par distillation, à la manière du sirop de Raifort, mais le procédé du Codex
est plus simple et doit être préféré, d'autant plus qu'il donne un
sirop parfaitement limpide et très aromatique.

Le sirop de Salsepareille composé nous offre l'exemple d'un sirop préparé par digestion et par infusion; celui d'Erysimum,
un sirop fait par infusion, par décoction et par distillation, tandis que ceux d'Armoise et de Raifort sont obtenus par macération et par distillation.

SIROP DE SALSEPAREILLE COMPOSÉ OU SIROP DE CUISINIER
Sirop sudorifique ou dépuratif.

Salsepareille de Honduras fendue et coupée....	1000 grammes.	
Fleurs sèches de bourrache..............		
— de roses pâles.............	$\widetilde{aa}$ 60 —	
Feuilles de séné......................		
Fruits d'anis verts.....................		
Sucre blanc..........................	$\widetilde{aa}$ 1000 —	
Miel...............		
Eau....................	Q. S.	

On fait trois digestions successives de la salsepareille, en prolongeant chacune d'elles pendant douze heures, avec de l'eau à 80°,
en quantité suffisante pour recouvrir complètement la racine.

On recueille à part le produit de la 3° opération, on le porte à
l'ébullition et on y ajoute les autres substances, qu'on y laisse
infuser pendant douze heures.

D'autre part, on évapore les deux premiers digestés réunis, et,
lorsque la concentration est suffisante, on y ajoute l'infusé. On
continue l'évaporation jusqu'à ce que la liqueur ne représente plus
qu'un poids égal à celui du sucre et du miel; on clarifie au moyen
d'un blanc d'œuf et on passe à l'étamine.

On ajoute enfin au liquide ainsi obtenu le sucre et le miel; on
fait un sirop par coction et clarification, marquant bouillant 1,29
au densimètre (31° B).

Ce sirop a une couleur très foncée, presque noire. Bien préparé, il doit donner avec l'eau un soluté transparent, produisant une mousse persistante par l'agitation.

La longue évaporation à laquelle il faut soumettre les liqueurs donne un sirop défectueux. Il serait sans doute préférable de faire un digesté très concentré de toutes les substances et d'y faire fondre le sucre et le miel.

On a proposé de remplacer la salsepareille par une quantité correspondante d'extrait alcoolique.

On ajoute souvent à ce sirop du sublimé corrosif; cette addition ne doit être faite qu'au moment du besoin, car le sel est attaqué par les matières organiques et bientôt ramené en partie à l'état de calomel.

SIROP D'ÉRYSIMUM COMPOSÉ
Sirop de chantre.

Orge mondé...........................		
Raisins secs...........................	ãa	75 grammes.
Racine de réglisse....................		
Érysimum récent.......................	1500	—
Feuilles sèches de bourrache...........		
— de chicorée.............	ãa	75 —
Racine sèche d'aunée..................		
Capillaire du Canada.........	ãa	25 —
Anis verts..........................		
Sommités sèches de romarin.............	ãa	20 —
— de stœchas...........		
Miel blanc.............................	500	—
Sucre blanc............................	2000	—
Eau...................................	6000	—

On fait bouillir l'orge dans l'eau jusqu'à ce qu'elle soit bien crevée ; on ajoute les raisins, la racine de réglisse coupée, les feuilles de bourrache et de chicorée incisées, et, après quelques instants d'ébullition on passe avec expression.

On remet la liqueur sur le feu, puis on la verse bouillante dans un bain-marie d'étain qui contient l'érysimum, pilé au préalable dans un mortier de marbre, et les autres substances convenablement divisées. On laisse infuser pendant vingt-quatre heures; on distille à feu nu pour retirer 250 parties de liqueur aromatique.

D'autre part, on passe avec expression le liquide resté dans la cornue, on le clarifie au blanc d'œuf, on y ajoute le sucre et le miel, puis on fait par coction et clarification un sirop que l'on cuit jusqu'à ce qu'il marque 1,29 au densimètre (32° B); on le laisse refroidir à moitié avant d'y ajouter l'hydrolat et l'on passe.

SIROP DE RAIFORT COMPOSÉ.
Sirop antiscorbutique.

Feuilles récentes de cochléaria..........		
— de cresson............ }	äā	1000 grammes.
Racine récente de raifort..............		
Écorces d'orange amère.....................	200	—
Feuilles sèches de ményanthe................	100	...
Cannelle de Ceylan.....................	50	—
Vin blanc.............................	4000	—
Sucre blanc...........................	5000	—

On pile les feuilles de cochléaria et de cresson; on incise le raifort, les feuilles de ményanthe et les écorces d'orange amère, on concasse la cannelle. On fait macérer toutes ces substances pendant deux jours dans le vin blanc, puis on distille au bain-marie pour retirer 1000 grammes de produit.

On sépare avec expression le liquide des substances restées dans le bain-marie; après l'avoir clarifié au blanc d'œuf et passé au blanchet, on le remet sur le feu avec 3000 parties de sucre; on fait par coction et clarification un sirop marquant bouillant 1,27 au densimètre (31°B); on passe au blanchet.

D'autre part, avec le reste du sucre et de l'eau, on confectionne un sirop cuit au boulé que l'on mélange avec le premier. Dès que ce mélange est à moitié réfroidi, on y incorpore rapidement la liqueur aromatique en opérant dans un vase couvert.

Enfin, on met le sirop en bouteilles quand il est tout à fait froid. Il est important, comme l'indique le Codex, de piler le cresson et le cochléaria, de couper le raifort en tranches minces, afin de permettre aux huiles essentielles de se développer; ces dernières passent à la distillation et se dissolvent dans la solution alcoolique fournie par le vin blanc. On sait que ces essences sont sulfurées et de nature analogue: pour le raifort, c'est l'essence de moutarde; pour le cochléaria, l'essence de moutarde de l'alcool butylique secondaire.

On s'explique aisément pourquoi les chapiteaux des alambics noircissent dans la préparation du sirop antiscorbutique, effet dû à la formation d'un peu de sulfure de plomb, une petite quantité d'essence cédant du soufre au plomb, qui est ordinairement allié à l'étain du commerce.

Le sirop antiscorbutique est peu coloré; il présente en masse un léger reflet verdâtre par réflexion. Son odeur est caractéristique; sa saveur, qui rappelle un peu celle des oranges, est en même temps amère, ce qui est dû à la ményanthe; au début elle est forte et piquante, mais avec le temps elle s'adoucit, par suite sans doute d'une dissolution plus parfaite des principes sulfurés. Il rougit le papier de tournesol, se colore en brun verdâtre par le perchlorure de fer et en jaune orangé par la potasse caustique.

Enfin, il jouit de la curieuse propriété d'absorber une grande quantité d'iode, jusqu'à $1^{gr},45$ par litre, que l'on y incorpore en dissolvant le métalloïde dans l'alcool concentré. L'iode est ici entièrement dissimulé, car le sirop, même étendu d'eau, ne se colore pas en bleu par l'amidon et ne communique pas une teinte rose au sulfure de carbone.

Autrefois le sirop antiscorbutique était préparé à froid, sans distillation. Dorvault, reprenant ce procédé, a préconisé le *modus faciendi* suivant.

On emploie exactement les mêmes substances que précédemment, et aux même doses, à cela près que le vin est réduit aux trois quarts. On contuse les plantes, excepté le raifort, et on soumet à la presse; on pile le résidu avec le vin, dans lequel on a fait macérer la cannelle; on exprime fortement, et on filtre à couvert l'œnolé, qu'on réunit au premier liquide.

D'autre part, le raifort est coupé par tranches, pilé avec le double de son poids de sucre; on obtient de la sorte un oléo-saccharum qu'on met avec le suc filtré dans un bain-marie couvert; la dissolution effectuée, on passe promptement; il ne reste plus qu'à ajouter à la liqueur le sucre nécessaire pour faire un sirop par simple solution.

Ainsi obtenu, ce sirop est d'une belle couleur ambrée, d'une odeur et d'une saveur antiscorbutiques franches. Toutefois il paraît moins actif que le sirop du Codex, ce dernier, suivant Labiche, étant celui qui absorbe le plus d'iode et dans le plus court espace de temps.

CHAPITRE IV

MIEL ET MELLITES

Le miel utilisé en pharmacie est produit par l'*abeille* ou *mouche à miel* (*Apis mellifica*, L.), insecte hyménoptère, de la famille des Anthophiles.

D'après Réaumur, l'abeille recueille le nectar des fleurs à l'aide de sa languette, l'élabore dans son estomac et le régurgite à l'état de miel dans ses alvéoles de cire.

On sait que les abeilles vivent en société dans des ruches où elles construisent leurs admirables rayons. Autrefois, pour faire la récolte du miel, on se couvrait la figure d'un masque, on renversait la ruche et on l'enfumait, procédé barbare qui portait une forte atteinte à la prospérité de la colonie. Aujourd'hui on procède d'une façon plus rationnelle. On renverse le soir la ruche sur le côté et le lendemain, de grand matin, on applique exactement sur son ouverture une autre ruche vide frottée avec du miel ; redressant alors le système, de manière à ce que la ruche vide soit en haut, on frappe inférieurement de petits coups ; lorsque l'on suppose que les abeilles ont passé dans la ruche supérieure, on fait glisser celle-ci sur un support. Il ne reste plus qu'à chasser les abeilles retardataires avec une plume ou un peu de fumée et à enlever la majeure partie des rayons.

Pour isoler le miel, on place les gâteaux sur des claies ou dans des sacs de toile que l'on chauffe légèrement, à moins que l'on préfère les exposer au soleil. Il en découle un liquide visqueux constituant le miel de première qualité, dit *miel vierge* ou de *goutte*.

Lorsque cet écoulement spontané est terminé, on divise les rayons et on les laisse égoutter de nouveau, en augmentant au besoin la chaleur, ce qui fournit encore un bon produit; on en retire un autre moins estimé par expression, après avoir eu soin toutefois d'enlever le couvain. Toutes choses égales d'ailleurs, le miel est d'autant meilleur qu'il a fallu pour l'extraire moins de chaleur et moins de pression.

Le miel est mou, plus ou moins grenu ou lisse, d'une couleur variable, ordinairement d'un blanc jaunâtre, renfermant dans sa masse une quantité plus ou moins considérable de parties denses. Il se présente donc sous des aspects physiques variés qui dépendent d'une foule de circonstances, notamment de l'*espèce* d'abeille qui le produit et de la nature des plantes que l'on rencontre au voisinage des ruches. Toutefois, sa saveur doit être douce, sucrée, agréable, plus ou moins aromatique; il doit se dissoudre complètement dans l'eau.

Il y a des miels d'une blancheur parfaite, comme celui du mont Hymette, si célèbre dans l'antiquité; d'autres sont jaunâtres ou d'un beau jaune doré; on en connaît de rougeâtres, de bruns, de fauves et même de noirs. Une abeille des îles Bourbon et de Madagascar, l'*Apis unicolor*, fabrique un miel d'une belle couleur verte. En Afrique, non loin du Sénégal, une petite abeille noire dépose dans des alvéoles de même couleur un miel brun, à saveur piquante et sucrée.

Le miel de nos pays, surtout celui du midi de la France, est récolté sur des Labiées, et c'est à cette circonstance qu'il doit son parfum, lorsque ces plantes ne font pas défaut. D'après Olivier, celui de la haute Provence, d'un goût si délicat, est récolté sur la lavande; tandis que l'odeur agréable de celui des environs de Montpellier doit être attribuée à la présence d'un grand nombre de romarins. Bosc a remarqué que la bonté du miel des environs de Versailles est due à l'orangerie; on attribue également à la fleur d'oranger l'excellence des miels de l'île de Cuba. Le miel du Gâtinais, qui est si estimé, est butiné sur des fleurs de safran. Enfin la douceur tant vantée du miel d'Athènes est attribuée à des plantes odoriférantes, notamment au thym, qui croît en abondance sur le mont Hymette. Pline nous apprend que cette labiée a été cultivée en Italie, mais sans succès, pour améliorer le miel de son pays.

Par contre, les fleurs amères, à odeur peu gracieuse ou désagréable, donnent des miels de qualité inférieure ou même vénéneux.

Dioscoride attribue l'amertume de certains miels à la présence de l'absinthe, qui croît en abondance dans quelques contrées; l'if et le buis, d'après Pline et Virgile, communiquent le même caractère aux miels de Corse.

Les miels délétères sont récoltés sur des plantes vénéneuses : l'*Azalea pontica* et le *Rhododendrum ponticum*, d'après Tournefort; les *Kalmia angustifolia, latifolia* et *hirsuta*, l'*Andromeda mariana*, en Pensylvanie, en Géorgie et dans les deux Florides; le *Paullinia australis*, au Brésil, d'après Auguste Saint-Hilaire; les *Aconitum napellus* et *lycoctonum*, en Suisse, d'après Seringe; le *Cocculus suberosus*, en Asie Mineure, suivant Labillardière, etc. Les miels butinés sur ces fleurs causent des nausées, des étourdissements, des vertiges, des convulsions qui peuvent se terminer par la mort.

Il résulte de ce qui précède que le miel élaboré dans le même endroit doit avoir une composition variable suivant les saisons. Tous les apiculteurs savent que la même ruche donne pour ainsi dire chaque mois des produits qui ne sont pas exactement semblables, la flore variant graduellement du printemps à l'automne.

Les auteurs distinguent particulièrement en France cinq variétés : les miels de Narbonne, du Gâtinais, de Saintonge, de Bourgogne et de Bretagne.

Le premier, qui jouit d'une réputation si méritée, est assez consistant, presque blanc, très grenu, d'une odeur et d'un goût très agréables. Toutefois, il renferme ordinairement un peu de cire et sa saveur est parfois légèrement piquante.

Le miel du Gâtinais, qui vient ensuite, est lisse, plus coloré et moins aromatique que le précédent. Sa couleur est d'un jaune pâle, sa suavité est remarquable. C'est le plus estimé pour la préparation des sirops. Il est supérieur en qualité à celui de Bourgogne.

Le miel de Saintonge est consistant, assez lisse; il possède une odeur aromatique et une saveur agréable; il est peu coloré. Comme il est loin d'être abondant, il est en grande partie utilisé dans le pays qui le produit.

Quant au miel de Bretagne, il est d'un rouge brun, d'une saveur un peu âcre et d'une odeur caractéristique qui rappelle celle du pain d'épice. On dit que c'est le sarrasin ou blé noir qui lui communique ces caractères. Il n'est pas employé en pharmacie; on le réserve plus spécialement pour l'usage vétérinaire.

Le miel est surtout constitué par un mélange de deux glucoses : le sucre de raisin ou glucose dextrogyre, qui lui donne sa consistance, et la lévulose, liquide incristallisable qui possède un pouvoir rotatoire à gauche. Soubeiran admet qu'il s'y trouve également une petite quantité de saccharose dont la proportion diminue avec le temps. Il renferme aussi des traces d'un acide-végétal, de substances grasses et azotées, des principes colorants et odorants très variés, qui proviennent des fleurs sur lesquelles les abeilles ont butiné et qui exercent une grande influence sur ses caractères organoleptiques. D'après Guibourt, certains miels renferment de la mannite.

Le miel est souvent falsifié dans le commerce. On y incorpore frauduleusement de l'eau, de l'amidon, de la pulpe de châtaigne, des matières féculentes diverses, des gommes, enfin de la glucose.

Pour découvrir ces additions, on traite le miel par l'eau : il se dissout en totalité quand il est pur. S'il reste un résidu, on l'examine avec soin; une matière amylacée donnera une coloration bleue avec la teinture d'iode, etc., etc.

Sophistiqué avec de la fécule, il présente un aspect mat particulier qui met en défiance; la solution aqueuse, filtrée sur un filtre bien lavé à l'eau bouillante, ou mieux sur du papier Berzelius, précipite par l'oxalate d'ammoniaque et par l'azotate de baryte, en raison du sulfate de chaux que renferme toujours la glucose fabriquée industriellement. Aucun miel naturel ne contient de sels calcaires et ne peut, par conséquent, se troubler par les deux réactifs précités.

Il ne faut pas oublier que le miel, lorsqu'il est mal préparé ou qu'il a été obtenu par expression, peut contenir de la cire, du couvain, des débris d'insectes, substances qui prédisposent à la fermentation.

On a conseillé de purifier ces miels en les dissolvant dans un peu d'eau, en clarifiant au blanc d'œuf et en filtrant la solution sur du noir en grains. On procède parfois à leur *despumation*, opération qui se pratique ainsi qu'il suit : on chauffe à une douce chaleur 6300 grammes de miel avec un peu d'eau, on porte à l'ébullition, on écume et l'on réduit le poids total à 6000 grammes. Cette purification est rarement faite, parce qu'il y a toujours avantage, dans la préparation des médicaments, à se servir d'un miel de belle qualité.

Le miel est surtout usité en pharmacie pour la confection des mellites, saccharolés liquides, visqueux, formés par une solution concentrée de miel dans un véhicule médicamenteux.

Les mellites se préparent exactement comme les sirops et au même degré de cuite. On peut les diviser, à la manière de ces derniers, en trois séries suivant la nature du véhicule : les mellites hydrauliques, œnoliques et aciduliques. Ceux-ci, qui ont pour excipient le vinaigre, sont connus sous le nom d'*oxymellites*.

Comme le miel est altérable, il importe de le soustraire autant que possible à l'action de la chaleur; de là le précepte de se servir de liqueurs concentrées que l'on transforme en mellites par simple solution. Pour la même raison, il convient d'éviter l'emploi de certains corps, comme les carbonates de chaux et de magnésie; tout au plus doit-on recourir à la clarification au blanc d'œuf. Le Codex a adopté avec raison la clarification au papier par la méthode de Desmarets.

Les mellites préparés avec du miel contenant de la cire sont toujours louches et ne peuvent être clarifiés qu'avec difficulté. Il faut donc se servir d'un miel très-pur; le déchet est alors faible, en prenant la précaution de n'enlever les écumes qu'au début et à la fin de la préparation.

Deschamps, qui insiste sur l'emploi de solutions concentrées, a fixé pour 500 grammes de miel les quantités suivantes de liquide qu'il convient d'employer :

Mellites hydrauliques	125 parties.
— aciduliques	145 —
— œnoliques	160 —

Les mellites employés en médecine sont moins nombreux que les sirops. Les plus employés sont : le mellite simple, les miels de mercuriale et scillitique, le miel rosat, les oxymels simples et scillitiques.

MELLITE SIMPLE

| Miel blanc | 4 parties. |
| Eau | 1 — |

La dissolution est faite à chaud et on s'assure au premier bouillon que le mellite marque 1,27 au densimètre (31° B). On écume, on clarifie à la pâte à papier et l'on passe à travers une étoffe de laine.

L'ancien Codex prescrivait, pour une partie d'eau, trois parties seulement de miel. Le rapport de 1 : 4 est préférable, car on évite une concentration qui ne peut présenter que des inconvénients.

Il est important que cette préparation soit limpide et cuite au degré voulu, car elle fermente avec facilité.

Afin d'éviter le dépôt de sucre de raisin, Parmentier recommande de se servir de miel lisse, de celui du Gâtinais, par exemple, de préférence au miel très grenu que l'on recueille dans le Midi.

Les anciens formulaires prescrivaient de clarifier à la fois au charbon et au blanc d'œuf, mais la méthode au papier est préférable. Quant à la chaux vive ou carbonatée, à la poudre d'écailles d'huîtres calcinées et aux autres substances de nature analogue que l'on ajoutait autrefois pour saturer, disait-on, les acides acétique et malique contenus dans le miel, leur usage est complètement tombé dans l'oubli.

MELLITE DE MERCURIALE
Miel de mercuriale.

| Suc de mercuriale non dépuré | 1000 grammes. |
| Miel blanc | 1000 — |

On porte à l'ébullition, l'on écume et l'on fait cuire jusqu'à ce que

le mellite bouillant marque 1,27 au densimètre (31°B); on passe
à travers une étamine.

Le Codex s'éloigne ici de la règle posée plus haut, puisqu'il
emploie poids pour poids de substances, et qu'il est par suite nécessaire de concentrer le mélange, point d'une importance secondaire, le miel de mercuriale étant surtout employé en lavements.

A défaut de mercuriale fraîche pour en retirer le suc, on peut
remplacer ce dernier en faisant un infusé avec 250 grammes de
plantes sèches par kilogramme de miel.

Il existe un miel de mercuriale composé, encore quelquefois
prescrit sous le nom de sirop de *Longue Vie* ou de Calabre, singulière préparation que l'on obtient ainsi qu'il suit :

```
Racine fraîche d'iris........................    60 grammes.
  —     sèche de gentiane..................    30   —
Vin blanc..................... ...........   375   —
```

On fait macérer dans le vin les racines contusées; après vingt-
quatre heures, on passe et l'on fait un mellite avec les substances
suivantes :

```
Suc dépuré de mercuriale...................  1000 grammes.
  —      de bourrache...................    250   —
  —      de buglosse...................    250   —
Miel blanc...............................  1500   —
```

Ce mellite composé, dont on trouve encore la formule dans
quelques formulaires, a été supprimé par le Codex en 1837.

MELLITE DE SCILLE
Miel scillitique.

```
Squames sèches de scille...................   50 grammes.
Eau bouillante...........................   300   —
Miel blanc...............................   000   —
```

On fait infuser la scille dans l'eau pendant deux heures; on
passe avec expression, on laisse déposer et l'on décante. On
ajoute alors le miel et l'on prépare un mellite marquant bouillant 1,27 au densimètre ou 31° B. On clarifie avec la pâte à papier
et l'on passe.

On prépare de la même manière le mellite de *bulbes de col-chique*.

Le mellite de roses ou *miel rosat* se prépare également par infusion, mais par un procédé un peu plus compliqué : on concentre au préalable l'infusé avant d'y ajouter le miel.

MELLITE DE ROSES ROUGES
Miel rosat ou rhodomel.

Pétales secs de roses rouges........	1000 grammes.
Eau bouillante.....................	6000 —
Miel blanc..............................	6000 —

On fait infuser les pétales dans l'eau pendant douze heures; on passe avec expression, on laisse déposer et l'on décante. On évapore la liqueur au bain-marie, jusqu'à ce qu'elle soit réduite au poids de 500 grammes. On y ajoute le miel, on écume, on clarifie à la pâte à papier et l'on passe dès que le mellite marque 1,27 au densimètre, soit 31° B.

Plusieurs formules ont été proposées pour faire cette préparation. D'après Lepage, on obtient un mellite plus aromatique et d'une plus belle couleur rouge en faisant deux infusions successives, ainsi qu'il suit :

Roses de Provins....	1000 grammes.
Eau bouillante...........................	8000 —

On fait avec la moitié de l'eau environ un premier infusé que l'on soumet à la presse pour retirer 1500 grammes de liquide ; le résidu est traité de la même manière avec le reste de l'eau, et ce second infusé est réduit par évaporation à 500 grammes. On réunit les deux liqueurs filtrées, on y ajoute 6000 grammes d'un miel de belle qualité, on porte le tout à l'ébullition et l'on écume aussitôt. On passe ensuite sur un linge mouillé et exprimé dans un linge sec.

Bien préparé, ce mellite est d'un rouge foncé, d'une odeur de rose marquée, d'une saveur légèrement astringente. Les acides avivent sa couleur, tandis que les persels de fer développent une coloration noire.

8 à 10 grammes, additionnés de trois ou quatre gouttes d'acide

sulfurique, donnent au bout de quelques minutes une gelée rougeâtre, d'une consistance ferme, phénomène qui est vraisemblablement dû à la présence d'un composé pectique. Toutefois, l'effet
serait nul dans une préparation qui ne renfermerait que la moitié
des roses prescrites par le Codex.

OXYMEL SIMPLE

Vinaigre blanc............................... .   1 grammes.
Miel blanc.................................   1   —

On chauffe dans une bassine d'argent ou dans une capsule de
porcelaine, jusqu'à ce que le mellite bouillant marque 1,26 au
densimètre (30° B). On clarifie à la pâte à papier et l'on passe:

On recommande de ne pas faire cette dissolution dans une bassine à sirop, l'acide acétique attaquant facilement le cuivre. Il
faut également éviter l'emploi des vases de terre, dont les vernis
sont souvent plombifères.

On a remarqué que l'oxymel simple possède une acidité plus
forte que le vinaigre qui sert à l'obtenir, ce qui tient évidemment
à ce que l'acide a un point d'ébullition plus élevé que celui de
l'eau.

En remplaçant, dans la préparation précédente, le vinaigre
simple par du vinaigre scillitique, on obtient l'*oxymel scillique*.

On prépare de la même façon l'oxymel de *bulbes de colchique*.

CHAPITRE V

CONSERVES ET CHOCOLATS

I. Conserves.

Les conserves sont des saccharolés mous, rarement solides, dans lesquels le sucre a été employé pour prévenir l'altération des matières organiques.

Ce sont des préparations très rapprochées des électuaires, des tablettes et des pastilles; mais, tandis que dans ces derniers médicaments le sucre a été seulement employé comme condiment, on a cru qu'il pourrait, dans les premiers, conserver d'une année à l'autre les parties tendres et charnues des végétaux.

Les anciens s'imaginaient que le sucre s'unissait aux principes actifs, aux huiles essentielles, par exemple, pour donner naissance à des combinaisons plus stables. L'expérience démontre au contraire que la présence du sucre prédispose aux fermentations et que celles-ci se développent avec facilité dans le cas présent. On conçoit en effet que le mélange de matières sucrées, d'albumine végétale, d'eau, de substances amylacées, doit constituer un milieu éminemment favorable à la multiplication des infusoires et des moisissures qui agissent si énergiquement sur la plupart des matières organiques d'origine végétale. En effet, presque toutes les conserves perdent, et cela en fort peu de temps, leur couleur, leur odeur, leur saveur; elles changent complètement de nature, prennent une odeur vireuse caractéristique, deviennent aigres au goût, se gonflent et laissent dégager des bulles gazeuses; puis elles s'affaissent, parfois se candissent, se couvrent de moisissures. Quelques conserves, celle de violettes, par exemple, s'altèrent dans l'espace de quelques jours, tandis que d'autres, notamment celles qui renferment des principes astringents, se conservent un peu mieux.

On peut diviser les conserves en deux séries suivant qu'elles sont préparées avec des substances fraîches ou des substances sèches, chacune de ces divisions renfermant des préparations faites à froid ou par coction.

1° CONSERVES PRÉPARÉES AVEC DES SUBSTANCES FRAICHES

Toutes les plantes fraîches peuvent servir à la confection des conserves. Voici, comme exemple, la préparation de la conserve de cochléaria :

CONSERVE DE COCHLÉARIA

Feuilles de cochléaria............................	1
Sucre blanc......................................	3

On pile la plante et le sucre dans un mortier de marbre, de manière à réduire le tout en une pulpe homogène qu'on passe à travers un tamis de crin.

On prépare de la même manière les conserves de toutes les plantes fraîches.

Pour les plantes antiscorbutiques, la proportion du sucre, d'après Mohr, n'est pas assez considérable, car on obtient un produit demi-liquide; il convient de porter la quantité de sucre à 5 parties pour avoir une consistance convenable. Il est en outre indispensable d'opérer ici avec des plantes fraîches et de faire la préparation à froid ; l'huile volatile est absorbée, fixée en quelque sorte par le sucre, à mesure qu'elle se développe au contact de l'eau. Baumé recommande avec raison de n'employer que les feuilles et les extrémités des petites tiges tendres, de rejeter les grosses tiges, parce qu'elles sont trop ligneuses.

Ces conserves se gardent mal et ne doivent être préparées qu'au moment du besoin.

Parmi les conserves préparées à froid, il faut encore citer la conserve de cynorrhodons. Elle s'obtient simplement en ajoutant à deux parties de pulpe de cynorrhodons trois parties de sucre en poudre; on chauffe pendant quelques instants le mélange au bain-marie et on le renferme dans un vase bien bouché.

Baumé délayait simplement la pulpe dans du sirop cuit à la plume. Obtenue par l'un ou l'autre de ces procédés, cette conserve est d'une assez bonne conservation, sans doute en raison du principe astringent qu'elle renferme.

On applique la cuisson à quelques substances fraîches, notamment aux fruits succulents, qu'on transforme en *marmelades*, et aux tiges aromatiqnes pour en faire des *condits*.

MARMELADE D'ABRICOTS

Abricots bien murs........................ 3
Sucre blanc............................... 2

On sépare les noyaux, on coupe la chair par tranches et on la met dans une terrine avec le sucre grossièrement pulvérisé ; on agite de temps en temps pendant vingt-quatre heures pour faciliter la solution du sucre dans le suc d'abricots, puis on fait cuire rapidement en agitant sans cesse, jusqu'à ce que le mélange prenne par le refroidissement une consistance ferme. On y ajoute alors une partie des amandes d'abricots qu'on a séparées des noyaux et mondées de leur pellicule.

On prépare de la même manière les marmelades de *prunes* et de *pêches*, à cela près qu'on n'y fait pas entrer les amandes de ces fruits.

Ces préparations sont à peine employées, si ce n'est comme excipients pour administrer quelques médicaments actifs, insolubles ou à saveur désagréable. Voici la formule d'une marmelade qui est un véritable médicament, et qui pourrait tout aussi bien trouver sa place parmi les électuaires.

MARMELADE DE TRONCHIN

Manne............... 125   Sirop de violettes........ 15
Pulpe de casse....... 30   Eau de fleur d'oranger..... 8
Huile d'am. douces... 15

Ce mélange varie d'un formulaire à l'autre. Guibourt et Sou-

beiran prescrivent par exemple des quatre premières substances;
Radius supprime le sirop de violettes, Giordano ajoute de l'anis
pulvérisé, etc.

On transforme parfois des fruits entiers en conserves à l'aide
du procédé suivant : on verse sur ces fruits du sirop de sucre
bouillant, on abandonne le tout jusqu'au lendemain ; on répète
deux ou trois fois la même opération en se servant d'un sirop de
plus en plus concentré; on dessèche ensuite les fruits à l'étuve.

Pour préparer le *condit d'angélique*, par exemple, le seul qui
soit encore assez usité, on chauffe dans de l'eau de belles tiges
d'angélique et l'on s'arrête dès que le liquide est sur le point d'entrer en ébullition; après une digestion de deux ou trois heures, on
enlève facilement l'écorce demi-ligneuse qui les recouvre ainsi
que les filaments qui les pénètrent. On les fait ensuite bouillir
dans de l'eau jusqu'à ce qu'elles soient suffisamment ramollies pour
être aisément traversées par une tête d'épingle ; puis on les jette
dans du sirop de sucre cuit à la petite plume et l'on donne quelques
bouillons. Le lendemain on fait cuire le sirop à la plume, on
ajoute les tiges et l'on fait bouillir pendant quelques instants; on
repète deux ou trois jours de suite la même opération, en ajoutant chaque fois un peu de sirop de sucre clarifié et en laissant,
en dernier lieu, le tout en contact pendant douze heures. On retire alors les tiges du sucre, on les dispose sur un tamis ou sur
des plaques et on les fait sécher à l'étuve.

On obtient de la même manière les conserves d'ache et de citron; seulement on laisse entières les tiges d'ache et les écorces
de citron.

2° CONSERVES PRÉPARÉES AVEC LES SUBSTANCES SÈCHES.

S'appuyant sur cette double considération que la plupart des
conserves se gardent mal et ne peuvent être préparées en toute
saison, Baumé a proposé de confectionner un certain nombre
d'entre elles avec des poudres et de l'eau, ou mieux avec l'eau distillée correspondante, lorsque la substance est aromatique. Le
Codex a adopté ce mode opératoire pour la conserve de roses.

CONSERVE DE ROSES

Pétales de roses rouges pulvérisés......................	1
Eau distillée de roses...........................	2
Sucre pulvérisé...................	8

On délaye la poudre dans l'eau distillée de rose, et après un contact de deux heures, alors que le mélange est suffisamment gonflé, on ajoute le sucre et on triture pour avoir un mélange exact.

Baumé délayait le mélange pulpeux dans du sirop de sucre cuit à la plume et chauffait le tout pendant quelques instants. Certains praticiens avivent, dit-il, la couleur de la conserve en y ajoutant quelques gouttes d'acide sulfurique, procédé blâmable qui doit être sévèrement proscrit.

La conserve de roses est rarement employée seule ; elle sert le plus souvent d'excipient à d'autres médicaments, comme les pilules et les bols.

Les deux conserves suivantes préparées à chaud sont encore usitées.

CONSERVE DE TAMARINS.

Pulpe de tamarins................................	2
Eau.....	2
Sucre en poudre.................................	3

On ramollit au bain-marie la pulpe avec son poids d'eau ; orsque le mélange est bien homogène, on y ajoute le sucre et l'on évapore jusqu'à ce que la moitié de l'eau introduite soit dissipée.

CONSERVE DE CASSE
Casse cuite.

Pulpe de casse.	100
Sirop de violettes.	75
Sucre blanc...............	20
Essence de fleurs d'oranger.......................	0,05

On mélange le sucre, le sirop de violettes et la pulpe de casse, on fait cuire au bain-marie en consistance d'extrait mou ; on aromatise sur la fin de l'opération avec l'essence de fleurs d'oranger.

BOURGOIN. 36

On trouve encore dans les formulaires une conserve de *casse*
préparée simplement en faisant cuire en consistance de miel
épais un mélange à parties égales de pulpe de casse et de sirop
de violettes.

II. Chocolats.

Les chocolats sont des conserves solides qui ont pour base le
cacao. Lorsqu'on y fait entrer de la cannelle ou de la vanille, on
a le chocolat *dit de santé ;* y incorpore-t-on du fer, du salep, des
sels, des extraits, etc., on a les *chocolats médicamenteux.*

Le cacao est la semence du *cacaoyer (Theobroma cacao,*
Byttnériacées, L.), arbre qui est surtout cultivé dans l'Amérique
centrale.

Le fruit est oblong, plus ou moins gros suivant les espèces; il
est ligneux, indéhiscent, partagé en cinq loges remplies d'une
pulpe aigrelette. L'amande est surtout formée de deux gros cotylédons, épais, bruns, huileux, entourés d'un endosperme très
mince.

Le fruit étant arrivé à maturité, on en retire la pulpe et les semences que l'on jette dans des auges contenant de l'eau. Après
trois ou quatre jours de macération, l'épiderme, qui était blanc,
devient rouge, l'embryon est altéré, et on retire les semences que
l'on fait sécher au soleil sur des nattes de jonc.

On divise les cacaos en deux séries :

1° Les *cacaos terrés*, qui ont été enfouis dans la terre pour leur
faire perdre leur légère âcreté. Tels sont les cacaos *caraque* et de
la *Trinité.*

2° Les *cacaos non terrés* ou *des Iles : Soconusco, Maragnan,
Para, Saint-Dominique, Martinique*, etc., que l'on mélange ordinairement aux précédents pour faire des chocolats de bonne
qualité, et qui servent de préférence à l'extraction du beurre de
cacao, en raison de l'infériorité de leur prix et aussi parce qu'ils
fournissent un peu plus de produit.

Le cacao contient : des matières grasses constituant le *beurre
de cacao;* un principe cristallisé spécial, *la théobromine;* de la

gomme, de l'albumine végétale, quelques grains d'amidon, une matière colorante rouge, enfin du tanin qui est surtout contenu dans les enveloppes.

La *théobromine* est un alcaloïde faible, découvert en 1842 par Woskresensky.

Pour l'obtenir, on épuise le cacao par l'eau bouillante ; on précipite la solution par l'acétate de plomb, on se débarrasse de l'excès de réactif par un courant d'hydrogène sulfuré ; par concentration on recueille des cristaux que l'on purifie dans l'alcool bouillant.

Elle est soluble dans 1600 pparties d'eau froide et dans 55 parties seulement d'eau bouillante; elle est peu soluble dans l'alcool froid, àpeu près insoluble dans l'éther. Elle est inaltérable à l'air et se volatilise vers 250°, mais en se décomposant partiellement. Elle donne avec les acides des sels peu stables qui sont décomposés par l'eau.

La théobromine ($C^{14}H^8Az^4O^4$) est l'homologue inférieur de la caféine, car Strecker a reproduit cette dernière en traitant la théobromine argentique par l'éther méthyliodhydrique.

Le *beurre de cacao* est solide, fusible vers 29-30°, d'un blanc un peu jaunâtre ; sa saveur est douce ; son odeur, légèrement aromatique, est due à la présence de quelques traces d'huile essentielle.

D'après Pelouze et Boudet, il donne à la saponification de la glycérine, avec des acides oléique et stéarique; il est donc constitué par un mélange de stéarine et d'oléine. Récemment, Specht et Gössmann ont admis la présence d'une petite quantité de palmitine.

Pour le préparer, on prend de préférence, comme l'a conseillé Baumé, du cacao non terré. Après l'avoir trié avec soin pour en séparer les matières étrangères, on le torréfie légèrement dans un moulin, afin de rendre les enveloppes friables ; puis on le brise par fragments et en petites quantités à la fois ; on le vanne pour enlever les enveloppes et on le crible pour le débarrasser des germes. On le pile ensuite dans un mortier de fer chauffé, de manière à le réduire en une pâte fine que l'on additionne d'une quantité d'eau bouillante égale à la dixième partie de son poids. On chauffe pendant quelques instants au bain-marie; on soumet enfin rapidement le tout à la presse, dans une toile de coutil, entre des plaques de fer étamées préalablement chauffées à l'eau bouillante.

C'est là le procédé de Josse, adopté par le Codex comme donnant le rendement le plus satisfaisant.

On a aussi proposé de délayer la pâte dans l'eau et de faire bouillir pendant un quart d'heure ; le beurre monte à la surface, où il se solidifie. Demachy préfère exposer le cacao pulvérisé à l'action de la vapeur d'eau ; mais ces procédés sont inférieurs au précédent, car ils donnent moins de produit et celui-ci est d'une moins bonne conservation.

Pour purifier le beurre de cacao, on le fait liquéfier au bain-marie et on le laisse refroidir lentement. Lorsque la solidification est terminée, on le sépare de l'eau et du parenchyme qui se sont déposés ; on le sèche entièrement en le plaçant pendant quelque temps sur un lit de gros papier non collé. On le brise ensuite en morceaux que l'on introduit dans un filtre chauffé à l'eau bouillante ou à la vapeur ; on le reçoit dans des bouteilles que l'on bouche avec soin et que l'on conserve à la cave.

Ce procédé de conservation, proposé par Henry et Guibourt, est excellent pour prévenir la rancidité. Toutefois, dans le commerce, on le coule ordinairement en tablettes que l'on recouvre d'une feuille d'étain.

Le beurre de cacao pur rancit difficilement. Il doit avoir une couleur légèrement jaunâtre ; une saveur et une odeur agréables de cacao torréfié, qui sont altérées par l'introduction frauduleuse de graisse de veau ou de moelle de bœuf ; dans ce dernier cas, le point de fusion est changé et la dissolution éthérée est le plus souvent trouble, le beurre pur donnant toujours une dissolution limpide.

Il entre dans la pommade mercurielle, dans la pâte pectorale de Tronchin ; son usage le plus habituel est de servir à la préparation des suppositoires.

CHOCOLAT ORDINAIRE
Chocolat de santé.

Cacao caraque	3000	grammes.
— maragnan	3000	—
Sucre en poudre	5000	—
Cannelle pulvérisée	30	—

On nettoie les semences pour enlever les matières étrangères et les parties détériorées ; on les torréfie légèrement dans un brûloir de tôle à un feu doux, jusqu'à ce que les enveloppes se détachent aisément ; on les brise ensuite en fragments que l'on vanne pour chasser les enveloppes ; enfin on les monde à la main avec le plus grand soin pour en séparer les germes et les parties altérées.

Après ces opérations préliminaires, on pile le cacao dans un mortier de fer préalablement chauffé, jusqu'à ce qu'il soit réduit en une pâte molle ; on ajoute à celle-ci les 4/5 du sucre et on continue à piler pour avoir un mélange uniforme. On broie ensuite la pâte, successivement et par petites portions, sur une pierre échauffée ; on incorpore la poudre de cannelle mélangée au reste du sucre, et on repasse le tout sur la pierre. On divise alors la masse en portions de 125 ou de 250 et on tasse chacune d'elles dans un moule en fer blanc ; puis on imprime au moule un mouvement de trépidation que l'on prolonge jusqu'à ce que la surface soit bien unie. On laisse refroidir, on détache les moules et l'on enveloppe chaque tablette dans une feuille d'étain.

En remplaçant la cannelle par de la vanille que l'on pile avec du sucre, on obtient le *chocolat à la vanille*.

Le degré de torréfaction des semences modifie sensiblement les qualités du chocolat. En Espagne, on ne fait guère que sécher fortement les amandes, ce qui fournit un produit très gras et doué de peu d'amertume. En Italie, où l'on pousse assez loin la torréfaction, le chocolat est plus amer et plus aromatique.

Quant on veut communiquer à du bon chocolat la propriété d'épaissir par l'eau, on introduit dans la pâte, par kilogramme, 1 gramme de gomme adragante.

Le chocolat de santé sert à préparer les *chocolats médicamenteux*.

Pour avoir le chocolat au *lichen d'Islande*, par exemple, on ramollit le chocolat dans un mortier chauffé et on y incorpore la dixième partie de son poids de saccharure de lichen. En remplaçant celui-ci par du salep pulvérisé, dans la proportion de 30 grammes seulement de poudre par kilogramme, on obtient le *chocolat au salep*.

On prépare exactement de la même manière les chocolats à l'*arrow-root*, au *tapioca* ou à toute autre fécule.

Pour faire le *chocolat ferrugineux* du Codex on prend :

Chocolat..	1000 grammes.
Limaille de fer porphyrisée.................	20 —

On ramollit la masse dans un mortier de fer chauffé, on y incorpore exactement la limaille de fer, et on la distribue dans des moules à la manière ordinaire.

Cette préparation, étant d'une conservation difficile, ne doit pas être faite longtemps à l'avance.

L'introduction par simple incorporation de toute autre poudre médicamenteuse ne présente pas plus de difficulté.

C'est ainsi que l'on a préconisé :

Des *chocolats stomachiques*, aux extraits de quinquina, de quassia amara, de petite centaurée, de gentiane, de houblon, de noyer, de germandrée, etc.

Des *chocolats vermifuges*, à la mousse de Corse, à la racine d'écorce de grenadier, à la fougère mâle.

Des *chocolats purgatifs*, au calomel, à la magnésie, à la poudre de jalap, etc.

Parfois, on prescrit de faire des pastilles médicamenteuses au chocolat, forme pharmaceutique commode dans la médecine des enfants. Rien de plus simple que le mode opératoire : on mêle intimement la substance avec le chocolat, on divise le mélange en petites masses égales que l'on façonne en forme de pilules ; on dispose celles-ci sur des plaques de fer blanc chauffées, et ces petites boules, en s'aplatissant, prennent la forme de pastilles.

Il est évident que pour toutes ces préparations on doit se servir de chocolat de bonne qualité. Malheureusement, depuis que le chocolat n'est plus fabriqué dans l'officine du pharmacien, c'est un produit souvent fraudé, surtout avec des matières amylacées.

Les chocolats falsifiés par les farines et les fécules ont un goût pâteux, prennent une consistance épaisse par la cuisson.

Pour en faire l'essai, on débarrasse le chocolat de ses matières grasses et sucrées, par des traitements réitérés avec l'éther et l'eau alcoolisée ; en faisant ensuite bouillir le résidu avec de l'eau, on obtient une sorte d'empois qui bleuit fortement par la teinture d'iode.

A la vérité, Payen, Girardin et Bidard ont reconnu dans les amandes de cacao la présence normale de petits granules amylacés ; mais ces grains sont en quantité trop faible pour communiquer à la teinture d'iode, dans les conditions précitées, une teinte bleue intense et persistante, comme cela a lieu dans le cas d'une falsification.

Les autres fraudes sont moins communes et peuvent toujours être décelées par un examen attentif.

CHAPITRE VI

ÉLECTUAIRES. — CONFECTIONS. — OPIATS

On donne les noms d'*électuaires* et de *confections* à des saccharolés d'une consistance molle, composés de poudres très fines unies à un sirop simple ou composé, à du miel, à du vin de Malaga, à une térébenthine, etc.

Ce sont des médicaments très composés dans lesquels on faisait autrefois entrer tous les produits de la matière médicale : résines, gommes-résines, pulpes, extraits, matières animales, corps inorganiques, etc.

On a donné primitivement le nom d'*opiats* ou d'*opiates* aux électuaires dans lesquels il entrait de l'opium. Aujourd'hui, on applique plus spécialement cette dénomination à tout électuaire fait extemporanément sur la prescription du médecin.

Les électuaires ne diffèrent des conserves que comme une teinture composée, par exemple, diffère d'une teinture simple. Aussi Baumé définit-il les conserves : des électuaires simples, et les électuaires, des conserves composées.

Les électuaires et les confections étaient autrefois fort en honneur et ces noms même indiquent le cas qu'en faisaient les anciens : électuaires, de *electus*, choisi, excellent, médicaments composés de substances choisies; confections, de *confectus*, accompli, achevé, préparations supérieures à toutes les autres, exigeant une série de manipulations minutieuses auxquelles on attribuait beaucoup d'influence sur la vertu du composé.

Pour comprendre la vogue de ces médicaments galéniques, il suffit de rappeler qu'on attribuait jadis à chaque médicament deux actions distinctes : une propriété curative absolue et une action physique sur les tissus, action le plus souvent nocive qu'il fallait annuler par des associations convenables. Le but poursuivi était complexe :

1° Augmenter les propriétés du médicament par la réunion d'un grand nombre de drogues, de manière à former une sorte de remède universel pouvant guérir un grand nombre de maladies;

2° Combiner intimement plusieurs principes pour créer des médicaments nouveaux;

3° Conserver certaines substances susceptibles d'altération, en les associant à d'autres corps capables de prévenir ces altérations;

4° Avoir sous la main des médicaments universels pour parer aux maux imprévus ou mal connus.

Les découvertes modernes ont fait justice de toutes ces prétentions. Les chimistes ont suivi en quelque sorte une marche inverse, en s'efforçant de dégager les principes actifs des matières étrangères auxquelles ils sont naturellement associés, en isolant en un mot les principes immédiats contenus dans les végétaux.

Ainsi s'explique le discrédit dans lequel sont tombées successivement la plupart de ces préparations galéniques. Quelques-unes cependant sont encore usitées, mais leur nombre est maintenant fort restreint. Les règles qui président à leur préparation sont néanmoins utiles à connaître, parce qu'elles s'appliquent à certaines préparations magistrales qui sont encore journellement prescrites.

Ces règles générales, applicables aux électuaires et aux opiats, sont les suivantes :

1° Faire un mélange exact de toutes les substances qui peuvent être pulvérisées isolément, en se conformant aux principes qui sont applicables à la confection des poudres composées.

2° Dissoudre ou tout au moins diviser les résines, les gommes-résines et les extraits dans l'un des excipients.

3° Concentrer les sirops et les mellites. C'est ainsi que dans le diascordium, les 13 parties de miel rosat doivent être préalablement réduites à 10 parties.

4° Faire un mélange exact de la manière suivante : mêler d'abord les solutés d'extraits avec les gommes-résines; ajouter le miel et les sirops; incorporer les poudres peu à peu; enfin, ajouter en dernier lieu les huiles essentielles réduites en oléosaccharures.

Un électuaire bien fait doit être parfaitement homogène, d'une consistance de térébenthine épaisse, qui augmente d'ordinaire avec le temps.

Baumé a précisé les quantités de sirop qui sont absorbées par les substances solides : les racines, les écorces, les bois, les fleurs, et, d'une manière plus générale, les poudres végétales, exigent trois parties de sirop; les résines et les gommes-résines, une partie seulement, tandis que les matières minérales et les sels neutres n'en prennent guère qu'une demi-partie.

Il est évident que ces données ne sont applicables qu'aux simples mélanges. Elles sont en défaut dès qu'il y a réaction, avec formation de composés nouveaux.

C'est ainsi que, dans l'*opiat mésentérique*, la limaille de fer en s'oxydant forme un hydrate qui exige une certaine quantité d'eau pour se constituer, indépendamment de celle qui est nécessaire pour prendre la consistance d'une pâte molle. Dans un opiat contenant à la fois de la limaille de fer et de la crème de tartre, le mélange se durcit du jour au lendemain et doit être additionné d'une nouvelle quantité de sirop; trois ou quatre jours après sa préparation, il faut encore en ajouter de nouveau pour ramener la masse en consistance de pâte molle.

Les actions chimiques qui se passent au sein de tels mélanges sont souvent fort complexes et difficiles à définir. Indépendamment des fermentations qui s'établissent par suite de la présence de matières sucrées associées à des composés organiques azotés, milieux si favorables à la multiplication des ferments, des réactions particulières peuvent prendre naissance. Par exemple, dans l'électuaire de quinquina stibié ou opiat fébrifuge de Desbois, de Rochefort, le carbonate de potasse réagit sur l'émétique et sur les sels fébrifuges, d'où résultent de l'oxyde d'antimoine et des alcaloïdes libres qui peuvent s'unir au tanin. La présence de ce dernier principe dans un grand nombre de poudres astringentes, en présence des composés ferrugineux, rend compte de la bonne conservation de certains électuaires, notamment du diascordium. Dans la confection d'hyacinthe, le sirop de limon attaque les matières calcaires pour former du citrate de chaux.

Toutefois, en raison même de leur nature complexe, par suite de la présence des pulpes, des sucres, du miel, de l'eau et des matières azotées, les électuaires finissent toujours par s'altérer au bout d'un temps plus ou moins long. Les électuaires lénitif, catholicum, diaprun, diaphœnix, par exemple, se conservent mal. Il en est de même de ceux qui renferment des pulpes et des matières mucilagineuses; en moins de deux ou trois ans, ils fermentent, se couvrent de moisissures. Ceux qui renferment des substances aromatiques, salines ou astringentes, en proportion suffisante, comme la thériaque et le diascordium, sont d'une meilleure conservation.

On doit les renfermer dans des vases en faïence ou en porcelaine et les placer dans des lieux qui ne soient ni trop humides, ni trop chauds. Lorsqu'ils sont desséchés par l'action du temps, il faut les pister de nouveau pour leur rendre leur homogénéité.

Enfin, lorsqu'ils fermentent et se moisissent, il ne faut pas hésiter à les rejeter et à les remplacer.

Le Codex de 1837 divisait les électuaires en deux séries, suivant qu'ils sont *altérants* ou *purgatifs*. Virey a proposé d'en faire deux sections, suivant qu'il y entre ou non des matières pulpeuses.

En raison du petit nombre des électuaires actuellement employés, une classification est inutile.

Les deux électuaires les plus importants, comme étant le plus souvent prescrits, sont le diascordium et la thériaque.

DIASCORDIUM

Il y entre dix-sept substances : feuilles, racines, écorces, fleurs, etc.; de l'extrait d'opium, 10 parties; du miel rosat, 1300 parties, et du vin de Malaga, 200 parties.

Ces trois derniers produits étant mis à part, on pulvérise les autres substances, savoir :

Feuilles sèches de scordium....	60	Poivre long.................	10
Fleurs de rose rouge..........	20	Cannelle de Ceylan.........	40
Racine de bistorte............	20	Dictame de Crète..........	20
— de gentiane............	20	Benjoin en larmes..........	20
— de tormentille.........	20	Galbanum.................	20
Semences d'épine-vinette.......	20	Gomme arabique...........	20
Gingembre	10	Bol d'arménie préparé.	80

On fait évaporer le miel rosat jusqu'à ce qu'il soit réduit au poids de un kilogramme; tandis qu'il est encore chaud, on y ajoute l'extrait d'opium dissous dans le vin; puis, peu à peu, toutes les autres substances préalablement réduites en poudres fines. On piste bien la masse, de manière à obtenir un mélange exact que l'on conserve en vase clos.

Un gramme de diascordium contient environ 0,006 d'extrait d'opium, renfermant très sensiblement un milligramme de morphine.

Au moment où il vient d'être fait, le diascordium est un peu mou et d'une coloration rougeâtre assez marquée; avec le temps il prend de la consistance, se fonce en couleur, sans doute par suite de la combinaison lente du fer, contenu dans le bol d'Arménie, avec les principes astringents qui l'accompagnent.

Son nom lui vient de la présence du *scordium* ou *germandrée d'eau*.

La formule précédente diffère peu de la recette de Frascator, l'inventeur de cette préparation. Cependant on y faisait entrer primitivement du miel et de la conserve de roses que l'on a remplacés par du miel rosat; de l'opium brut ou de l'opium au vin, auxquels on a finalement substitué avec raison de l'extrait d'opium, ce qui fournit un médicament mieux dosé.

Le diascordium est d'une bonne conservation; il peut se conserver, dit-on, sept à huit ans sans altération. Baumé en a vu un échantillon noirâtre qui avait une centaine d'années. Nul doute que le tannate de fer qui se forme lentement ne contribue à rendre le mélange imputrescible et à constituer un milieu peu favorable à la multiplication des infusoires et des plantes cryptogamiques.

La thériaque est la préparation la plus compliquée de toutes celles qui figurent au Codex. Sur les soixante-quatre substances qui en font partie, on met à part les trois suivantes :

La térébenthine de Chio ;
Le miel blanc ;
Le vin de Malaga.

Toutes les autres substances, pulvérisées et bien mélangées, constituent la *poudre thériacale*. On prend alors :

Poudre thériacale	1000	grammes.
Térébenthine de Chio	50	—
Miel blanc	3500	—
Vin de Malaga	250	—

On liquéfie dans une bassine, à une douce chaleur, la térébenthine de Chio ; on y incorpore alors la poudre thériacale.

D'autre part, on fait fondre le miel et on le verse encore chaud dans la bassine, de manière à obtenir un mélange homogène. On ajoute alors, par petites quantités à la fois, le reste des poudres ; puis en dernier lieu, le vin de Malaga, qui donne à la masse la consistance d'une pâte molle. L'opération est terminée quand le mélange est parfaitement intime.

Au bout de quelque temps, alors que les poudres sont complètement gonflées et ont pris des quantités de liquide en rapport avec leur nature, on met la préparation dans un mortier et on la broie de manière à la rendre homogène dans toutes ses parties.

4 grammes de thériaque contiennent environ cinq centigrammes d'opium brut, représentant 0,025 d'extrait d'opium.

On fait remonter la thériaque à Mithridate, roi de Pont, qui l'avait fait confectionner pour conjurer tous les poisons. On raconte que Pompée trouva la recette dans la cassette du roi : d'où le nom primitif d'*électuaire de Mithridate*. Néron la fit perfectionner par Andromaque, son premier médecin, et Galien lui donna le nom de *thériaque* (de θηριαχὴ, sous-entendu, ἀντιδοτὸς), antidote contre les bêtes malfaisantes (de θηρ, bête).

Bien des modifications ont été apportées à la formule primitive. Galien y admettait soixante-deux substances, sans compter des trochisques de scille, de vipère et d'hédicroon, sorte de poudre thériacale. Baumé a proposé la suppression des substances inertes, inutiles, faisant double emploi, comme les trochisques d'hédicroon.

Autrefois la thériaque était spécialement préparée à Venise. A Paris, l'ancien collège de pharmacie, à une certaine époque de l'année, la préparait avec un grand cérémonial.

Toutes ces anciennes coutumes ont disparu, et la thériaque, à peine employée aujourd'hui, est bien près de tomber dans l'oubli, après avoir été considérée pendant plusieurs siècles comme une panacée universelle.

Les électuaires ne disparaîtront pas cependant complètement, parce qu'ils permettent d'administrer sous une forme commode une foule de poudres médicamenteuses. Seulement ils constituent des médicaments magistraux, à la manière de la préparation suivante, qui est inscrite dans le formulaire légal :

OPIAT DE COPAHU COMPOSÉ

Baume de copahu...........................	100 grammes.
Cubèbe pulvérisé...........................	100 —
Cachou pulvérisé...........................	100 —

On mêle exactement le copahu avec le cachou; on ajoute par portions le poivre cubèbe, de manière à faire un mélange bien homogène.

CHAPITRE VII

DES GELÉES

Les gelées sont des saccharolés qui ont une consistance tremblante.

Suivant la nature de la substance qui leur donne cette consistance, on les a divisées en deux séries :

1° Les *gelées animales*, qui ont pour base la gélatine ;

2° Les *gelées végétales*, qui sont caractérisées par la présence de la pectine. d'une matière amylacée ou mucilagineuse.

I. Gelées animales.

La gélatine est le produit de la transformation, sous l'influence de l'eau bouillante ou de la vapeur d'eau, de la peau des animaux, des tendons, des ligaments, du tissu osseux, du tissu cellulaire, etc.

Tous ces tissus sont insolubles dans l'eau ; par l'action prolongée de l'eau et de la chaleur, ils deviennent en parties solubles. C'est cette partie soluble qui est susceptible de se prendre en gelée et qui constitue la gélatine.

Lorsqu'on traite les os par de l'eau acidulée avec de l'acide chlorhydrique, les corps inorganiques, phosphate et carbonate, se dissolvent ; il reste comme résidu une matière azotée, molle, insoluble, transparente, élastique, qui a reçu le nom d'*osséine*. Par l'ébullition dans l'eau, l'osséine devient soluble et se transforme en gélatine. La transformation est plus rapide à une température supérieure à 100°, dans une marmite de Papin, par exemple.

Pour l'usage médical, on retirait autrefois la gélatine de la corne de cerf, substance dépourvue de matières grasses et donnant un produit qui n'est pas susceptible de prendre avec le temps une odeur désagréable. Aujourd'hui on emploie de préférence soit la colle de poisson, soit la gélatine incolore ou *grénétine*.

L'*ichtyocolle* ou colle de poisson est la vessie natatoire du grand esturgeon (*Acipenser huso*) et de l'esturgeon commun (*Acipenser sturio*). C'est une membrane gélatigène qui se transforme en gélatine avec la plus grande facilité.

Veut-on préparer une gelée avec la colle de poisson, on coupe celle-ci en petits morceaux que l'on fait bouillir avec de l'eau pendant quelques instants. Il faut éviter une ébullition prolongée, car la liqueur se prend plus difficilement en gelée; elle est en outre susceptible de prendre une saveur désagréable.

Les usages de l'ichtyocolle sont très nombreux : elle sert au collage de la bière, des vins et des liqueurs; à la fabrication du *taffetas d'Angleterre;* à la préparation des gelées alimentaires et des gelées aromatisées; à la fabrication des perles artificielles, etc.

La *grénétine* est de la colle forte de belle qualité, préparée au moyen de matières fraîches, notamment avec les peaux de jeunes animaux. Elle se dissout aisément dans l'eau, sans lui communiquer ni couleur, ni saveur. Un demi-centième suffit pour donner à l'eau une consistance de gelée.

La gélatine, base de toutes ces substances, est un corps solide, amorphe, transparent, neutre aux réactifs, sans saveur appréciable, déviant à gauche le plan de polarisation de la lumière polarisée. Elle est insoluble dans l'alcool et dans l'éther. L'eau la gonfle à froid, la dissout à chaud, en donnant une solution susceptible de se prendre en gelée par le refroidissement. Cette solution précipite par quelques réactifs: l'alcool, le tanin, le chlorure platinique. L'alun, le sulfate de fer, le cyanure jaune, l'azotate d'argent, les acétates de plomb, ainsi que les acides étendus, sont sans action. Elle est troublée par le sublimé, et ce trouble, qui disparaît au début par l'agitation, devient persistant sous l'influence d'un excès de réactif.

L'acide sulfurique concentré dissout la gélatine. Cette solution,

étendue d'eau, puis soumise à l'ébullition, fournit de la leucine
et du sucre de gélatine. Ces deux produits prennent également
naissance sous l'influence des alcalis. Les agents oxydants donnent des dérivés analogues à ceux qui se forment dans les mêmes
circonstances aux dépens des matières albuminoïdes. Toutefois,
au point de vue chimique, la gélatine et les tissus gélatiniformes
se distinguent des albuminoïdes par une moindre proportion de
carbone et par une plus grande quantité d'azote :

	Gélatine.	Albumine.
Carbone	30.1	54.3
Hydrogène	6.6	7.1
Azote	18.3	15.8
Soufre	0.11	1.8
Oxygène	45	21

Hunt représente la gélatine par la formule

$$C^{12}H^{10}Az^2O^4.$$

Il la considère comme un nitryle dérivé d'une matière cellulo-
sique :

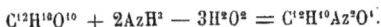

$$C^{12}H^{18}O^{10} + 2AzH^3 - 3H^2O^2 = C^{12}H^{10}Az^2O^4.$$

Bien que les résultats obtenus par Gerhardt viennent à l'appui
de cette manière de voir, il y a lieu de faire des réserves sur la
véritable formule de la gélatine.

La gélatine de qualité inférieure ou *colle-forte* a dans l'industrie
une foule d'usages qui sont bien connus.

La gélatine de belle qualité sert plus spécialement à la clarification des vins, à la fabrication des capsules pharmaceutiques et
des taffetas adhésifs; enfin, elle sert à la préparation des gelées
alimentaires et médicinales. On admet aujourd'hui qu'elle constitue, malgré la forte proportion d'azote qu'elle renferme, une
alimentation médiocre et insuffisante, à moins qu'elle ne soit
associée à d'autres substances nutritives, le jus de viande, par
exemple.

Parmi les gelées médicamenteuses qui ont pour base la gélatine une seule est inscrite au Codex : c'est la gelée de corne de
cerf.

GELÉE DE CORNE DE CERF

Corne de cerf râpée	250	grammes.
Eau commune	2000	—
Sucre blanc	125	—
Citron	N° 1	—
Blanc d'œuf	N° 1	

On lave la corne de cerf à l'eau tiède et on la fait bouillir dans la quantité d'eau prescrite, jusqu'à réduction de moitié. On passe avec expression, on ajoute le sucre, le jus de citron exprimé et le blanc d'œuf battu avec un peu d'eau. On clarifie à chaud et on concentre jusqu'à ce que la liqueur ait acquis assez de consistance pour se prendre en gelée par le refroidissement. On ajoute alors le zeste du citron, et après quelques instants on passe à travers une étamine. On reçoit la liqueur dans un vase que l'on porte dans un endroit frais.

L'acide citrique contenu dans le jus de citron est nécessaire pour avoir une gelée transparente; celle-ci reste toujours louche lorsqu'elle n'a pas été légèrement acidulée, ce qui tient sans doute à la présence de quelques parcelles de sels terreux en suspension.

A l'exemple de M. Ferrez, on peut simplifier l'opération en malaxant au préalable la corne de cerf avec de l'eau aiguisée d'acide chlorhydrique; on lave ensuite à grande eau. Une demi-heure d'ébullition suffit pour obtenir avec ce produit purifié une bonne gelée qu'il est inutile de clarifier au blanc d'œuf.

On obtient, avec la gelée de corne de cerf, la préparation suivante, connue sous le nom de *blanc-manger*.

BLANC-MANGER

Gelée de corne de cerf	250	grammes.
Amandes douces	30	—
Sucre	15	—
Eau de fleurs d'oranger	30	—
Alcoolature de zestes de citron	10	gouttes.

Au moyen de la fleur d'oranger, on fait une pâte fine avec le sucre et les amandes; on la délaie dans la gelée chaude et on passe à travers une étamine; on aromatise ensuite avec l'alcoolature.

On peut plus simplement encore, dans cette préparation qui peut servir de véhicule à quelques substances médicamenteuses, substituer la grénétine à la gelée de corne de cerf.

Gelées végétales.

Les gelées végétales ont pour base la pectine, l'acide pectique, les matières amylacées, comme l'amidon, la lichénine ou parfois des matières gélatiniformes, comme la gélose. La *gélose* a été extraite par Payen de l'algue de Java (*Gehelium corneum*, L.) et d'une algue de l'île Maurice, le *Phearia lichenoïdes*. Elle constitue un produit commercial appelé *mousse de Chine*, provenant, dit-on, d'un lichen.

Pour l'extraire de la première plante, on traite celle-ci successivement par l'acide acétique, l'eau et l'ammoniaque ; le résidu donne un décocté qui se prend en une gelée diaphane par le refroidissement.

La gélose est amorphe, incolore ; elle se gonfle dans l'eau froide, se dissout dans l'eau bouillante. Une partie suffit pour donner la consistance de gelée à 500 p. d'eau : elle forme à poids égal dix fois plus de gelée que n'en peut fournir la meilleure gélatine. Elle est insoluble dans l'alcool, l'éther, les acides étendus, les solutions alcalines faibles ; mais elle se dissout dans les acides sulfurique et chlorhydrique concentrés. Elle est employée actuellement dans la préparation des gelées alimentaires.

Dans les fruits verts et dans plusieurs racines on admet l'existence d'un principe insoluble, la *pectose*, susceptible de se transformer en *pectine* sous l'influence d'un ferment azoté, la *pectase* de Frémy. Cette transformation s'opère également par l'action des acides minéraux étendus et des acides organiques.

La pectine est un principe neutre, incristallisable, soluble dans l'eau, à laquelle elle communique de la viscosité ; elle est insoluble dans l'alcool. L'acétate neutre de plomb est sans action sur sa solution, mais cette dernière précipite abondamment par le sous-acétate.

Pour la préparer, on exprime le suc de poires très mûres ; on le filtre, on précipite la chaux par l'acide oxalique, l'albumine par le tanin; la pectine est à son tour précipitée par l'alcool.

Elle s'altère par une ébullition prolongée, par l'action des acides et des alcalis étendus qui la transforment en produits isomériques mal définis, appelés *métapectine, parapectine,* acide *pectosique,* acide *pectique.*

Pour obtenir l'acide pectique, on fait bouillir la pulpe de carottes avec une dissolution faible de carbonate de soude ; on ajoute au décocté du chlorure de calcium, qui précipite du pectate de chaux, sel que l'on décompose ensuite par l'acide chlorhydrique étendu ; l'acide pectique reste comme résidu.

Il est insoluble dans l'eau. Cependant, par une ébullition prolongée, il se change en acides parapectique et métapectique ; cette transformation est plus rapide sous l'influence des acides et des alcalis.

On admet que tous les composés pectiques sont isomères ; leur acidité va en croissant de la pectose à l'acide parapectique, en passant par la pectine et l'acide pectique.

L'acide pectique forme avec les alcalis des sels solubles, incristallisables; avec les autres bases, des sels insolubles.

Braconnot a proposé de faire des gelées avec le pectate d'ammoniaque en opérant par l'une ou l'autre des méthodes suivantes :

1° On dissout le pectate d'ammoniaque dans l'eau, on ajoute le sucre et le principe médicamenteux, puis quelques gouttes d'acide chlorhydrique.

2° On remplace l'acide chlorhydrique par de l'alcool aromatisé, ce qui donne une gelée aromatique.

Les gelées usitées en pharmacie doivent leur consistance à la pectine ou à des matières amylacées.

GELÉE DE GROSEILLES

On chauffe dans une bassine de cuivre les groseilles mondées de leurs râfles; la partie liquide est passée à travers un tamis de crin, en exprimant modérément la pulpe avec une écumoire. On ajoute au suc son poids de sucre blanc, et on fait cuire rapidement, en prenant la précaution d'écumer, jusqu'à ce que quelques gouttes versées sur un corps froid se prennent en gelée par le refroidissement.

La gelée est plus agréable en ajoutant aux groseilles la dixième partie de leur poids de framboises.

Il importe dans cette opération que le suc soit obtenu extemporanément, car la pectine se séparerait par une légère fermentation, comme cela se pratique dans la préparation du suc de groseilles destiné à être transformé en sirop. D'ailleurs la chaleur a pour effet d'augmenter la proportion de pectine.

On a aussi proposé de préparer la gelée en dissolvant à froid le sucre dans son poids de suc de groseilles, également obtenu à froid ; on abandonne le mélange dans un lieu sec et aéré pour faciliter la prise en masse du mélange. Cette méthode donne une gelée agréable, mais d'une mauvaise conservation.

GELÉE DE COINGS

Coings......	6
Eau commune.......................................	6
Sucre blanc..	4

On cueille les fruits un peu avant leur parfaite maturité ; on les prive du duvet qui les recouvre en les secouant dans une toile grossière, puis on les découpe en tranches minces au moyen d'un couteau d'argent ou d'une lame d'ivoire, en ayant soin de rejeter les enveloppes, les cloisons et les graines.

On les fait alors bouillir dans la quantité d'eau prescrite; on passe sans expression à travers un tamis de crin, on ajoute le sucre et l'on porte de nouveau à l'ébullition; on écume et l'on évapore jusqu'à ce que le liquide soit assez concentré pour se prendre en gelée par le refroidissement.

La première ébullition est nécessaire, car le parenchyme du fruit renferme fort peu de pectine toute formée, celle-ci se développant sous l'influence de la chaleur et de l'acidité du fruit. Aussi, peut-on se servir à la rigueur du marc de coings obtenu par expression, mais la gelée est moins agréable.

D'après Wöhler, l'odeur si caractéristique des coings est due à la présence de l'éther œnanthique.

GELÉE D'AMIDON

Amidon....................................	32 grammes.
Sucre blanc..............................	125 —
Eau.......................................	500 —

On délaye l'amidon dans l'eau, on ajoute le sucre et on fait bouillir pendant quelques instants. On coule le produit dans un vase en ajoutant quelques gouttes d'un alcoolat aromatique. On prépare de la même manière la gelée de *pommes de terre*.

En remplaçant l'amidon ou la fécule par le sagou, on obtient la gelée de sagou.

GELÉE DE LICHEN D'ISLANDE

Saccharure de lichen d'Islande..............	75 grammes.
Sucre blanc................................	75 —
Eau commune...............................	150 —
Eau de fleurs d'oranger....................	10 —

On fait bouillir ensemble les trois premières substances et on enlève l'écume qui se rassemble à la surface; on coule ensuite la gelée dans un pot contenant à l'avance l'eau de fleurs d'oranger.

En remplaçant le sucre par 110 grammes de sirop de quinquina et en réduisant la proportion d'eau à 115 grammes, on obtient la gelée de lichen au quinquina.

Pour préparer la *gelée au lichen amère*, quelquefois prescrite par les médecins, on fait bouillir 5 grammes de lichen non lavé dans de l'eau, pendant cinq minutes environ, de manière à obtenir 150 grammes d'un décocté qui est substitué, dans la formule précédente, à l'eau commune.

Les proportions ci-dessus fournissent 250 grammes de gelée.

GELÉE DE CARRAGAHEEN

Saccharure de carragaheen..................	40 grammes.
Sucre blanc................................	20 —
Eau.......................................	100 —
Eau de fleurs d'oranger....................	5 —

On délaye le saccharure dans l'eau, on ajoute le sucre et l'on porte à l'ébullition; après avoir écumé, on coule dans un pot dans lequel on a pesé à l'avance l'eau de fleurs d'oranger.

Les proportions ci-dessus donnent 125 grammes de gelée.

GELÉE DE MOUSSE DE CORSE

Mousse de Corse............................	30 grammes.
Sucre blanc......................	60 —
Vin blanc.................................	60 —
Colle de poisson...........................	5

On fait bouillir la mousse de Corse pendant une heure dans une quantité suffisante d'eau pour obtenir 200 grammes de décocté ; on passe ensuite avec expression. On ajoute le sucre, le vin blanc et la colle de poisson que l'on fait macérer au préalable dans 30 grammes d'eau environ. On fait cuire en consistance de gelée, on passe à travers une étamine et on porte dans un lieu frais.

Avec les proportions ci-dessus on obtient 125 grammes de gelée.

La mousse de Corse ou *Helminthocorton* est un mélange d'un grand nombre d'algues parmi lesquelles domine l'*Alsidium Helminthocorton*.

D'après Bouvier, indépendamment d'une matière gélatiniforme encore mal connue, identique ou analogue à la gélose de Payen, la mousse de Corse renferme des sels calcaires : sulfate, carbonate et phosphate, du sel marin, du fer, de la magnésie et de l'iode.

CHAPITRE VIII

DES PATES

Les pâtes sont des saccharolés à base de gomme arabique et d'une consistance assez ferme pour ne pas adhérer aux doigts.

Tantôt la gomme et le sucre sont dissous dans de l'eau simple ou dans une eau distillée aromatique, comme l'eau de fleurs d'oranger; tantôt on se sert d'un véhicule chargé de principes médicamenteux : un *soluté* dans la pâte de réglisse, un *infusé* dans les pâtes pectorales, un *décocté* dans la pâte de lichen, etc.

On fait usage de blancs d'œufs pour la pâte de guimauve; il entre du baume de Tolu dans la pâte de Regnauld, de la magnésie dans la pâte de Georgé, de l'extrait d'opium dans la pâte de lichen, de la thridace dans la pâte de Baudry.

Suivant leur mode de préparation, les pâtes sont *opaques*, comme celle de guimauve, ou *transparentes*, comme celle de jujubes.

Comme elles constituent des médicaments agréables, il importe de les conserver molles. Pour cela il faut : soit en faire peu à la fois et les renouveler souvent, soit verser à leur surface du sirop cuit à la plume et les faire *candir* à l'étuve sur une toile métallique.

L'habitude est de les couler en plaques ou en feuilles que l'on conserve dans des boîtes en étain ou que l'on découpe en losanges avec des ciseaux ou mieux avec un *coupoir* à pâtes.

PATE DE GOMME ARABIQUE

PATE DE GUIMAUVE

Gomme arabique blanche ou du Sénégal......	1000 grammes.
Sucre très blanc.........................	1000 —
Eau filtrée...............................	1000 —
Eau distillée de fleurs d'oranger............	100 —
Blancs d'œufs.............................	Nᵒ12 —

Après avoir nettoyé la gomme des impuretés qui peuvent adhérer à sa surface, on la lave à deux reprises et on la fait dissoudre dans l'eau, à la chaleur du bain-marie. On passe la dissolution à travers une toile serrée, on ajoute le sucre concassé et
on procède à l'évaporation en agitant continuellement jusqu'en
consistance de miel épais.

D'autre part, les blancs d'œufs sont battus en neige avec de
l'eau de fleurs d'oranger, ajoutés par petites portions à la pâte, que
l'on maintient sur le feu et que l'on continue d'agiter vivement,
jusqu'à ce que sa consistance soit telle, qu'elle n'adhère plus en
l'appliquant encore chaude sur le dos de la main.

Il ne reste plus qu'à la couler sur une table ou dans des boîtes
saupoudrées d'amidon, et à la conserver dans un mélange de
3 parties d'amidon et de partie de sucre.

Autrefois on faisait fondre la gomme dans un macéré, de racine de guimauve, mais la pâte était moins blanche et moins
agréable au goût. On a donc supprimé ce macéré qui n'introduisait d'ailleurs dans la masse qu'une quantité insignifiante de
mucilage.

Bien que cette préparation soit encore vulgairement connue
sous le nom de *pâte de guimauve*, c'est en réalité une *pâte de
gomme opaque*.

Sa blancheur dépend :

1ᵒ De la beauté de la gomme et du sucre, ainsi que de l'état
récent des œufs;

2ᵒ De la quantité d'air introduite dans la masse, d'où la nécessité d'agiter vivement le produit lors de l'introduction des
blancs d'œufs.

Le Codex de 1837 prescrivait de nettoyer la gomme à l'aide

d'un canif, de la pulvériser et de la passer au tamis; il faisait ensuite dissoudre la gomme à chaud dans la moitié de son poids
d'eau, ce qui est trop peu. Le Codex de 1866 emploie une partie
d'eau, quantité suffisante quand on opère au bain-marie; à froid,
il faudrait une partie et demie d'eau, mais on prolongerait une
opération qui est déjà suffisamment longue.

Pour obtenir la pâte de *guimauve soufflée*, on mélange à
500 grammes de gomme dissoute dans quantité suffisante d'eau
filtrée et d'eau de fleurs d'oranger, 500 grammes de sirop de sucre
cuit au boulé; on y ajoute ensuite, par petites portions et en agitant continuellement, vingt-quatre blancs d'œufs fouettés en neige.
On divise la pâte sur des capsules de papier collé et on fait sécher
dans une étuve très chaude.

PATE DE JUJUBES

Jujubes	500	grammes.
Gomme arabique	2000	—
Sucre blanc	2000	—
Eau filtrée	3500	—
Eau de fleurs d'oranger	200	—

On incise les jujubes, on enlève les noyaux et on les fait infuser
dans la quantité d'eau prescrite. On passe avec expression et on
fait fondre au bain-marie dans l'infusé la gomme préalablement
lavée à deux reprises différentes.

On passe le soluté à travers une toile serrée, on y fait fondre au
bain-marie le sucre concassé et, dès que la solution est opérée,
on cesse de remuer. On ajoute alors l'eau de fleurs d'oranger,
on entretient le bain-marie bouillant toute la journée. Lorsque
la concentration est suffisante, on enlève l'écume épaisse qui recouvre la surface et on coule le liquide visqueux dans des moules
en fer blanc.

L'évaporation est continuée dans une étuve chauffée à 40°. On
retourne la pâte dès qu'elle est assez ferme et on la laisse à l'étuve
jusqu'à ce qu'elle ait acquis la consistance convenable.

Pour que le retournement puisse s'opérer facilement, on a
l'habitude d'huiler légèrement les moules avec de l'huile d'olive
ou mieux avec de l'huile d'amandes douces. Mais comme ces
huiles sont susceptibles de rancir, il vaut mieux frotter les sur-

faces avec un globule de mercure, en prenant la précaution de bien essuyer ensuite.

Pour obtenir une pâte parfaitement transparente, il faut se servir de gomme arabique de belle qualité et achever l'évaporation à l'étuve, comme l'indique le Codex, à une température modérée; autrement l'eau, en s'évaporant trop vivement, formerait de petites bulles d'air qui resteraient emprisonnées dans la masse.

Soubeiran recommande d'opérer avec de la gomme du Sénégal, du sirop de sucre et de l'eau de fleurs d'oranger. A l'exemple de beaucoup de pharmacologistes, il supprime les jujubes. L'ancien codex prescrivait avec ces fruits une décoction d'une demi-heure; mais si on tient à les conserver, une infusion est préférable, à la condition de les inciser et de les priver de leurs noyaux. Au lieu de faire fondre la gomme dans l'eau, comme on le faisait autrefois, il est avantageux de se servir de l'infusé lui-même, puisque l'on abrège par là l'opération.

En supprimant les jujubes, on a véritablement une *pâte de gomme transparente*.

Enfin, en remplaçant le sucre par les sirops de mou de veau, de violettes, de thridace, de coquelicot, d'orgeat, de tussilage, on obtient les pâtes de *mou de veau*, de *violettes*, de *thridace*, etc., qu'il est bon de mettre au *candi* pour assurer leur conservation.

PATE PECTORALE

Espèces pectorales	100	grammes.
Eau filtrée	3000	—
Gomme arabique	3000	—
Sucre blanc	2000	—
Eau de laurier-cerise	100	—
Extrait d'opium	2	—

On fait infuser les fleurs pectorales dans l'eau, puis fondre au bain-marie, dans la collature, la gomme arabique préalablement lavée et bien égouttée. On passe à travers une toile serrée pour enlever les impuretés; on ajoute le sucre et l'extrait d'opium dissous dans un peu d'eau distillée; on achève l'opération à la manière de la pâte de jujubes.

32 grammes de cette pâte contiennent un centigramme d'extrait d'opium.

Il existe un grand nombre de recettes de pâtes pectorales. Dans
quelques-unes on remplace l'extrait d'opium par de la thridace,
comme dans celles de Baudry et de Paul Gage; il entre du chlorhydrate de morphine dans la pâte de Georgé. Ces préparations
pouvant être prises à haute dose, il importe de n'y faire entrer
que des quantités minimes de principes aussi actifs.

PATE DE LICHEN

Lichen d'Islande............................	500 grammes.
Gomme arabique	2500 —
Sucre blanc...............................	2000 —
Extrait d'opium............................	1,50 —
Eau filtrée.................................	Q. S.

On chauffe le lichen dans l'eau jusqu'à l'ébullition, on rejette
cette première eau et on le lave à plusieurs reprises, puis on
le fait bouillir pendant une heure dans une quantité d'eau suffisante pour obtenir 3000 grammes de décocté, dans lequel on fait
fondre au bain-marie la gomme arabique lavée.

On passe avec expression; après refroidisssment presque complet, on décante, on ajoute le sucre d'abord, puis, vers la fin de
l'opération, l'extrait d'opium dissous dans une petite quantité
d'eau. On pousse l'évaporation, en agitant constamment, jusqu'en
consistance de pâte très ferme, que l'on coule sur un marbre
gèrement huilé.

Comme dans le cas précédent, 32 grammes de cette pâte renferment sensiblement un centigramme d'extrait d'opium.

L'ancien Codex n'introduisait pas d'extrait dans cette pâte, et
on désignait celle qui en contenait sous le nom de *pâte de lichen
opiacée*.

Lorsque l'on opère sur de grandes masses, il y a avantage à
effectuer l'opération au moyen de palettes mises en mouvement
par une force mécanique quelconque.

PATE DE RÉGLISSE

Suc de réglisse de Calabre..................	100 grammes.
Gomme arabique	1500 —
Sucre blanc...............................	1000 —
Eau filtrée.................................	2500 —
Extrait d'opium............................	1 —

On traite le suc par l'eau froide, on passe au blanchet, on ajoute ensuite le sucre et la gomme, puis on termine l'opération comme pour la pâte de lichen. La proportion d'opium est la même que dans cette dernière.

Quelques praticiens préfèrent suivre la marche qui est usitée pour préparer la pâte de jujubes, ce qui donne une pâte transparente, quoique colorée.

En remplaçant le suc de réglisse de Calabre par un infusé de bois de réglisse, on obtient la *pâte de réglisse blanche*, préparation qui ne figure pas au Codex.

La pâte suivante, beaucoup plus chargée, est connue sous le nom de *pâte de réglisse noire* ou de *suc de réglisse gommé*.

PATE DE RÉGLISSE NOIRE

Suc de réglisse de Calabre....................	500	grammes.
Gomme arabique...........................	1000	—
Sucre blanc...............................	500	—
Eau filtrée................................	3000	—

On traite par l'eau froide le suc divisé en petits morceaux, on passe au blanchet, sans expression, afin de séparer les impuretés; on fait fondre dans le soluté la gomme arabique lavée. On passe à travers une toile serrée, on ajoute le sucre et on termine la pâte à la façon de la pâte de jujubes.

En raison de la grande quantité de suc que cette pâte renferme, on est dans l'habitude de l'aromatiser, soit en y incorporant 4 grammes de poudre d'iris, comme l'indiquent Taddey et Spielmann, soit en agitant dans un flacon un kilogramme de pâte en petits morceaux avec dix gouttes d'essence d'anis dissoutes dans quelques grammes d'alcool. Dans ce dernier cas on obtient le suc de réglisse anisé.

PATE DE RÉGLISSE DE BLOIS

Extrait de réglisse pur....................		280	grammes.
Gomme arabique..........................		1000	—
Sucre..................................		500	—
Aunée pulvérisée......................	} ãã	2	—
Iris de Florence......................			
Essence de millefeuille.....		· 1,5	—

On fait dissoudre la gomme dans l'eau et l'on passe ; on ajoute le suc et l'extrait de réglisse, on concentre alors au bain-marie, et, vers la fin de l'opération, on incorpore les poudres et l'essence ; on coule sur un marbre huilé ; dès que la pâte est refroidie, on la coupe en lanières que l'on divise en petits morceaux cubiques qu'il ne reste plus qu'à faire sécher à l'étuve et à conserver dans un lieu sec.

CHAPITRE IX

OLÉOSACCHARURES ET SACCHARURES

I. Oléosaccharures.

On donne le nom d'*oléosaccharures* à des mélanges qui sont formés par du sucre uni à une huile essentielle.

Ce sont les *oléosaccharum* de Henry et Guibourt, les *oléosaccharolés* de Chéreau, les *œléo-saccharures* ou *oléosucres* de quelques auteurs, les *saccharolés oléoliques* de Béral, enfin les *essences sèches* de quelques pharmacologistes.

Le but que l'on se propose ici est de diviser l'huile essentielle au moyen du sucre, afin de rendre leur administration facile.

OLÉOSACCHARURE D'ANIS.

Huile volatile d'anis	0,05 grammes.
Sucre blanc	4 —

On triture simplement dans un mortier.

On prépare de la même manière les oléosaccharures avec les autres huiles essentielles, sauf avec celles des Hespéridées.

OLÉOSACCHARURE DE CITRON

Citron frais	401 grammes.
Sucre blanc en morceaux	10 —

On frotte le sucre contre la surface extérieure du citron, pour en détacher toute la partie jaune; on triture ensuite dans un mortier pour avoir un mélange exact.

On prépare de la même manière les oléosaccharures des fruits dont l'huile essentielle réside à la surface, notamment ceux d'*orange*, de *cédrat* et de *bergamote*.

Ainsi préparés, ces oléosaccharures sont plus suaves que lorsqu'ils sont obtenus avec les huiles volatiles correspondantes.

II. Saccharures.

Béral a donné le nom de *saccharures* à du sucre imbibé de teintures alcooliques ou éthérées, le dissolvant étant ensuite enlevé par évaporation. Mais les teintures éthérées ne sont plus employées à cet usage ; les alcoolés, moins chargés de matières grasses, fournissant un produit plus exactement soluble dans l'eau.

Aujourd'hui on désigne sous ce nom des médicaments granulés ou pulvérulents provenant de l'union du sucre avec des principes médicamenteux dissous au préalable dans un liquide quelconque.

Ces préparations, même à l'état pulvérulent, diffèrent des *poudres composées*, en ce que celles-ci sont formées par le simple mélange de plusieurs poudres, tandis que celles-là s'obtiennent par l'intermédiaire d'un dissolvant aqueux ou alcoolique.

SACCHARURE DE DIGITALE

Feuilles fraîches de digitale................ 1
Sucre blanc concassé....................... 3

Les feuilles de digitale sont mondées de leurs pétioles et de leurs plus grosses nervures ; on les expose pendant douze heures à air libre et à l'ombre, entre deux feuilles de papier buvard, afin de permettre l'évaporation d'une partie de leur eau de végétation.

On les triture ensuite exactement avec le sucre ; on fait sécher le mélange à l'étuve, on le pulvérise et on le conserve dans des flacons, à l'abri de la lumière.

On prépare de la même manière, avec des plantes fraîches, les saccharures de :

Feuilles d'aconit	Rue	Seigle ergoté .
— de belladone	Sabine	Bulbes frais de Colchique
— de ciguë	Stramoine	— — de Scille,
— de jusquiame.		

Et, en général, les saccharures de toutes les substances actives, qui s'altèrent facilement par la dessiccation.

Ces saccharures, qui ne sont pas mentionnés au codex, peuvent être administrés en poudre; on peut aussi les transformer en pilules à l'aide d'un peu d'eau et de sirop de sucre.

Béral a proposé de les préparer au moyen du sucre et des alcoolatures; ainsi obtenus, ils ne sont pas identiques à ceux qui sont préparés par la première méthode.

SACCHARURE DE LICHEN

Lichen d'Islande............................	1000 grammes.
Sucre blanc..............	1000 —
Eau......................................	Q. S. —

On met le lichen dans l'eau et on chauffe jusqu'à l'ébullition. On rejette cette première eau et on lave le lichen à plusieurs reprises dans l'eau froide. On le fait ensuite bouillir pendant une heure environ dans une quantité d'eau suffisante; on passe avec expression à travers une toile.

On laisse reposer pendant quelque temps, on décante, on ajoute le sucre et on évapore au bain-marie en agitant continuellement, de manière à amener la matière en consistance ferme; on la distribue alors dans des assiettes et on achève la dessiccation à l'étuve.

Il ne reste plus qu'à réduire le produit en une poudre fine que l'on conserve dans des flacons bien bouchés, à l'abri de l'humidité et de la lumière.

On a aussi proposé de débarrasser le lichen de son principe amer dans de l'eau légèrement alcalisée avec du carbonate de soude, de traiter le décocté par l'alcool et de mélanger le précipité gélatineux avec le sucre, puis de faire sécher à l'étuve. Mais le procédé du Codex est préférable.

Ce saccharolé, qui remplace avantageusement la poudre de lichen, renferme un peu de cétrarin et surtout la matière amylacée du lichen.

Les auteurs ne sont pas d'accord sur la nature de ce principe amylacé. Pour Berzelius, c'est un principe très voisin de l'amidon, auquel on a donné le nom de *lichénine*. Pour John, la lichénine est de l'inuline modifiée. Payen la considère comme un mélange d'amidon ordinaire et d'inuline. Enfin, pour Berg, l'amidon du lichen est un mélange de lichénine, soluble dans l'eau bouillante, et d'un principe isomérique soluble dans l'eau froide.

Quoi qu'il en soit, l'amidon du lichen se gonfle dans l'eau froide et se dissout en totalité à l'ébullition ; cette dissolution, suffisamment concentrée, est susceptible de se prendre en gelée par le refroidissement ; mais elle perd cette propriété lorsque l'ébullition est par trop prolongée. Les acides étendus l'attaquent à la manière de l'amidon et la transforment en dextrine et en glucose.

SACCHARURE DE CARRAGAHEEN

Carragaheen... 1000 grammes.
Sucre blanc... 1000   —

On lave le carragaheen à l'eau froide ; on le fait ensuite bouillir pendant une heure avec l'eau ; on passe à travers une toile, on ajoute le sucre et on termine l'opération comme dans la préparation précédente.

Le carragaheen, ou *mousse perlée*, est une algue de la famille des *Floridées*, produite par le *Fucus crispus* de Linné, ou le *Chondrus polymorphus* de Lamouroux.

De même que la plupart des algues, il abandonne à l'eau, surtout à chaud, une matière mucilagineuse abondante qui retient toutefois énergiquement des matières inorganiques, même après deux ou trois précipitations par l'alcool.

Ce mucilage, à l'état sec, se gonfle dans l'eau froide, en formant une gelée qui est précipitée par l'acétate de plomb. D'après Ch. Blondeau, il renferme 21 p. 100 d'azote, résultat évidemment erroné ; Hambury et Flükiger ont trouvé moins de 1 p. 100 d'azote. Il est probable qu'à l'état de pureté, ce mucilage, comme les autres substances gommeuses et mucilagineuses, est un composé ternaire formé de carbone, d'hydrogène et d'oxygène.

CHAPITRE IX

TABLETTES, GRAINS ET PASTILLES

Les tablettes, les grains et les pastilles sont des saccharolés solides, que l'on divise en petites masses de formes variées, avant de procéder à leur dessiccation.

Les tablettes ont pour base le sucre en poudre très fine mis en pâte à l'aide d'un mucilage, tandis que les pastilles sont obtenues par la cuite du sucre. On donne aux grains une forme arrondie, à la manière des pilules.

I. Tablettes.

Les tablettes sont *simples* ou *composées*, suivant que l'on y fait entrer une ou plusieurs substances médicamenteuses. Ces dernières sont très variées ; tantôt ce sont des poudres, des extraits, des gommes, des résines, des saccharures, des baumes ; tantôt, des eaux distillées, des teintures, des essences, etc.

Les substances solides doivent être, autant que possible, réduites en poudres très fines. Les corps solubles, comme certains sels, sont d'abord mélangés avec une portion du sucre seulement, et on n'ajoute ce mélange au reste de la masse que lorsque celle-ci a déjà acquis une certaine consistance par l'incorporation du sucre seul avec le mucilage.

Le mucilage le plus communément employé est celui de gomme adragante, mais on se sert aussi dans quelques cas de la gomme arabique, ou même d'un mélange de ces deux gommes.

Lorsque l'on ne prépare qu'une petite quantité de produit, on peut faire simplement un mucilage en triturant la gomme adragante en poudre avec huit fois son poids d'eau. Néanmoins, il y a toujours avantage à se servir de gomme entière, laquelle donne un mucilage plus épais et plus tenace, toutes choses égales d'ailleurs. Il faut la choisir aussi pure que possible, la monder avec un canif des impuretés qui peuvent adhérer à sa surface. On la met alors en contact avec huit à dix fois son poids d'eau, en ayant soin de remuer de temps en temps ; après douze heures, on passe le mucilage à travers une toile, on le bat dans un mortier de marbre, on y ajoute peu à peu la plus grande partie du sucre, puis les substances médicamenteuses mélangées avec le reste du sucre.

Lorsque la quantité de matière sur laquelle on opère est peu considérable, on la retire du mortier, alors qu'elle est encore molle et on y incorpore le reste de la poudre par malaxation.

Le mélange étant bien homogène, on le place sur une table de marbre saupoudrée d'une légère couche d'amidon ; on l'étend à l'aide d'un rouleau, jusqu'à ce que celui-ci vienne s'appuyer sur deux règles latérales et parallèles, ayant l'épaisseur que l'on veut donner aux pastilles. On saupoudre la surface avec un peu d'amidon, et, à l'aide d'un emporte pièce, on découpe en tablettes la couche dont l'épaisseur est alors uniforme.

L'emporte-pièce est un cône tronqué, ordinairement en fer blanc, ouvert par les deux bouts et à bords tranchants par l'extrémité la plus étroite. Ces instruments n'enlèvent qu'une pastille à la fois ; mais on a imaginé des emporte-pièces multiples, et même des cylindres creux percés de trous qui, en s'appliquant sur la pâte, détachent simultanément un grand nombre de tablettes.

Les emporte-pièces sont oblongs ou ronds, mais on peut leur donner la forme de losange, de trèfle, de croix ; quelques-uns sont munis d'un cachet qui imprime un signe ou un nom sur chaque tablette, etc.

Quoi qu'il en soit, pour avoir des pastilles dont les bords soient exactement coupés, il faut nettoyer souvent le bord tranchant de l'emporte-pièce en le trempant un instant dans l'eau et en l'essuyant ensuite.

Lorsque l'on a promené l'emporte-pièce sur toute la surface de la pâte, on réunit les rognures, on les débarrasse de l'amidon qui les recouvre, et on en forme une nouvelle couche que l'on découpe comme la première.

On étend les tablettes, les unes à côté des autres, sur des feuilles de papier; on les abandonne pendant deux ou trois jours dans un endroit sec et on achève la dessiccation à l'étuve. Il est nécessaire de ne les exposer à l'action de la chaleur que lorsqu'elles ont perdu une partie de leur humidité, car elles se déformeraient sous l'action trop brusque du calorique.

La quantité de mucilage, pour lier le sucre, varie suivant la nature des substances médicamenteuses que l'on y associe. D'après Soubeiran, dans la plupart des cas, il faut 10 à 12 grammes de gomme adragante par kilogramme de poudre pour les tablettes de Tolu, de Menthe, de Calomel, de Vichy, d'Ipécacuanha, de Rhubarbe, etc., soit 100 grammes de mucilage au dixième; les éponges calcinées, le fer, la magnésie, le quinquina exigent 125 grammes de mucilage ou 14 grammes de gomme; il en faut 15 grammes pour le charbon.

Pour faire le mucilage, la quantité d'eau varie entre huit et douze fois le poids de la gomme adragante. Quelques auteurs y font entrer du blanc d'œuf ou de la gomme arabique, qui donne aux tablettes une sorte de demi-transparence.

On se sert d'un mucilage de gomme arabique, non seulement pour avoir des pastilles translucides, mais aussi pour éviter quelques altérations particulières. C'est ainsi que la gomme adragante, en contact avec le kermès, provoque une décomposition lente avec formation d'acide sulfhydrique.

Le Codex emploie un mucilage de gomme arabique pour les tablettes de gomme arabique, de kermès, de lichen et de manne.

Parfois on se sert d'un mélange de deux mucilages, comme le veut Guibourt pour les pastilles de magnésie; on observe alors qu'au moment de la mixtion, la masse éprouve une sorte de liquéfaction, mais il s'agit ici d'un phénomène purement physique, et la ténacité d'un tel mélange est toujours supérieure à celle que donne la gomme arabique seule.

Les tablettes sont assez hygrométriques. Elles subissent à l'humidité une altération qui les fait paraître ponctuées, effet dû,

d'après Huraut-Moutillard, à la formation lente de sucre incristallisable. Il faut donc les conserver dans des flacons, à l'abri de
l'humidité, ou mieux dans des boîtes et dans des tiroirs en bois.

TABLETTES DE BAUME DE TOLU

Baume de Tolu...	100 grammes.
Sucre blanc.................	2000 —
Gomme adragante..........................	20 —
Eau distillée............................	Q. S. —

On fait digérer au bain-marie, pendant deux heures, le baume
de Tolu avec le double de son poids d'eau, en remuant de temps
en temps. Après refroidissement, on filtre et on se sert de cette
liqueur, qui doit peser 180 grammes, pour faire un mucilage avec
la gomme adragante. On fait ensuite des tablettes du poids de
1 gramme.

TABLETTES DE BICARBONATE DE SOUDE

Bicarbonate de soude.....................	50 grammes.
Sucre blanc............................. .	1950 —
Mucilage de gomme adragante.............	180 —

On fait des tablettes du poids de 1 gramme, chacune d'elles
contenant 0,025 de sel alcalin.

Comme elles sont un peu hygrométriques, il faut les conserver
dans un endroit sec.

Le bicarbonate de soude doit être parfaitement pur, sec et réduit en poudre très fine ; le sucre doit être également très blanc
et bien pulvérisé.

On aromatise ordinairement ces tablettes de diverses manières
avec des huiles essentielles. Pour les doses indiquées ci-dessus,
les proportions qu'il convient d'employer, d'après le Codex, sont
les suivantes :

Huile volatile de fleur d'oranger.................	0,10
— — de rose...........................	0,10
— — de menthe rectifiée................	0,20
— — d'anis.............................	0,25
— — de citron..........................	0,30
Teinture de vanille...........................	0,60

Ces proportions sont manifestement insuffisantes et doivent être au moins triplées.

TABLETTES DE CALOMEL

Calomel à la vapeur........................	100 grammes.
Sucre blanc...............................	900 —
Carmin de cochenille......................	0,50 —
Mucilage de gomme adragante..............	90 —

On fait des tablettes du poids de 50 centigrammes, chacune d'elles renfermant alors 5 centigrammes de calomel.

Il est bon de les colorer, comme l'indique le Codex, afin de les distinguer facilement, car elles sont plus actives que la plupart des autres tablettes que l'on trouve dans les officines. C'est pour la même raison que l'on colore également les tablettes au chlorate de potasse, qui contiennent chacune 10 centigrammes de sel potassique.

TABLETTES FERRUGINEUSES

Tartrate ferrico-potassique................	50 grammes.
Sucre blanc..........................	1000 —
Sucre vanillé.............................	30 —
Mucilage de gomme adragante..............	100 —

On fait à la manière ordinaire des tablettes du poids de 1 gramme, dont chacune contient par conséquent 5 centigrammes de sel ferrique.

TABLETTES D'IPÉCACUANA

Ipécacuana pulvérisé......................	100 grammes.
Sucre blanc..............................	1000 —
Gomme adragante.................	40 —
Eau de fleur d'oranger....................	340 —

On mélange la poudre d'ipéca avec quatre fois son poids de sucre. On fait ensuite avec la gomme et l'eau aromatique un mucilage auquel on ajoute d'abord le reste du sucre, puis, sur la fin de l'opération, le mélange de sucre et d'ipécacuana.

On divise en tablettes de 50 centigrammes, dont chacune renferme 1 centigramme de poudre médicamenteuse.

Ces tablettes sont légèrement grises. Pour les obtenir aussi incolores que possible, il faut prendre du sucre très blanc, faire un mucilage très consistant et y incorporer la poudre par malaxation seulement, vers la fin de l'opération, afin que la matière colorante ne puisse se dissoudre en quantité appréciable.

Quelquefois, dans un but d'économie blâmable, on remplace l'ipécacuana par un peu d'émétique. On reconnaît facilement cette substitution en faisant fondre deux ou trois tablettes dans l'eau et en traitant la liqueur filtrée par l'acide sulfhydrique, réactif qui donne une coloration jaune orangée ou un précipité de même couleur, dès que la proportion d'émétique est notable.

Autrefois, on préparait des pastilles très actives, dites *pastilles vomitives de Magendie*, dans lesquelles l'ipéca était remplacé par de l'extrait alcoolique d'ipéca purifié ou *émétine brune*.

TABLETTES DE MAGNÉSIE

Hydro-carbonate de magnésie...............	200 grammes.
Sucre blanc............................	800 —
Mucilage de gomme adragante..............	120 —

On fait des tablettes du poids de 1 gramme, de telle sorte que chacune d'elles renferme 20 centigrammes de sel.

Guibourt recommande de faire un mucilage dans de l'eau de fleur d'oranger avec parties égales de gomme adragante et de gomme arabique, le carbonate de magnésie, par suite d'une action qui lui est propre, enlevant au mucilage de gomme adragante seul une partie de sa ténacité.

L'ancien Codex prescrivait l'emploi de la magnésie calcinée, mais celle-ci communique au sucre une saveur alcaline, amère, désagréable.

En remplaçant, dans la préparation précédente, la moitié du carbonate par 50 grammes de cachou et en portant la dose de sucre à 850 grammes, on obtient les tablettes de *Magnésie et de Cachou*. Chaque tablette contient alors dix centigrammes de magnésie et cinq centigrammes de cachou.

TABLETTES DE GOMME ARABIQUE

Gomme arabique pulvérisée................	100 grammes.
Sucre blanc...........................	900 —
Eau distillée de fleur d'oranger.............	75 —

On fait un mélange avec l'eau aromatique, 75 grammes de gomme arabique et autant de sucre. On ajoute ensuite le sucre que l'on mélange préalablement avec le reste de la gomme, et on fait des tablettes du poids de un gramme.

TABLETTES DE KERMÈS

Kermès minéral	10	grammes.
Sucre blanc	450	—
Gomme arabique pulvérisée	40	—
Eau de fleur d'oranger	40	—

On mélange le kermès avec son poids de sucre, on ajoute le sucre au mucilage de gomme et d'eau de fleur d'oranger, et, sur la fin de l'opération, on incorpore le mélange médicamenteux.

On divise la pâte en tablettes de 50 centigrammes, de telle sorte que chacune d'elles contient un centigramme de kermès.

Le kermès doit être lavé avec le plus grand soin et les tablettes doivent être conservées dans des flacons bien bouchés, à l'abri de la lumière.

Quelques formulaires prescrivent l'emploi d'un mucilage de gomme adragante, mais les tablettes ne tardent pas à prendre, dans ce cas, une saveur sulfureuse désagréable. Suivant Boutigny et Pouget, on prévient cette altération en substituant la gomme arabique à la gomme adragante.

TABLETTES DE MANNE

Manne en larmes	150	grammes.
Sucre pulvérisé	800	—
Gomme arabique pulvérisée	50	—
Eau de fleur d'oranger	75	—

On fait fondre à une douce chaleur la manne dans l'eau de fleur d'oranger; on passe à travers un linge et on ajoute la gomme, mélangée à deux fois son poids de sucre. On incorpore le reste du sucre et on fait des tablettes du poids de un gramme.

Chaque tablette contient 15 centig. de manne.

Dans les tablettes de *manne composée*, dites de *Manfrédi*, on fait fondre la manne dans un décocté de racine de guimauve; on ajoute de l'extrait d'opium dissous dans de l'eau de fleur d'oranger et on aromatise avec de l'essence de bergamote.

TABLETTES DE SOUFRE

Soufre sublimé et lavé......................	100 grammes.
Sucre blanc..............................	900 —
Gomme adragante..........................	10 —
Eau de fleur d'oranger.....................	90 —

On fait des tablettes du poids de un gramme, dont chacune contient dix centigrammes de soufre.

Guibourt remplace l'eau de fleur d'oranger par l'eau distillée de rose.

TABLETTES DE MENTHE POIVRÉE.

PASTILLES DE MENTHE ANGLAISE

Sucre blanc.............	1000 grammes.
Huile volatile de menthe rectifiée.............	10 —
Mucilage de gomme adragante..............	90 —

On fait une pâte à la manière ordinaire; on y ajoute en dernier lieu l'huile essentielle, préalablement mêlée à la dixième partie du sucre et on divise la masse en tablettes de un gramme.

II. Grains.

Les *grains* sont des saccharolés solides, roulés en petites masses sphériques, à la manière des pilules. Ils diffèrent de ces dernières par la prédominance du sucre, ce qui les rapproche des tablettes; par leur consistance tout à fait solide et cassante; enfin, par leur poids, en général, plus considérable.

Les plus employés sont les grains de cachou que l'on prépare ainsi qu'il suit :

GRAINS DE CACHOU

Cachou pulvérisé...........................	75 grammes.
Sucre pulvérisé...........................	250 —
Gomme adragante entière...................	4 —
Eau................	10 —

On fait gonfler dans l'eau la gomme adragante et lorsque le mélange a pris tout son développement, on le bat un instant dans un mortier de marbre; on ajoute ensuite peu à peu le cachou, préalablement mélangé au sucre. Lorsque la masse est parfaitement liée, on la divise en petits grains, comme des pilules; la dessiccation est commencée à air libre, puis achevée à l'étuve.

Comme la division de la masse en grains arrondis est assez longue, pour peu que l'on opère sur une quantité notable, on recommande de tasser la masse dans un vase en faïence que l'on renverse sur une assiette; on prélève successivement sur cette masse de petites portions qui conservent leur mollesse primitive.

Ordinairement on aromatise le mélange à la rose, à la violette, à la cannelle, à la vanille, etc.

Dans le premier cas, on remplace l'eau ordinaire par de l'eau de rose, et on ajoute, vers la fin de l'opération, quelques gouttes d'essence de rose. Pour aromatiser à la cannelle, on se sert d'eau de cannelle et on ajoute à la masse quatre grammes de poudre de cannelle de Ceylan. On imite l'odeur de la violette avec huit à dix grammes de poudre d'iris. Enfin, on donne l'odeur d'ambre ou de vanille avec quelques grammes de la teinture alcoolique correspondante.

III. Pastilles.

Les *pastilles* sont des saccharolés solides, hémisphériques, obtenus en coulant goutte à goutte sur une surface froide un mélange fondu de sucre et d'une essence ou d'une autre substance médicamenteuse.

La signification actuelle de ce mot est donc bien différente de ce qu'elle était autrefois, car les anciens donnaient le nom de *Pastilles* à des trochiques aromatiques que l'on brûlait en guise de parfums, comparables, par exemple, à nos clous fumants.

Les pastilles sont *simples*, lorsqu'elles ne sont formées que de sucre et d'une eau aromatique ou d'une essence, comme celles de citron, de menthe, de rose, de fleur d'oranger, etc; elles sont *composées*, lorsqu'elles contiennent en outre une autre substance, comme un acide, une résine, une poudre, etc.

Quand on doit y incorporer des acides, il ne faut pas les ajouter de suite à la totalité du sucre pour faire la préparation d'un seul coup. On fractionne l'opération afin d'entraver autant que possible l'action des acides sur la matière sucrée.

S'agit-il d'une matière résineuse, il faut laisser en partie refroidir la masse pour éviter l'agglomération des particules résineuses.

Enfin, il ne faut incorporer tout au plus au sucre que le tiers de son poids d'une poudre quelconque; autrement la masse serait trop vite refroidie et ne pourrait être coulée par gouttes.

Ce sont toutes ces difficultés, jointes aux propriétés hygrométriques du sucre ayant été soumis à l'action de la chaleur, qui ont fait sans doute tomber en désuétude les pastilles composées. Actuellement, on ne fait plus guère usage que des pastilles de menthe. On les obtient par un procédé qui est applicable, du reste, à toutes les pastilles simples.

PASTILLES DE MENTHE

Essence rectifiée de menthe poivrée..........	5 grammes.
Sucre très blanc................................	1000 —
Eau distillée...................................	125 —

Le sucre est pilé dans un mortier de marbre et passé au tamis de crin d'abord, puis au tamis de soie, de manière à ne faire servir à la confection des pastilles que la portion de sucre qui n'a pu traverser le dernier tissu.

On mélange l'essence avec le sucre ainsi pulvérisé et on en fait une pâte ferme avec la quantité d'eau prescrite. On prend chaque fois le quart de cette pâte environ, on la fait chauffer dans un poêlon à bec, en agitant continuellement. Quand elle est suffisamment ramollie, on la divise par gouttes en la faisant tomber à l'aide d'une tige métallique sur une feuille de fer blanc. On enlève les pastilles lorsqu'elles sont refroidies; on achève la dessiccation à l'étuve, à une chaleur modérée.

Suivant Cadet de Gassicourt, quelques pharmacopées étrangères aromatisent les pastilles à l'aide du procédé qui permet d'aromatiser extemporanément certaines tablettes, celles de Vichy, par exemple. A cet effet, on place les pastilles dans un flacon, on les arrose avec l'essence dissoute préalablement dans une quantité suffisante d'éther; on les expose ensuite à l'air :

l'éther s'évapore, et l'essence reste imprégnée dans la masse. Lorsque l'on fait usage de ce moyen, il faut employer de l'éther parfaitement pur; autrement, la préparation pourrait contracter un goût désagréable.

MÉDICAMENTS ANOMAUX

Il existe un certain nombre de médicaments internes, quelquefois externes, peu nombreux du reste, qui échappent à toute classification et qui ont toujours été un embarras pour les pharmacologistes, parce que leur composition est des plus variables. Tantôt ils sont essentiellement composés ; tantôt, tout en revêtant les mêmes formes pharmaceutiques, ils ne sont constitués que par deux ou trois substances médicamenteuses. Comme la plupart d'entre eux sont magistraux, ils sont incessamment livrés à toutes les modifications que les indications thérapeutiques ou la volonté des praticiens peuvent leur faire subir. Ils constituent donc véritablement des *médicaments anomaux*.

Soubeiran range dans cet ordre : les potions, les pilules, les bols, les capsules, les espèces, les poudres composées et les électuaires.

Mais les *potions*, ayant pour véhicule un liquide aqueux, viennent naturellement se placer, comme appendice, à la suite des hydrolés, tandis que les *électuaires* peuvent être rangés sans inconvénient parmi les saccharolés. Quant aux *poudres composées*, leur histoire se rattache à celle des *poudres simples* ou aux formes pharmaceutiques auxquelles elles sont destinées. C'est ainsi que les *poudres gazogènes* ont été décrites à la suite des *limonades*.

Ainsi restreint, le groupe des médicaments anomaux ne comprend plus que les préparations suivantes : les *espèces*, les *pilules*, les *granules* et les *capsules*.

CHAPITRE PREMIER

ESPÈCES

On donne le nom d'*espèces* à des mélanges de plusieurs plantes ou parties de plantes, séchées et divisées en petits fragments, dont on se sert pour faire des infusés, comme les *espèces pectorales;* des décoctés, comme les *fruits pectoraux*, ou quelques autres prescriptions analogues.

Dans la préparation des espèces, il ne faut mélanger, autant que possible, que des matériaux d'une texture sensiblement analogue, comme des racines, des fleurs, des feuilles, des séminoïdes ou des fruits. Cette précaution est nécessaire, d'abord pour qu'il soit possible d'obtenir un mélange exact, ensuite pour que le même degré de chaleur soit applicable à toutes les substances. Lorsque ces dernières occupent naturellement un grand volume, il convient de les diviser : on coupe les racines et les bois en petits morceaux ou en tranches minces, on concasse les écorces, on incise les feuilles, etc. Si, par exception, on y fait entrer simultanément des substances hétérogènes, comme des semences, des sels et des résines, on devra s'efforcer de les mélanger, de telle façon qu'elles puissent facilement céder leurs principes actifs au véhicule qui doit agir sur elles.

Il ne faut y faire entrer que des substances bien dépoudrées, parce que les poudres se précipitent et rendent le mélange inégal.

Une autre règle très simple, adoptée par le Codex et applicable à toutes les espèces, c'est de faire le mélange à parties égales. Il ne faut opérer autrement que sur prescription spéciale du médecin.

Les espèces qui doivent être préparées à l'avance dans toutes les pharmacies, d'après le Codex, sont les suivantes : espèces aromatiques, pectorales, émollientes et vulnéraires.

ESPÉCES AROMATIQUES

Feuilles et sommités d'absinthe
— — d'hysope.
— — de menthe poivrée.
— — d'origan.
— — de romarin.
— — de sauge.
— — de serpollet.
— — de thym.

On incise simplement ces matières à parties égales et on les mélange.

Les espèces aromatiques sont ordinairement destinées en lotion à l'extérieur. On les traite par infusion dans la proportion de 50 grammes par litre.

ESPÉCES PECTORALES

Fleurs de bouillon blanc.
— de coquelicot.
— de guimauve.
— de mauve.
— de pied de chat.
— de tussilage.
— de violettes.

On opère par simple mélange, à parties égales.

Très usitées en infusé, comme tisane, dans la proportion de 10 grammes par litre.

ESPÉCES ÉMOLLIENTES

Feuilles sèches de bouillon blanc...............
— — de guimauve.....................
— — de mauve........................ } aa P. E.
— — de pariétaire........ ....

On incise ces feuilles et on les mélange exactement.

Les espèces émollientes sont ordinairement transformées en décocté (pp. 50 : 1000) que l'on utilise en fomentations, bains, lotions, lavements, etc.

FRUITS PECTORAUX

Dattes privées de leurs noyaux....................	
Figues.......	aa P. E.
Jujubes privées de leurs noyaux.................	
Raisins de Corinthe............................	

On incise et on mêle ces fruits désignés vulgairement sous le nom de *quatre fruits béchiques* ou *pectoraux*. On en fait un décocté pour tisane (pp. 50 : 1000).

ESPÈCES SUDORIFIQUES

Bois de Gaïac.........·..............	
Racine de salsepareille..............	aa P. E.
— de squine..................	
— de sassafras.................	

On incise la squine, on fond et on incise la salsepareille; le bois de gaïac est grossièrement rapé, puis dépoudré. Il ne reste plus qu'à en faire un mélange homogène.

Les trois premières substances se traitent ordinairement par décoction; le sassafras, qui doit être seulement infusé, se délivre à part sous forme de coupeaux minces et incisés.

Deschamps, d'Avallon, conseille judicieusement de mettre plutôt à part le gaïac, qui doit être traité par décoction; de supprimer la squine dont les propriétés thérapeutiques sont contestables; de faire simplement infuser, dans le décocté, le sassafras et la salsepareille.

Comme exemple d'espèces très composées, on peut citer les *espèces vulnéraires* qui sont d'ailleurs officinales et vulgairement connues sous le nom de *thé suisse*. Elles sont constituées par un mélange de feuilles, de fleurs et de sommités fleuries. Voici d'ailleurs leur formule.

ESPÈCES VULNÉRAIRES

Thé Suisse.			Thé Suisse.		
Feuilles et sommités	d'absinthe.		Feuilles et sommités	de romarin.	
—	—	de bétoine.	—	—	de sanicle.
—	—	de Bugle.	—.	—	de sauge.
—	—	de Calament.	—	—	de scolopendre.
—	—	de chamædrys.	—	—	de sordium.
—	—	d'hysope.	—	—	de thym.
—	—	de lierre ter- restre.	—	—	de véronique.
—	—	de mille- feuille.	Fleurs d'arnica.		
—	—	d'origan.	—	de pied-de-chat.	
—	—	de pervenche.	—	de tussilage.	

On incise les plantes et on les mélange; on y ajoute les fleurs et on mélange exactement.

Les espèces vulnéraires servent à faire une tisane par infusion, dans la proportion de 10 grammes par litre.

———

CHAPITRE II

PILULES, GRANULES ET CAPSULES

I. Pilules.

Les pilules sont des médicaments ayant la forme de petites masses sphériques, destinées à être prises à l'intérieur, sans séjourner dans la bouche.

Leur usage est fort ancien; le mot *pilule* vient du latin *pilula*, diminutif de *pila*, balle, étymologie en rapport avec la forme que l'on donne au médicament.

Les pilules très grosses prennent le nom de *bols*, de βολὸς, balle. On leur donne alors une forme olivaire pour faciliter leur ingestion. Les bols qui ont une odeur ou une saveur désagréable sont pris dans du pain azyme, ou gélatinisés par le procédé de Garot.

La composition des pilules est fort variable, car presque toutes les substances de la matière médicale peuvent être utilisées sous cette forme. On y fait entrer des poudres, des pulpes, des extraits, des résines, des gommes-résines, des sels minéraux et organiques, etc.

Il est rare que le mélange, qui doit constituer la masse, ait la consistance requise pour être transformé directement en pilules; lorsque le cas se présente et que les matières peuvent se durcir facilement dans le tube digestif, on peut les employer sans aucune addition à la confection des pilules; dans le cas contraire, on se sert d'un corps intermédiaire que l'on désigne sous le nom *d'excipient*.

Aux substances *sèches*, il faut évidemment des excipients *mous*,

ou mieux *liquides :* des sirops, sirops simples, de gomme, de guimauve, de miel ; des extraits, extraits de bourrache, de chiendent,
de chicorée, etc.; des conserves, conserves de rose, de cynorrhodons, d'écorces d'oranges amères.

Les substances qui sont trop *molles* ont besoin d'un excipient
solide, comme la poudre de réglisse ou de guimauve, le savon, la
mie de pain, la gomme, etc.

C'est ainsi que l'huile est l'excipient des pilules de savon ; le
sirop d'absinthe, celui des pilules ante-cibum et des pilules bénites de Fuller ; le sirop de miel, celui des pilules de cynoglosse ;
l'oxymel scillitique est réservé pour la poudre de scille ; le vinaigre, pour la masse de Bontius ; le sucre et le miel, pour la masse
de Vallet ; le sucre de lait, pour les granules de digitaline, etc.

L'excipient, s'il est liquide, doit toujours être inerte et approprié à la nature des matières auxquelles il doit donner le liant
convenable, ce qui n'a lieu qu'autant qu'il est susceptible de dissoudre une partie de la masse ou qu'il possède une viscosité propre à souder les particules entre elles ; il doit aussi pouvoir se
délayer facilement dans les sucs digestifs. C'est pour cette dernière raison qu'il faut éviter l'emploi des mucilages, celui de la
gomme adragante, par exemple, qui donne des masses tellement
sèches et tellement dures qu'il est à craindre qu'elles ne passent
debout dans le tube digestif. Tout au moins, pour les substances
âcres, par exemple, peut-on craindre qu'elles ne séjournent trop
longtemps dans quelque repli de la muqueuse et n'y déterminent
une irritation plus ou moins dangereuse.

Quant aux excipients solides, il est évident qu'il faut donner la
préférence à ceux qui absorbent le plus aisément les parties
liquides.

Les sirops, le miel, les extraits de plantes inodores, voilà les
excipients les plus convenables pour donner aux poudres une
consistance pilulaire. La gomme arabique, mélangée à du sucre
ordinaire ou à du sucre de lait, peut parfois remplacer avantageusement le sirop de gomme. Les térébenthines et le copahu
sont solidifiés avec la magnésie ; les matières grasses et oléorési-
neuses, par le succin ; l'onguent mercuriel, par le phosphate de
chaux, etc. Les poudres inertes, comme l'amidon, la réglisse, la

guimauve, donnent facilement aux extraits et aux matières molles
la consistance requise.

Pour confectionner une masse pilulaire, on met d'abord la base
dans un mortier de fer, de marbre ou de porcelaine, suivant les
cas. On la triture au besoin, et on y ajoute peu à peu un excipient
approprié. On triture longtemps pour avoir une masse non seulement homogène, mais encore parfaitement liée, telle qu'elle
n'adhère plus ni au fond du mortier, ni aux doigts, et qu'elle
conserve la forme qu'on lui donne.

Quelques praticiens, pour une petite quantité de masse pilulaire, se contentent de faire le mélange sur une tablette de bois,
de marbre ou de verre, à l'aide d'une spatule, moyen peu expéditif qui ne vaut pas le précédent, en ce sens que le mélange ne
peut être aussi exact.

Lorsque le produit doit être conservé en masse, il faut le placer
dans des pots, après l'avoir roulé en magdaléons que l'on entoure
d'une feuille de parchemin ; quelques auteurs recommandent
d'huiler ce dernier, mais cette pratique, assez inutile, peut avoir
l'inconvénient de faire prendre aux pilules une odeur et une saveur désagréables.

Pour faire les pilules, on se sert d'un *pilulier*. Autrefois, le pilulier était formé d'une simple lame métallique dentée que l'on
appliquait sur la masse pilulaire roulée en cylindre pour marquer
les divisions ; on donnait ensuite avec la main une forme arrondie
à chaque petite section.

Aujourd'hui, l'instrument se compose essentiellement : 1° D'une

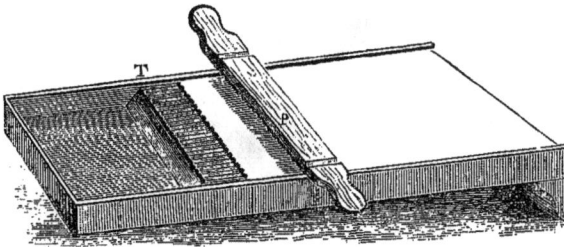

Fig. 78. — Pilulier.

tablette portant transversalement une plaque cannelée en cuivre
ou mieux en fonte ; 2° d'une règle cannelée d'un côté seulement,

dont les demi-cannelures, en s'appliquant sur celles de la plaque, forment une série de petits cylindres complets (fig. 78).

La tablette étant saupoudrée d'une petite quantité de poudre de lycopode pour prévenir toute adhérence, on roule la masse pilulaire, soit avec la main, soit avec la partie plane de la règle, de manière à obtenir un cylindre parfaitement uniforme, dont la longueur correspond à un nombre de divisions égales au nombre de pilules que l'on veut obtenir.

On fait glisser ce cylindre entre les cannelures de la règle et celles de la tablette, en imprimant à cette dernière un mouvement de va-et-vient et en appuyant graduellement sur la masse. Les pilules dont la grosseur est sensiblement en rapport avec les divisions du pilulier se trouvent complètement faites par ce moyen. Lorsque ce rapport n'est pas observé, on roule chaque petite masse entre le pouce et l'index. Afin d'éviter cette dernière opération, qui est assez longue pour peu que l'on ait beaucoup de pilules à faire, Viel, de Tours, a imaginé un pilulier circulaire portant cinq séries de cannelures de grandeur variée, ce qui permet de faire des pilules de cinq grosseurs différentes.

Lorsque les pilules sont divisées tant bien que mal au pilulier ordinaire, on peut achever de les rouler en bloc avec la main. Toutefois, il est préférable de se servir du procédé de Giordano, légèrement modifié par Mialhe. Un plateau en bois dur, à rebord et à surface unie, reçoit les pilules ; un second plateau circulaire plus petit, et muni d'un rebord dont la hauteur doit être infé-

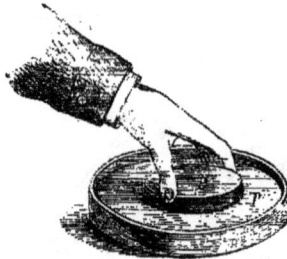

FIG. 79.

rieure au diamètre des pilules, est promené avec la main sur les pilules auxquelles on imprime un mouvement circulaire (fig. 79).

En peu d'instants, un grand nombre de pilules se trouvent roulées avec une régularité parfaite. Afin d'empêcher les adhérences, il faut se servir d'une poudre inerte, d'amidon, de réglisse, de guimauve ou mieux de lycopode ; celui-ci est employé de préférence en France, parce qu'il est d'une finesse extrême, non hygrométrique, incapable dès lors de former des croûtes à la surface des pilules.

Quelques praticiens, sans doute pour masquer les odeurs désagréables, emploient les poudres d'iris, de cannelle, de feuilles d'oranger.

Pour rendre les pilules plus agréables à la vue, autant que pour éviter les odeurs, au lieu de les rouler dans la poudre de lycopode, on les recouvre parfois d'une feuille d'argent, plus rarement d'une feuille d'or. Pour cela, les pilules étant légèrement humectées à leur surface avec un peu de sirop, on les agite vivement dans une boîte sphérique avec des feuilles très minces d'or ou d'argent. Pour que l'opération soit bien réussie, il faut que la surface ne soit ni trop sèche, ni trop humide; dans le premier cas, le métal n'adhère que par places, tandis que dans le second, la couche épaisse qui se dépose offre à la vue un aspect mat peu agréable.

Un moyen expéditif, quand on opère sur de grandes quantités, consiste à mettre les pilules dans un petit vase, à verser dessus une petite quantité d'eau et de sirop, en secouant vivement, de manière à humecter uniformément toute la masse. En remplaçant l'eau par un peu d'alcool pour les pilules résineuses, les grains de vie par exemple, on obtient un bon résultat.

Faut-il argenter et dorer toutes les pilules, comme le recommandent quelques pharmacologistes? cette pratique est évidemment inutile lorsque les pilules sont d'une bonne conservation ; d'ailleurs, elle ne peut être suivie pour celles qui contiennent des suffures alcalins, du kermès, de l'iode ou des iodures, des préparations mercurielles ou des sels antimoniaux ; enfin, elle est insuffisante pour masquer complètement la saveur désagréable de plusieurs mélanges. Il faut alors, à l'exemple de Garot, recouvrir les pilules d'une couche de gélatine.

Pour gélatiner les pilules, on fait dissoudre à chaud dans quinze parties d'eau, douze parties de grénétine et douze parties

d'un mélange à poids égaux de sucre et de gomme arabique, de
manière à obtenir un liquide ayant la consistance d'un sirop
épais. D'une main, on écarte à l'aide d'une spatule la pellicule
qui se forme à la surface du liquide ; de l'autre, on plonge dans
ce liquide la pilule fixée préalablement à l'extrémité d'une longue
épingle ; on la retire aussitôt en lui imprimant un mouvement
giratoire et on enfonce l'épingle dans du sable ou sur une pe-
lotte. Quand l'enduit gélatineux est suffisamment refroidi, on retire l'épingle avec précaution ; il est cependant préférable de
chauffer chacune d'elles par son milieu à la flamme d'une petite
lampe ou d'une bougie : la chaleur se communique bientôt à la
gélatine qui entoure la pointe de l'aiguille et celle-ci est alors retirée par une légère traction. De cette manière, la pilule est parfaitement ronde, brillante, et ne porte qu'une soudure à peine
visible.

Pour opérer plus rapidement, on peut suspendre un grand
nombre de pilules à des épingles fixées dans un rond de liège
ou de bois, tremper le tout dans le bain de gélatine et retirer avec promptitude. Un moyen également expéditif consiste à
disposer les pilules sur un tamis fin métallique et à les arroser
avec le liquide gélatineux ; on recouvre d'un seul coup toutes les
surfaces, sauf les points en contact avec le tamis.

Deschamps, d'Avallon, conseille simplement de verser dans la
main un peu de mélange gélatineux, d'y rouler les pilules que
l'on laisse ensuite tomber dans une capsule de papier légèrement
huilé ou mieux dans une capsule de fer blanc amalgamée.

Le plus souvent une seule couche gélatineuse suffit pour avoir
des pilules inodores ; mais pour quelques substances à odeur très
pénétrante, comme le baume de copahu, le musc, l'assa-fœtida,
il est nécessaire de procéder à une seconde immersion.

Bien d'autres moyens ont été proposés pour arriver au même but.

Blancard verse dans une capsule de la teinture éthérée de
baume de Tolu faite au quart ; il y roule les pilules, les reçoit
ensuite dans des moules en fer blanc dont la surface est amalgamée ; puis, après une heure environ d'exposition à l'air, il en
achève la dessiccation à l'étuve.

Soubeiran préfère l'emploi d'une teinture de mastic : aussitôt

que les pilules commencent à adhérer entre elles, il recommande
de les rouler dans de la poudre de mastic.

Il est important que ces couches résineuses, quel qu'en soit le
principe, soient très minces, car elles forment un obstacle à la
dissolution du médicament. C'est pour cette raison qu'il faut rejeter l'emploi du collodion proposé par Durdey; celui de la caséine rendue soluble par l'ammoniaque, ramenée à l'état de
couche insoluble par l'eau acidulée, comme l'a conseillé Joseau.

Il est certainement préférable, pour se mettre à l'abri de tout
inconvénient, de rouler les pilules dans un peu d'eau gommée,
de les agiter ensuite dans un mélange pulvérulent de sucre et de
gomme; on recommence au besoin cette opération et on fait
sécher.

On emploie aussi la méthode de *dragéification* usitée parmi les
confiseurs. A cet effet, on met les pilules dans une bassine avec un
peu de sirop, on y ajoute un mélange à parties égales de sucre et
d'amidon, on roule les pilules à la main et on les fait sécher à
l'étuve sur un tamis, à une température peu élevée. On réitère
au besoin deux ou trois fois cette opération ; à la dernière, on
remue longtemps pour que les dragées se lissent bien. Pour que
l'opération réussisse, il faut opérer sur des quantités notables,
4 ou 5 kilogrammes, par exemple.

Pour de petites quantités, on humecte la boîte à argenter avec
un peu de mucilage ou de blanc d'œuf, et on procède ensuite à
l'enrobage au moyen d'un mélange pulvérulent de gomme, de
sucre et d'amidon.

On peut également, à l'exemple de Calloud d'Annecy, opérer
ainsi qu'il suit : on fait un mucilage avec une partie de gomme
adragante et deux parties d'eau, on y ajoute vingt parties de lactine et on fait sécher à l'étuve ; on roule dans cette poudre les
pilules légèrement humectées.

On dragéifie avec avantage les pilules amères ou très altérables
à l'air, ainsi que celles qui renferment des sels hygrométriques.

Il arrive souvent, dans la pratique, que les pilules ne sont pas
formulées suivant les règles de l'art, et que le pharmacien est fort
embarrassé, ne sachant pas s'il doit seulement tenir compte de la
substance active pour faire la division, ou s'il doit peser le tout

pour le diviser ensuite en pilules du poids indiqué. Voici, à ce
sujet, une règle très simple qui a été posée par Deschamps d'A-
vallon : le pharmacien ne doit jamais tenir compte du véhicule et
des substances accessoires qu'il faut employer pour faire une masse
pilulaire : il ne doit prendre en considération que la somme des
substances actives.

Les pilules qui sont inscrites au Codex peuvent se ranger dans
cinq ou six sections : pilules purgatives, calmantes, balsamiques,
arsénicales, ferrugineuses et mercurielles.

A. — **Pilules purgatives.**

1º PILULES D'ALOÈS SIMPLES

Aloès du Cap pulvérisé....................	30	grammes.
Conserve de roses........................	15	—

On fait une masse que l'on divise en pilules de 15 centi
grammes, chaque pilule contenant dix centigrammes d'aloès.

En raison de la saveur amère et désagréable du médicament, il
est bon d'argenter les pilules.

L'aloès dn Cap, très répandu en France, est employé de préférence par le Codex. Il offre des caractères nettement définis qui
permettent de s'assurer de sa valeur et de sa qualité. Cependant
le Codex prescrit l'aloès des Barbades dans les pilules Écossaises,
dans celles de Bontius et dans les pilules de Coloquinte composées.

2º PILULES D'ALOÈS ET DE GOMME-GUTTE

PILULES ÉCOSSAISES OU D'ANDERSON

Aloès barbade pulvérisé....................	20	grammes.
Gomme-gutte pulvérisée...................	20	—
Huile volatile d'anis......................	1	—
Miel blanc................................	10	—

On fait une masse que l'on divise en pilules de 20 centigrammes
dont chacune renferme sensiblement 0,08 d'aloès et autant de
gomme-gutte.

3° PILULES D'ALOÈS ET DE SAVON

PILULES ALOÉTIQUES SAVONNEUSES

Aloès du Cap pulvérisé...................... } aa P. E.
Savon médicinal............................ }

On mêle, et on fait des pilules de 20 centigrammes, chacune
d'elles contenant la moitié de son poids d'aloès.

4° PILULES ANTE-CIBUM

Aloès du Cap pulvérisé................... 10 grammes.
Extrait de quinquina huanuco.............. 5 —
Cannelle pulvérisée....................... 2 —
Sirop d'absinthe.. .. .. 3 —

On fait une masse homogène que l'on divise en 100 pilules de
20 centigrammes.

Chaque pilule contient 0,10 d'aloès et 0,05 d'extrait de quinquina.

5° PILULES DE BONTIUS

PILULES HYDRAGOGUES

Aloès barbade pulvérisé................... 10 grammes.
Gomme-gutte............................... 10 —
Gomme ammoniaque.......................... 10 —
Vinaigre blanc............................ 60 —

On fait dissoudre à chaud dans le vinaigre les trois substances
grossièrement pulvérisées ; on passe avec expression et on évapore
le liquide au bain-marie jusqu'en consistance pilulaire. On fait
des pilules du poids de 20 centigrammes,

6° PILULES DE COLOQUINTE COMPOSÉES

Aloès barbade pulvérisé.. .... 20 grammes.
Coloquinte pulvérisée..................... 10 —
Scammonée pulvérisée...................... 10 —
Miel...................................... 30 —
Huile volatile de girofle................. 0,05

On fait 200 pilules argentées, chaque pilule renfermant cinq
centigrammes des trois matières purgatives.

B. — Pilules calmantes.

1° PILULES DE CHLORHYDRATE DE MORPHINE

Chlorhydrate de morphine cristallisé.........   1 gramme.
Sucre de lait pulvérisé.....................   1   —
Miel blanc................................   Q. S.   —

On incorpore le sel dans une petite quantité de miel sur une plaque de marbre avec un couteau d'ivoire ; on y ajoute le sucre de lait ; on forme une masse homogène, on la divise en 100 pilules que l'on roule dans de la poudre d'amidon.

Chacune d'elles contient *un* centigramme de chlorhydrate de morphine.

On prépare de la même manière, d'après le Codex, les pilules de sulfate de quinine, en supprimant toutefois le sucre de lait et en faisant des pilules de *dix* centigrammes.

Il est évident que l'on pourrait tout aussi bien faire le mélange dans un petit mortier de porcelaine.

2° PILULES DE CYNOGLOSSE

PILULES DE MÉSUÉ

Extrait d'opium...........................   10 grammes.
Poudre de semences de jusquiame...........   10   —
—   d'écorce de racine de cynoglosse.....   15   —
—   d'oliban...........................   12   —
—   de safran..........................   4   —
—   de castoréum.......................   4   —
Sirop de miel.............................   35   —

L'écorce de racine de cynoglosse et les semences de jusquiame pouvant difficilement être pulvérisées séparément, on prend un quart en sus de ces deux substances, on les fait sécher à l'étuve, puis on les pile ensemble pour en retirer 20 grammes de poudre que l'on ajoute aux autres substances.

D'autre part, on fait liquéfier au bain-marie l'extrait d'opium dans le sirop de miel ; on y ajoute, dans un mortier de fer, toute la poudre et on forme une masse homogène que l'on conserve en vase clos.

On divise au besoin cette masse en pilules de 20 centigrammes, dont chacune contient *deux* centigrammes d'extrait d'opium et

autant de semences de jusquiame, ainsi que de racine de cynoglosse.

La formule de ces pilules célèbres, à base d'opium, a légèrement varié en passant d'une pharmacopée dans l'autre. En effet,
à l'extrait vineux d'opium, employé originairement, on a substitué successivement l'opium brut, puis l'extrait aqueux. L'excipient est tantôt du sirop de cynoglosse ou du sirop de limons, du
miel, du baume du Pérou ; enfin, le safran, la myrrhe et le castoréum y font souvent défaut ou sont remplacés par d'autres substances.

3° PILULES DE MÉGLIN

Extrait alcoolique de jusquiame...............	10 grammes.	
— de valériane...............	10	—
Oxyde de zinc par sublimation..............	10	—

On mêle exactement, et on fait 200 pilules, une pilule contenant
dès lors *cinq* centigrammes de chaque substance médicamenteuse.

C. — Pilules balsamiques.

1° PILULES DE TÉRÉBENTHINE.

Térébenthine de sapin.....................	40 grammes.	
Hydrocarbonate de magnésie...............	30	—

On mêle les deux substances, et on divise la masse en 200 pilules
qui contiennent chacune 20 centigrammes de térébenthine.

On prépare également de la même manière, c'est-à-dire en se
servant comme excipient du carbonate de magnésie, les pilules au
baume de copahu, pilules qu'il convient de gélatiniser ou d'enrober de sucre, sous forme de dragées.

2° PILULES DE TÉRÉBENTHINE CUITE

Térébenthine du mélèze...................	100 grammes.

On la met dans une bassine d'argent ou de cuivre, bien étamée ;
on y ajoute deux ou trois litres d'eau pure ; on fait bouillir jusqu'à
ce qu'une portion de résine jetée dans l'eau froide y prenne une
consistance plastique dure.

Pour transformer la térébenthine cuite en pilules, on la ramollit avec de l'eau chaude et on en forme des pilules de 30 centigrammes que l'on conserve sous l'eau ou dans la poudre d'amidon.

3° PILULES BALSAMIQUES DE MORTON

Cloportes pulv.............................	72 grammes.
Gomme-ammoniaque........................	36 —
Acide benzoïque...........................	24 —
Safran....................................	4 —
Baume de Tolu............................	4 —
Baume de soufre anisé....................	24 —

On fait des pilules de 20 centigrammes. Cette formule qui figure au Codex de 1837 a été supprimée dans celui de 1866.

Le baume de soufre anisé s'obtient en faisant digérer, au bain-marie, une partie de soufre dans quatre parties d'essence d'anis. Lorsque le liquide a pris une couleur rouge et que le soufre est en partie dissous, on laisse refroidir et on décante.

4° PILULES DE COPAHU AU GLUTEN

Le copahu étant solidifié par la magnésie, on le divise par le procédé ordinaire en pilules arrondies, du poids de 0 gr. 45, que l'on jette aussitôt dans de la poudre très fine de gluten pur. A l'aide d'un mouvement giratoire, ces pilules, qui sont légèrement humides, se recouvrent d'une couche dont l'excédent est retiré par un tamisage fait avec soin.

Cette couche pulvérulente est rendue molle et gluante par une immersion dans l'eau froide ; on enlève, dans un linge, l'excès d'humidité, puis on remet les pilules dans la poudre de gluten, pour les revêtir d'une seconde couche semblable à la première. On répète cette petite opération une troisième, et, même au besoin, une quatrième fois, de manière à fixer environ quinze centigrammes de gluten sur chaque pilule.

Quand la dernière couche est mise, il faut agiter toutes les pilules sur un tamis, pendant un temps assez long, au sec autant que possible ; on leur imprime alors un mouvement de va-et-vient, de manière à les faire rouler les unes sur les autres. Par ce moyen, on régularise leur forme, la couche de gluten se tasse, se sèche, devient mince et transparente.

Ces pilules étant hygrométriques, pour les conserver on les vernit avec une couche éthérée de benjoin ou de baume de Tolu (Mathey-Caylus).

D. — Pilules arsénicales.

1° PILULES ASIATIQUES

Acide arsénieux porphyrisé.................	0.50
Poivre noir en poudre très fine.............	5 grammes.
Gomme arabique pulvérisée.................	1 —
Eau distillée.............................	Q. S. —

On triture longtemps et avec précaution, dans un mortier de porcelaine, l'acide arsénieux avec le poivre et la gomme, de manière à obtenir un mélange très intime. On ajoute la quantité d'eau nécessaire pour obtenir une masse de consistance convenable que l'on divise en 100 pilules.

Chaque pilule contient *cinq* milligrammes ou *un demi* centigramme d'acide arsénieux.

2° PILULES D'ARSÉNIATE DE FER

PILULES DE BIETT

Arséniate de fer...........................	0.50
Extrait de houblon.........................	8 grammes.
Poudre de guimauve.......................	Q. S. —

F. S. A. 50 pilules. Chacune d'elles contient seulement *trois* milligrammes de sel arsénical.

L'arséniate de fer s'obtient par double décomposition au moyen de l'arséniate de potasse et du sulfate ferreux. Il en résulte un précipité blanc qui passe à l'état d'arséniate de fer intermédiaire par le lavage et la dessiccation à l'air.

E. — Pilules ferrugineuses.

1° PILULES DE BLAUD

Sulfate de protoxyde de fer purifié, desséché et pulvérisé.................................	30 grammes.
Carbonate de potasse pur, desséché........	30 —
Gomme arabique en poudre.................	5 —
Eau......................................	30 —
Sirop simple	15 —

On fait dissoudre la gomme dans une capsule de porcelaine, à la chaleur du bain-marie, avec la quantité d'eau prescrite ; on ajoute ensuite le sirop et le sulfate ferreux. Après avoir agité pendant quelques instants pour rendre le mélange homogène, on ajoute le carbonate de potasse préalablement pulvérisé ; on remue constamment et on continue de chauffer jusqu'à ce que la masse ait acquis une consistance pilulaire, plutôt dure que molle ; on retire du feu, et on divise la masse en 120 pilules que l'on fait sécher, que l'on argente et que l'on renferme dans un flacon bien bouché.

Chaque pilule pèse environ 40 centigrammes.

Telle est la formule adoptée par le Codex de 1866.

En divisant la masse en 120 pilules seulement, les pilules pèsent plus de 40 centigrammes ; il faut en faire 180 environ pour ne pas dépasser sensiblement le poids indiqué par le Codex.

La formule primitive prescrivait du carbonate de potasse, du sulfate de fer cristallisé et de la gomme adragante, mais le mucilage durcit avec tant de rapidité qu'il est difficile de terminer l'opération.

Dans la formule du Codex, bien préférable à toutes les autres, il y a un notable excès de carbonate alcalin qui reste mélangé à la masse, de telle sorte que celle-ci renferme :

Du sulfate de potassium ;
Du carbonate ferreux ;
Du carbonate de potassium ;
Et un peu de sel ferrique.

Ce dernier provient de la suroxydation d'une partie du fer, soit pendant la préparation, soit avec le temps; c'est pour entraver cette oxydation qu'il faut argenter les pilules, et aussi pour éviter l'action de l'humidité sur le carbonate de potassium qui est, comme on sait, un sel déliquescent.

Quelques praticiens substituent au carbonate neutre le bicarbonate de potassium, ce qui supprime un sel très alcalin pouvant présenter quelques inconvénients, tandis que l'on favorise la formation d'un carbonate double de fer et de potassium, sel à la fois très soluble et non astringent.

2° PILULES DE PROTOCARBONATE DE FER

PILULES DE VALLET.

Protosulfate de fer pur et cristallisé.........	1000 grammes.
Carbonate de soude cristallisé...............	1200 —
Miel blanc........	300 —
Sucre de lait....	300 —
Sucre blanc...........................	Q. S.

On fait dissoudre à chaud le sel ferreux dans l'eau privée d'air par ébullition et contenant la 20e partie de son poids de sucre. On opère de même la solution du carbonate de sodium dans de l'eau non aérée et sucrée. On réunit les deux liqueurs dans un flacon bouché qui en soit presque entièrement rempli. On agite et il se dépose bientôt du carbonate de fer hydraté.

On décante le liquide surnageant et on procède à des lavages en vase clos avec de l'eau sucrée, non aérée, jusqu'à ce que le liquide n'enlève plus de sel alcalin.

On jette alors le précipité sur une toile serrée imprégnée de sirop de sucre, on exprime graduellement et fortement; puis on met le résidu dans une capsule avec le miel, ce qui fournit une masse demi-liquide à laquelle l'on ajoute le sucre de lait et que l'on concentre rapidement au bain-marie jusqu'à consistance d'extrait.

Pour faire les pilules, on mêle trois parties du composé ci-dessus avec une partie d'un mélange à poids égaux de poudre de réglisse et de poudre de guimauve. On fait des pilules de 25 centigrammes que l'on argente et que l'on conserve dans des flacons bien bouchés.

L'idée première de préparer des pilules de protocarbonate de
fer est due à Becker ; elle a été mise à exécution par Klauer, et le
procédé primitif a été perfectionné par Vallet.

Dans cette opération, le sucre et le miel s'opposent à l'action
oxydante de l'air sur le carbonate ferreux. Il faut éviter autant
que possible la peroxydation du fer, car Cl. Bernard a démontré
que c'est sous forme de sel au minimum que les préparations
ferrugineuses agissent dans l'économie.

On remarquera en outre que les pilules de Vallet bien préparées
ne renferment que du carbonate ferreux, avec des traces seulement
de sel ferrique, de telle sorte que leur composition est plus simple
et mieux définie que celles de Blaud.

3° PILULES DE PROTOIODURE DE FER

SELON LA FORMULE DE BLANCARD

Iode..	40 grammes.
Limaille de fer...............................	20 —
Eau distillée..................................	60 —
Miel blanc......................................	50 —

On met, dans un ballon de verre, l'eau, l'iode et le fer ; on agite
vivement et dès que la liqueur a pris une teinte verdâtre, on la
filtre au-dessus d'une capsule tarée contenant le miel. On lave le
ballon et on filtre avec dix grammes de nouvelle eau légèrement
miellée ; puis on évapore le mélange jusqu'à ce qu'il soit ramené
à 100 grammes.

On ajoute à ce produit, alors qu'il est presque entièrement
refroidi, un mélange à parties égales de poudre de réglisse et de
guimauve en quantité suffisante pour faire une masse homogène
que l'on divise en 1000 pilules.

Pour les soustraire à l'action de l'air, on les jette, à mesure
qu'on les forme, dans de la poudre de fer porphyrisée ; on les
recouvre, en dernier lieu, d'une solution concentrée de résine de
mastic et de baume de Tolu dans l'éther.

Après la dessiccation du vernis résineux, on renferme les pilules
dans des flacons que l'on bouche exactement.

Chaque pilule contient sensiblement cinq centigrammes d'iodure
ferreux.

Mayet a proposé de rendre cette préparation magistrale en ne filtrant pas, l'excès de fer qui reste dans la masse prévenant d'ailleurs la formation d'un périodure ; on emploie alors :

Iode.......... 3.4	Fer porphyrisé...... 1	
Eau........... 4	Poudre inerte....... 3.5 (environ).	

On fait 40 pilules à la manière ordinaire.

4° PILULES DE PROTOCHLORURE DE FER

DRAGÉES DU DOCTEUR RABUTEAU

Les dragées de fer du Dr Rabuteau sont des pilules recouvertes de sucre.

Comme toutes les dragées médicamenteuses, elles sont constituées par une pilule centrale faite au pilulier ordinaire ou au pilulier mécanique. Elles sont ensuite mises dans une turbine, garnie d'un serpentin à vapeur, où elles se recouvrent de couches de sucre superposées, comme pour les dragées ordinaires, la pilule remplaçant l'amande et les couches successives venant augmenter la dragée, jusqu'à ce que l'on arrive au poids voulu.

Ces pilules exigent de grands soins pour leur fabrication, car le chlorure ferreux a une grande tendance à attirer l'humidité de l'air et à tomber en deliquium.

F. — Pilules mercurielles.

Les pilules mercurielles renferment le mercure sous différents états : les unes contiennent du mercure métallique, les pilules bleues, de Sedillot et de Belloste, par exemple ; d'autres, du sublimé, comme les pilules de Dupuytren ; d'autres enfin, du protoiodure, celles de Ricord par exemple.

On y ajoute souvent de l'extrait d'opium et on y fait entrer comme excipient de la conserve de rose, du savon médicinal, des poudres de réglisse et de guimauve, etc.

1° PILULES MERCURIELLES SIMPLES

PILULES BLEUES

Mercure pur.............................	20 grammes.
Conserve de rose.........................	30 —
Poudre de réglisse........................	10 —

On triture, dans un mortier de marbre, le mercure et la conserve de rose, jusqu'à ce qu'on n'observe plus à l'œil de petits
globules métalliques ; on ajoute la poudre de réglisse et on divise
la masse en 400 pilules dont chacune contient *cinq* centigrammes
de mercure.

2° PILULES MERCURIELLES SAVONNEUSES

PILULES DE SÉDILLOT

Pommade mercurielle double récente........	30 grammes.
Savon médicinal pulvérisé	20 —
Poudre de réglisse	10 —

On fait une masse homogène que l'on divise en pilules de 20 centigrammes, chaque pilule contenant cinq centigrammes de mercure.

3° PILULES MERCURIELLES PURGATIVES

PILULES DE BELLOSTE

Mercure pur..............................	60 grammes.
Miel blanc................................	60 —
Poudre d'aloès du Cap...	60 —
— de poivre noir.....................	10 —
— de rhubarbe......................	30 —
— de scammonée d'Alep.................	20 —

On triture le mercure avec le miel et une partie de l'aloès. Lorsque l'extinction du métal est parfaite, on ajoute le reste de l'aloès
et la scammonée, puis les autres poudres préalablement mêlées.
La masse étant bien homogène, on la divise en pilules de 20 centigrammes.

Chaque pilule renferme *cinq* centigrammes de mercure, autant
d'aloès, moitié moins de rhubarbe et seulement 0,017 de scammonée.

Les pilules mercurielles, contenant le métal très divisé et associé à des substances purgatives, sont très anciennes ; leur composition a varié d'un formulaire à l'autre.

Dans les pilules de Barberousse, les plus anciennes, on prescrivait d'éteindre le mercure dans du suc de rose. Lémery, ayant fait remarquer que l'extinction était en réalité impossible, a proposé l'emploi de la térébenthine ; mais il est préférable, comme l'indique le Codex, de faire cette opération à l'aide du miel et d'une partie de la poudre d'aloès.

La formule primitive de Belloste, tenue longtemps secrète, contenait seulement, d'après Baumé, du mercure, du sucre, de l'aloès et du jalap. Le Codex de 1758 remplaça la poudre de jalap par un mélange à parties égales de résine de jalap et de scammonée. Baumé à son tour, trouvant que le mercure était trop difficile à diviser avec le sucre seul, recommanda de le triturer avec de la crème de tartre et du sirop de capillaire. Enfin la formule ci-dessus est celle qui a été proposée par Guibourt.

4° PILULES DE DEUTOCHLORURE DE MERCURE
PILULES DE DUPUYTREN

Deutochlorure de mercure pulvérisé...............	0,20
Extrait d'opium.................................	0,40
Extrait de gaïac................................	0,80

On fait un mélange bien homogène que l'on divise en 20 pilules dont chacune renferme *un* centigramme de sublimé et deux centigrammes d'extrait d'opium.

Dans les pilules majeures d'Hoffmann, il entre du sublimé et de la mie de pain ; on donne la consistance pilulaire avec de l'eau. On a proposé de remplacer la mie de pain par du gluten frais, par de la gomme arabique, de la poudre de réglisse, etc.

Ces pilules, par suite de la réduction lente du sel sous l'action des matières organiques, ne doivent être préparées qu'au moment du besoin.

5° PILULES DE PROTOIODURE DE MERCURE
PILULES DE RICORD

Protoiodure de mercure récemment préparé..	5 grammes.
Extrait d'opium.......................... ..	2 —

Conserve de rose.......................... 10 grammes.
Poudre de réglisse....................... Q. S.

On divise exactement l'extrait d'opium dans la conserve de rose ; on ajoute le protoiodure, puis la poudre de réglisse en quantité suffisante et l'on fait 100 pilules.

Chaque pilule contient *cinq* centigrammes de protoiodure et deux centigrammes d'extrait d'opium.

Dans la formule de Magendie, le sel mercuriel est associé à l'extrait de genièvre et à la poudre de réglisse.

II. Granules.

Les *granules* sont de très petites pilules que l'on recouvre ou non d'une couche de sucre.

Le Codex rejette avec raison le procédé qui consiste à humecter la nonpareille des confiseurs (graines de pavot enrobées de sucre) avec une solution médicamenteuse, moyen qui rend impossible tout dosage exact, alors surtout qu'il s'agit de médicaments très actifs, comme la digitaline, l'aconitine, etc. Les granules du Codex sont simplement des petites pilules argentées et parfaitement dosées.

GRANULES DE DIGITALINE

Digitaline 0.10
Sucre de lait pulvérisé..................... 4 grammes.
Gomme arabique pulvérisée................ 0.90
Sirop de miel............................. Q. S.

On triture longtemps la digitaline dans un mortier de porcelaine avec le sucre de lait que l'on introduit par petites portions à la fois ; on ajoute la gomme arabique et on fait avec le sirop une masse pilulaire bien homogène ; on divise cette masse en 100 pilules que l'on argente.

Chacun de ces granules contient *un* milligramme de digitaline.

On prépare de la même manière, et aux mêmes doses, les granules de :

Acide arsénieux;	Aconitine;
Atropine;	Strychnine.

Au lieu d'argenter ces pilules, on peut les enrober d'une légère couche de sucre, à la manière des anis de Verdun, ce qui fournit de véritables granules parfaitement dosés et d'une administration agréable.

POUDRES GRANULÉES

Lorsqu'un médicament est très actif et ne peut être par conséquent administré qu'à très faible dose, comme les alcaloïdes, la granulation présente plutôt des inconvénients que des avantages. Il n'en est pas de même pour les substances qui se prescrivent à haute dose, comme la magnésie, le sous-nitrate de bismuth, le kousso, la rhubarbe, etc. C'est alors que la granulation peut offrir un mode d'administration aussi agréable que sûr.

Dans un procédé de granulation préconisé par M. Mentel, on recouvre un noyau central très fin de poudre médicamenteuse, puis on enrobe le tout d'une couche de sucre pur ou aromatisé, à la manière des anis de Flavigny.

La granulation des poudres présente trois avantages : la conservation du médicament, une administration facile et agréable, la commodité du dosage.

En effet, l'expérience démontre que les poudres parfaitement sèches, enrobées de sucre, ne subissent aucune altération, même au bout de plusieurs années, à la condition toutefois de les conserver à l'abri de l'humidité.

La sûreté et la commodité du dosage, voilà surtout ce qui caractérise les poudres granulées ; car, lorsque l'on n'administre pas seulement deux ou trois granules, qui peuvent être très inégalement chargés de principes actifs, mais bien une cuillerée à café ou même une cuillerée à bouche, représentant deux ou trois cents granules, il est évident que s'il y a des défauts de dosage dans quelques granules pris isolément, ces défauts se trouvent compensés par la réunion d'un très grand nombre de granules pris simultanément.

III. Capsules.

Les *capsules* sont des enveloppes gélatineuses de forme sphérique ou ovale contenant ordinairement des substances à odeur ou à saveur désagréable.

Il est évident qu'elles doivent remplir les deux conditions suivantes : leur enveloppe doit non seulement pouvoir se dissoudre aisément dans le tube digestif, mais elle doit être sans action sur le médicament qu'elle renferme.

Voici l'une des formules qui sont usitées.

Grénétine.............................	30	grammes.
Gomme arabique pulvérisée...............	30	—
Sucre pulvérisé.........................	30	—
Miel blanc..............................	10	—
Eau....................................	100	—

On fait dissoudre le tout au bain-marie.

On plonge dans cette solution de petites olives en fer étamé,

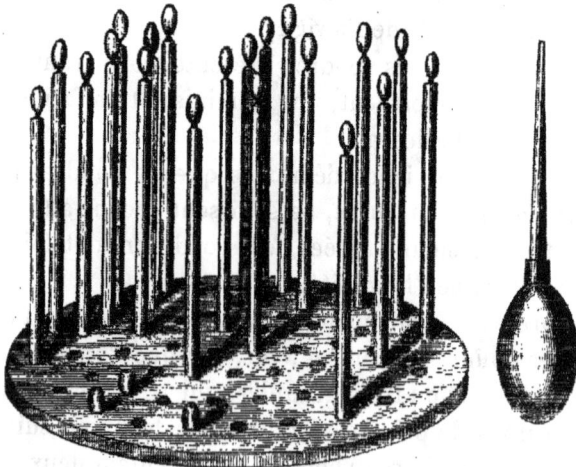

Fig. 80.

légèrement huilées et fixées sur un plateau au moyen d'une tige mince (fig. 80). Après quelques instants, on retire le plateau, en lui imprimant un mouvement circulaire en tout sens, jusqu'à ce que la masse gélatineuse soit en partie refroidie ; puis on porte le tout dans une étuve légèrement chauffée.

Lorsque la capsule est sèche, on la retire par un mouvement brusque, et on coupe avec des ciseaux les bords déchiquetés avant de procéder au remplissage.

Lorsqu'il s'agit de liquides très fluides, on les introduit à l'aide d'une petite burette effilée ; s'il s'agit d'un liquide épais, comme le copahu, on le rend plus fluide en le chauffant au bain-marie.

On ferme ensuite l'ouverture de chaque capsule au moyen d'un pinceau enduit de la solution gélatineuse ; puis, afin de rendre la surface parfaitement unie, on plonge de nouveau les capsules jusqu'au quart environ de leur longueur dans la solution primitive ; on fait sécher à l'air ou à l'étuve.

Les poudres sont introduites dans des tubes ouverts par l'un des bouts qu'on ferme au moyen d'un autre tube vide sensiblement de même dimension, s'emboîtant sur le premier à la manière d'un étui. Tel est l'ingénieux moyen imaginé par Lehuby pour administrer les poudres médicamenteuses.

Les capsules à liquides très volatils, comme les Perles d'éther, se préparent au moyen d'un appareil spécial qui, soudant l'une à l'autre par pression deux plaques minces gélatineuses, renferment le liquide médicamenteux dans la cavité ainsi formée, de telle sorte que la capsule, étant découpée en même temps que soudée par les bords, sort de l'appareil sous forme d'un sphéroïde.

On peut administrer sous forme de *Perles*, un grand nombre de liquides :

Éther ;
Teintures éthérées ;
Essence de térébenthine ;
Chloroforme, etc.

Un perfectionnement récent apporté à cette fabrication consiste à rendre les enveloppes molles, grâce à l'addition au mélange d'une certaine quantité de glycérine.

LIVRE TROISIÈME

MÉDICAMENTS EXTERNES

CHAPITRE PREMIER

GÉNÉRALITÉS SUR LES CORPS GRAS

CONSTITUTION DES CORPS GRAS. — PROPRIÉTÉS. — EXTRACTION. — MATIÈRES GRASSES CONCRÈTES : BEURRE DE CACAO. — BEURRE DE MUSCADE. — HUILE DE LAURIER. — AXONGE

On donne le nom de *corps gras* à des principes immédiats, neutres, de nature éthérée, d'origine animale ou végétale, donnant sur le papier des taches translucides et persistantes.

Il y a un demi-siècle, on comprenait sous cette dénomination les cires, la cholestérine, les acides gras, les substances grasses saponifiables.

Une division empirique, qui est encore usitée, mais à laquelle il ne faut donner qu'une valeur de convention, consiste à les distinguer, d'après leur consistance, en *huiles, beurres, graisses* et *suifs*.

La nature des corps gras a été longtemps méconnue et controversée. Un fait important cependant, qui aurait pu mettre sur la voie, avait été découvert par Scheële dès l'année 1779. En préparant l'emplâtre simple avec les huiles d'olive, d'amandes douces, de lin, de navette, ainsi qu'avec le beurre et l'axonge, cet illustre pharmacien avait signalé la formation constante d'un principe doux et sucré qui n'était autre chose que la glycérine ; mais cette découverte resta stérile jusqu'aux mémorables travaux de Chevreul. En effet, Fourcroy considéra la glycérine comme une sorte de mucilage ou de matière muqueuse simplement dissoute dans les huiles ; il attribua la formation des savons et des emplâtres à l'oxydation de l'huile, sous la double influence de l'oxygène de l'air et des oxydes métalliques.

Tout en méconnaissant également le rôle de la glycérine, Braconnot énonça le premier ce fait important, que les corps gras naturels ne sont pas des composés définis et qu'ils sont formés au moins de deux substances différentes : 1° un corps gras solide (suif); 2° un corps gras liquide (huile).

Enfin, dans une série de mémoires sur les *corps gras d'origine animale*, Chevreul a démontré que ces corps, saponifiés par les alcalis, fixent de l'eau et se scindent en deux parties : la glycérine et un acide gras qui reste combiné à l'alcali. Il a établi les rapports précis qui existent entre les acides gras et les principes immédiats dont le mélange, en proportions variables, constitue les corps gras naturels.

C'est à la suite de ces recherches qu'il a été définitivement prouvé que les graisses animales et les huiles végétales sont formées par le mélange de plusieurs principes immédiats, dont les plus importants et les plus communs sont : la stéarine, la palmitine et l'oléine. Ces trois principes, mélangés en diverses proportions, constituent la plupart des huiles et des graisses naturelles, comme l'huile d'amandes douces, l'huile d'olive, l'axonge, la moelle de bœuf, etc ; associés à quelques corps odorants de même nature, la butyrine, la valérine, la caproïne, etc., ainsi qu'à une petite quantité d'autres principes, ils constituent la matière grasse du lait, plusieurs huiles de poisson, le beurre de muscade, l'huile de laurier, l'huile de croton tiglium, etc.

Tous les principes gras jouissent d'une propriété commune et caractérisque : sous des influences très diverses, comme l'eau, les acides et les alcalis, ils se dédoublent avec fixation d'eau en deux composés distincts, la glycérine et un acide gras particulier.

Réunissant dans une vue d'ensemble tous ses résultats analytiques, Chevreul émit deux hypothèses sur la nature des corps gras :

ou bien, dit-il, chaque principe immédiat est formé de carbone, d'oxygène et d'hydrogène dans des proportions telles, qu'une partie de ces éléments représente un acide gras fixe ou volatil, tandis que l'autre portion, plus de l'eau, constitue la glycérine ; ou bien, la stéarine, l'oléine, la butyrine, etc., sont des espèces de sels formés d'un acide gras anhydre, fixe ou volatil, et de glycé-rine anhydre, dernière manière de voir qui rapproche les corps gras des éthers.

En combinant directement la glycérine avec les acides, M. Ber-thelot a définitivement tranché la question : les corps gras sont des éthers de la glycérine.

Ces éthers, appelés *glycérides*, s'obtiennent synthétiquement en faisant réagir directement les acides sur la glycérine, soit à la température ordinaire, ou en chauffant le mélange en vase clos pendant un temps plus ou moins long, soit en utilisant quelques-uns des procédés particuliers au moyen desquels on prépare les éthers.

Soient trois acides quelconques A, A', A''.

L'expérience démontre que dans la glycérine

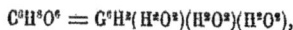

$$C^6H^8O^6 = C^6H^2(H^2O^2)(H^2O^2)(H^2O^2),$$

on peut remplacer :

1° Les éléments d'une molécule d'eau par les éléments d'une molécule d'acide, ce qui fournit des glycérides primaires :

$$C^6H^2(A)(H^2O^2)(H^2O^2).$$

A cette classe appartiennent la monostéarine, la monoléine, la monacétine la monochlorhydrine, etc.

2° Les éléments de deux molécules d'eau par deux molécules d'un même acide ou de deux acides différents :

$$C^6H^2(A)(A)(H^2O^2)$$
$$C^6H^2(A)(A')(H^2O^2).$$

Exemples : diacétine, dichlorhydrine, acétochlorhydrine, etc., qui constituent les glycérides secondaires ;

3° Les éléments de trois molécules d'eau par trois molécules d'un même acide ou par trois acides différents, ce qui conduit à la formule générale.

$$C^6H^2(A)(A')(A'').$$

C'est dans cette troisième catégorie que viennent se ranger les corps gras naturels, à cela près que l'acide gras est ordinairement unique. Ainsi la stéarine naturelle est de la tristéarine :

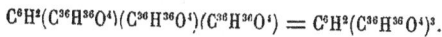

$$C^6H^2(C^{36}H^{36}O^4)(C^{36}H^{36}O^4)(C^{36}H^{36}O^4) = C^9H^2(C^{36}H^{36}O^4)^3.$$

La trioléine,

$$C^6H^2(C^{36}H^{34}O^4)^3, \text{ etc.}$$

On peut résumer d'un seul mot tous ces faits en disant que la glycérine est un *alcool triatomique*, puisqu'elle peut donner, avec un même acide, trois éthers neutres, alors que l'alcool ordinaire ne donne lieu, dans les mêmes circonstances, qu'à un seul composé éthéré.

On conçoit maintenant clairement la cause de la multiplicité des corps gras tant naturels qu'artificiels, puisque non seulement la glycérine peut se combiner à tous les acides, à la manière des alcools, mais que les différents corps ainsi formés peuvent se mélanger entre eux en toute proportion, comme c'est le cas général parmi les corps gras naturels.

Les corps gras naturels étant des glycérides tertiaires, formés par des acides à équivalents élevés, présentent des caractères physiques assez uniformes, au point de vue de leur solubilité, de leur fusibilité, de leur densité, de leur décomposition par la chaleur, etc. Dans les glycérides artificiels, on ne rencontre pas cette généralité, à cause de la diversité des acides générateurs.

Parmi les glycérides, les uns sont volatils sans décomposition, à la pression ordinaire, comme les chlorhydrines; ou bien dans le vide barométrique, comme la stéarine; d'autres ne peuvent être distillés sans décomposition et fournissent à la distillation de nombreux dérivés, notamment des acides gras volatils, des carbures d'hydrogène, de l'acroléine, etc.

Les corps gras d'origine végétale sont ordinairement liquides à la température ordinaire, d'une densité inférieure à celle de l'eau. Ils sont formés par un mélange de deux ou plusieurs corps parmi lesquels l'oléine domine, celle-ci tenant en dissolution les composés solides. Tout le monde sait que l'huile d'olive, par exemple, laisse déposer des grumeaux à basse température.

Les huiles sont inflammables, insolubles dans l'eau, peu solubles dans l'alcool, à l'exception des huiles de ricin et de croton tiglium ; plus ou moins solubles dans l'éther, la benzine, le sulfure de carbone, les huiles essentielles.

Toutes s'altèrent au contact de l'air, rancissent, s'acidifient. Tantôt l'absorption est très lente et la solidification complète n'a jamais lieu : ce sont les huiles *non siccatives;* tantôt l'absorption est rapide et le tout se prend en une masse solide : ce sont les *huiles siccatives.*

Cette différence paraît tenir à l'existence de deux oléines distinctes : 1° L'*oléine ordinaire* qui ne s'altère que lentement à l'air, mais qui se solidifie sous l'influence de l'acide hypoazotique; 2° la *linoléine*, moins hydrogénée que la précédente, laquelle absorbe rapidement l'oxygène et résiste à l'action des vapeurs nitreuses.

Toutefois, d'après les expériences déjà anciennes de Th. de Saussure, toutes les huiles, siccatives ou non, absorbent rapidement l'oxygène avec une facilité plus ou moins grande, en dégageant de l'acide carbonique et de l'hydrogène.

M. Cloez, dans un excellent travail, a précisé ces données; il a conclu de ses expériences :

1° Que toutes les huiles, avec le temps, augmentent de poids dans la proportion de 4 à 8 pour 100 ;

2° Qu'elles perdent du carbone, environ 6 pour 100, tandis que la perte en hydrogène est toujours très faible;

3° Que le gain d'oxygène, environ 12 à 15 pour 100, s'accompagne de la formation d'acides gras volatils, comme les acides formique, acétique, acrylique, etc.

4° Que dans les huiles complètement oxydées, la glycérine a complètement disparu.

Ces altérations sont accélérées par la lumière, fait important à signaler au point de vue des opérations pharmaceutiques. L'oxydation est également activée par l'addition de quelques substances salines, comme le borate et le benzoate de protoxyde de manganèse, sels servant sans doute d'intermédiaires pour la fixation de l'oxygène.

Les huiles sont naturellement incolores; celles qui sont colorées se décolorent lorsqu'on les chauffe au-dessus de 200°; vers 300° elles se décomposent et fournissent à la distillation des produits variés qui ont été étudiés par Bussy et Lecanu.

Les huiles végétales se rencontrent ordinairement dans les semences, quelquefois dans le péricarpe du fruit, comme dans l'olive; rarement dans les racines, comme dans le souchet comestible. Dans les graines, elles sont intimement unies à l'albumine végétale; aussi, lorsqu'on les broie avec de l'eau, obtient-on un produit laiteux, une véritable émulsion.

Pour déterminer exactement la proportion d'huile contenue dans les graines, on épuise celles-ci, convenablement divisées au moyen d'un dissolvant volatil, comme le sulfure de carbone purifié. Il est nécessaire au préalable de les dessécher exactement en les maintenant pendant un temps suffisamment long à une température de 110°. On opère l'épuisement à l'aide de l'extracteur à distillation continue de Payen, ou à l'aide de l'appareil imaginé par M. Cloez, ou même simplement au moyen d'un petit appareil à lixiviation.

Pour obtenir les huiles dans les officines, on a recours le plus souvent à la pression; on opère à chaud lorsque la matière a une consistance butyreuse; parfois on utilise les dissolvants : l'alcool, l'éther, le sulfure de carbone, etc.

Dans l'industrie, l'extraction se fait ordinairement en soumettant les matières oléagineuses à l'action de presses plus ou moins puissantes. A cet effet, on écrase ces graines au pilon ou dans des cylindres broyeurs, puis on les réduit en pâte sous des meules verticales. Les huiles vierges sont obtenues à froid; mais généralement on opère à chaud, soit en comprimant la pâte entre des plaques métalliques chauffées, soit en l'additionnant d'un peu d'eau chaude et en comprimant le mélange dans des sacs de toile.

Parfois on torréfie les graines, on les contuse et on les fait bouillir avec de l'eau, mode opératoire autrefois usité pour préparer le beurre de cacao.

Les huiles sont d'autant plus pures qu'elles ont été obtenues à plus basse température. Pour les épurer, lorsqu'elles sont destinées à l'usage externe, on les additionne de 2 ou 3 centièmes d'acide sulfurique concentré; on brasse fortement, jusqu'à ce que la masse liquide prenne une teinte verdâtre, puis noirâtre; après vingt-quatre heures de repos, on ajoute un peu moins de leur volume d'eau, on agite de nouveau, et lorsque le mélange a pris une consistance laiteuse, on le conduit dans des réservoirs maintenus à une température de 25° à 30°. Après quelques jours de repos, on décante l'huile surnageante et on la filtre sur une couche de coton ou de laine cardée.

Les matières grasses concrètes usitées en pharmacie sont au nombre de quatre : le beurre de cacao, le beurre de muscade, l'huile de fruits de laurier et l'axonge.

I. Beurre de cacao.

Cacao non terré... Q. S.

Après l'avoir mondé des corps étrangers, on le torréfie légèrement pour rendre les enveloppes friables; on brise les amandes à l'aide d'un moulin ou d'un rouleau de bois, puis on les vanne pour enlever les enveloppes, et on les crible pour se débarrasser des germes.

On réduit alors le cacao en pâte dans un mortier de fer chauffé, on y ajoute la dixième partie de son poids d'eau bouillante et on chauffe quelques instants au bain-marie; on enferme le mélange dans une toile de coutil et on le soumet rapidement à la presse entre des plaques de fer étamées et chauffées à l'eau bouillante.

Pour purifier le beurre de cacao, on le liquéfie au bain-marie et on le laisse se refroidir lentement, afin de permettre à l'eau et au parenchyme de se déposer. On le sèche sur un lit de gros papier non collé; enfin, on l'introduit sur un filtre chauffé à l'eau bouillante ou à la vapeur; on le reçoit dans des fioles que l'on conserve à l'abri de la lumière.

On se contente souvent de lui donner la forme de tablettes que l'on entoure d'une feuille d'étain.

Les cacaos non terrés sont moins chers et plus riches en matière grasse que les cacaos terrés; on doit donc les préférer à ces derniers qui sont d'ailleurs plus sujets à fournir un produit d'une moins bonne conservation.

Anciennement, pour préparer le beurre de cacao, on faisait bouillir la pâte avec l'eau, et le beurre, en vertu de sa légèreté, venait se rendre à la surface. Ce procédé peu avantageux, est encore usité dans l'Inde pour l'extraction de l'huile de palme et pour se procurer la cire du myrica.

Le beurre de cacao a une couleur légèrement jaunâtre, une odeur particulière, une saveur qui rappelle celle du cacao torréfié. Il fond vers 26°. D'après Boullay, 100 parties d'alcool à 40° B en dissolvent à froid 1,40, et la solubilité n'augmente pas avec la température. Il est très soluble dans l'éther qui en dissout la moitié de son poids à la température ordinaire. Lorsqu'il est pur, cette solution est jaune et transparente; un soluté trouble serait l'indice d'une falsification.

Avec les alcalis, il donne, d'après Boullay, un savon bien lié, consistant, très soluble dans l'eau et même dans l'alcool.

Il est presque entièrement formé d'un corps gras cristallisable qui fond à 29° et que Pelouze et Boudet avaient considéré comme une combinaison particulière de stéarine et d'oléine; mais il est plus probable qu'il est constitué par un glycéride contenant à la fois dans sa molécule les acides stéarique et oléique.

D'après Spech et Gössmann, le beurre de cacao fournit à la saponification, indépendamment des acides stéarique et oléique, une petite quantité d'acide palmitique. Il résulte donc de la combinaison de la glycérine avec les trois acides gras suivants, parmi lesquels le premier domine :

L'acide stéarique.................................... $C^{36}H^{36}O^4$
— oléique....................................... $C^{30}H^{34}O^4$
— palmitique.................................. $C^{32}H^{32}O^4$.

D'après Tuchen, le cacao renferme, en moyenne, 36 à 40 p. 100

de beurre de cacao, 0,50 p. 100 de théobromine et laisse 3 p. 100 de cendres à l'incinération.

II. Beurre de muscade.

Les muscades sont produites par le *Myrista moschata* (Myristacées), arbre des îles Moluques qui présente le port d'un laurier.

On récolte le fruit à la main, on le dépouille de son brou, on l'expose au soleil, puis à la fumée, ce qui permet d'extraire l'amande de son enveloppe osseuse.

On laisse séjourner les amandes dans un lait de chaux, on les fait sécher et on les enferme dans des tonneaux que l'on expédie en Europe.

Pour retirer la matière grasse qu'elles renferment, on les pile ou on les passe au moulin, pour les réduire en une poudre assez fine, que l'on expose en cet état sur un tamis de crin à l'action de la vapeur d'eau, jusqu'à ce qu'elles soient bien échauffées et que le beurre soit complètement liquéfié. On exprime alors rapidement la masse entre des plaques de fer étamé, préalablement chauffées à l'eau bouillante.

Quand l'huile est refroidie, on la sépare de l'eau qui s'est écoulée avec elle et on la purifie en la filtrant au papier, à la température de l'eau bouillante.

Le beurre de muscade est très aromatique, d'une couleur jaune, quelquefois marbré de stries rougeâtres, d'une densité voisine de celle de l'eau. On le trouve ordinairement dans le commerce sous forme de pains rectangulaires, plus ou moins volumineux, recouverts d'une feuille de roseau.

Il est soluble dans l'éther, moins soluble dans l'alcool, insoluble dans l'eau.

Il est formé de *myristine*, d'oléine et d'une huile essentielle.

La myristine est un glycéride neutre, cristallin, d'un aspect nacré. Pour l'isoler, on traite à plusieurs reprises le beurre de muscade par de l'alcool ordinaire; le résidu est purifié par des cristallisations répétées dans l'éther bouillant, jusqu'à ce que le point de fusion soit de 31°. On l'obtient plus facilement, d'après

Comar, en épuisant simplement la noix muscade par la benzine :
à l'évaporation spontanée, il se dépose des cristaux que l'on reprend par de la benzine bouillante, additionnée d'un peu de noir
animal; les cristaux se déposent à l'état de pureté par le refroidissement. Les amandes en donnent environ la dixième partie de
leur poids.

Les alcalis dédoublent la myristine en acide myristique,
$C^{28}H^{28}O^4$, qui fond à 49°. Elle a donc pour formule,

$$C^6H^2(C^{28}H^{28}O^4)^3.$$

L'huile essentielle, bien rectifiée, est incolore, très fluide,
d'une saveur âcre et brûlante. Sa densité à 15° est 0,853. Elle dévie à droite le plan de polarisation de la lumière polarisée. D'a-
près Gladstone, le produit brut est un mélange d'un carbure
isomérique avec l'essence de térébenthine, bouillant à 160°, et
d'une essence oxygénée bouillant vers 224°.

Le beurre de muscade entre dans la composition du baume
Nerval, et se trouve nécessairement associé à toutes les préparations dont la muscade fait partie, comme l'élixir de Garus, la
teinture de Bonferme, etc.

III. Huile de laurier.

Le laurier commun, *Laurus nobilis* (Laurinées), fournit à la
pharmacie ses feuilles, son fruit et l'huile de laurier.

Pour préparer cette dernière, on réduit en poudre, à l'aide
d'un moulin, des fruits de laurier récemment séchés. On expose
cette poudre à l'action de la vapeur d'eau, assez longtemps pour
la bien pénétrer, puis on la met promptement à la presse dans un
sac de coutil, entre des plaques métalliques chauffées. On exprime
fortement, on filtre l'huile à chaud et on la renferme dans un
flacon.

On peut également la retirer des fruits récents; on broie ceux-
ci, on les chauffe légèrement et on les exprime à la presse. On
laisse déposer l'huile en la maintenant liquide à l'aide d'une
douce chaleur, et on décante.

. D'après les observations de Ménigault, et contrairement aux indications fournies par plusieurs pharmacopées, les baies fraîches, simplement contusées et bouillies avec de l'eau, ne fournissent pas d'huile de laurier. Soubeiran s'est assuré qu'il en est de même avec les baies sèches. Il faut de toute nécessité recourir à l'expression, comme l'indique le Codex.

L'huile de laurier est d'un vert foncé, d'une consistance d'huile figée, d'une odeur forte et aromatique. Elle se liquéfie aisément à une douce chaleur en donnant un liquide d'un vert foncé.

Elle est principalement formée d'une matière grasse, nommée *laurostéarine*, d'oléine, d'un principe cristallisable appelé *laurine* et d'une huile essentielle.

La laurostéarine de Marsson cristallise en aiguilles d'un éclat soyeux, incolores et insipides, fondant à 45°. Elle est insoluble dans l'eau, à peine soluble dans l'alcool froid, mais elle se dissout facilement dans l'alcool bouillant et dans l'éther. Les alcalis la dédoublent en glycérine et en acide laurostéarique qui fond à 43° et qui répond, d'après Marsson, à la formule $C^{24}H^{24}O^4$. La laurostéarine a donc pour formule,

$$C^6H^2(C^{24}H^{23}O^4)^3$$

La laurine, découverte par Bonastre en 1824, cristallise en octaèdres rhomboïdaux très allongés. Elle est inodore, insipide, insoluble dans l'eau et dans les *alcalis*, peu soluble dans l'alcool, soluble dans l'éther. L'acide sulfurique concentré lui communique une couleur jaune qui passe bientôt au rouge orangé. Enfin, elle fond et peut se volatiliser sans résidu. Son étude reste à faire.

L'huile volatile est épaisse, d'un jaune verdâtre, faiblement acide. Traitée par la potasse, elle donne deux carbures d'hydrogène. L'un de ces carbures est un térébenthène qui bout à 164°; l'autre, $C^{30}H^{24}$, bout vers 250° et dévie à droite, comme le précédent, le plan de polarisation de la lumière polarisée.

L'huile de laurier ne s'emploie qu'à l'extérieur. Il ne faut pas la confondre avec la *pommade de laurier*, improprement appelée *onguent de laurier*, qui est un médicament tout différent et beaucoup moins actif.

IV. Axonge.

L'axonge, *graisse de porc* ou *saindoux*, est formée par un mélange de tristéarine, de tripalmitine et de trioléine.

On l'extrait de la panne ou épiploon du porc (*Sus scrofa*, L., Mammifère pachyderme).

Pour la préparer, on enlève les membranes qui recouvrent l'épiploon, ainsi que toutes les parties rouges qui peuvent y adhérer. On coupe la panne par morceaux, on la pile dans un mortier de marbre et on la chauffe au bain-marie, jusqu'à ce qu'elle soit complètement fondue et claire. On passe à travers un linge serré.

On agite alors modérément la masse fluide avec une spatule, jusqu'à ce que, étant encore liquide, elle soit devenue blanche et opaque ; puis on la coule dans des pots que l'on remplit entièrement, que l'on recouvre et que l'on conserve dans un lieu frais.

On prépare de la même manière :

> La moelle de bœuf.
> Le suif de mouton.
> Le suif e bœuf.

Lorsque les matières premières sont imprégnées de sang, il convient de les laver avec de l'eau et de les exprimer entre les mains.

L'axonge, bien préparée, est solide, blanche, un peu grenue ; son odeur est caractéristique, et sa saveur douce n'est pas désagréable. Sa densité à 15° est 0,938. Elle fond au voisinage de 28°.

Elle acquiert avec le temps une odeur désagréable, surtout sous l'influence de l'humidité ; elle s'oxyde alors lentement, avec production d'une petite quantité d'acides gras volatils et odorants.

L'axonge est donc sujette à rancir, ce qui est un inconvénient au point de vue de la préparation des pommades. Pour éviter cette altération, on y incorpore certains corps résineux, comme le benjoin, le baume de Tolu, la résine qui accompagne les bourgeons de peuplier.

L'axonge *benzoïnée* s'obtient en chauffant au bain-marie pendant deux ou trois heures le mélange suivant :

> Axonge.. 25 grammes.
> Benjoin conservé............................... 1   —

On passe à travers un linge et on agite jusqu'à refroidissement. Ainsi traitée, l'axonge reste blanche. Elle est alors légèrement aromatique; son odeur devient même plus suave après quelques mois de préparation, et on peut la conserver dans cet état pendant une année ou moins. Elle est alors destinée à la préparation des pommades blanches et à celles dans lesquelles il entre des oxydes ou des sels à réaction alcaline.

On a conseillé de remplacer le benjoin par le baume de Tolu, on prend alors :

> Axonge.................................... 100 grammes.
> Baume de Tolu........................... 1   —

On dissout le baume dans un peu d'alcool, on ajoute ce soluté à l'axonge fondue et on agite jusqu'à parfait refroidissement.

Soubeiran a proposé de se servir de baume de Tolu ayant servi à la préparation du sirop de baume de Tolu, ce qui est sans inconvénient. Comar a conseillé l'emploi du baume du Pérou. L'addition de quelques gouttes de lessive des savonniers, préconisée par quelques pharmacologistes, n'est pas à recommander.

L'axonge *populinée* résiste encore mieux que les précédentes à la rancidité. Voici le mode opératoire qui a été donné par Deschamps, d'Avallon :

> Axonge..................................... 3000 grammes.
> Bourgeons de peuplier..................... 500   —
> Eau. 250   —

On chauffe au bain-marie dans une bassine étamée, jusqu'à ce que l'eau soit dissipée ; on passe à travers un linge et on agite jusqu'à refroidissement.

Cette graisse a une couleur jaune pâle et une odeur assez agréable. Bien qu'elle soit d'une bonne conservation, elle ne peut être employée à la confection de toutes les pommades, par exemple de celles qui doivent être incolores ; en outre, la matière colorante qu'elle renferme prend une couleur rouge orange sous l'influence des alcalis et des sels à réaction alcaline.

Quoi qu'il en soit, l'axonge additionnée d'un peu de matière résineuse doit être préférée pour les usages pharmaceutiques à l'axonge simplement *purifiée*, d'après les prescriptions du Codex, puisqu'elle se trouve préservée de toute altération notable, au moins pendant un temps très long.

L'altération de la graisse par rancidité est d'ailleurs facilement décelée par l'iodure de potassium, car la présence de la plus petite quantité d'acide gras volatil décompose l'iodure et met en liberté un peu d'iode qui colore toute la masse.

CHAPITRE II

HUILES FIXES

Les huiles fluides, huiles grasses liquides, huiles fixes, etc. usitées en pharmacie, se retirent le plus souvent des semences ; quelques-unes cependant ont une origine animale, comme l'huile d'œufs et l'huile de foie de morue. On les obtient ordinairement par expression, à froid ou à chaud. Comme elles contiennent, au moment de leur préparation, un peu de matières étrangères entraînées mécaniquement, on les laisse déposer pendant quelques jours, puis on les filtre par différents moyens.

Dans le commerce, afin d'avoir un rendement plus considérable, on opère souvent à chaud, mais cette méthode donne des produits de qualité inférieure.

Dans la pratique pharmaceutique, on utilise souvent les dissolvants, comme l'alcool et l'éther. Le sulfure de carbone, fabriqué à bas prix et dissolvant presque toutes les huiles, est parfois avantageusement employé dans le même but.

Les huiles fixes les plus usitées en pharmacie sont : les huiles d'amandes douces, d'olive, de ricins, de croton tiglium, d'œufs et de foie de morue.

I. Huile d'amandes douces.

On la retire des semences de l'*Amygdalus communis* (Rosacées) variétés *dulcis et amara*.

On débarrasse des amandes douces choisies de tous les corps étrangers qui peuvent y être mêlés, on les secoue dans un sac de toile rude, pour détacher la poussière écailleuse qui adhère à leur surface, et on les réduit en poudre grossière à l'aide d'un moulin..

On place le produit dans des sacs de toile que l'on presse graduellement, jusqu'à ce que l'huile cesse de couler ; on filtre celle-ci au papier et on la conserve dans des vases bien bouchés que l'on dispose dans un lieu frais.

D'après Boullay, les amandes douces contiennent 54 0/0 d'huile, mais on n'en retire guère par expression que 40 à 45 0/0.

On prépare également par expression, et de la même manière, les huiles de :

Ben.	Noisettes.
Épurges.	Noix.
Faines.	Pavots (huile blanche ou d'œillette).
Grand soleil.	Pignons.
Lin.	Pistaches.
Moutarde.	Semences froides, etc.

Les amandes amères sont moins chères que les amandes douces ; en outre, leur tourteau est recherché des parfumeurs pour en faire une pâte d'amandes ; aussi servent-elles de préférence à l'extraction d'une huile qui est identique avec la précédente, à la condition toutefois de ne pas les monder avant de les exprimer, car il se développerait alors de l'acide cyanhydrique.

L'huile d'amandes douces est très fluide, d'une couleur légèrement jaunâtre, coloration que l'on pourrait éviter en mondant les amandes et qui disparaît d'ailleurs à une température supérieure à 200°. Elle est presque dépourvue d'odeur et de saveur. Elle a pour densité 0,917 à la température de 15°. Refroidie vers — 20°, elle se trouble et se solidifie vers — 25°.

Elle est soluble dans l'éther et dans le sulfure de carbone ; l'alcool concentré n'en dissout que $\frac{1}{25}$ de son poids.

Elle rancit facilement, ce qui oblige à la renouveler souvent.

En raison de son prix assez élevé, elle est souvent falsifiée, notamment avec l'huile d'œillette ou l'huile de sésame.

Additionnée d'huile d'œillette, elle donne par l'agitation des bulles persistantes, bulles qui se fixent pendant quelque temps aux parois du vase en formant le *chapelet*. Le froid peut également fournir une bonne indication, puisque l'huile d'œillette se fige au voisinage de zéro. Enfin, la densité est augmentée, l'huile d'œillette ayant pour densité 0,926. Pour reconnaître la fraude, on pourra donc avoir recours aux indications fournies par l'oléomètre de Lefebvre ou par l'élaïomètre de Gobly.

L'ammoniaque, mêlée avec 9 parties d'huile pure, forme une pâte molle *très unie;* cette pâte au contraire est *grumelée* dès que l'huile contient plus de $\frac{1}{5}$ de son poids d'huile d'œillette.

Maumené et Fehling, Behrens, Cailletet, Chateau, Massie, etc., ont proposé des réactifs spéciaux pour reconnaître cette fraude qui est très commune et qui n'est bien appréciée, en définitif, qu'en tenant compte de toutes les réactions qui ont été signalées par ces auteurs.

La falsification par l'huile de sésame se reconnaît à l'aide d'un mélange d'acide sulfurique et d'acide azotique, qui colore l'huile pure en *rose fleur de pêcher*, et l'huile de *sésame* en *vert*.

L'huile d'amandes douces est employée en médecine pour l'usage interne, comme pour l'usage externe. Elle fait partie d'émulsions et de potions huileuses; elle entre dans la préparation de l'huile phosphorée; elle fait la base du savon médicinal, du liniment volatil ou savon ammoniacal, etc.

II. Huile d'olive.

L'huile d'olive s'extrait dans le midi de la France, en Espagne, en Corse, en Italie et en Grèce, des fruits de l'olivier (*Olea europea* L), qui en fournissent près du quart de leur poids. Elle est contenue non dans l'amande, mais dans le péricarpe du fruit.

Elle n'est pas préparée dans les officines. Dans l'industrie, on en distingue plusieurs variétés, d'après le mode d'extraction :

1° L'*huile vierge, surfine* ou *de première expression*. Cette huile, préparée à froid, est d'un jaune verdâtre, d'une saveur et d'une odeur agréables. On la prépare surtout en Provence, aux environs d'Aix, et aussi dans quelque localités de l'Afrique.

2° L'huile *ordinaire* ou de *deuxième expression*, obtenue à chaud, le plus souvent jaune, d'une odeur moins agréable que la précédente et assez disposée au rancîment;

3° L'huile d'*enfer* ou de *resense*, extraite du marc d'olive, dans les ateliers appelés *resenses;*

4° L'huile *fermentée*, dite *tournante*, retirée des olives qui ont fermenté, et toujours de qualité inférieure.

L'huile d'olive pure est jaune ou verdâtre, suivant le degré de maturation des fruits ; son odeur est douce et parfumée ; elle est dépourvue de toute âcreté. Elle se fige au voisinage de 6° au-dessus de zéro, en déposant d'abord de la palmitine. Sa densité, à 12°, est 0,919 ; son pouvoir conducteur pour l'électricité est extrêmement faible, comparé à celui des autres huiles végétales.

Exposée à l'air, elle rancit lentement, sans se dessécher ; à la lumière, au bout d'un mois environ, elle finit par se décolorer, mais elle est oxydée et présente des réactions nouvelles. L'oléine qui la constitue est solidifiée par l'acide hypoazotique et transformée en *élaïdine.*

L'huile d'olive est très employée en pharmacie. Elle sert à la préparation de la plupart des huiles médicinales ; elle entre dans la confection d'un grand nombre de liniments, d'onguents, d'emplâtres, etc.

Comme son prix est assez élevé, elle est souvent falsifiée avec d'autres huiles, notamment avec les huiles d'œillette, de navette, de colza, de sésame, d'arachide etc. La falsification la plus commune a lieu avec l'huile d'œillette, qui a une saveur douce et peu prononcée.

Pour reconnaître cette fraude, on a indiqué un grand nombre de moyens, parmi lesquels le plus intéressant est celui de Poutet, de Marseille. Voici en quoi il consiste.

On additionne l'huile de la $\frac{1}{42}$ p. de son poids d'une dissolution faite avec 60 p. de mercure et 75 p. d'acide azotique à 38°. Il faut préparer ce réactif à froid et s'en servir avant qu'il ne laisse déposer des cristaux. Il est formé de nitrates mercureux et mercurique, d'acide azotique et d'acide hypoazotique.

On porte le mélange dans un lieu frais et on l'agite toutes les dix minutes pendant deux heures. Au bout de ce temps, l'huile pure se prend en une masse solide, *sonore*. L'addition de $\frac{1}{20}$ d'huile d'œillette donne une masse moins solide, mais la différence n'est pas assez tranchée pour que l'on puisse se prononcer avec certitude.

Le mélange à $\frac{1}{10}$ donne une masse molle d'huile figée qui ne peut induire en erreur. C'est, d'après Soubeiran et Blondeau, tout ce que l'on peut espérer de ce mode d'essai. A la vérité, c'est déjà un procédé d'analyse satisfaisant que celui qui décèle la présence dans l'huile d'olive de $\frac{1}{10}$ d'huile d'œillette, proportion au dessous de laquelle les fraudeurs n'ont évidemment aucun intérêt à la falsification.

Dans un mémoire très remarquable, Félix Boudet a démontré que, dans le réactif Poutet, l'acide hypoazotique concourt seul à la solification ; mais ce réactif, à l'état de pureté, ne peut être employé, parce que toutes les huiles qui renferment de l'oléine ordinaire finissent par se solidifier, par suite de la transformation de cette oléine, produit liquide, en un corps isomérique solide, *l'élaïdine*.

III. Huile de ricin.

L'huile de ricin, de *Palma Christi* ou de *Castor*, se prépare au moyen des ricins, fruits du *Ricinus communis* (Euphorbiacées).

On fait passer des ricins de France récents entre deux cylindres assez distants l'un de l'autre pour briser seulement l'enveloppe testacée. On vanne pour séparer l'épisperme et on achève même l'opération par un mondage à la main.

On enferme alors les ricins dans des sacs de coutil et on les soumet graduellement à la presse pour donner le temps à l'huile de s'écouler. Quand cet écoulement est terminé, on retire le marc, on le réduit en pâte et on le remet de nouveau à la presse, on filtre l'huile au papier.

Cette méthode de préparation à froid est préférable à la méthode *américaine*, qui consiste à faire bouillir les semences avec de l'eau. Elle est plus économique que le traitement par l'alcool, préconisé par Faguer.

L'huile de ricin, préparée à froid, est incolore, d'une saveur et d'une odeur peu prononcées, quoique peu agréables. Sa densité à 15° est de 0,963. Elle est épaisse, visqueuse, non siccative, malgré les assertions contraires. En effet, d'après Cloez, c'est de toutes les huiles celle qui absorbe le plus lentement l'oxygène : 100 p. d'huile en dix-huit mois n'ont subi qu'une augmentation de 3 0/0. Elle se congèle à — 18°. Popp a fait la curieuse remarque qu'elle dévie à droite le plan de polarisation de la lumière polarisée, alors que toutes les autres huiles sont inactives.

Elle est soluble en toute proportion dans l'alcool absolu, très soluble aussi non seulement dans l'éther, mais encore dans l'alcool concentré, ce qui la distingue de toutes les autres huiles fixes.

Elle se saponifie sous l'influence des alcalis avec une grande facilité en fournissant trois produits principaux :

La glycérine...................................... $C^6H^8O^6$
L'acide palmitique............................. $C^{32}H^{32}O^4$
L'acide ricinolique........................... $C^{36}H^{34}O^6$.

L'acide ricinolique, qui diffère de l'acide oléique par deux équivalents d'oxygène en plus, est l'acide gras spécial qui caractérise l'huile de ricins au point de vue chimique.

Chauffée, l'huile de ricin se dilate d'abord, puis entre en ébullition vers 265° ; elle se décompose alors en fournissant des gaz inflammables, de l'acroléine, des acides gras et un produit de la nature des huiles essentielles, *l'œnanthol* ou aldéhyde œnanthylique

$$C^{14}H^{14}O^2.$$

Lorsque l'on distille vivement deux parties d'huile de ricins avec une partie de potasse caustique, il y a dégagement d'hydrogène et formation d'un alcool découvert par M. Bouis, l'alcool caprylique. Le résidu de la cornue, dissous dans l'eau et décomposé par l'acide chlorhydrique, donne de l'acide sébacique, soluble dans l'eau bouillante. Dans ces réactions, c'est l'acide ricinolique qui se dédouble sous l'influence de la potasse, d'après l'équation suivante :

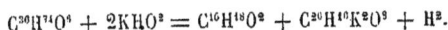

$$C^{36}H^{34}O^4 + 2KHO^2 = C^{16}H^{18}O^2 + C^{20}H^{16}K^2O^3 + H^2.$$

L'huile de ricin, chauffée avec l'acide azotique, est vivement attaquée; une certaine quantité d'acide sébacique prend naissance, de l'acide œnanthylique passe à la distillation, etc.

Une solution alcoolique, saturée de gaz chlorhydrique, fournit de la glycérine et des acides gras qui réagissent sur les composés éthérés formés simultanément.

L'acide hypoazotique la solidifie en la transformant en *palmine* ou *ricinolaïdine*.

Enfin, l'ammoniaque convertit l'huile de ricin en *ricinolamide*, corps solide, cristallisable, fusible à 66°.

D'après Cloez, les ricins de France contiennent exactement la moitié de leur poids d'huile; ceux d'Amérique en donnent jusqu'à 68 pour 100. Chose digne de remarque, les semences sont beaucoup plus actives que l'huile qu'elles fournissent, car le marc est un drastique violent. Le principe purgatif n'est pas encore connu, le corps azoté découvert par Tuson, la ricinine, étant sans action sur l'économie.

Les falsifications de l'huile de ricin sont faciles à décéler. Il suffit d'additionner d'alcool absolu; ou très concentré, le produit soupçonné : l'huile étrangère seule reste indissoute.

IV. Huile de croton tiglium.

L'huile de croton tiglium est retirée des graines de Tilly, *Croton Tiglium* (Euphorbiacées), plante des îles Moluques, qui a été longtemps désignée par erreur sous le nom de *pignon d'Inde*.

Pour la préparer, on monde avec précaution les graines de croton et on les passe au moulin; on renferme la poudre qui en résulte dans une toile de coutil, et on la soumet à la presse entre deux plaques de fer chauffées à l'eau bouillante. On filtre l'huile au papier.

D'autre part, le tourteau qui reste comme résidu est broyé et chauffé au bain-marie avec deux fois son poids d'alcool à 80° pendant dix à douze minutes, à une température comprise entre 50 et 60°. On passe ensuite avec expression, et on soumet le résidu à la presse. On distille les liqueurs en ayant soin de réserver l'alcool qui passe pour une opération suivante.

Il reste, dans le bain-marie, une huile brune, épaisse, que l'on abandonne à elle-même pendant une quinzaine de jours; on la filtre pour la séparer du dépôt abondant qui s'est formé et on la mélange avec l'huile obtenue par simple expression.

On pourrait ne faire qu'une opération et traiter immédiatement les semences broyées par l'alcool, mais il faudrait augmenter la quantité du véhicule et la proportion des matières étant plus considérable, les chances d'accidents seraient plus nombreuses; car il ne faut pas oublier que ces semences sont âcres et dangereuses à manier.

Un kilog. de semences fournit 270 grammes d'huile, savoir :

Par expression............................ 146 grammes.
Par l'alcool............................... 124   —

Lorsque l'on ne veut préparer dans les officines qu'une petite quantité de produit, on peut recourir au procédé suivant qui a été conseillé par M. Dominé.

On met les semences, broyées et réduites à l'état de pâte avec de l'éther alcoolisé, dans une allonge munie inférieurement d'un peu de coton. On épuise la pâte avec de l'éther contenant le quart de son poids d'alcool à 90°; ce véhicule, volatilisé au bain-marie, abandonne l'huile qu'il tient en dissolution. On laisse déposer, on décante et on filtre.

Les semences, simplement broyées, fournissent par ce moyen le tiers de leur poids d'huile.

Guibourt recommande de trier les semences à la main pour enlever celles qui sont altérées, ainsi que les matières étrangères; de monder les graines au moyen d'un petit marteau, qui permet de briser la coque et de mettre l'amande à nu. On opère ensuite par expression et au moyen de l'alcool, comme dans le premier procédé. Les amandes fournissent alors la moitié de leur poids d'huile.

L'opération du mondage ne présente pas en réalité d'inconvénient sérieux, pourvu qu'on ait la précaution de ne pas porter les mains à la figure et de les laver avec soin lorsque le tirage est terminé.

L'huile de croton, bien préparée, est limpide, d'une couleur de vin de madère; elle a une odeur désagréable et une excessive âcreté. Elle est rubéfiante à l'extérieur; à l'intérieur, c'est un drastique violent et dangereux, même à petite dose.

Elle est soluble dans l'éther, peu soluble dans l'alcool, car elle exige 35 pour 100 d'alcool à 90° pour se dissoudre.

D'après Schlippe, l'huile de croton est formée de stéarine, de palmitine, de myristine, de laurine et de glycérides qui appartiennent à la série de l'acide oléique, comme l'acide crotonique $C^8H^9O^4$ et l'acide angélique $C^{10}H^8O^4$. D'après le même auteur, les propriétés rubéfiantes appartiennent à une matière résineuse, le *crotonol*, qui répond approximativement à la formule $C^{18}II^{14}O^4$.

Le crotonol est une sorte de substance résineuse, liquide, incolore, d'une odeur particulière, douée de propriétés irritantes, mais dépourvue de toute action purgative. Au contact des alcalis, il se résinifie et perd ses propriétés rubéfiantes.

L'action drastique de l'huile de croton appartient à un autre principe qui reste à découvrir. Tusson, il est vrai, admet l'existence d'un corps incristallisable, azoté, de la nature des alcaloïdes plus ou moins analogue à la ricinine, mais dont l'étude est incomplète.

V. Huile d'œufs.

Le jaune d'œuf, qui sert à préparer l'huile d'œufs, contient d'après Gobley : la moitié de son poids d'eau; de la vitelline (10 pour 100); des matières grasses (24 pour 100); une matière visqueuse (10 pour 100); deux matières colorantes; des traces de cholestérine et d'acide lactique; enfin, les sels ordinaires de l'économie.

Récemment, Dareste y a constaté la présence d'une matière amylacée, colorable par l'iode.

La vitelline est une matière albuminoïde. Suivant Denis, c'est de l'albumine ordinaire, unie à un peu de globuline; Lehmann la considère comme un mélange d'albumine et de caséine.

La matière visqueuse est un mélange complexe de lécithines ou matières grasses phosphorées analogues à celles que l'on rencontre dans le tissu nerveux.

Les matières colorantes sont de deux sortes : l'une rouge, qui contient du fer et qui se rapproche de la matière colorante du sang; l'autre jaune, semblable à la matière colorante de la bile.

Les sels sont surtout constitués par des phosphates de chaux et de magnésie, avec des traces de sels de soude.

Les matières grasses, qui constituent en presque totalité l'huile d'œufs, sont l'oléine et la margarine. L'huile de jaune d'œufs se compose donc d'oléine, de margarine, d'une petite quantité de cholestérine et de matière colorante.

Pour la préparer, on fait évaporer au bain-marie des jaunes d'œufs frais dans une capsule d'argent ou de porcelaine, en remuant sans cesse, mais doucement, jusqu'à ce que la masse pressée entre les doigts laisse suinter facilement l'huile qu'elle renferme. On l'introduit alors dans un sac de coutil et on la soumet à la presse entre des plaques de fer chauffées.

On filtre l'huile à chaud et on la renferme dans de petits flacons que l'on bouche hermétiquement.

Ce procédé de Henry, adopté par le codex, donne une huile très douce.

Planche a proposé d'extraire l'huile d'œufs avec de l'éther. On met dans un flacon les jaunes d'œufs avec leur poids d'éther rectifié; on agite, et, après quarante-huit heures de repos, on décante l'éther et on distille : l'huile reste comme résidu. On la chauffe quelques instants au bain-marie, en agitant de temps en temps, pour chasser les dernières portions d'éther.

Ce procédé fournit un bon produit à la condition de se servir d'éther parfaitement pur.

Bien préparée, l'huile d'œufs est jaune, limpide, d'une saveur douce et même agréable. A une basse température, elle se trouble et laisse déposer de la margarine. Elle est peu soluble dans l'alcool; l'éther, le chloroforme, la benzine, les huiles, la dissolvent en toute proportion.

Elle rancit facilement au contact de l'air; aussi, faut-il la préparer au moment du besoin et la conserver dans de petits flacons exactement remplis et parfaitement bouchés. Elle est, du reste, à peine usitée.

VI. Huile de foie de morue.

Dans le nord de l'Europe, on retire l'huile de foie de morue de divers poissons appartenant au genre *gadus*, notamment de la *morue, gadus morrhua.*

Pour la préparer, le Codex recommande de prendre des foies de morue récents, de les débarrasser des membranes qui y adhèrent et de les chauffer au bain-marie dans une bassine étamée en remuant continuellement jusqu'à ce que l'huile vienne à la surface. On passe alors avec une légère expression à travers une étoffe de laine; on abandonne l'huile à elle-même pendant quelques jours, puis on la filtre au papier. Le produit ainsi obtenu est d'une couleur légèrement ambrée.

On prépare de la même manière l'*huile de foie de raie* et l'huile de *foie de squale.*

Autrefois, on chauffait directement les foies ou on les abandonnait à la putréfaction pour en extraire plus facilement les matières grasses; mais ces procédés ne fournissent que des produits altérés, putrides, parfois brûlés, qui ne peuvent convenir à l'usage médical.

En Norvège et en Danemarck, on chauffe les foies à une douce chaleur au moyen de la vapeur d'eau que l'on fait circuler dans des chaudières à double fond, et on recueille l'huile à mesure qu'elle s'écoule. Elle est d'abord incolore, puis elle prend une teinte jaunâtre qui ne va jamais jusqu'au brun, comme dans les cuissons à feu nu.

Les huiles *blanches*, dites *anglaises*, obtenues par décoloration avec une eau alcaline et filtration au charbon, sont peu odorantes et peu sapides.

L'huile de foie de morue de bonne qualité, quelle que soit sa nuance, doit avoir une odeur franche de poisson; elle ne doit donner au goût aucune sensation âcre et désagréable. Elle a pour densité 0,932, à la température de 15°.

D'après de Jungh, elle renferme les principes suivants : des corps gras, oléine, margarine, butyrine, acétine ; des acides biliaires ; un principe colorant, *la gaduine;* des corps inorganiques, iode, chlore, brome, soufre, chaux, magnésie et soude.

M. Personne conteste la présence normale du phosphore, même à l'état d'acide phosphorique. Il admet en outre que l'iode y existe à l'état de combinaison intime avec les corps gras.

Quoi qu'il en soit, ce n'est certainement pas à cet élément minéral qu'il faut rapporter les propriétés thérapeutiques de ce médicament, mais surtout aux matières grasses qui le constituent. Aussi, convient-il d'administrer en nature l'huile de foie de morue, de rejeter toutes les modifications, toutes les *formes* pharmaceutiques qui ont été successivement proposées pour rendre son administration plus facile.

HUILES MÉDICINALES

Les huiles médicinales sont des huiles tenant en dissolution une ou plusieurs substances médicamenteuses de nature végétale ou animale.

Pour les préparer, on donne la préférence à l'huile d'olive qui se conserve longtemps sans altération et qui n'a pas, comme les huiles siccatives, l'inconvénient de s'épaissir à l'air. Dans quelques cas, on se sert de l'huile d'amandes douces, comme dans la préparation de l'huile phosphorée.

L'huile d'olives et l'huile d'amandes douces dissolvent les corps gras, les huiles volatiles, plusieurs résines, quelques alcaloïdes, la chlorophylle, le soufre, le phosphore, le brome, l'iode ; et même quelques sels, comme le cinnamate et le benzoate de fer.

Les huiles médicinales sont des préparations altérables que l'on doit renouveler tous les ans. On les conserve dans des vases en grès ou en verre, que l'on bouche exactement. Il faut les placer dans un lieu frais, et, autant que possible, à l'abri de la lumière.

Les huiles médicinales s'obtiennent par solution simple, par macération, digestion et coction.

1° *Solution simple*. Elle est applicable toutes les fois que le médicament est entièrement soluble dans l'huile. Exemple :

HUILE CAMPHRÉE
Liniment camphré.

Camphre râpé............................ 100 grammes.
Huile d'olive............................ 900   —

On divise le camphre peu à peu dans l'huile ; quand la dissolution est opérée, on filtre.

En remplaçant l'huile d'olive par l'huile de camomille, on obtient l'huile de *camomille camphrée*.

2° *Macération*. On traite par macération les substances odorantes fraîches, à tissu délicat, les fleurs par exemple.

On fait avec les fleurs une première macération, en exposant simplement le mélange au soleil ; on passe avec expression. On fait avec de nouvelles fleurs une seconde, et, au besoin, une troisième opération semblable, ce qui fournit des huiles odorantes usitées en parfumerie ; aussi le Codex n'en fait-il pas mention.

3° *Digestion*. L'opération se fait en vase couvert au bain-marie ; après deux heures de contact, on passe avec expression et on filtre, comme dans l'exemple suivant.

HUILE DE CAMOMILLE

Fleurs sèches de camomille romaine.. ...... $\frac{1}{10}$
Huile d'olive...............................

On fait digérer le mélange pendant deux heures dans un bain-marie couvert, en agitant de temps en temps. On passe ensuite avec expression et on filtre.

On prépare de la même manière les huiles de :

Absinthe.   Roses pâles (huile rosat).
Rue.   Fenugrec.
Mélilot.   Sureau.
Millepertuis.

Avec les cantharides, réduites en poudre grossière, on opère également par digestion dans dix parties d'huile, à cela près que l'action de la chaleur doit être prolongée pendant six heures. On passe ensuite avec expression et on filtre.

L'huile phosphorée se prépare également par digestion. Voici le procédé qui est inscrit dans le Codex de 1866.

HUILE PHOSPHORÉE.

Phosphore........................	2
Huile d'amandes douces............	100

On met l'huile dans un flacon d'une capacité telle qu'il en soit presque entièrement rempli. On introduit alors le phosphore et on chauffe pendant 15 à 20 minutes au bain-marie, en ayant soin d'agiter de temps en temps. On tient le flacon fermé pour éviter l'oxydation du phosphore; seulement, au commencement, on interpose, entre le goulot et le bouchon, un peu de papier, afin de donner issue à l'air intérieur.

On laisse refroidir l'huile; dès qu'elle s'est éclaircie par le repos, on la sépare par décantation du phosphore qui s'est déposé, et on la renferme dans des flacons de petite capacité que l'on tient bien bouchés.

Tel est le *modus faciendi* du Codex de 1866.

Cette préparation est défectueuse : 1° la quantité de phosphore dissoute est variable et, en tous cas, mal dosée; 2° la préparation est phosphorescente, elle s'altère lentement avec formation et dépôt de phosphore amorphe.

M. Méhu, dans un excellent travail, a montré comment il faut modifier ce médicament pour le rendre inaltérable et parfaitement dosé.

On commence d'abord par chauffer l'huile d'amandes douces pendant 8 à 10 minutes entre 220° et 250°, de manière à la décolorer complètement. On prend alors :

Phosphore blanc.........	1
Huile décolorée.....................	100

On met le phosphore et l'huile dans un flacon d'une capacité telle, qu'il soit rempli aux 9/10; on chauffe vers 80°, on ferme et on agite vivement. Tout le phosphore se dissout et la préparation est terminée.

On obtient alors une dissolution inaltérable, même à la lumière. Toutefois, cette solution est phosphorescente. On fait disparaître cet inconvénient en remplaçant un peu d'huile par une égale quantité d'éther. Alors la formule définitive est la suivante :

Phosphore......................................	1 gramme.
Huile décolorée............................	95 —
Éther..	5 —

Il est à peine nécessaire de dire qu'il ne faut ajouter l'éther qu'après refroidissement parfait.

L'huile à $\frac{1}{500}$, et à plus forte raison à $\frac{1}{1000}$, n'est pas phosphorescente; elle serait peut-être préférable pour l'usage médical.

4° *Coction.* Ce procédé s'applique aux plantes fraîches.

Quand on veut charger l'huile des principes actifs contenus dans les plantes fraîches, il faut soumettre celles-ci à une sorte de coction, afin de dissiper complètement l'eau de végétation qui s'oppose à l'acte de la dissolution.

Ce procédé s'applique aux Solanées vireuses et au baume Tranquille.

HUILE DE CIGUË

Feuilles fraîches de ciguë.................	1000 grammes.
Huile d'olive...............................	2000 —

On pile les feuilles de ciguë; on les mélange avec l'huile, et on fait bouillir le tout sur un feu doux, jusqu'à ce que l'eau de végétation de la plante soit entièrement dissipée. On retire du feu, on passe avec expression et on filtre.

L'huile du Codex, dans laquelle la coction n'est pas aussi prolongée, ne renferme pas de cicutine, d'après M. Labiche.

On prépare de la même manière les huiles médicinales de :

Belladone.	Morelle.
Chanvre indien.	Myrte.
Jusquiame.	Nicotiane.
Mandragore.	Stramoine, etc.

Ortelieb a proposé de faire toutes ces préparations en prenant des plantes sèches et pulvérisées dans les proportions suivantes :

Poudre......................................	125 grammes.
Eau..	25 —
Éther..	25 —

On humecte la poudre avec l'eau et l'éther, on introduit le mélange dans un appareil à déplacement, puis on lixivie avec 1,000 grammes d'huile d'olive. On chauffe ensuite pendant quelques instants au bain-marie pour chasser l'éther.

Ce procédé permet de préparer en toute saison les huiles des Solanées vireuses.

Ces huiles sont-elles actives, renferment-elles en dissolution une partie des alcaloïdes contenus dans les Solanées vireuses? Cette question est facile à résoudre. On s'assure très simplement de la présence des alcaloïdes dans ces huiles en agitant ces dernières avec de l'eau acidulée avec un peu d'acide tartrique; la solution filtrée précipite par l'iodure double de mercure et de potassium.

Toutefois, les alcaloïdes n'entrent en dissolution qu'autant que l'eau de végétation est entièrement dissipée.

BAUME TRANQUILLE

1° Feuilles fraîches de :

Belladone	200	Pavot	200
Nicotiane	200	Morelle	200
Jusquiame	200	Stramoine	200

2° Sommités sèches de :

Absinthe	50	Thym	50
Marjolaine	50	Hysope	50
Millepertuis	50	Menthe poivrée	50

3° Feuilles sèches de :

Rue	50	Balsamite	50
Romarin	50	Sauge	50

4° Fleurs sèches de :

Sureau	50	Lavande	50

Les plantes vertes contusées sont mises avec 5,000 parties d'huile d'olive dans une bassine de cuivre. On fait cuire à feu doux jusqu'à ce que l'eau de végétation soit complètement dissipée; on ménage alors le feu, et, lorsque l'huile a acquis une belle couleur verte, on la verse chaude sur les autres plantes, nouvellement récoltées, séchées avec soin et incisées. On laisse digérer pendant douze heures au bain-marie, on passe avec expression, on décante après repos convenable et on filtre (Codex de 1866).

On conserve le baume tranquille dans des vases bien bouchés que l'on place dans un lieu frais, à l'abri de la lumière.

Il reste toujours dans le marc une quantité notable d'huile que l'on peut extraire en grande partie, en la chauffant avec de l'eau.

Quelques praticiens, pour éviter cette perte ont proposé de remplacer les plantes narcotiques par leur suc. C'est dans un but analogue que Menier père a conseillé de substituer aux substances sèches, à part l'hysope, la sauge, le sureau et le millepertuis, une petite quantité des huiles volatiles correspondantes, 1 gramme environ pour les proportions ci-dessus.

D'autre part, comme les praticiens se trouvent souvent dans l'impossibilité de se procurer des plantes narcotiques fraîches, Huraut-Moutillard remplace chacune d'elles par le quart de leur poids de plantes sèches bien conservées : on les contuse grossièrement, on y verse deux kilogr. d'eau et ensuite l'huile d'olive, puis on termine l'opération comme l'indique le Codex.

M. Valser s'est assuré le premier que le baume Tranquille renferme à l'état de dissolution une quantité appréciable d'alcaloïdes; mais cette condition n'est remplie que si la coction des plantes fraîches dans l'huile a été poussée jusqu'à épuisement complet d'humidité, car les alcaloïdes se concentrent d'abord dans l'eau de végétation, et ce n'est que lorsque celle-ci est chassée qu'ils entrent en dissolution dans l'huile.

Lorsque l'on pousse le feu un peu au delà de ce terme la proportion des alcaloïdes augmente sensiblement, mais la couleur verte s'altère et le baume prend une couleur brune peu agréable.

Le baume Tranquille, même bien préparé, dépose avec le temps, surtout sous l'influence de la lumière, qui lui fait prendre rapidement une teinte jaunâtre par suite de l'altération de la chlorophylle. Aussi le Codex recommande-t-il avec raison de le tenir à l'abri de cet agent, bien que les propriétés médicinales ne soient pas modifiées par cette altération.

CHAPITRE III

DES CÉRATS

CIRES ET BLANC DE BALEINE

I. Cires

On donne le nom générique de *cires* à diverses substances de nature végétale ou animale, qui se différencient des corps gras par l'absence de la glycérine.

On peut les diviser en trois séries selon leur provenance :

1° Les *cires animales*, comme les cires d'abeilles et des Andaquies;

2° Les *cires végétales*, comme celles des Palmiers, de Carnauba, d'Ocuba, etc.

3° Les *cires fossiles*, notamment la Schéérérite et l'Ozocérite.

CIRE DES ABEILLES

Elle est produite par l'*abeille commune, Apis mellifica*, insecte hyménoptère de la famille des Anthophiles.

L'abondance avec laquelle on rencontre certaines matières cireuses dans les végétaux a fait d'abord admettre que l'abeille ne fabrique pas elle-même les matériaux propres à la construction de ses admirables rayons, mais qu'elle recueille simplement sur les fleurs ces matériaux tout formés. Telle est l'opinion à laquelle se sont arrêtés Swammerdam, Moraldi, Réaumur et tout d'abord aussi M. Milne-Edwards. On admettait donc ue la matière était recueillie sur les fleurs à l'état de cire brute et que l'insecte n'avait qu'à la pétrir avec quelque sécrétion fournie par ses organes, la salive, par exemple.

Bonnet et Hunter ont avancé les premiers que la cire était une véritable sécrétion, opinion qui a été démontrée expérimentalement par Huber, de Genève. Ce savant, ayant renfermé des abeilles dans une ruche sans issue, et ne leur ayant donné pour toute nourriture que du miel, du sucre et de l'eau, observa que les ouvrières captives continuaient néanmoins à construire leurs gâteaux. MM. Dumas et Milne-Edwards, ayant répété cette expérience avec soin, ont confirmé le résultat obtenu par Huber.

Il est donc démontré que la cire est une production animale, un produit de sécrétion. A la vérité, l'abeille en puise les éléments dans les végétaux, mais elle les modifie, les transforme; en un mot, crée véritablement des principes immédiats nouveaux, au moyen de la matière sucrée qui fait la base de sa nourriture.

Hunter et Huber ont avancé que l'élaboration de la cire avait lieu dans huit petites poches glanduliformes, placées entre les segments inférieurs de l'abdomen. Léon Dufour a constaté que ces prétendues poches *céripares* n'existent pas. Selon lui, l'abeille accumule dans son estomac le pollen et les matières sucrées dont elle se nourrit; elle rend ensuite ces matières élaborées par la bouche, à l'état de pulpe. Cette pulpe est déposée, en quelque sorte, jetée au moule dans des *aires cirières* placées sur les parties latérales de l'abdomen; là, elle y prend la forme et la consistance de petites lamelles que l'insecte retire à l'aide du petit crochet dont ses palettes sont munies.

Dujardin admet que la matière de la cire n'est pas régurgitée de l'estomac de l'insecte pour être ensuite façonnée en lamelles, mais que cette matière exsude naturellement à la surface des cellules nuclées qui tapissent les aires cirières et qui forment une membrane à mailles hexagonales, membrane entrevue par Huber, mais dont la fonction physiologique lui avait échappé.

Pour recueillir la cire, on soumet les rayons à la presse, afin d'enlever la plus grande partie du miel qu'ils contiennent. On fond ensuite le gâteau dans l'eau bouillante; la petite quantité de miel qui a échappé à l'expression se dissout, tandis que la cire fondue vient se rassembler à la surface du liquide aqueux. Elle se solidifie par le refroidissement ; on la fond de nouveau et on la coule dans des vases rectangulaires en terre ou en bois. Ce produit constitue la *cire jaune* ou *cire vierge*.

Pour la blanchir, on la réduit en rubans ou en lames minces, qu'on abandonne sur des châssis pendant plusieurs jours au soleil et à la fraîcheur des nuits. On peut aussi la blanchir plus rapidement à l'aide de produits chimiques : soit au moyen d'un peu d'acide sulfurique étendu et d'azotate de potasse, mélange qui fournit assez d'acide azotique pour détruire le principe colorant ; soit au moyen du chlore ou des hypochlorites, procédé qui présente l'inconvénient de donner naissance à des produits chlorés qui dégagent par la combustion de l'acide chlorhydrique.

D'après les expériences de Lewy, la cire blanche présente sensiblement la même composition que la cire jaune ; c'est donc uniquement à la destruction, ou plutôt à la modification du principe colorant, qu'il faut attribuer les légères différences signalées à l'analyse entre ces deux produits.

La cire fond à 62-63°. Elle est insoluble dans l'eau, très soluble dans les huiles et les graisses, ainsi que dans la plupart des huiles essentielles.

Elle est formée de deux principes immédiats, simplement mélangés, inégalement solubles dans l'alcool et que l'on peut séparer à l'aide de ce véhicule :

1° *L'acide cérotique*, $C^{34}H^{54}O^4$, acide gras soluble dans l'alcool bouillant ;

2° *La myricine* ou éther *mélissipalmitique*,

$$C^{60}H^{60}(C^{32}H^{32}O^4),$$

peu soluble dans l'alcool.

Léwy admet, en outre, dans la proportion de 4 à 5 pour 100, la présence d'une petite quantité d'une substance molle, fusible vers 28°, très soluble dans l'alcool concentré et dans l'éther froids, acide au papier de tournesol ; mais Gerhardt a contesté l'existence de cette matière, appelée par l'auteur *céroléine*, en tant que principe immédiat.

L'acide cérotique est la *cérine* de John. On l'obtient simplement

en faisant cristalliser à plusieurs reprises la partie de la cire soluble dans l'alcool bouillant, jusqu'à ce que le point de fusion
soit de 78°. Pour plus de sûreté, on le dissout une dernière fois
dans l'alcool bouillant et on le précipite dans l'alcool par une
solution alcoolique également bouillante, d'acétate de plomb;
le précipité est décomposé par l'acide acétique concentré. Il ne
reste plus qu'à le faire cristalliser à chaud dans l'alcool.

L'acide cérotique est volatil sans décomposition quand il est
pur. 12 équivalents d'hydrogène peuvent y être remplacés par
12 équivalents de chlore, substitution qui a permis à Brodie d'é-
tablir sa formule en le transformant en un composé parfaitement
défini, l'éther chlorocérotique :

$$C^4H^4(^{84}H^{48}Cl^{12}O^4).$$

La myricine s'obtient en traitant par l'éther bouillant le résidu
laissé par la cire, après les traitements alcooliques qui ont éliminé l'acide cérotique.

C'est une substance cristalline qui fond à 72°. Traitée par une
solution alcoolique de potasse, elle se dédouble, à la manière des
éthers, en deux produits : l'alcool mélissique et l'acide palmitique
qui reste combiné à l'alcali.

L'alcool mélissique,

$$C^{60}H^{62}O^2 = C^{60}H^{60}(H^2O^2),$$

est solide, blanc nacré, fusible à 85°. Il se décompose à la distillation. La potasse le transforme en acide mélissique $C^{60}H^{60}O^4$.

Les proportions de myricine et d'acide cérotique que l'on trouve
dans la cire varient considérablement suivant les provenances.
John, Bucholz, Brandes, ont analysé des cires qui contenaient
$\frac{9}{10}$ de leur poids d'acide; Boudet et Boissenot en ont trouvé seulement $\frac{7}{10}$; tandis qu'un échantillon, analysé par Hess, renfermait au contraire $\frac{9}{10}$ de myricine. D'après Brodie, une cire anglaise renfermait 22 pour 100 d'acide cérotique, tandis que ce
corps faisait totalement défaut dans une cire de Ceylan.

A la distillation sèche, la cire fournit une petite quantité d'eau
acide, des acides gras, de la paraffine et des carbures éthyléniques

huileux, à point d'ébullition variable. Pendant tout le temps de la distillation, il se dégage de l'acide carbonique et de l'éthylène; mais on n'observe ni la formation de l'acroléine, ni celle de l'acide sébacique, corps qui caractérisent la distillation des matières grasses.

Toutefois, comme dans le cas de l'acide stéarique, lorsque l'on oxyde la cire par l'acide azotique, il se forme, suivant Gerhardt, des acides palmitique, adipique, succinique, etc.

La cire d'abeille est souvent falsifiée. On y incorpore frauduleusement : de l'eau, des matières minérales, féculeuses et résineuses; des corps gras, de la paraffine, des cires végétales et même fossiles.

L'eau que l'on y introduit par agitation, après fusion, afin d'augmenter le poids du produit, se détermine par la perte que la cire éprouve par dessiccation au bain-marie.

Les matières minérales se séparent par fusion et se déposent au fond du vase.

La fécule se reconnaît au moyen de l'essence de térébenthine qui laisse indissous un résidu blanc, facile à caractériser au moyen de la teinture d'iode.

Les résines et le galipot, qui donnent à la cire de la viscosité et lui communiquent une odeur caractéristique, sont isolés à l'aide de l'alcool froid.

Falsifiée avec des corps gras, la cire donne à la distillation un liquide aqueux qui précipite en blanc par l'acétate de plomb (F. Boudet). La présence du suif abaisse notablement le point de fusion (Lepage), à la manière des cires végétales.

La cire a des usages variés. Elle fait la base des bougies de luxe et de l'encaustique; elle sert au moulage des figures, à la préparation des pièces anatomiques artificielles. En pharmacie, elle sert à préparer les cérats; elle entre dans la confection de plusieurs pommades et de quelques onguents.

Quelques cires présentent, comme la cire d'abeilles, une origine animale, notamment la *cire des Andaquies*, récoltée par les Indiens dans les plaines du Haut-Orénoque. Elle est sécrétée par un mélipone qui construit sur le même arbre un grand nombre de nids pouvant fournir chacun jusqu'à 250 grammes de cire

jaune. D'après Lewy, elle est formée d'un mélange, à peu près de
parties égales, de cire de palmier, fondant à 72°, et de *cérosie* fusible à 82°. On y trouve en outre 5 pour 100 d'une matière huileuse qui n'a pas été analysée.

CIRES VÉGÉTALES.

Plusieurs végétaux fournissent des produits qui peuvent être
utilisés dans l'économie domestique, à la manière de la cire ordinaire, et qui servent souvent à falsifier cette dernière :

1° *La cire de palmier*, produite par le *Ceroxylon andicola*,
arbre très abondant dans la Nouvelle-Grenade.

D'après Boussingault, les Indiens, pour la récolter, râclent l'épiderme de ce palmier et font bouillir les râclures avec de l'eau :
la cire surnage sans fondre, et les impuretés se précipitent. Elle
est peu soluble dans l'alcool, même bouillant, fond vers 72° et
donne à l'analyse les résultats suivants :

	Boussingault.	Lewy.	Teschemacher.
Carbone	80.48	80.73	80.28
Hydrogène	13.27	13.30	13.20

2° *La cire de Carnauba*, produite par un palmier qui croît dans
le nord du Brésil. Par la dessiccation, elle se détache des feuilles
sous forme d'écailles. Elle est soluble dans l'alcool bouillant et
dans l'éther, véhicules qui l'abandonnent par le refroidissement
sous forme de masses cristallines. Elle fond à 83°5, elle est très
cassante et se réduit aisément en poudre.

3° *La cire d'Ocuba*, qui provient d'un arbuste très répandu
dans la province du Para et dans la Guyane française. Elle est
vraisemblablement fournie par le *Myristica ocuba*. Pour l'isoler,
on réduit l'amande en une sorte de pulpe que l'on fait bouillir
avec de l'eau. Elle est soluble dans l'alcool bouillant et fond
à 36°5.

4° *La cire de Bicuhiba* que Brongniart attribue au *Myristica bicuhyba*. Elle se rapproche de la précédente par l'ensemble de
ses caractères.

5° *La cire des cannes à sucre* ou *cérosie*, obtenue pour la pré mière fois par Avequin en râclant la surface des cannes violettes et à rubans. A l'état de pureté, elle est blanche, cristalline, fond à 82°; à peine soluble dans l'alcool froid, mais très soluble à chaud, peu soluble dans l'éther. Elle répond à la formule,

$$C^{13}H^{48}O^2.$$

6° *La cire de Chine*, que l'on attribue au *Rhus succedaneum*. Elle est cristallisée, d'un blanc éclatant, fond à 82°5. Elle est peu soluble dans l'alcool et dans l'éther, même bouillants; l'huile de naphte la dissout facilement.

Elle est saponifiée par les alcalis et par la baryte; c'est un éther qui résulte de la combinaison de l'acide cérotique avec l'alcool correspondant.

Quelques autres productions végétales portent aussi, mais improprement, le nom de cires, telles que :

Les cires des myrica, obtenues en faisant bouillir dans l'eau les fruits de plusieurs espèces de Myrica, notamment ceux du *Myrica cerifera*, arbre très commun dans la Louisiane et dans les régions tempérées de l'Inde.

D'après Chevreul, ces produits donnent, à la saponification, des acides stéarique, margarique et oléique, ainsi que de la glycérine. Ce sont donc de véritables corps gras.

Il en est de même de la *cire du Japon*, extraite, à chaud et par expression, des amandes de plusieurs espèces de fruits, et qui n'est autre chose que de la palmitine.

CIRES FOSSILES

On désigne improprement sous ce nom certains hydrocarbures solides que l'on trouve dans le sol.

1° *La schéérérite*, qui se présente en lames rhomboïdales, translucides, fragiles, inodores, d'un éclat perlé ou résineux. Elle fond à 44° et distille dans le voisinage de 100°. Elle est soluble dans l'alcool et dans l'éther. Trouvée dans des lignites à Usnach, en Suisse, près de Saint-Gall.

2° *L'ozocérite* ou *paraffine native*, mélange de carbures éthylé-

niques, d'une consistance cireuse, d'un éclat gras, à odeur aromatique, d'une couleur brune, parfois verdâtre. Dana admet
qu'elle est formée de plusieurs principes qui fondent depuis 39°
jusqu'à 90°. Ces carbures se trouvent dans des grès, accompagnés
de lignites, en Moldavie et en Gallicie.

II. Blanc de baleine.

Le blanc de baleine ou *sperma ceti*, est une matière qui existe à
l'état de dissolution dans une énorme cavité située en avant et en
dehors de la cavité crânienne du Cachalot (*Physeter macroce-
phalus*). Ce liquide laisse déposer spontanément le blanc de baleine sous forme d'une substance cristalline qui fond entre 45° et
49° (Chevreul).

Suivant Heintz, c'est un mélange de composés éthérés provenant de l'union de plusieurs acides gras, les acides stéarique, palmitique, myristique, laurique, avec les alcools correspondants à
chacun de ces acides, savoir :

L'alcool stéarique...............................	$C^{36}H^{38}O^2$
— palmitique...............................	$C^{32}H^{34}O^2$
— myristique...............................	$C^{28}H^{30}O^2$
— laurique...............................	$C^{24}H^{26}O^2$.

A la vérité, ces éthers n'ont pas été isolés, mais en traitant leur
mélange par de la chaux sodée, il se dégage de l'hydrogène et on
obtient les sels alcalins des acides correspondants que l'on peut
ensuite séparer par des précipitations et des cristallisations fractionnées.

Le plus important et le plus abondant de ces éthers est la
cétine ou éther éthalpalmitique.

$$C^{64}H^{64}O^4 = C^{32}H^{32}(C^{32}H^{32}O^4).$$

C'est une substance solide, nacrée, qui fond à 49° en donnant
une masse transparente avec laquelle on fabrique des bougies
diaphanes. Elle cristallise en lames brillantes, insolubles dans
l'eau.

L'acide azotique l'attaque lentement en donnant des acides gras inférieurs : adipique, pimélique, œnanthylique, etc.

L'hydrate de potasse solide la saponifie, mais il est préférable d'opérer en solution alcoolique :

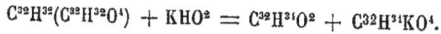

$$C^{32}H^{32}(C^{32}H^{32}O^4) + KHO^2 = C^{32}H^{31}O^2 + C^{32}H^{31}KO^4.$$

On ajoute à la solution du chlorure de calcium ; la masse desséchée est ensuite épuisée par l'éther qui s'empare de l'alcool éthalique, en laissant de côté les sels calcaires.

L'alcool éthalique cristallise en belles lamelles qui fondent à 49° et entrent en ébullition vers 350°. Il est insoluble dans l'eau, soluble dans l'alcool, très soluble dans l'éther, susceptible de brûler avec une flamme très éclairante. On peut le combiner avec des acides gras, avec l'acide stéarique, par exemple, ce qui équivaut à la synthèse du blanc de baleine.

Le blanc de baleine entre dans la composition du cold-cream, dans la préparation de cosmétiques, de quelques pommades et dans la fabrication des bougies de luxe.

Il est parfois falsifié avec du suif, des acides gras, plus rarement avec de la cire.

La cire donne avec l'éther une solution trouble et laiteuse ; les matières grasses abaissent le point de fusion au voisinage de 30°.

III. Cérats.

Les cérats sont des médicaments externes formés d'huile, de cire, quelquefois de blanc de baleine, dans lesquels on fait entrer d'ordinaire un ou plusieurs principes médicamenteux, comme des eaux distillées, des extraits, des poudres, des sels, des teintures, etc.

Pour les préparer, on divise les corps solides, on les fait fondre dans l'huile au bain-marie ; on verse le mélange dans un mortier de marbre chauffé avec de l'eau bouillante ; on agite vivement jusqu'à refroidissement parfait, en ayant soin de faire retomber dans le mortier, à l'aide d'une spatule, les portions qui s'attachent contre les parois.

L'opération est un peu moins simple lorsqu'un liquide aqueux doit faire partie du mélange : on fond les corps gras avec une partie de l'eau, et on ajoute peu à peu le reste de l'eau en continuant d'agiter la masse.

Lorsque l'on opère sur de grandes quantités de matière, il y a avantage à se servir d'une bassine en tôle étamée à l'intérieur, le métal qui est bon conducteur du calorique conservant plus longtemps dans toutes ses parties une température assez élevée pour éviter la formation des grumeaux.

Au lieu d'opérer comme ci-dessus, on a conseillé de laisser refroidir tranquillement les matières fondues, puis, quand elles sont solidifiées, de les râcler en couches minces que l'on triture dans un mortier jusqu'à ce que le mélange soit homogène ; mais cette pratique est assez longue, parce que la cire, cristallisant par un refroidissement lent, ne peut plus être divisée que par une trituration prolongée.

Les sels, les poudres, les extraits ne sont ordinairement ajoutés qu'à la fin de l'opération. Les corps solubles sont dissous dans une petite quantité d'eau ; les poudres doivent être très fines et au besoin porphyrisées.

Les cérats ont toujours une consistance molle, une blancheur qui doit être parfaite, à moins qu'on y ajoute quelque substance médicamenteuse capable de les durcir ou de les colorer.

Ils rancissent facilement en raison de la grande quantité d'air qui est nécessairement incorporée dans leur intérieur pendant la trituration. Aussi, conseille-t-on avec raison de n'en préparer que de petites quantités à la fois, d'autant plus que ceux qui contiennent de l'eau ne restent homogènes pendant un certain temps qu'autant qu'ils ont été préparés avec beaucoup de soin.

CÉRAT SIMPLE

Huile d'amandes douces....................	300 grammes.
Cire blanche.............................	100 —

On fait liquéfier la cire dans l'huile, à la chaleur du bain-marie ; on laisse refroidir en partie, en agitant continuellement.

Il ne faut pas substituer, comme on l'a proposé, la cire du Japon à la cire d'abeilles.

Le cérat du Codex fond vers 50°, tandis que celui qui est préparé avec la cire du Japon fond à une température inférieure à celle du corps humain, au voisinage de 30°.

On peut d'ailleurs distinguer les deux cérats à l'aide d'une dissolution alcoolique et concentrée de potasse caustique qui dissout entièrement le cérat à la cire du Japon, alors qu'elle ne dissout qu'en partie le cérat officinal.

CÉRAT DE GALIEN

Huile d'amandes douces........................	400	grammes.
Cire blanche................................	100	—
Eau distillée de rose........................	300	—

On fait chauffer au bain-marie la cire, l'huile et la moitié de l'eau, jusqu'à ce que la cire soit liquéfiée; on verse le mélange dans un mortier de marbre chauffé et on agite continuellement. Quand le mélange est en grande partie refroidi, on y incorpore le reste de l'eau de rose en l'introduisant par petites parties, tout en continuant à battre vivement le cérat.

On a aussi proposé de chauffer ensemble toutes les substances, de les verser dans un mortier et de battre immédiatement. On évite par là le chauffage du mortier et l'emploi du bain-marie, l'eau distillée de rose remplissant cette double indication. Cette méthode réussit bien quand on opère sur de petites quantités.

D'après Magnes Lahens, Galien préparait le cérat en faisant fondre de la cire jaune dans de l'huile rosat; il lavait ensuite la matière figée à plusieurs reprises avec de l'eau de rivière, sans chercher à incorporer de l'eau dans la masse.

Quelques praticiens, au lieu de faire fondre la cire dans l'huile à une douce chaleur, font chauffer cette dernière au point de la faire fumer abondamment. Le cérat est alors plus blanc, mais cette blancheur paraît acquise au détriment de ses qualités. Peut-être serait-il préférable de se servir d'huile décolorée comme dans la préparation de l'huile phosphorée. En tout cas, il faut rejeter l'emploi d'un peu de potasse pour obtenir le blanchîment et favoriser l'introduction de l'eau, car on fait certainement perdre à la préparation une partie de ses propriétés adoucissantes.

En remplaçant l'eau de rose par l'eau distillée de laurier-cerise, on obtient le *cérat calmant* de Roux de Brignoles. Le cérat à l'eau simple, aromatisé avec l'alcoolat de concombres, fournit le *cérat de concombres*, substitué dans quelques localités à la pommade de ce nom.

Lorsque l'on ajoute au cérat de l'extrait de belladone, de l'extrait d'opium, du laudanum de Sydenham, de l'onguent mercuriel double, du sous-acétate de plomb, etc., on obtient les cérats belladoné, opiacé, laudanisé, mercuriel, saturné, etc.

Dans les hôpitaux de Paris, à l'exemple de Galien, on remplace la cire blanche par la cire jaune, ce qui fournit un cérat plus économique, et aussi, dit-on, plus adoucissant. La formule est alors la suivante :

CÉRAT JAUNE

Cire jaune..........................	100 grammes.
Eau................................	250 —
Huile d'amandes douces.................	350 —

On opère exactement comme pour le cérat blanc.

CÉRAT SOUFRÉ

Soufre sublimé et lavé..................	20 grammes.
Huiles d'amandes douces...............	10 —
Cérat de Galien.......................	100 —

On mêle dans un mortier le soufre avec le cérat, et on ajoute l'huile par trituration de manière à obtenir un mélange parfaitement homogène.

CÉRAT A LA ROSE
Pommade pour les lèvres.

Huiles d'amandes douces..................	100 grammes.
Cire blanche.........................	30 —
Carmin..............................	0.50
Huile essentielle de rose................	0.50

On fait liquéfier la cire dans l'huile à une douce chaleur. Lorsque le mélange est à moitié refroidi, on y ajoute le carmin préalablement délayé dans un peu d'huile, et, en dernier lieu, l'essence de rose. Cette préparation, qui se délivre ordinairement dans de petites boîtes en bois, est employée contre les gerçures des lèvres, ce qui lui a valu son nom. Quelques pharmacologistes y font entrer du blanc de baleine et suppriment la matière colorante.

COLD-CREAM
Cérat cosmétique.

Huiles d'amandes douces....................	215 grammes.
Blanc de baleine...........................	60 —
Cire blanche...............................	30 —
Eau de rose................................	60 —
Teinture de benjoin........	15 —
Huile volatile de rose......................	0.30

On fait liquéfier la cire et le blanc de baleine dans l'huile, à une douce chaleur ; on coule le produit dans un mortier de marbre chauffé, et on triture jusqu'à refroidissement. On ajoute alors l'essence de rose, puis on incorpore par petites portions le mélange de l'eau de rose et de la teinture, préalablement passé à travers un linge.

Beaucoup d'auteurs suppriment la teinture de benjoin et remplacent l'essence de rose par l'eau de Cologne. On a donné des formules qui contiennent de l'eau de fleur d'oranger, de la glycérine, du borax, du camphre, de l'essence de bergamote, de l'essence d'amandes amères, etc.

CHAPITRE IV

POMMADES

Les pommades sont des préparations ayant pour base une ou plusieurs substances médicamenteuses associées à un corps gras, comme l'axonge simple ou benzoïnée, la moelle de bœuf, le suif de mouton, la graisse de veau, le beurre, l'huile d'olive, l'huile d'amandes douces, etc.

Depuis quelque temps, on a préconisé un nouvel excipient, la *vaseline*, mélange de carbures d'hydrogène, à point de fusion plus ou moins élevé. Cet excipient peut être employé avec avantage dans quelques cas spéciaux, par exemple, dans la préparation des pommades ophthalmiques.

A l'origine, le mot *pommade* était spécialement appliqué à des préparations cosmétiques de bonne odeur dans lesquelles on faisait entrer du suc de pommes de rainette.

Les pommades ne contiennent pas de substances résineuses, ce qui les différencie des onguents, avec lesquels on les confond quelquefois dans le langage usuel.

Au point de vue pharmaceutique, on les divise en trois séries :

1° Les pommades par simple mélange ;

2° Les pommades par solution ;

3° Les pommades par combinaison chimique.

I. Pommades par simple mélange.

Pour les préparer, on se sert ordinairement d'axonge chargée d'une petite quantité de principes résineux pour éviter leur rancidité : *l'axonge benzoïnée*, lorsqu'elles doivent avoir une blancheur parfaite ; *l'axonge populinée*, quand elles sont naturellement colorées. On y ajoute parfois un peu de cire, surtout en été, afin de leur donner une consistance convenable.

Les substances médicamenteuses, qui sont toujours ici à l'état de simple mélange avec le corps gras, doivent être très divisées, ou bien dissoutes dans une très petite quantité d'un liquide approprié, comme l'eau, l'alcool, l'éther, la glycérine. S'il s'agit d'un produit insoluble ou plus soluble, on l'emploie à l'état de poudre impalpable. Tel est le cas des substances minérales qui sont parfois porphyrisées.

Le mélange se fait à froid, dans un mortier, ou même sur un porphyre, lorsqu'une extrême ténuité est indispensable, comme dans le cas des pommades ophthalmiques. On prolonge suffisamment la trituration pour que l'union soit très intime et que le mélange soit parfaitement homogène.

Quand on opère sur de grandes quantités de matière, on abrège l'opération en faisant fondre à demi les corps gras avant d'ajouter les poudres que l'on peut faire tomber à l'aide d'un tamis. On peut aussi, comme cela se pratique à la pharmacie centrale des hôpitaux, se servir d'un bistortier à manche très long qui passe dans un anneau métallique fixé contre un mur.

Au moment de leur préparation, ces pommades contiennent à l'état de simple mélange tous les corps qui les constituent ; mais il arrive parfois que ces corps par leur contact, et aussi sous l'influence oxydante de l'air, réagissent les uns sur les autres. C'est ainsi qu'une pommade à l'iodure de potassium, parfaitement blanche au début, finit par devenir jaune en prenant une odeur désagréable, par suite de la mise en liberté d'une petite quantité d'acide gras. Un mélange d'axonge et de foie de soufre perd graduellement sa couleur jaune, le sulfure s'oxydant peu à peu pour le transformer en hyposulfite et en sulfate de potassium.

Les pommades par simple mélange les plus usitées sont : les pommades mercurielles, celles qui renferment des substances salines, comme les pommades de Rhazis, de Régent, de Desault, d'Helmérich, d'Autenrieth etc.

POMMADE DE CARBONATE DE PLOMB
Onguent blanc de Rhazis.

Carbonate de plomb........................   10 grammes.
Axonge benzoïnée........................   50   —

On mêle exactement sur un porphyre.

Cette pommade rancit facilement ; aussi faut-il se servir d'axonge benzoïnée, et même ne la préparer qu'au moment du besoin.

Dans beaucoup de formulaires, on remplace l'axonge par le cérat blanc sans eau, ce qui est sans inconvénient.

En ajoutant aux doses ci-dessus un gramme de camphre broyé avec un peu d'huile, on obtient l'*onguent blanc camphré* des pharmacopées étrangères, *pommade divine* de quelques auteurs.

POMMADE D'IODURE DE PLOMB

Iodure de plomb........................   10 grammes.
Axonge benzoïnée..   90   —

On mêle exactement sur un porphyre.

On prépare de la même manière les *pommades au calomel* et à *l'oxyde de zinc*.

POMMADE D'IODURE DE POTASSIUM

Iodure de potassium... ....   5 grammes.
Axonge benzoïnée........................   30   —
Eau........................   Q. S.

On ajoute au sel la quantité d'eau strictement nécessaire pour le dissoudre ; on triture le soluté avec l'axonge pour obtenir un mélange homogène.

En ajoutant au soluté précédent de l'iode, on obtient la *pommade d'iodure de potassium ioduré*.

La pommade à l'iodure de potassium, parfaitement blanche au moment de sa préparation, prend au bout d'un certain temps une coloration jaunâtre, et même brunâtre par suite de la mise en liberté d'une certaine quantité d'iode. Pour prévenir cette altération, Mohr a proposé de l'additionner de la centième partie de son poids d'hyposulfite de soude ; la préparation conserve alors sa couleur blanche.

POMMADE DE PROTOIODURE DE MERCURE

Protoiodure de mercure...........................	1
Axonge benzoïnée................................	20

On mélange exactement sur un porphyre.

On prépare de la même manière la *pommade d'iodure de soufre*; et aussi la *pommade d'oxyde de mercure*, dite *pommade de Lyon*, mais en réduisant la dose d'axonge à 15 grammes.

POMMADE STIBIÉE
Pommade d'Autenrieth.

Emétique porphyrisé.....................	10 grammes.
Axonge benzoïnée........................	30 —

On broie exactement sur un porphyre pour obtenir une pommade bien homogène.

Comme l'émétique est très soluble, on pourrait aussi le dissoudre dans un peu d'eau et ajouter la solution à l'axonge.

POMMADE DE RÉGENT

Oxyde rouge de mercure...........................	1
Acétate de plomb cristallisé........................	1
Camphre divisé....................................	0,10
Beurre très frais..................................	18

On phorphyrise avec beaucoup de soin le sel de plomb avec l'oxyde de mercure, on ajoute le camphre, puis le beurre en broyant très exactement sur le porphyre pour obtenir une pommade homogène.

La pommade de Desault est une préparation analogue, mais encore plus compliquée; voici la formule :

POMMADE DE DESAULT

Oxyde rouge de mercure...........................	1
— de zinc sublimé.........	1
Acétate de plomb cristallisé.......................	1
Alun calciné......................................	1
Sublimé corrosif..................................	0.15
Pommade rosat....................................	8

On porphyrise avec beaucoup de soin les oxydes et les sels ; on ajoute la pommade rosat en broyant très exactement sur un porphyre, jusqu'à ce que le mélange soit parfaitement homogène.

Comme cette pommade s'altère facilement, on est dans l'habitude, dans quelques officines, de porphyriser à part tous les ingrédients minéraux, pour les mêler à la pommade rosat au moment du besoin.

POMMADE SOUFRÉE

Soufre sublimé et lavé........................	10 grammes.
Huile d'amandes douces......................	10 —
Axonge benzoïnée........................	30 —

On mêle exactement dans un mortier.

POMMADE ANTIPSORIQUE
Pommade d'Helmérich.

Soufre sublimé et lavé......................	10 grammes.
Carbonate de potasse......................	5 —
Eau distillée............................	5 —
Huile d'amandes douces....................	5 —
Axonge	35 —

On fait dissoudre le carbonate de potasse dans son poids d'eau ; on ajoute le soufre, puis l'huile et l'axonge, et on triture pour obtenir une pommade homogène. Préparation très efficace employée à l'hôpital Saint-Louis dans le traitement de la gale.

POMMADE MERCURIELLE
Onguent mercuriel double. — Onguent napolitain.

Mercure métallique......................	500 grammes.
Axonge benzoïnée........................	460 —
Cire blanche......................	40 —

On fait liquéfier ensemble l'axonge et la cire ; on verse une partie de ce mélange avec le mercure dans une bassine de fonte que l'on expose à une température très modérée, afin de maintenir le corps gras à l'état demi-fluide. On agite avec un bistortier jusqu'à ce que le mercure soit complétement divisé, puis on incorpore à la masse le reste du corps gras.

En additionnant la pommade mercurielle à parties égales de trois fois son poids d'axonge benzoïnée, on obtient la *pommade mercurielle faible*, ou *onguent gris*.

L'extinction complète du mercure dans la graisse récente est une opération longue et fatigante ; aussi beaucoup de pharmacologistes ont-ils proposé des procédés plus expéditifs.

Baumé a conseillé de broyer la pommade sur un porphyre. Il a fait le premier la remarque qu'en éteignant le métal dans l'onguent mercuriel ancien ou dans de la graisse rance, on abrégeait singulièrement la durée de la préparation. Avant de faire usage du porphyre, il triture d'abord le tout dans un mortier de marbre, jusqu'à ce que les plus gros globules mercuriels ne soient plus visibles.

Simonin et Goldefy, mettant à profit l'observation de Baumé, divisent l'axonge fondue en la faisant tomber dans de l'eau froide, puis en la faisant rancir à la cave sur un tamis.

Tous les procédés fondés sur la rancidité de la graisse doivent être rejetés, car la graisse rance détermine sur la peau des accidents locaux qu'il convient d'éviter.

On a encore indiqué, pour éteindre plus rapidement le mercure, l'emploi de l'huile de lin, de l'huile d'amandes douces mêlée à du beurre de cacao, de l'huile d'œufs, du styrax liquide, de la térébenthine, du baume du Pérou, de l'éther sulfurique, etc.

Si l'on veut abréger l'opération, le moyen le plus efficace consiste dans l'emploi de l'onguent mercuriel ancien. On opère ainsi qu'il suit :

Mercure pur............................	500	grammes.
Axonge benzoïnée....................	500	—
Pommade mercurielle.........	75	—

On met d'abord dans un mortier de marbre la pommade mercurielle ; on y incorpore peu à peu le mercure que l'on fait disparaître par trituration, en ayant soin de rabattre plusieurs fois, à l'aide d'une spatule, la pommade qui s'attache autour du pilon et qui s'élève contre les bords du mortier, afin qu'aucune partie du métal n'échappe à l'extinction.

Après une demi-heure environ de trituration, on ajoute 50 à 60 grammes de graisse pour achever la division du mercure. Lorsque ce résultat est obtenu, on ajoute le reste de l'axonge.

D'après Guibourt, cette opération, continuée sans interruption, ne dure pas plus d'une heure pour les quantités prescrites.

Lorsque l'on opère sur de grandes quantités, il est avantageux de substituer à une manipulation manuelle des moyens mécaniques plus puissants. A la Pharmacie centrale des hôpitaux de Paris, on se sert d'une chaudière en fonte dans laquelle deux pilons de fer sont mis en mouvement au moyen d'un arbre de transmission, de manière à exécuter des mouvements variés et des courbes compliquées qui déterminent rapidement l'extinction du métal. On commence par éteindre le mercure dans un peu moins de la moitié de son poids d'onguent mercuriel, on ajoute l'axonge et on continue à faire fonctionner la machine jusqu'à extinction complète. On enlève une partie du produit, puis on recommence l'opération en ajoutant au résidu une nouvelle quantité de mercure, méthode constituant une fabrication continue qui se fait, pour ainsi dire, automatiquement.

Quelle que soit la marche suivie, on s'assure que le mercure est parfaitement divisé en frottant un peu de pommade entre deux doubles de papier à filtrer : on ne doit pas apercevoir trace de globules mercuriels à l'œil nu.

Bien préparée, la pommade mercurielle possède un aspect mat, tout à fait privé d'éclat. Elle présente au contraire un aspect brillant lorsque l'extinction n'est pas parfaite.

A quel état se trouve le mercure dans cette préparation? il est facile de démontrer qu'il s'y trouve à l'état métallique; car, si, à l'exemple de Boullay, on traite 30 grammes de pommade par l'éther, il reste sensiblement 15 grammes de mercure coulant, avec une très petite quantité d'un résidu gris qui ne pèse pas plus de quatre ou cinq centigrammes et qui est probablement de l'oxyde de mercure. Suivant Donavan, la pommade mercurielle renferme $\frac{1}{72}$ de mercure à l'état d'oxyde.

L'éther est un excellent moyen d'analyse pour reconnaître si le médicament contient la quantité de mercure prescrite.

On doit suspecter tout onguent mercuriel qui ne s'enfonce pas entièrement dans un mélange froid de 4 parties d'acide sulfurique concentré ($D = 1,84$) et de 1 partie d'eau en poids.

II. Pommades par solution.

Dans les pommades par solution, la substance active est véritablement dissoute dans les corps gras.

Ces pommades rancissant facilement pour la plupart, il convient de les préparer au moment du besoin; celles qui ne peuvent être obtenues qu'à une époque déterminée de l'année doivent être renouvelées tous les ans.

Le mode opératoire est variable et en tout conforme à celui qui sert à obtenir les huiles médicinales, c'est-à-dire que l'on opère par solution simple, par macération, par digestion ou par coction.

1° POMMADES PAR SOLUTION SIMPLE.

Cette méthode s'applique aux principes qui sont entièrement solubles dans les corps gras, au camphre, au phosphore, aux huiles essentielles, etc.

POMMADE CAMPHRÉE

Camphre divisé.............................	30 grammes.
Cire blanche................................	10 —
Axonge.....................................	90 —

On fait liquéfier à une douce chaleur la graisse et la cire; on ajoute le camphre et on remue jusqu'à ce que ce dernier soit dissous et que la pommade soit en partie refroidie.

POMMADE PHOSPHORÉE

Phosphore.............	1
Axonge............	100

On met l'axonge dans un flacon de verre à large ouverture, bouchant à l'émeri, on ajoute le phosphore et on tient le flacon au bain-marie, en ayant soin d'interposer entre le goulot et le bouchon un morceau de papier qui laisse une issue à l'air intérieur.

Lorsque le phosphore est entièrement dissous, on ferme exactement le flacon et on agite jusqu'à parfait refroidissement.

Dans le Codex de 1836, la dose de phosphore est double, proportion trop considérable; car l'axonge, comme l'huile, ne dissout guère que $\frac{1}{80}$ de son poids de phosphore. Il est donc à craindre que dans une pommade faite au cinquantième seulement, une partie du métalloïde ne se sépare par refroidissement au sein de la masse.

BAUME NERVAL

Moelle de bœuf purifiée.....................	350	grammes.
Huiles d'amandes douces...................	100	—
Beurre de muscade.........................	460	—
Essence de romarin........................	15	—
— de girofle...................	15	—
Camphre..................................	15	—
Baume de Tolu............................	30	—
Alcool à 80°..............................	60	—

On fait liquéfier à une douce chaleur la moelle de bœuf et le beurre de muscade dans l'huile d'amandes douces; on passe à travers un linge au-dessus d'un mortier chauffé. Le mélange est trituré jusqu'à ce qu'il ait pris, par le refroidissement, la consistance d'une huile épaisse; on ajoute alors les huiles volatiles et le camphre, ainsi que la solution de baume de Tolu dans l'alcool. On mêle exactement.

Cette pommade est d'un jaune tirant sur le brun, d'une consistance assez ferme et d'une odeur très aromatique. La potasse caustique lui fait prendre une couleur *brun-cannelle*, caractère qui est dû à la présence du beurre de muscade. Épuisée par l'alcool, elle donne une solution opaline, sensiblement incolore; cette solution est jaune et passe au *rouge-brun* par les alcalis quand la préparation a été colorée avec du curcuma.

2° POMMADES PAR MACÉRATION

Ce mode opératoire s'applique surtout aux fleurs odorantes. On pétrit ces dernières avec l'axonge, on laisse en contact pendant quelque temps, puis on liquéfie le corps gras et on passe avec expression. On répète deux ou trois fois ce traitement avec de nouvelles fleurs.

On prépare de cette manière les pommades à la rose et au jasmin. En pharmacie, la macération n'est guère mise à profit que pour obtenir la pommade de concombres avec le suc de ces fruits.

POMMADE DE CONCOMBRES

Axonge	1000	grammes.
Graisse de veau	600	—
Baume de Tolu	2	—
Eau distillée de rose	10	—
Suc de concombres	1200	—

On fait fondre les graisses à la chaleur du bain-marie, on y ajoute le baume de Tolu préalablement dissous dans un peu d'alcool, puis l'eau de rose. Lorsque le liquide est éclairci, on le décante et on le verse dans une bassine étamée.

On ajoute alors le premier tiers du suc de concombres, en ayant soin de remuer continuellement pendant quatre heures ; on enlève le suc avant d'y mettre une nouvelle quantité ; on recommence la même manipulation avec le second, puis avec le troisième tiers du suc.

La graisse étant alors, autant que possible, séparée du liquide aqueux, on la fait fondre au bain-marie, et on enlève l'écume après un repos de quelques heures, on coule la pommade dans des pots pour les conserver à la cave.

Pour la livrer au public, on la fait ramollir, sans la liquéfier entièrement, dans une bassine étamée; on la bat avec une spatule de bois, jusqu'à ce qu'elle soit devenue assez légère pour que son volume soit presque doublé.

Il ne faut battre que la quantité de pommade que l'on peut consommer dans un mois. Toutefois, pour que l'opération réussisse bien, il faut opérer au moins sur 4 kilog. à la fois.

Le procédé précédent est celui de Page, à cela près que le Codex a remplacé le baume du Pérou par le baume de Tolu.

3° POMMADES PAR DIGESTION

La digestion ne s'applique qu'à un petit nombre de pommades, notamment à la pommade rosat et à la pommade épispastique jaune.

POMMADE ROSAT
Onguent rosat.

Axonge....................................	100 grammes.
Racine d'Orcanette concassée................	30 —
Cire blanche................................	8 —
Huile volatile de rose......................	2 —

On fait digérer la racine dans l'axonge au bain-marie pendant une heure, puis on passe à travers une toile ; on fait fondre la cire dans le mélange que l'on remue jusqu'à ce qu'il soit presque entièrement refroidi. On ajoute l'huile volatile et on coule dans un pot.

L'ancien Codex ajoutait à l'axonge son poids de roses pâles contusées ; après deux jours de macération, on liquéfiait l'axonge et on passait avec expression ; on répétait une seconde fois cette opération avec de nouvelles fleurs, on colorait la préparation en la faisant macérer avec de l'orcanette et on l'aromatisait avec quelques gouttes d'essence de rose.

POMMADES ÉPISPASTIQUES.

Les pommades épispastiques usitées en pharmacie sont au nombre de trois : la pommade épispastique jaune, la pommade épispastique verte, et la pommade au garou. La première seulement est préparée par digestion.

POMMADE ÉPISPASTIQUE JAUNE

Cantharides en poudre grossière............	60 grammes.
Axonge.....................................	840 —
Cire jaune.................................	120 —
Curcuma pulvérisé..........................	4 —
Huile volatile de citron...................	2 —

L'axonge et les cantharides sont mises à digérer au bain-marie pendant quatre heures ; on remue de temps en temps, et on passe avec expression à travers une toile.

On remet la pommade sur le feu avec la poudre de curcuma et on fait une nouvelle digestion de une heure seulement ; on filtre au papier, à la température de l'eau bouillante. On fait alors liquéfier la cire dans le produit, on remue le mélange jusqu'à ce qu'il soit en partie refroidi et on ajoute en dernier lieu l'huile volatile de citron.

La couleur jaune citron de ce médicament devient rouge brun au contact des alcalis. Liquéfiée, cette pommade ne doit laisser aucun résidu.

POMMADE ÉPISPASTIQUE VERTE

Cantharides en poudre fine...............	10 grammes.
Onguent populéum......................	280 —
Cire blanche...........................	40 —

On fait liquéfier l'axonge à une douce chaleur avec l'onguent populéum; on ajoute les cantharides et on agite jusqu'à ce que la pommade soit en partie refroidie.

Elle possède l'odeur de l'onguent populéum et prend, d'après Lepage, une couleur jaune très marquée lorsqu'on la triture avec quelques gouttes de sous-acétate de plomb. Lorsqu'on la liquéfie, elle laisse déposer de la poudre de cantharides que l'on aperçoit, d'ailleurs, facilement à l'œil nu.

Elle est plus active que la précédente et même que la suivante :

POMMADE ÉPISPASTIQUE AU GAROU

Extrait éthéré de Garou.................	40 grammes.
Axonge.............:.....	900 —
Cire blanche...........................	100 —
Alcool rectifié.........................	90 —

On fait dissoudre l'extrait dans l'alcool, on ajoute la graisse et la cire, puis on chauffe modérément jusqu'à ce que l'alcool soit évaporé. On passe à travers une toile et on remue le mélange tant qu'il n'est pas en partie refroidi.

Cette pommade est d'un vert jaunâtre qui passe au jaune orangé sous l'influence des alcalis.

4º POMMADES PAR COCTION.

On traite par coction les plantes fraîches que l'on chauffe avec les corps gras jusqu'à ce que l'eau de végétation soit entièrement dissipée. C'est seulement lorsque cette dernière condition est remplie que certains principes actifs, comme les alcaloïdes, se dissolvent en quantité appréciable.

POMMADE DE LAURIER
Onguent de laurier.

Feuilles récentes de laurier...............	500	grammes.
Baies de laurier................	500	—
Axonge.................................	1000	—

On contuse les feuilles, ainsi que les baies de laurier, et on les fait chauffer avec la graisse à un feu modéré, jusqu'à ce que l'humidité soit dissipée. On passe avec forte expression. Par un refroidissement lent, il se forme un dépôt que l'on sépare. On liquéfie de nouveau la pommade, et, quand elle est à moitié refroidie, on la coule dans un pot.

En raison de la difficulté de se procurer des baies de laurier récentes à toutes les époques de l'année, on a proposé de remplacer les feuilles et les baies par de l'huile de laurier que l'on fait fondre dans l'axonge à une douce chaleur, avec la précaution d'agiter jusqu'à refroidissement parfait.

L'onguent de laurier n'est guère employé que dans la médecine vétérinaire.

POMMADE POPULÉUM
Onguent populéum.

Bourgeons de peuplier récemment séchés.....	800	grammes.
Feuilles récentes de pavot..................	500	—
— de belladone...	500	—
— de jusquiame..............	500	—
— de morelle................	500	—
Axonge.................................	4000	—

Les feuilles, pilées dans un mortier de marbre, sont mises avec l'axonge dans une bassine; on fait cuire à un feu doux, en agitant de temps en temps, jusqu'à ce que l'eau de végétation soit évaporée. On ajoute alors les bourgeons de peuplier concassés et on fait digérer le tout pendant vingt-quatre heures. On passe avec forte expression. Après refroidissement et après avoir séparé le dépôt qui s'est formé, on fait de nouveau liquéfier la pommade pour la rendre homogène.

Suivant M. Goreau, il ne faut employer que les bourgeons recueillis à la fin de mars ou au commencement d'avril sur le *Populus pyramidalis* ou mieux sur le *P. nigra*.

Bien préparé, l'onguent populéum a une odeur aromatique caractéristique, une couleur verte qui n'est pas sensiblement modifiée par quelques gouttes d'ammoniaque. Trituré en quantité suffisante avec de l'eau acidulée avec de l'acide tartrique, il doit fournir un soluté aqueux qui précipite par les réactifs des alcaloïdes. Enfin, à une douce chaleur, il donne par fusion un liquide transparent; trituré avec de la potasse caustique, il prend une belle couleur orangé.

III. Pommades par combinaison chimique.

Dans les préparations précédentes, les corps gras, jouant simplement le rôle d'excipient ou de dissolvant, ne subissent aucune altération notable. Dans les pommades par combinaison chimique, l'altération est plus ou moins profonde. Tantôt cette altération ne se manifeste guère qu'au bout d'un certain temps, comme dans la pommade de Gondret; tantôt elle est immédiate, comme dans les pommades nitrique et citrine, dans l'onguent nutritum.

POMMADE DE GONDRET.
Pommade ammoniacale.

Suif de mouton............................	10	grammes.
Axonge...................................	10	—
Ammoniaque liquide à 0,92................	20	—

On fait liquéfier le suif et l'axonge, à une douce chaleur, dans un flacon à large ouverture et bouchant à l'émeri.

Lorsque le mélange est en partie refroidi, on ajoute l'ammoniaque; on agite ensuite vivement en plongeant le flacon dans l'eau froide pour hâter la solidification.

Pour que cette préparation réussisse, il faut que l'ammoniaque n'ait pas une densité supérieure à 0,92. Il est aussi important de n'ajouter l'alcali volatil que lorsque le mélange est en partie refroidi.

La formule primitive ne renfermait que du suif et de l'ammoniaque, à parties égales. Comme le mélange reste assez mou, l'auteur a ensuite remplacé la moitié du suif par autant d'huile d'amandes douces.

Au moment de sa préparation, la pommade de Gondret renferme à l'état de simple mélange la presque totalité de l'ammoniaque; peu à peu, celle-ci réagit sur la graisse en formant un savon ammoniacal qui ne produit plus ni vésication, ni rubéfaction. Il ne faut donc faire cette préparation qu'au moment du besoin.

POMMADE NITRIQUE
Pommade oxygénée.

Acide azotique à 1,42....................	60 grammes.
Axonge....................................	500 —

On fait liquéfier l'axonge dans une capsule de porcelaine, on ajoute l'acide et on continue de chauffer en remuant constamment avec une spatule de verre, jusqu'à ce qu'il commence à se dégager des bulles de gaz nitreux. On retire le feu, on continue l'agitation, et, quand la pommade est en partie refroidie, on la coule dans des moules de papier.

Cette pommade, dite graisse oxygénée d'Alcyon, est à peu près inusitée.

POMMADE CITRINE
Onguent citrin.

Axonge.....................................	400 grammes.
Huile d'olive..............................	400 —
Mercure....................................	40 —
Acide azotique à 1.42......................	80 —

Le mercure est dissous à froid dans l'acide azotique.

D'autre part, on fait liquéfier la graisse dans l'huile à une douce chaleur; lorsque les corps gras sont à moitié refroidis, on y verse la solution mercurielle; on agite pour avoir un mélange exact et on coule la pommade dans des moules en papier.

Les réactions qui se passent dans cette préparation sont fort complexes et sont encore imparfaitement connues, à l'exception toutefois de quelques-unes qui ont été bien étudiées.

Le mercure, en se dissolvant à froid dans l'acide nitrique donne un mélange liquide formé d'acide azotique en excès, d'azotates mercureux et mercurique, et, sans doute aussi, d'un peu d'azotite mercureux. L'acide, en oxydant le métal, fournit du bioxyde d'azote qui, au contact de l'air, se change en vapeurs nitreuses, lesquelles restent en partie dans la solution.

L'acide nitrique, à chaud, agit sur les corps gras à la manière ordinaire : il se produit de l'acide carbonique, avec formation de corps gras inférieurs. Mais l'action la plus remarquable est celle que le mélange exerce sur l'oléine qui se solidifie en se transformant en un composé isomérique, *l'élaïdine.*

La transformation isomérique de l'oléine en un corps solide, observée pour la première fois par Poutet, de Marseille, a été tour à tour attribuée au nitrate mercurique et au nitrate mercureux. Félix Boudet, par des expériences précises, a démontré que ces sels étaient sans action et qu'il fallait rapporter toute l'efficacité du réactif Poutet aux vapeurs nitreuses qu'il renferme, notamment à l'acide hypoazotique (anhydride hypoazotique).

Que l'on traite, par exemple, 200 parties d'oléine par 1 partie seulement d'acide hypoazotique, et la solidification aura lieu en moins de deux heures. Même résultat en employant l'acide azotique fumant qui renferme toujours des vapeurs nitreuses.

L'élaïdine, qui prend ainsi naissance par un mode d'action encore inconnu, est une matière grasse, solide, fondant à 32°, soluble en toute proportion dans l'éther, peu soluble dans l'alcool, même bouillant, insoluble dans l'eau. Saponifiée par les alcalis, elle donne de la glycérine et un acide gras nouveau, l'acide élaïdique, isomérique avec l'acide oléique. L'élaïdine est sans doute un polymère de l'oléine répondant à la formule.

$$[C^6H^2(C^{36}H^{34}O^4)]^n.$$

L'acide élaïdique est solide, cristallisable; il fond à 44°. Il est soluble en toute proportion dans l'éther, très soluble dans l'alcool, qui l'abandonne par refroidissement en petites paillettes nacrées et brillantes. Il distille en partie sans altération, sature les bases et déplace même l'acide carbonique des carbonates alcalins en formant des élaïdates. L'élaïdate de mercure est assez soluble dans l'éther ; il a pu être isolé de la pommade citrine au moyen de ce dissolvant.

L'action du réactif mercuriel sur les graisses ne se borne pas à transformer l'oléine en élaïdine avec formation d'un peu d'élaïdate de mercure. En effet, l'acide nitrique, soit libre, soit combiné, continue à réagir sur les graisses avec formation d'acides gras inférieurs, dégagement d'acide carbonique et formation d'eau ; les nitrates de mercure sont lentement réduits, ramenés d'abord à l'état de sous-sels, principalement de *turbith nitreux*, qui donne en partie à la pommade sa coloration jaune. On admet aussi la formation d'une petite quantité de matière jaune, de nature organique, sans doute un composé nitré, soluble dans l'alcool.

Peu à peu le turbith nitreux est réduit à son tour, la pommade se décolore, prend une couleur grise par suite de la révivification du mercure.

Cette action réductrice est surtout rapide lorsque l'on additionne l'onguent citrin d'un corps gras nouveau ou d'une huile essentielle. C'est ainsi que Laudet, de Bordeaux, en mélangeant la pommade citrine avec du cérat et de l'essence de rose, a vu se former des globules mercuriels ; il s'assura alors que le mélange ne contenait plus d'azotate de mercure.

Bien des modifications ont été proposées pour empêcher ou pour ralentir cette altération qui s'effectue lentement avec dégagement de deutoxyde d'azote, et sans doute aussi d'azote, d'après une observation de Félix Boudet.

Van Mons a conseillé de mélanger la pommade oxygénée avec de l'onguent mercuriel ; mais on obtient évidemment par ce moyen un médicament qui n'a pas la même composition que l'onguent citrin.

Thomson a proposé de substituer à l'axonge un mélange d'axonge et d'huile d'olive, à parties égales, modification qui donne en effet un produit d'une meilleure conservation, d'un emploi plus commode, et qui a été adoptée par le Codex. Planche a même proposé de se servir simplement d'huile d'olive pure.

En résumé, au moment de sa préparation, la pommade citrine est principalement formée de corps gras non altérés, d'acide

nitrique, d'azotates mercureux et mercurique, d'un peu d'azotite
et d'élaïdate de mercure, de turbith nitreux, d'une petite quantité
d'une matière colorante jaune, et d'autres corps encore mal
connus dérivant par oxydation des corps gras. Elle doit sa consistance ferme à l'élaïdine, sa couleur jaune au turbith nitreux, ainsi
qu'à un principe jaune qui prend naissance simultanément. Elle
s'altère avec le temps et doit être rejetée dès qu'elle a perdu sa
couleur jaune caractéristique.

CHAPITRE V

ONGUENTS. — ONGUENTS-EMPLATRES. — EMPLATRES

I. Onguents.

Les onguents sont des médicaments pour usage externe, de consistance molle, composés de corps gras et de résines.

Ceux qui contiennent du jaune d'œuf prennent le nom de *digestifs*.

Certains onguents sont désignés sous le nom de *baumes*, comme le baume d'Arcœus. Enfin, quelques emplâtres sont appelés improprement onguents, comme l'onguent *nutritum*, qui est formé de litharge, d'huile d'olive et de vinaigre ; l'onguent de *la mère*, qui est un emplâtre brûlé, etc.

Les onguents diffèrent donc des pommades et des cérats par la présence de matières résineuses ; des emplâtres proprement dits, par l'absence d'un savon de plomb.

Les règles à suivre pour les obtenir sont très simples :

1° On fait fondre les substances, en commençant au besoin par les moins fusibles ;

2° On passe avec expression la masse fondue à travers un linge ;

3° Les poudres sont ajoutées à l'aide d'un tamis clair, lorsque la masse est à moitié refroidie ; les extraits sont ramollis ; les huiles volatiles ne sont ajoutées qu'en dernier lieu.

L'incorporation des gommes-résines exige une attention particulière.

On a proposé de les pulvériser et de les faire tomber dans la préparation à l'aide d'un tamis ; procédé qui doit être rejeté, parce que la pulvérisation exige une dessiccation préalable qui change la nature du médicament ; en outre, on s'expose à la formation de grumeaux qui détruisent l'homogénéité de la masse.

A l'exemple de quelques pharmacologistes, on peut les liquéfier dans la térébenthine, lorsque celle-ci fait partie de l'onguent.

Soubeiran a conseillé de les faire digérer à plusieurs reprises dans l'eau chaude, de passer à travers une toile claire et de faire évaporer en consistance d'extrait mou. Ce procédé devient applicable lorsque, suivant le conseil de Lamotte, on ajoute au dernier traitement un peu d'essence de térébenthine.

Le mieux est de se servir d'un dissolvant approprié. Au vinaigre qui a été d'abord employé, on substitue avec avantage l'alcool à 60°, qui est est le véritable dissolvant des gommes résines : on évapore la solution en consistance d'extrait mou, et on incorpore ce dernier par trituration, de manière à obtenir un mélange homogène.

ONGUENT D'ALTEA

Huile de Fenugrec	800 grammes.
Cire jaune	200 —
Résine jaune	100 —
Térébenthine du Mélèze	100 —

On fait liquéfier à une douce chaleur la cire et la résine dans l'huile de fenugrec ; on ajoute la térébenthine et on passe à travers une toile, en remuant l'onguent jusqu'à ce qu'il soit presque entièrement refroidi.

A l'origine, on se servait *d'huile de mucilage*, obtenue en traitant de l'huile par un infusé aqueux de racine de guimauve, de semences de lin et de fenugrec ; on évaporait l'eau à une douce chaleur et on passait l'huile sans expression.

Baumé a fait judicieusement remarquer que le mucilage est insoluble dans l'huile et qu'il est par suite plus simple de le supprimer.

L'huile de fenugrec, qui se prépare comme l'huile de camomille, a une couleur jaune-safranée, et contient en dissolution une matière odorante de nature résineuse.

ONGUENT D'ARCŒUS
Baume d'Arcœus.

Suif de mouton..............................	200 grammes.
Térébenthine du mélèze....................	150 —
Résine élémi...............................	150 —
Axonge....................................	100 —

On fait liquéfier à une douce chaleur le suif, l'axonge et la résine ; on passe à travers une toile, et on remue le mélange jusqu'à ce qu'il soit presque entièrement refroidi.

Il faut éviter de chauffer trop fortement, car alors la masse qui doit être à peine colorée, prend une teinte brune, par suite de l'altération des matières résineuses. Il est également important, comme le recommande le Codex, d'agiter jusqu'à refroidissement, afin d'obtenir un produit parfaitement homogène.

Quelques formulaires font entrer dans le baume d'Arcœus une petite quantité de camphre. En faisant dissoudre le baume dans deux parties de pétrole, on obtient le baume d'Arcœus de Van-Mons.

ONGUENT BASILICUM
Onguent royal.

Poix noire.................................	100 grammes.
Colophane.................................	100 —
Cire jaune.................................	100 —
Huile d'olive..............................	400 —

On fait liquéfier à une douce chaleur la poix noire et la colophane ; on ajoute ensuite la cire et l'huile.

Quand le mélange est fondu, on le passe à travers une toile et on l'agite jusqu'à refroidissement.

On faisait entrer autrefois dans cet onguent de la poix résine, substance qui présente l'inconvénient de se tuméfier et de rendre la préparation difficile.

Il faut fondre le mélange à une température aussi basse que possible, afin d'éviter l'altération des résines et la formation de matières noirâtres, peu ou point solubles dans l'huile.

En vue d'obtenir un produit moins coloré, Thouery a proposé de faire dissoudre au bain-marie la poix noire dans l'huile, en présence du charbon amiral ; mais Deschamps a reconnu que la décoloration n'a lieu, en réalité, que lorsque l'on se sert d'une poix noire de qualité inférieure.

L'onguent basilicum est encore connu sous les noms d'*Onguent Royal*, en raison des propriétés merveilleuses qui lui ont été attribuées (Βασιλικὸν, royal); d'onguent *tétrapharmacum*, par opposition à l'onguent nutritum ou *triapharmacum*, qui ne renferme que trois substances.

Lorsqu'on l'additionne de la quinzième partie de son poids d'oxyde rouge de mercure porphyrisé, on obtient *l'onguent brun de Larrey* qui ne doit être préparé qu'au moment du besoin.

L'onguent basilicum entre dans la préparation de l'emplâtre vésicatoire.

ONGUENT STYRAX

Huile d'olive.............................	150 grammes.
Styrax liquide.............................	100 —
Résine Élémi....	100 —
Cire jaune.................................	100 —
Colophane	180 —

On fait liquéfier la colophane, la cire et la résine élémi à une douce chaleur ; on retire la bassine du feu, on ajoute le styrax, puis l'huile. On passe à travers une toile et on remue l'onguent jusqu'à ce qu'il soit presque entièrement refroidi.

Avec le temps, il se recouvre d'une croûte épaisse et consistante. Pour éviter cette altération, on a proposé de remplacer l'huile de noix, qui est siccative, par l'huile d'olive. Dans le même but, Deschamps a donné le conseil d'étendre à la surface de l'onguent une légère couche d'huile d'olive.

ONGUENT DIGESTIF SIMPLE

Térébenthine du Mélèze......................	40 grammes.
Jaune d'œuf..............................	20 —
Huile d'olive.............................	10 —

On mélange simplement dans un mortier le jaune d'œuf et la térébenthine, puis on ajoute peu à peu l'huile d'olive.

En ajoutant à l'onguent digestif simple son poids de styrax purifié ou de pommade mercurielle à parties égales, on obtient l'onguent digestif *animé* ou *mercuriel*.

II. Onguents — Emplâtres.

EMPLATRES RÉSINEUX

Les onguents-emplâtres, emplâtres résineux du Codex, *Rétinolés* de Guibourt, ont une composition semblable à celle des onguents, à cela près qu'ils renferment une quantité plus grande de matières solides, ce qui leur donne une consistance plus considérable. Les règles à suivre dans leur préparation sont les mêmes que précédemment.

Parfois, le mélange des corps gras résineux constitue simplement un excipient qui sert à fixer la matière active, comme dans les emplâtres résineux d'acétate de cuivre et de cantharides; parfois ce mélange possède une action propre, comme dans l'onguent agglutinatif et dans l'emplâtre fétide.

Tous les matériaux qui constituent cet excipient ne contribuent pas à le solidifier dans une égale proportion : les résines donnent, en général, peu de consistance, surtout celles qui sont très fusibles; il en est de même des gommes-résines chargées d'huiles essentielles, tandis que la cire au contraire augmente à volonté la plasticité de la masse.

En raison de leur grande consistance, on est dans l'habitude de malaxer avec les mains mouillées les emplâtres résineux, de les diviser en cylindres plus ou moins gros que l'on désigne sous le nom de *magdaléons*. On frotte la surface des cylindres avec un peu d'huile et on les enveloppe dans du papier, afin d'éviter les moisissures et l'action oxydante de l'air. Quand il entre dans leur composition une quantité notable de substances solubles, il faut les malaxer avec le moins d'eau possible, et, au besoin, avec de l'huile.

EMPLATRE DE POIX DE BOURGOGNE

Cire jaune... 1000 grammes.
Poix de Bourgogne........................... 1000   —

On fait fondre les deux substances à une douce chaleur et on passe à travers un linge.

On prescrit parfois de saupoudrer les écussons de poix de
Bourgogne avec de l'émétique ; lorsqu'on se contente de répandre
ce sel pulvérisé à la surface, sans autre précaution, il arrive ordinairement que la poudre n'a aucune fixité et se détache facilement. On a conseillé de délayer d'abord l'émétique avec un peu
d'essence de térébenthine ou de citron. On peut aussi se servir
d'axonge qui ramollit suffisamment la surface emplastique pour
déterminer une légère adhérence.

EMPLATRE AGGLUTINATIF
Emplâtre d'André de la Croix.

Poix blanche	200	grammes.
Résine Élémi	50	—
Térébenthine du Mélèze	25	—
Huile de laurier	25	—

On fait fondre le tout à une douce chaleur, on passe à travers
un linge et on coule dans un pot.

EMPLATRE D'ACÉTATE DE CUIVRE
Cire verte.

Cire jaune	100	grammes.
Poix blanche	30	—
Térébenthine du Mélèze	25	—
Sous-acétate de cuivre porphyrisé	25	—

On divise le sous-acétate de cuivre dans la térébenthine, on
ajoute le mélange à la cire et à la poix blanche, préalablement
fondues; on agite jusqu'à ce que le mélange soit suffisamment refroidi et on roule en magdaléons.

EMPLATRE VÉSICATOIRE

Résine Élémi purifiée	100	grammes.
Huile d'olive	40	—
Onguent basilicum	300	—
Cire jaune	400	—
Cantharides en poudre fine	420	—

On fait fondre la résine dans l'huile d'olive, on ajoute l'onguent
basilicum et la cire jaune. La poudre de cantharides est ensuite
incorporée dans la masse fondue, en ayant soin d'agiter jusqu'à
ce que le tout commence à se figer.

Au moment du besoin, on étend une couche mince et uniforme de cet emplâtre sur du sparadrap diachylon, en se conformant aux dimensions indiquées par le médecin.

Le *vésicatoire camphré* se prépare en répandant à la surface de l'écusson une quantité suffisante d'éther saturé de camphre.

Bien des formules ont été préconisées pour préparer l'emplâtre vésicatoire. Dans quelques-unes, on fait entrer de la résine euphorbe, en poudre fine, ce qui augmente encore l'activité du médicament.

EMPLATRE DE CIGUË

Résine de pin (Galipot)....................	940	grammes.
Poix blanche purifiée......................	440	—
Cire jaune................................	610	—
Huile de Ciguë............................	130	—
Feuilles vertes de ciguë....,.............	2000	—
Gomme ammoniaque purifiée....,............	500	—

On fait liquéfier dans une bassine de cuivre, à une douce chaleur, le galipot, la poix blanche purifiée, la cire et l'huile de ciguë; on ajoute les feuilles de ciguë contusées, et on continue à chauffer jusqu'à ce que toute l'eau de végétation de la plante soit dissipée; on soumet alors le marc chaud à l'action d'une forte presse.

La masse emplastique étant fondue de nouveau, on la laisse refroidir lentement pour donner le temps aux matières étrangères de se déposer, ce qui permet de les séparer aisément. Cette séparation effectuée, on fait fondre le produit avec la gomme-ammoniaque et on coule dans des pots.

Cette formule est à peu près celle que l'on trouve dans les anciens formulaires officiels, notamment dans le Codex de 1818, à cela près que l'on exprimait fortement la masse dans un linge et que l'on faisait dissoudre la gomme-ammoniaque dans du vinaigre scillitique.

Se fondant sur ce fait que les feuilles de ciguë retiennent la moitié environ de la masse emplastique, Cap a conseillé le premier de piler les feuilles de ciguë, d'en exprimer le suc, de le dépurer en mettant à part la fécule verte qui reste sur le filtre; il fait ensuite fondre dans ce suc dépuré la gomme-ammoniaque, évapore en consistance d'extrait, incorpore le résidu aux autres substances, puis la fécule verte divisée dans l'huile de ciguë.

Tout en adoptant ce procédé, Limousin-Lamotte a proposé d'évaporer le suc en consistance d'extrait que l'on ajoute à la masse, ainsi que la fécule verte préalablement desséchée et pulvèrisée.

Henry et Labarraque, rejetant ces modifications, ont opéré sur la plante sèche, exprimé fortement à l'aide d'une presse, entre des plaques chauffées à l'eau bouillante. Il ne reste dans le résidu qu'une faible quantité de matière emplastique que l'on peut, à la rigueur, retirer au moyen de l'eau bouillante, puis par expression, comme l'a proposé plus tard Vuaflart pour l'emplâtre du Codex.

Comme il est difficile d'avoir un produit homogène en ajoutant la gomme-ammoniaque simplement pulvérisée, comme le veut Baumé, Boullay prend ce produit *en larmes*, le ramollit à une douce chaleur et le mélange à l'emplâtre par simple trituration.

Caventou fait cuire la ciguë avec l'huile jusqu'à consomption d'humidité, ajoute les autres substances aussi divisées que possible et soumet à la presse entre deux plaques chauffées.

Courdemanche, de Caen, a proposé d'ajouter à la masse emplastique de l'extrait alcoolique de ciguë préparé avec la plante sèche, procédé qui simplifie singulièrement la préparation fatigante du Codex.

Enfin, Lisnard, de Lyon, exprime le suc de la plante et le fait évaporer en consistance de miel, à basse température; d'autre part, il fait cuire le marc dans l'huile, et passe avec expression; il ajoute, dans l'huile ainsi traitée, la cire, la gomme-ammoniaque et l'extrait, puis défèque l'onguent à la manière ordinaire.

A l'instar des pharmacopées Batave, Prussienne et Danoise, Guibourt préfère l'emploi de la poudre de ciguë nouvelle que l'on incorpore dans la masse fondue à l'aide d'un bistortier. On ajoute, en dernier lieu, la gomme-ammoniaque purifiée, c'est-à-dire dissoute préalablement dans l'alcool à 60° et ramenée par évaporation en consistance d'extrait.

Si l'on veut modifier la formule du Codex, le mieux est encore

de substituer à l'emplâtre de ciguë le rétinolé d'extrait de ciguë,
d'après la méthode de Planche; mais, comme cette préparation est
très active, il ne faut cependant la substituer à celle du Codex que
sur la prescription du médecin.

EMPLATRE D'EXTRAIT DE CIGUË
Emplâtre de Planche.

Extrait alcoolique de ciguë................. 90 grammes.
Résine élémi purifiée....................... 20 —
Cire blanche............................... 10 —

On fait fondre la résine et la cire à une douce chaleur, et on
ajoute l'extrait de ciguë.

Cette formule, qui a été proposée par Planche, s'applique à la
digitale et à tous les extraits des Solanées vireuses : belladone,
jusquiame, stramoine, etc.

III. Emplâtres.

On appelle *emplâtres proprement dits* ou simplement *emplâtres*
des médicaments externes ayant pour base les corps qui résultent
de la combinaison de l'oxyde de plomb avec les acides gras, particulièrement les acides stéarique, palmitique et oléique.

Ces savons plombiques constituent l'emplâtre simple; additionnés de diverses substances médicamenteuses, corps gras,
résines, gommes-résines, cire, essences, camphre, sels métalliques, mercure, etc., ils forment les préparations emplastiques
usitées en médecine.

On a divisé les emplâtres en deux séries :

1° Ceux qui sont obtenus par l'intermède de l'eau;

2° Ceux qui sont préparés sans eau. Parmi ces derniers, un
seul est encore employé, c'est l'emplâtre brun, dit Onguent de la
Mère ou *emplâtre brûlé*.

Il y a deux points importants à considérer ici : le corps gras
et l'oxyde de plomb.

D'après Henry, l'huile blanche (huile d'œillette) fournit une
masse emplastique qui manque de blancheur, se dessèche avec le
temps et devient cassante.

L'huile de Ricins donne un emplâtre moins blanc que celuiqu'on obtient avec l'huile d'olive, tout en possédant la plasticité voulue.

Avec l'axonge, on confectionne un produit assez ferme, mais qui présente un caractère particulier de viscosité. Enfin, les huiles mucilagineuses, ou celles qui ont été rendues telles artificiellement, ne procurent que des emplâtres peu consistants.

A la suite d'un grand nombre d'essais, Henry est arrivé à cette conclusion que, parmi les corps gras liquides, l'huile d'olive est seule capable de faire un bon emplâtre, à la condition toutefois de s'assurer de sa pureté à l'aide des procédés qui ont été précédemment indiqués.

Henry a porté ensuite son attention sur la nature des oxydes qui produisent le plus facilement la saponification des corps gras. Voici le résultat de ses observations.

Le massicot, sans doute en raison de son état d'agrégation, ne donne qu'une masse emplastique sans consistance. Toutefois, Soubeiran qui a répété cette expérience, a vu que la saponification peut se compléter et que l'on obtient, après un temps suffisant, un bon résultat, pourvu que le massicot soit exempt de matières étrangères.

Le minium donne également un emplâtre peu consistant, même après cinq ou six heures de chauffe. C'est sans doute pour cette raison que la plupart des dispensaires diminuent, dans les emplâtres au minium, la proportion d'huile, et ajoutent une quanité équivalente de cire. Soubeiran a observé qu'en prenant le minium du commerce, qui renferme jusqu'à 30 pour 100 de protoxyde de plomb, on finit par obtenir une bonne masse emplastique. Il est à remarquer que pour entrer en combinaison, le minium doit être ramené à l'état de protoxyde et que l'oxygène qu'il perd se porte sans doute sur les corps gras pour les oxyder.

Les oxydes de mercure, de fer, de manganèse, ne peuvent servir à préparer les emplâtres par la méthode ordinaire.

La céruse ou carbonate de plomb ne saponifie les graisses qu'à la condition de perdre son acide carbonique. Encore est-il nécessaire de la choisir, de rejeter les produits plus ou moins falsifiés, renfermant non seulement des sels terreux, mais encore des métaux étrangers, comme le fer et le cuivre.

En résumé, il faut employer, pour faire les emplâtres, la litharge de bonne qualité. On s'assure de sa bonté en faisant, comme essai, une petite quantité de masse emplastique. Si elle fournit un résultat défectueux, on procède à son analyse.

Pour essayer une litharge, on la traite par de l'acide azotique très étendu qui laisse à l'état insoluble le sulfate de baryte ou de plomb qu'elle peut contenir. On sépare le dépôt, s'il en existe, et on évapore la solution pour se débarrasser de l'excès d'acide; le résidu, ainsi obtenu, est dissous dans l'eau et traité par l'acide sulfurique qui précipite le plomb à l'état de sulfate de plomb.

Une partie de la liqueur filtrée est traitée par l'ammoniaque : il se forme un précipité brun jaunâtre, s'il y a du fer ; une coloration bleue est l'indice de la présence du cuivre. L'autre partie fournit du bleu de Prusse avec le cyanure jaune dans le premier cas, et un précipité brun chocolat dans le second cas. Enfin, le cuivre peut être isolé à l'aide d'une lame de fer bien décapée que l'on plonge simplement dans la liqueur préalablement acidulée.

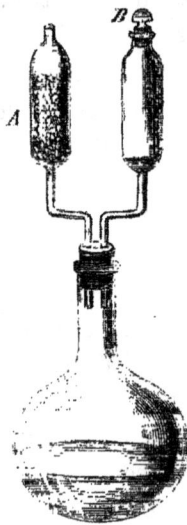

Fig. 81.

Pour déceler l'antimoine, signalé par Buchner dans quelques litharges commerciales, on fait bouillir la litharge pulvérisée avec de l'acide azotique; le résidu, insoluble dans le réactif, est dissous à l'ébullition dans l'acide chlorhydrique faible : on obtient une solution qui précipite en rouge orangé par l'acide sulfhydrique.

On apprécie la quantité de carbonate de plomb, que renferment toujours en quantité variable toutes les litharges, en dosant simplement l'acide carbonique de la manière suivante. Dans un petit flacon (fig. 81), muni de deux tubes latéraux, l'un à chlorure de calcium A, l'autre vide B à l'émeri, servant à l'introduction des liquides, on attaque 15 grammes de litharge par 30 grammes d'acide azotique étendu de son poids d'eau; quand la réaction est terminée, on aspire l'air du flacon à travers le chlorure de calcium, afin d'enlever les dernières traces d'acide carbonique. La différence de poids de l'appareil avant et après l'expérience donne évidemment le poids de l'acide carbonique, et, par suite, celui du carbonate de plomb contenu dans le produit analysé.

La litharge est parfois falsifiée avec du sable rougeâtre, de la brique pilée, du sulfate de baryte. On isole aisément toutes ces matières au moyen de l'acide azotique étendu ou de l'acide acétique faible. Il ne reste plus qu'à examiner séparément le résidu pour en reconnaître la nature.

EMPLATRE SIMPLE

Litharge en poudre	1
Axonge	1
Huile d'olive	1
Eau commune	2

On chauffe dans une grande bassine de cuivre, l'axonge, l'huile d'olive et l'eau; après liquéfaction, on ajoute la litharge en faisant passer à travers un tamis et en remuant avec une spatule de bois pour obtenir un mélange exact.

On maintient l'eau en ébullition, on agite continuellement les matières avec la spatule, jusqu'à ce que l'oxyde de plomb ait tout à fait disparu et que la masse ait acquis une couleur blanche uniforme, ainsi qu'une consistance solide, ce dont on s'assure en jetant dans l'eau froide une petite quantité d'emplâtre que l'on pétrit avec les doigts.

On laisse alors refroidir, jusqu'à ce que la masse soit maniable; et, tandis qu'elle est encore chaude et molle, on la malaxe pour séparer l'eau, puis on la roule en magdaléons.

Cette préparation importante exige quelques développements, tant au point de vue pratique qu'au point de vue théorique.

Lorsque l'on ajoute la litharge, le mélange présente une couleur rougeâtre qui disparaît peu à peu; en outre, il se manifeste souvent un boursouflement notable par suite d'un dégagement d'acide carbonique dû à la décomposition de la céruse ordinairement mélangée à l'oxyde. C'est pour cette raison, qu'il faut employer une bassine dont la capacité soit environ trois fois plus

considérable que ne semble l'indiquer le volume du mélange sur
lequel on opère.

On est averti que la cuisson avance lorsqu'il s'échappe de la
masse, par agitation, des bulles légères qui sont enlevées par le
courant d'air chaud, bulles formées par de l'air enveloppé dans
de minces pellicules de savon plombique.

La proportion d'eau indiquée par le codex est suffisante. Néanmoins, si on n'a pas mis la quantité prescrite, il faut en ajouter
de temps en temps pour remplacer celle qui s'évapore, afin que
la température ne puisse s'élever au-dessus de 100°. Lorsque l'eau
vient à manquer accidentellement, il convient de retirer la bassine du feu, avant d'en ajouter une nouvelle quantité; car, à une
température supérieure à 100°, il se formerait instantanément des
vapeurs qui pourraient soulever la masse et la projeter au dehors.

L'action chimique consiste dans la saponification des corps gras
par l'oxyde de plomb. C'est ainsi que la stéarine se résout, avec
fixation d'eau, en glycérine et en stéarate de plomb, conformément à l'équation suivante :

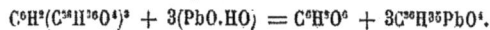

$$C^6H^2(C^{36}H^{36}O^4)^3 + 3(PbO.HO) = C^6H^8O^6 + 3C^{36}H^{35}PbO^4.$$

Même réaction avec la palmitine.

Quant à l'oléine, elle n'est attaquée qu'en dernier lieu de la
manière suivante, d'après Soubeiran :

Les deux savons, stéarate et palmitate de plomb, forment avec
la litharge encore libre des sels basiques qui attaquent l'oléine et
la saponifient partiellement, en cédant à l'acide oléique une partie de leur oxyde de plomb en excès. Voilà pourquoi le mélange
emplastique est blanc, alors que l'opération n'est pas encore terminée, bien que toute la litharge soit réellement entrée en combinaison.

D'après ce qui précède, on voit que l'eau joue un double rôle
dans la préparation de l'emplâtre simple : elle sert de bain-marie
et empêche la température de s'élever au-dessus de 100°, ce qui
évite l'altération du corps gras sous l'influence de la chaleur; en
outre, une partie de l'eau entre en combinaison pour reconstituer
la glycérine et l'acide gras sous l'influence de l'oxyde de plomb.

En d'autres termes, les corps gras sont des éthers : ils ne peuvent reproduire leurs générateurs qu'à la condition de fixer les éléments de l'eau.

L'emplâtre simple étant un mélange de stéarate, de palmitate et d'oléate de plomb, on doit pouvoir le préparer par double décomposition, à la manière des sels insolubles. C'est ce qui a été exécuté par Gélis en traitant une dissolution de savon par l'acétate de plomb. On prend :

Savon blanc....................................... 2
Acétate de plomb cristallisé...................... 1
Eau.. 80

On fait dissoudre à chaud le savon dans la moitié de l'eau, le sel plombique dans l'autre moitié ; on mélange les deux solutions que l'on porte à l'ébullition, en ayant soin d'agiter jusqu'à ce que le liquide aqueux, qui surnage le précipité, ait repris sa transparence. Il ne reste plus qu'à décanter le liquide, à laver le résidu avec de l'eau chaude et à le rouler en magdaléons.

La réaction qui se passe est très simple. Avec le stéarate de potasse, par exemple, on a :

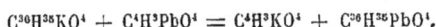

$$C^{36}H^{35}KO^{4} + C^{4}H^{3}PbO^{4} = C^{4}H^{3}KO^{4} + C^{36}H^{35}PbO^{4}.$$

Même réaction avec le palmitate et l'oléate alcalin.

C'est précisément en raison de cette simplicité dans la réaction que l'emplâtre obtenu par double décomposition n'est pas identique à celui qui est obtenu par la méthode du codex. En effet, il est plus sec, plus friable que l'emplâtre ordinaire. S'il doit être utilisé directement, il convient de le ramollir avec un peu d'huile, ou, suivant le conseil de Gélis, avec un peu d'acide gras. Quand il entre dans d'autres compositions emplastiques, on peut l'employer directement, en augmentant toutefois les proportions d'huile et de cire ordinairement présentes.

Soubeiran attribue cette différence à ce que l'emplâtre par double décomposition est formé par un mélange de sels neutres, tandis que l'emplâtre du codex renferme des sels basiques, soit environ 1/4 en plus de la quantité de litharge qui est rigoureusement nécessaire pour la saponification. En outre, dans la préparation officielle, toute l'oléine n'est pas saponifiée ; il en reste toujours à l'état de mélange une notable quantité qui assure à la masse une malléabilité qu'on ne saurait retrouver dans l'autre produit.

Enfin, on remarquera que dans la formule adoptée par le Codex, il entre à la fois deux corps gras, l'axonge et l'huile à parties égales. L'expérience démontre que l'axonge employée seule donne une masse emplastique visqueuse qui adhère aux doigts quand on veut la rouler en magdaléons. L'huile d'olive, qui donne surtout [naissance à de l'oléate de plomb, fait disparaître cet inconvénient, de telle sorte que l'emploi simultané des deux corps gras fournit un emplâtre préférable à celui qui serait formé avec chacun de ces corps pris séparément.

L'emplâtre simple sert de base à la plupart des masses emplastiques ; ces dernières, autrefois très nombreuses, sont maintenant assez restreintes ; leur nombre pourrait sans doute encore être réduit sans inconvénient pour la thérapeutique. La complication des formules anciennes s'explique par ce fait, que les pharmacologistes avaient appliqué aux emplâtres les idées qui avaient présidé à la confection des autres médicaments galéniques, des électuaires par exemple.

EMPLATRE DE MINIUM CAMPHRÉ
Emplâtre de Nuremberg.

Emplâtre simple.,.........................	600 grammes.
Cire jaune...................,..............	300 —
Huile d'olive.............................	100 —
Minium.................................	150 —
Camphre pulvérisé........................ .	12 —

On fait liquéfier ensemble l'emplâtre simple et la cire ; on incorpore le minium préalablement porphyrisé avec l'huile d'olive. Quand la masse est presque refroidie, on ajoute le camphre pulvérisé.

Quelques auteurs font dissoudre le camphre dans un peu d'alcool avant de l'introduire dans la masse. On roule ensuite en magdaléons, avant que le produit ne soit complètement refroidi.

Dans la formule primitive, on saponifiait directement l'huile d'olive avec le minium; mais la saponification se fait mal et l'opération est toujours très longue. Il est donc plus rationnel de prendre l'emplâtre simple pour base de cette préparation.

EMPLATRE DIACHYLON GOMMÉ

Emplâtre simple..............................	1500	grammes.
Cire jaune....................................	250	—
Poix blanche purifiée.........................	100	—
Térébenthine..................................	150	—
Résine élémi purifiée.........................	100	—
Huile d'olive.................................	50	—
Gomme ammoniaque purifiée................	30	—
Galbanum purifié.......................... ..	30	—
Sagapénum purifié.........................	30	—

On met toutes ces substances dans une bassine et on les fait fondre à une douce chaleur. Quand le produit est suffisamment refroidi, on le coule en magdaléons.

Delondre a proposé le modus faciendi suivant :

Faire fondre à une douce chaleur la cire et l'emplâtre simple ; d'autre part, faire liquéfier ensemble sur le feu, la poix blanche, la térébenthine et les gommes-résines avec 150 grammes d'eau; passer avec expression la masse fondue au-dessus de la bassine qui contient le mélange de cire et d'emplâtre.

Ce procédé, comme celui du Codex, donne un emplâtre lisse, uni, jaune, agglutinatif et possédant l'odeur marquée des gommes-résines des Ombellifères, surtout sous l'influence d'une légère chaleur.

L'emplâtre diachylon du Codex, dont la formule assez compliquée est souvent modifiée dans la pratique, avait autrefois une composition encore plus complexe. C'est ainsi que dans l'emplâtre *divin* de Lemery et de Charras, on faisait entrer du verdet et de la pierre d'aimant; dans l'emplâtre des *Apôtres* de Nicolas d'Alexandrie et dans celui de la *main de Dieu*, de la pierre calaminaire, etc.

Toutes ces substances inertes, auxquelles on attribuait des propriétés particulières, ont été successivement éliminées, l'emplâtre diachylon étant avant tout un emplâtre adhésif.

Pendant les grands froids de l'hiver, il est bon d'ajouter à l'emplâtre, avant de s'en servir, 1/100 de son poids d'huile de ricins.

Pour avoir un emplâtre diachylon donnant un sparadrap parfaitement souple, M. Desnoix modifie la préparation de l'emplâtre simple de la manière suivante : on suit d'abord exactement les indications du Codex; seulement, lorsque la saponification est effectuée, on laisse la bassine sur le feu, de manière à évaporer toute l'eau, à une douce chaleur. L'emplâtre simple renferme alors, à l'état de mélange, la totalité de la glycérine qui se produit dans la réaction. C'est la présence de cette glycérine qui donne au sparadrap la souplesse cherchée.

Quelquefois, on donne le nom de *diachylon simple* à l'emplâtre simple ou à celui qui a été obtenu avec de la litharge et des huiles mucilagineuses; mais cette dénomination est alors mal appliquée. (διά avec; χυλός, suc de plantes).

EMPLATRE DE CANET
Onguent de Canet.

Emplâtre simple..........................	100	grammes.
— diachylon gommé.................	100	—
Cire jaune...................................	100	—
Huile d'olive................................	80	—
Colcothar....................................	100	—

On porphyrise le colcothar avec la moitié de l'huile, de manière à obtenir un mélange homogène. D'autre part, on fait liquéfier les emplâtres avec la cire et le reste de l'huile; on ajoute le colcothar et on remue la masse emplastique jusqu'à ce qu'elle soit presque entièrement refroidie. Il ne reste plus qu'à la diviser en magdaléons.

Il est bon de diminuer un peu la dose d'huile en été.

Les emplâtres *styptique*, *roborant*, *fortifiant*, etc., des pharmacopées étrangères, diffèrent à peine de l'emplâtre de Canet.

EMPLATRE MERCURIEL
Emplâtre de Vigo.

Emplâtre simple..........................	2000	grammes.
Cire jaune...................................	100	—
Poix résine purifiée.......................	100	—
Térébenthine du Mélèze..................	100	—
Styrax liquide purifié.....................	300	—
Gomme ammoniaque purifiée .... } aa	30	—
Bdellium, oliban, myrrhe.............. }		
Safran..	20	—
Huile volatile de lavande................	10	—
Mercure......................................	600	—

On réduit en poudre le bdellium, la myrrhe, l'oliban et le safran. D'autre part, on triture dans un mortier de fer légèrement chauffé le mercure, le styrax, la térébenthine et l'huile volatile de lavande, jusqu'à extinction complète.

On fait liquéfier l'emplâtre simple avec la cire, la poix-résine et la gomme ammoniaque purifiée ; on ajoute les poudres ; quand l'emplâtre a pris par refroidissement la consistance d'une pommade molle, on incorpore par agitation le mélange mercuriel.

Au moment de sa préparation, l'emplâtre de Vigo a une teinte jaunâtre qu'il ne garde qu'à l'intérieur ; à l'extérieur, il prend bientôt une couleur gris d'ardoise due au mercure. Malaxé avec un peu d'eau chaude, il donne un soluté coloré en jaune par suite du safran qui entre dans sa composition. Enfin, il possède une odeur balsamique très accusée de styrax et doit s'immerger complètement dans un mélange froid d'acide sulfurique et d'eau, marquant 1,42 au densimètre (43°B).

Au lieu d'éteindre le mercure dans le styrax, la térébenthine et l'huile volatile, Mouchon préfère incorporer, dans la masse emplastique, de l'onguent mercuriel double, ce qui simplifie l'opération. Il fait fondre ensemble la poix-résine, la cire, la térébenthine, passe le mélange à travers une toile, ajoute l'emplâtre simple fondu, puis les gommes-résines et le safran réduits en poudre fine ; il ajoute alors la pommade mercurielle, retire du feu en agitant jusqu'à ce que le tout soit à moitié refroidi et met en dernier lieu l'essence de lavande.

Dans la recette primitive, il entrait une décoction de grenouilles, de vers de terre et de plantes aromatiques, dans un mélange de vin, de vinaigre et d'eau.

Baumé le premier a proposé, avec raison, de supprimer cette décoction ; il a donné une formule d'emplâtre de Vigo *réformé* avec l'onguent mercuriel double, comme l'indique Mouchon. Il a également fait la curieuse remarque que l'emplâtre chauffé trop fortement avec l'onguent mercuriel forme un dépôt rougeâtre dans lequel on ne distingue point de globules mercuriels et qui se mêle facilement à la masse, en lui communiquant une couleur violette tirant sur le pourpre.

EMPLATRE DIAPALME

Emplâtre simple...........................	800 grammes.
Cire blanche..............................	50 —
Sulfate de zinc...........................	25 —

On fait dissoudre le sulfate de zinc dans une petite quantité d'eau, on ajoute cette solution à l'emplâtre et à la cire liquéfiés ensemble. On tient la masse sur un feu doux et on remue continuellement, jusqu'à ce que toute l'eau soit évaporée.

Les anciens préparaient l'emplâtre diapalme à la manière de l'emplâtre ordinaire en remplaçant l'eau par un décocté de jeunes branches de palmier. Lemery recommandait de remuer la masse avec une spatule de palmier vert. Plenck, puis Reuss, se sont avisés de faire entrer dans cette préparation de l'huile de palme, ce qui justifie les dénominations de *diapalme* et de *diaphœnix*.

Toutes ces modifications, auxquelles on attachait autrefois beaucoup d'importance, sont avec raison tombées en désuétude.

EMPLATRE DE SAVON

Emplâtre simple...........................	2000 grammes.
Cire blanche..............................	100 —
Savon blanc...............................	125 —

On fait liquéfier l'emplâtre et la cire ; le savon, préalablement divisé avec un couteau ou avec une râpe, est ensuite incorporé par agitation.

L'emplâtre de savon, additionné de la centième partie de son poids de camphre, constitue *l'emplâtre de savon camphré* du Codex, *l'emplâtre miraculeux* de quelques pharmacopées étrangères. Les emplâtres de Rademacher et de Barbette sont des préparations camphrées analogues.

EMPLATRE RÉSOLUTIF
Emplâtre des quatre fondants.

Emplâtre de savon.........................	100 grammes.
— de ciguë..........................	100 —
— de diachylon gommé................	100 —
— de mercuriel......................	100 —

On fait liquéfier ensemble ces quatre substances, à une douce

chaleur, dans un vase de terre ou de fonte ; on mêle exactement
par agitation.

EMPLATRE BRUN
Onguent de la mère Thècle.

Huile d'olive.............................	1000 grammes.	
Axonge, suif de mouton.............. } $\overline{aa}$	500	—
Beurre, cire jaune.............		
Litharge en poudre fine....................	500	—
Poix noire purifiée....	100	—

On met les quatre corps gras et la cire dans une grande bassine
de cuivre, et on les chauffe assez fortement jusqu'à ce qu'elles
dégagent des vapeurs. On ajoute alors par parties la litharge
pulvérisée, en agitant continuellement avec une spatule de bois.
On laisse le mélange sur le feu, en continuant de l'agiter jusqu'à
ce que la matière ait pris une couleur d'un brun foncé ; on ajoute
en dernier lieu la poix noire purifiée.

Quand l'emplâtre est presque refroidi, on le coule dans un pot
ou dans des moules garnis de papier.

Cette préparation, qui a été imaginée par une religieuse de
l'Hôtel-Dieu de Paris, et qui porte vulgairement le nom *d'onguent
de la mère*, est un véritable emplâtre brûlé.

Lorsque l'on chauffe fortement les corps gras, ils se décomposent en donnant de l'eau, de l'acide acétique, des carbures
d'hydrogène, de l'acide carbonique, de l'oxyde de carbone, des
acides gras, notamment les acides margarique et oléique, ainsi
qu'un acide gras découvert par Thénard, l'acide sébacique.

D'après Bussy et Lecanu, on observe dans cette décomposition
complexe trois périodes distinctes, caractérisées par la nature
des produits que l'on recueille.

A partir du moment où la décomposition commence, il se
forme d'abord, outre les produits gazeux et l'acide sébacique, une
quantité plus ou moins considérable d'acides oléique et margarique, susceptibles de passer à la distillation. Plus tard, des produits empyreumatiques prennent naissance, sans doute formés
de carbures d'hydrogène, tandis que les acides gras disparaissent
complètement. Enfin, en dernier lieu, il distille un carbure d'hy-

drogène jaune rougeâtre, qui est probablement du chrysène impur.

Dans la préparation de l'emplâtre brun, la décomposition ne dépasse guère la première période : les corps se décomposent avec formation d'acides gras; mais comme l'eau manque, ou du moins qu'il ne s'en forme qu'une faible quantité aux dépens des matières organiques, la glycérine ne peut être régénérée complètement, et on observe la formation de l'un de ses dérivés par déshydratation, l'acroléine, $C^6H^4O^2$:

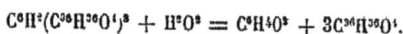

$$C^6H^2(C^{36}H^{70}O^4)^3 + H^2O^2 = C^6H^4O^2 + 3C^{36}H^{36}O^4.$$

C'est surtout à la présence de ce liquide très volatil que les vapeurs, qui s'échappent de la bassine, doivent leur odeur forte et leur action irritante sur les yeux, ainsi que sur les organes de la respiration.

Il résulte de ce qui précède que la saponification est déjà en partie effectuée, lorsque l'on ajoute la litharge, ce qui explique pourquoi cette préparation est moins longue que celle de l'emplâtre simple.

Les savons de plomb se décomposent partiellement à leur tour en donnant naissance à des acétones, qui ont été étudiées par Bussy sous les noms de stéarone, de margarone et d'oléone. La stéarone, par exemple, est une substance blanche, nacrée, cristalline, neutre, fusible à 88°, volatile sans décomposition sensible et formée vraisemblablement d'après l'équation suivante :

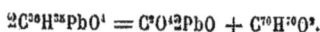

$$2C^{36}H^{35}PbO^4 = C^2O^4 2PbO + C^{70}H^{70}O^2.$$

La grande quantité de gaz qui prend naissance boursoufle la masse. De là, ce double précepte : d'abord, de se servir d'une grande bassine pour que le produit ne passe pas par-dessus les bords; ensuite de ne faire la préparation que pendant le jour, car l'approche d'un corps enflammé, une bougie, par exemple, pourrait communiquer le feu aux gaz combustibles qui s'échappent en abondance, et, par suite, à la masse emplastique elle-même formée en grande partie de matières organiques.

L'onguent de la mère a une couleur d'un brun foncé, due surtout à la matière colorante de la poix noire, dernière substance qui ne faisait pas partie de la recette primitive.

Comme cette matière colorante est très altérable dans les conditions de l'expérience, il convient de n'ajouter la poix qu'à la fin de l'opération, ainsi que l'indique le Codex.

Lorsque l'on ne prend pas cette précaution, l'emplâtre a une grande tendance à se décolorer en partie, quelque temps après sa préparation.

L'onguent de la mère, qui a joui autrefois d'une très grande vogue, est maintenant beaucoup moins usité.

CHAPITRE VI

SPARADRAPS. — PAPIERS EMPLASTIQUES. — ÉCUSSONS

I. Sparadraps.

Les *sparadraps* sont des étoffes de fil, de coton ou de soie dont on enduit une face, quelquefois deux, avec une couche de masse emplastique.

Un sparadrap bien préparé est recouvert d'une couche régu lière et convenablement adhérente; celle-ci doit avoir assez de consistance pour que les surfaces, mises en contact, ne puissent pas s'attacher l'une à l'autre; assez de souplesse cependant, pour que le'tissu puisse être plié en différents sens, tiraillé ou froissé, sans que la couche emplastique se détache.

Pour faire les sparadraps, on se sert d'instruments qui pré- sentent assez de diversité, couteau, châssis, sparadrapier, etc., mais qu'une main exercée peut employer indistinctement.

Pour opérer avec le couteau, on verse l'emplâtre sur une toile tenue par deux aides, et on l'étend uniformément à l'aide d'un couteau légèrement chauffé, tandis qu'une autre personne suit les mouvements de l'opérateur pour recueillir dans un poêlon l'excès de la masse emplastique. On peut aussi fixer la toile, à ses deux extrémités, par des peignes à dents placés sur des supports disposés sur une table (fig. 82).

On recommence au besoin deux ou trois fois l'opération, jus- qu'à ce que la couche soit suffisamment épaisse.

Le sparadrapier se compose d'une table en bois dans laquelle est encadrée une plaque en fer C parfaitement lisse; aux extrémités de cette plaque s'élèvent deux montants métalliques qui laissent entre eux un espace suffisant pour l'introduction sur champ d'une règle plate de fer AA, taillée en biseau (fig. 83).

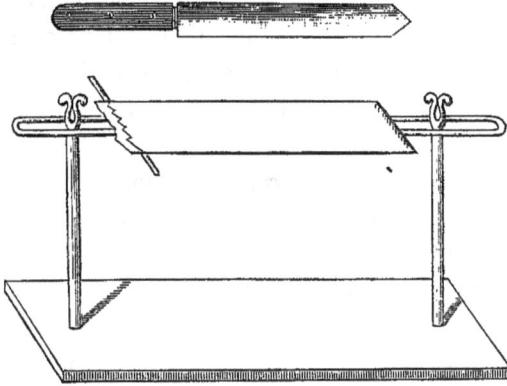

FIG. 82.

On dispose l'une des extrémités de la toile sur la planchette, on met en place la règle légèrement chauffée, soulevée avec quelques cartes ou deux pièces de monnaie ayant l'épaisseur que l'on veut

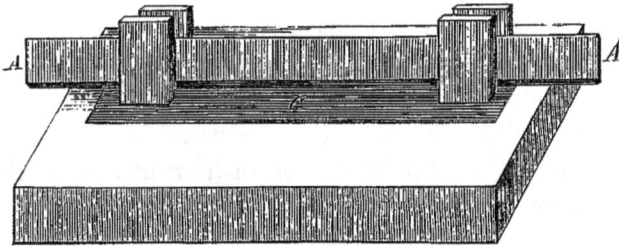

FIG. 83.

donner à la couche. On verse alors l'emplâtre fondu sur la toile que l'on tire en la tenant tendue, jusqu'à ce qu'elle ait passé sous le couteau dont le biseau doit être tourné du côté opposé à l'opérateur.

Que l'on opère avec un couteau à lame plate ou avec un sparadrapier, il est un point important qu'il ne faut pas omettre, si l'on veut réussir, c'est d'opérer sur une toile parfaitement lisse.

Pour arriver à ce résultat, on choisit une étoffe aussi unie que possible, on l'humecte légèrement, puis on la repasse avec un fer chaud. On répète au besoin une seconde fois cette opération, mais sans humecter de nouveau.

On prépare les sparadraps avec toutes les masses emplastiques.

Le plus employé est celui que l'on obtient au moyen de l'emplâtre diachylon gommé. On fait liquéfier l'emplâtre sur un feu doux et on l'étend sur des bandes de toile au moyen d'un couteau ou du sparadrapier.

Ce sparadrap doit être renouvelé souvent. C'est celui qui est employé dans les hôpitaux de Paris. Seulement, comme on est dans l'habitude de lui donner une épaisseur plus grande que dans les officines, il est plus adhérent à la peau et préféré dans les pansements qui suivent les grandes opérations chirurgicales. Quelques praticiens, pour aviver sa couleur jaune, ajoutent, par kilogramme, 15 à 20 grammes de chromate de plomb. Dans le but d'obtenir un emplâtre plus adhésif et d'une consistance uniforme en toute saison, M. Desnoix prend :

Galipot...................................	3000 grammes.
Huile d'olive..............................	1500 —

À un kilog. d'emplâtre diachylon du Codex, on ajoute : en été, 50 à 60 grammes du produit précédent; au printemps et à l'automne, 100 à 120 grammes; en hiver, jusqu'à 150 grammes.

Voici quelques formules choisies parmi les compositions emplastiques qui servent le plus ordinairement à confectionner les sparadraps.

SPARADRAP DE CIRE
Toile de mai.

Cire blanche..............................	200 grammes.
Huile d'amandes douces....................	100 —
Térébenthine du Mélèze....................	29 —

On commence par faire liquéfier les matières au bain-marie. On y plonge entièrement des bandes de toile fine, longues de un mètre environ et larges de 20 centimètres. On retire chaque bande en l'obligeant à passer entre deux règles qui font tomber l'excédent de la masse emplastique.

On lisse ensuite chaque bande au moyen du couteau à sparadrap chauffé

SPARADRAP MERCURIEL

Emplâtre de Vigo............................	500 grammes.
Huile d'olive.................................	Q. S.

On fait fondre à une douce chaleur en agitant continuellement, et on étend le mélange sur des bandes de toile.

L'addition de l'huile n'est nécessaire qu'autant que l'emplâtre n'est pas récemment préparé, ou que la température est très basse.

On prépare de la même manière les sparadraps avec les emplâtres suivants :

André de la Croix.	Cire verte.
Ciguë.	Minium ou de Nurembert, etc.

L'emplâtre d'André de la Croix du Codex donnant une masse trop molle, M. Desnoix a proposé la formule suivante :

Poids blanche.......	500	grammes.
Élémi...........................	125	—
Térébenthine......................	125	—
Huile de laurier...........................	50	—

SPARADRAP RÉVULSIF DE THAPSIA
Sparadrap d'emplâtre de thapsia.

Cire jaune...................	420	grammes.
Colophane..............................	150	—
Poix blanche............................	150	—
Térébenthine cuite......................	150	—
de Mélèze....................	50	—
Glycérine..............................	50	—
Miel blanc.............................	50	—
Résine de thapsia.......................	75	—

On fait fondre ensemble les cinq premières substances et on les passe à travers un linge; on ajoute la glycérine, le miel et la résine de Thapsia, amenée en consistance de miel. Lorsque le mélange est bien homogène, on l'étend sur des bandes de toile, à la manière du sparadrap ordinaire. Le miel peut être supprimé sans inconvénient.

SPARADRAP VÉSICANT

Résine élémi purifiée......................	100 grammes.
Huile d'olive.............................	40 —
Onguent basilicum...........	215 —
Poix-résine purifiée.......................	100 —
Cire jaune................................	375 —
Cantharides en poudre fine.................	420 —

On fait fondre ensemble les cinq premières substances et on y incorpore les cantharides.

On laisse quelques instants sur le feu, en agitant continuellement; on retire le vase; lorsque la masse est convenablement refroidie et homogène, on l'étend en couches uniformes sur des bandes de toile cirée.

En hiver, par une basse température, on ajoute à la formule ci-dessus 25 grammes d'onguent basilicum et on retranche 25 grammes de cire jaune. En été, on fait précisément l'inverse.

MOUCHES DE MILAN

Poix blanche purifiée......................	50 grammes.
Cire jaune................................	50 —
Cantharides pulvérisées....................	50 —
Térébenthine du Mélèze....................	10 —
Huile volatile de lavande.........	1 —
— de thym.............	1 —

On fait fondre ensemble la poix blanche et la cire, on ajoute les cantharides et on fait digérer pendant deux heures à la chaleur du bain-marie. On introduit alors la térébenthine, et, quand elle est fondue, on retire le vase du feu, en ayant soin de remuer constamment, jusqu'à ce que la masse soit à demi-refroidie. On l'aromatise avec les huiles volatiles.

A moins d'indications spéciales de la part du médecin, on délivre la masse emplastique divisée par petites boules aplaties du poids de un gramme, enveloppées dans un morceau de taffetas noir de six centimètres de diamètre, replié sur lui-même. On étend l'emplâtre à mesure du besoin.

SPARADRAP DE COLLE DE POISSON
Taffetas d'Angleterre.

Colle de poisson	50 grammes.
Eau commune.	400 —
Alcool à 60°.	400 —

On coupe la colle en petits morceaux, et on la laisse macérer dans la quantité d'eau prescrite pendant vingt-quatre heures. On ajoute l'alcool et on chauffe au bain-marie dans un vase couvert; la dissolution opérée, on passe à travers une toile.

D'autre part, on étend sur un châssis des bandes de taffetas noir, rose ou blanc, selon la couleur que l'on veut obtenir. On les recouvre sur un seul côté, au moyen d'un pinceau, d'une couche de la liqueur gélatineuse ci-dessus, entretenue liquide à une douce chaleur. On laisse sécher et on continue à mettre successivement plusieurs couches de la même dissolution, jusqu'à ce que le taffetas soit suffisamment chargé. Dès qu'il est sec, on le coupe en petites bandes rectangulaires.

On prépare de la même manière *la baudruche gommée*.

Le taffetas est d'autant plus adhésif que la couche gélatineuse est plus épaisse; d'autre part, l'étoffe de soie ne doit pas être trop légère, car elle serait traversée par le liquide et la préparation prendrait un aspect désagréable.

Dans quelques formulaires, on aromatise le taffetas d'Angleterre en ajoutant un peu de teinture de benjoin, ou de baume noir du Pérou, à la solution gélatineuse; on a aussi conseillé de donner simplement une couche de ces teintures, avant d'appliquer la dernière couche gélatineuse, mais on peut s'en tenir aux prescriptions du Codex.

COLLODION

Fulmicoton	8 grammes.
Éther à 0,72	64 —
Alcool à 90°	22 —
Huile de ricins	7 —

On fait dissoudre le fulmicoton dans le mélange d'éther et d'alcool, puis on ajoute l'huile de Ricins.

Cette préparation, adoptée par le Codex, constitue le collodion élastique d'Adrian.

Le collodion, étendu sur la peau, en couche mince, laisse par évaporation un résidu transparent très adhérent. L'huile de Ricins a pour effet de donner de la flexibilité à la couche, en l'empêchant de se retracter.

Le fulmicoton s'obtient de la manière suivante :

Acide sulfurique à 1,84................. ...	1000	grammes.
— azotique à 1,42......................	500	—
Coton séché à 100°...................	55	—

On mélange les deux acides; quand le mélange est refroidi à 30° environ, on y introduit le coton par petites portions, afin d'éviter une trop grande élévation de température. On abandonne le tout pendant 24, 36 ou 48 heures, suivant que la température est au voisinage de 35°, 25° ou 15°. On retire ensuite le coton, on le lave à grande eau pour enlever jusqu'à la dernière trace d'acide, et on le fait sécher à air libre. On le conserve à l'abri de l'humidité.

Le fulmicoton est peu stable. Lorsqu'il n'a pas été parfaitement lavé ou suffisamment séché, il s'altère souvent spontanément en brisant le flacon qui le renferme; parfois, il éprouve seulement une sorte de décomposition lente, le volume primitif diminue graduellement et il se dégage des vapeurs nitreuses.

Préparé à basse température, il est insoluble dans l'éther et aussi dans l'éther alcoolisé. Obtenu à une température plus élevée, il est insoluble dans l'alcool ordinaire, soluble dans l'éther pur et dans le mélange étéro-alcoolique : il constitue alors la *pyroxyline* qui forme la base du collodion.

Le fulmicoton ou pyroxyline n'est pas un composé *nitré*, mais un composé nitrique, c'est-à-dire un véritable éther.

Pelouze le représente par la formule suivante :

$$C^{24}H^{17}O^{17}(AzO^5)^5.$$

Béchamp admet qu'il prend naissance d'après l'équation suivante :

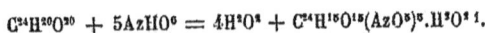

$$C^{24}H^{20}O^{20} + 5AzHO^6 = 4H^2O^2 + C^{24}H^{15}O^{15}(AzO^5)^5.H^2O^{2\ 1}.$$

1. La pyroxyline doit avoir un poids moléculaire beaucoup plus élevé que ne l'indique la formule de Pelouze. En effet, d'une part, la cellulose a sans doute un équivalent plus élevé que l'amidon, qui est au moins. un hexaglucoside, d'après des

C'est donc de la cellulose *pentanitrique.*

La solution éthéro-alcoolique, soumise à l'action de l'ammoniaque ou de la potasse caustique, donne : dans le premier cas, de l'azotate d'ammoniaque et de cellulose *tétranitrique*, insoluble dans l'alcool et l'éther séparément, mais soluble dans un mélange de ces deux liquides ; dans le second cas, de la cellulose *trinitrique*, insoluble dans l'éther, soluble dans l'alcool concentré et dans un mélange éthéro-alcoolique.

Traité à chaud par une solution concentrée de protochlorure de fer, le fulmicoton est réduit, perd tout son azote à l'état de bioxyde d'azote, et le coton est régénéré avec toutes ses propriétés primitives. En opérant la réduction avec l'acétate ferreux, on obtient le même résultat, à cela près qu'il se forme de l'ammoniaque au lieu de bioxyde d'azote.

Soubeiran fait remarquer que pour avoir une pyroxyline propre à former un bon collodion, il ne faut pas chercher à obtenir un produit entièrement soluble dans l'éther, mais un produit renfermant une petite quantité de pyroxyline insoluble ; la matière du collodion, contenant alors des parties qui se gonflent plutôt qu'elles ne se dissolvent dans le mélange éthéro-alcoolique, laisse par évaporation un enduit plus résistant. Enfin, quand on veut préparer une grande quantité de collodion, pour éviter une réaction plus ou moins vive qui changerait la solubilité du produit, le même auteur conseille de fractionner l'opération en plusieurs doses.

II. Papiers emplastiques.

PAPIER A CAUTÈRES

Poix blanche purifiée......................	450	grammes.
Cire jaune................................	600	—
Térébenthine du Mélèze...................	100	—
Baume du Pérou noir......................	20	—

On fait fondre la poix blanche et la cire, puis on ajoute la téré-

---

recherches récentes ; d'autre part, la régénération du coton exclut l'idée d'un dédoublement moléculaire. La fulmicoton, qui est un éther azotique de la cellulose, répond donc à la formule,

$$[C^{20}H^{10}O^{10}(AzHO^6)^5 . H^2O^2]^n,$$

n ayant une valeur indéterminée dans l'état actuel de la science (Bourgoin).

benthine et le baume du Pérou. On passe, s'il est nécessaire, à travers un linge et on étend le produit sur des bandes de papier, à la manière du sparadrap.

On divise ensuite chaque bande en rectangles de 0^m09 sur 0^m065.

Pour faire le papier à cautères, on a imaginé un sparadrapier spécial (fig 84). La tablette et les montants sont en bois, la règle

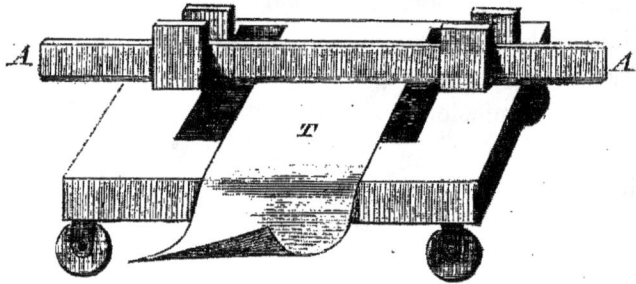

FIG. 84.

AA est plus longue et plus lourde que celle du sparadrapier ordinaire. On dispose, de chaque côté de l'appareil, un vase destiné à recueillir l'excès de la masse emplastique.

La marche de l'opération est très simple : on liquéfie la masse emplastique et on chauffe la règle ; on met sur la tablette une cinquantaine de feuilles de papier T, convenablement taillées, et on dispose au-dessus d'elles la règle qui doit glisser librement entre les montants. Une première personne verse la matière fondue, une seconde soutient les feuilles de papier, en ne laissant libre que la feuille supérieure ; enfin, une troisième tire vivement chaque feuille en l'inclinant sous un angle de 25° à 30°.

Pour découper les feuilles, on se sert d'une planchette qui limite la largeur du papier, d'une seconde planchette qui fixe sa longueur et d'une lame aiguisée comme celle qui est en usage chez les relieurs, ou simplement d'un tranchet.

PAPIER ÉPISPASTIQUE

Cire blanche...............................	240	grammes.
Blanc de baleine...........................	90	—
Huile d'olive...............................	120	—
Térébenthine du Mélèze....................	30	—
Cantharides pulvérisées...................	30	—
Eau..	300	—

On met toutes ces substances dans une bassine étamée et on fait bouillir très modérément pendant deux heures, en agitant continuellement. On filtre sans expression à travers une étoffe de laine et la masse est maintenue en fusion au bain-marie dans une bassine très évasée.

D'autre part, on prend des bandes de papier de grandeur convenable, on les enduit d'un seul côté avec la composition emplastique. On divise ensuite ces bandes en rectangles, comme pour le papier à cautères.

La formule ci-dessus donne le papier n° 1.

En augmentant de dix grammes la dose des cantharides, on obtient le papier n° 2.

Lorsque l'on remplace dans la formule les cantharides par la moitié de leur poids d'extrait de garou, on obtient le papier au garou n° 1 ; en portant à 20 grammes le poids de l'extrait éthéré de garou, on a le papier n° 2 ; et le papier n° 3 avec une dose de 25 grammes.

PAPIER CHIMIQUE

Huile d'olive............................	2000 grammes.
Minium pulvérisé........................	1000 —
Cire jaune..............................	60 —

On commence par chauffer l'huile sur un feu vif, dans une bassine de grande capacité ; qnand elle commence à émettre des vapeurs, on ajoute par petites portions l'oxyde de plomb, en agitant continuellement avec une longue spatule. Il se produit d'abord une tuméfaction qui ne tarde pas à s'apaiser ; on continue d'agiter le mélange en le laissant sur le feu, jusqu'à ce qu'il se produise un dernier boursouflement qu'il faut surveiller, car il se produit alors une fumée qu'il est prudent d'éviter. On retire la bassine du feu en continuant d'agiter jusqu'au moment où il se forme une écume blanchâtre ; on ajoute alors la cire et on agite encore quelques instants après sa fusion, qui se fait avec pétillement.

On étend cette composition emplastique sur du papier mousseline rendu imperméable avec la composition suivante :

Huile de lin............................	1000 grammes.
Ail épluché et coupé menu...............	100 —

On chauffe modérément ce mélange, jusqu'à ce que l'ail soit devenu brun, et que l'humidité soit complètement dissipée; on passe à travers un linge et on remet sur le feu avec les matières ci-dessous :

Essence de térébenthine....................	800 grammes.
Oxyde rouge de fer porphyrisé...............	490 —
Céruse broyée à l'huile.....................	150 —

On ajoute le tout et on l'étend avec une éponge sur le papier mousseline que l'on suspend ensuite avec des baguettes pour en déterminer la dessiccation, ce qui exige une quinzaine de jours.

Quand le papier est convenablement sec, on applique sur l'une des faces la préparation emplastique chaude, à l'aide d'un pinceau ou d'un appareil approprié à cet usage.

PAPIER GOUDRONNÉ
Emplâtre du Pauvre homme.

Colophane...............................	300 grammes.
Goudron purifié...........................	100 —
Cire jaune...............................	100 —

On fait fondre ensemble les trois substances et on étend le mélange en couches minces sur des feuilles de papier, à la manière du sparadrap. Il est préférable d'étendre cette préparation sur du calicot calandré.

III. Écussons.

On donne le nom d'*écussons* à des préparations médicamenteuses de diverse nature, étendues en couches minces sur de la peau, sur de la toile ou du sparadrap. On les désigne vulgairement sous le nom d'*emplâtres*.

Leur forme est très variée et déterminée par le médecin : ils sont carrés, rectangulaires, ovales, etc.

Ils se préparent avec des emplâtres, des matières résineuses, des électuaires, des onguents, des pommades, etc. Il est bon que la chaleur du corps ne puisse les liquéfier pour éviter tout déplacement.

Pour faire un écusson, on découpe dans une feuille de papier un moule dont l'intérieur représente exactement la forme que doit avoir le médicament. On peut aussi utiliser, comme l'a proposé Deschamps, une série de moules en fer-blanc dont l'épaisseur est en rapport avec celle que doit avoir l'écusson.

On dispose le moule sur de la peau blanche ou sur du sparadrap; on met au milieu de l'espace à remplir une quantité suffisante d'emplâtre que l'on étend en couche au moyen d'un fer à écusson chauffé; on lisse l'écusson en passant légèrement le fer chaud, un peu incliné, sur toute la surface. Il ne reste plus qu'à enlever le moule et à tailler les bords.

Quand on n'a pas de fer spécial à sa disposition, on ramollit l'emplâtre, on le malaxe dans les mains, et on l'étend avec le pouce que l'on mouille de temps en temps, en formant un bourrelet emplastique que l'on étale du centre à la circonférence.

Les électuaires, les onguents, les extraits, etc., toutes les substances, en un mot, qui ont naturellement une consistance molle ou qui peuvent être facilement amenées à cet état, sont simplement étendues dans le moule avec une spatule. On lisse la surface avec un peu d'eau ou en l'approchant de la flamme d'une lampe à alcool.

Lorsque l'écusson doit être recouvert d'une poudre, il faut ramollir la surface à une douce chaleur ou au moyen d'un peu, d'alcool, appliquer ensuite la poudre avec le pouce, de manière que la couche soit uniforme.

Parfois on se sert de teintures ou de solutés médicamenteux. C'est ainsi que pour camphrer un vésicatoire, on fait une dissolution de camphre dans l'éther ou dans le chloroforme et on donne deux ou trois couches de ce soluté à l'aide d'un pinceau.

Quelquefois enfin, le médecin prescrit d'entourer l'écusson d'une bande de diachylon gommé; celui-ci a pour effet de donner à la préparation une certaine fixité en l'empêchant de s'étendre au delà de la limite qui a été primitivement tracée.

CHAPITRE VII

CATAPLASMES

FARINES DE LIN ET DE MOUTARDE

On donne le nom de *cataplasmes* à des médicaments ayant une consistance molle ou formant une bouillie épaisse destinée à être appliquée sur quelques parties du corps.

En général, ils sont obtenus au moyen de farines ou de poudres délayées dans de l'eau froide ou chaude, dans un infusé, un décocté, etc. On utilise parfois les pulpes faites avec des plantes fraîches, ou même les pulpes cuites, suivant l'effet que l'on veut produire, c'est ainsi que la pulpe d'oignon cru donne un cataplasme excitant, tandis qu'elle agit à la manière des émollients quand son huile âcre a été éliminée par la coction.

On ajoute souvent aux cataplasmes des matières actives, comme des poudres médicamenteuses, des onguents, des extraits, des teintures, etc. Tantôt on incorpore ces substances dans la masse, tantôt on se contente de les étendre seulement à la surface.

De toutes les matières employées, c'est la farine de lin qui est la plus usitée, en raison de la grande quantité de mucilage qu'elle contient, et aussi de la facilité avec laquelle elle se prête à confectionner le médicament.

Les graines de lin sont aplaties, ovoïdes, allongées, avec un bord tranchant, une surface polie et luisante. Au contact de l'eau froide, elles se gonflent, s'entourent d'une couche mucilagineuse mince, glissante, incolore, soluble dans l'eau; dans l'eau chaude, l'épisperme se résout en mucilage, sauf un mince squelette cellulaire qui résiste même à l'action des alcalis.

Le mucilage, considéré comme un arabide, donne de l'acide mucique par oxydation, à la manière des gommes et répond probablement à la formule d'un triglucoside.

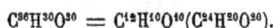

$$C^{36}H^{30}O^{30} = C^{12}H^{10}O^{10}(C^{24}H^{20}O^{20}).$$

La graine de lin renferme environ le tiers de son poids d'une huile grasse, contenue dans les cellules de l'albumen et des cotylédons. Cette huile est formée en grande partie de *linoléine*, qui répond, d'après Mulder, à la formule.

$$C^6H^2(C^{36}H^{28}O^4)^3.$$

Comme elle est très siccative, il est important de ne pas l'exprimer, mais bien plutôt de couper, de déchirer la graine à l'aide d'un moulin. On évite par là le rancissement de la farine de lin, altération qui est la cause déterminante des accidents que l'on observe parfois sur la peau, à la suite de l'application répétée de cataplasmes.

Pour faire un cataplasme de farine de lin, on délaye la farine dans l'eau froide, de manière à la transformer en une bouillie très claire que l'on chauffe en remuant continuellement, jusqu'à ce que la masse ait pris une consistance convenable.

Quand la préparation est destinée à servir d'excipient à quelque substance active, une poudre médicamenteuse, par exemple, il faut ajouter celle-ci à la surface du cataplasme et au moment même de l'appliquer.

On prépare de la même manière les cataplasmes de :

Poudre de guimauve.   Poudre émolliente.

CATAPLASME DE FÉCULE

Fécule de pomme de terre.................. 100 grammes.
Eau.. 1000   —

On porte à l'ébullition les 4/5 de l'eau, dans un poêlon couvert; on ajoute peu à peu la fécule délayée dans le reste de l'eau froide. On fait bouillir quelques instants et on retire du feu en continuant d'agiter la masse.

On prépare de la même manière les cataplasmes de :

Poudre de riz.   .   Poudre d'amidon.

Tandis que 100 parties de farin de lin produisent environ 450 parties de cataplasme, les mêmes quantités de farine d'orge, de blé ou de fécule en produisent respectivement 500, 540 et 1100 parties.

CATAPLASME MATURATIF

Poudre émolliente.........	100 grammes.
Eau.,...................................	Q. S.
Onguent basilicum....................... ..	20 —

On opère exactement de la même manière que pour le cataplasme de farine de lin. Pendant que le mélange est encore chaud, on y incorpore l'onguent basilicum.

CATAPLASME CALMANT

Capsules de pavot blanc...................	25 grammes.
Feuilles sèches de jusquiame...............	50 —
Poudre émolliente..	100 —
Eau.................................	600 —

Les têtes de pavot étant coupées et les feuilles de jusquiame incisées, on fait bouillir le tout pendant quelques instants dans l'eau. Dans le décocté, passé avec expression, on délaye la farine, et on fait cuire en consistance convenable.

Lorsque du laudanum est prescrit, on ne doit pas l'incorporer à la masse, mais seulement le répandre à la surface.

CATAPLASME RUBÉFIANT
Sinapisme.

Farine de moutarde récente...............	200 grammes.
Eau tiède.................................	Q. S.

On délaye la farine de moutarde dans l'eau, pour obtenir une masse de consistance de cataplasme.

Dans les semences de moutarde noire, il n'y a pas d'huile essentielle; celle-ci prend naissance sous l'influence de l'eau, par suite de l'action d'une matière albuminoïde, la *myrosine*, sur un principe cristallisable, le *myronate de potassium*.

Pour extraire ce sel, Bussy dessèche la farine de moutarde à 100°, extrait l'huile fixe à la presse, puis lessive le tourteau avec de l'alcool concentré, d'abord à froid, puis à chaud, de manière à le priver de tous les principes qui peuvent se dissoudre dans ce véhicule.

Le tourteau, ainsi épuisé, est alors traité par de l'eau froide ou tiède; on évapore la dissolution à une douce chaleur, et on traite le résidu par de l'alcool faible : il se précipite une matière glutineuse, tandis que la solution filtrée fournit à l'évaporation de beaux cristaux de myronate de potassium.

Ces cristaux, inaltérables à l'air, transparents, très solubles dans l'eau, insolubles dans l'alcool, à saveur fraîche et amère, jouissent de la singulière propriété de se dédoubler en présence de l'eau et de la myrosine en essence de moutarde, glucose et sulfate acide de potassium :

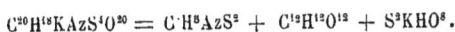

$$C^{20}H^{18}KAzS^4O^{20} = C^7H^5AzS^2 + C^{12}H^{12}O^{12} + S^2KHO^8.$$

L'essence de moutarde est de l'éther allylsulfocyanique. Elle a été reproduite synthétiquement par Berthelot et de Luca en faisant réargir pendant quelques heures à 100°, en vase clos, l'éther allyliodhydrique sur le sulfocyanure de potassium :

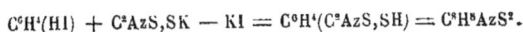

$$C^6H^4(HI) + C^2AzS,SK - KI = C^6H^4(C^2AzS,SH) = C^8H^5AzS^2.$$

Comme l'éther allyliodhydrique ou propylène iodé dérive directement de la glycérine, il en résulte que l'essence de moutarde présente une filiation certaine avec les matières grasses, rapprochement qui pourra sans doute un jour nous éclairer sur sa véritable origine dans les végétaux.

La myrosine s'obtient aisément en traitant par l'eau froide la moutarde blanche, qui ne contient pas de myronate de potassium; la solution, évaporée en sirop clair, à une température inférieure à 40°, est précipitée par l'alcool. Ce précipité, redissoluble dans l'eau, est la myrosine.

Le myronate de potassium n'est décomposé, ni par la levure de bière, ni même par l'émulsine des amandes douces, mais seulement par la myrosine. Celle-ci, coagulée par les acides, ou par la chaleur, au voisinage de 60°, devient à son tour inerte. C'est pour cette raison qu'il faut préparer les sinapismes avec de l'eau froide ou simplement tiède, pourvu que la température soit inférieure à 60°; enfin, il faut éloigner les acides, même l'acide acétique.

L'huile fixe, qui entre dans la moutarde noire pour près du tiers de son poids, n'ajoutant rien aux propriétés rubéfiantes, on a proposé de l'extraire par simple expression pour augmenter l'activité du médicament; en outre, la farine est moins sujette à rancir. Toutefois, en raison de son activité plus grande, la moutarde privée de son huile fixe ne doit être délivrée que sur ordonnance spéciale.

Lorsque l'on veut, au contraire, diminuer la force du sinapisme, on ajoute de la farine de lin, ou bien, on se contente de saupoudrer de farine de moutarde un cataplasme émollient.

La farine de moutarde devrait toujours être préparée dans les officines, car elle est souvent falsifiée, et c'est un médicament sur la nature duquel on ne doit avoir aucun doute.

PAPIER MOUTARDE

Appliquer la farine de moutarde sur des feuilles de papier, pour obtenir un sinapisme extemporané, est une idée qui a été mise en pratique pour la première fois par Rigollot.

L'huile fixe étant une cause d'altération, on commence par préparer un tourteau que l'on prive de la petite quantité de matières grasses qu'il contient encore au moyen de sulfure de carbone ou de l'essence de pétrole.

D'autre part, on fait une dissolution de 4 à 5 pour 100 de caoutchouc dans un mélange de sulfure de carbone et d'essence de pétrole.

Au moyen d'une sorte de sparadrapier, on étend sur une feuille de papier une couche uniforme de la solution agglutinative; à mesure que la feuille recouverte de vernis abandonne la lame du sparadrapier, on tamise au-dessus d'elle la farine de moutarde ; celle-ci reste fixée à la surface, même après la soustraction à l'étuve des liquides volatils. Pour bien réussir dans cette opération, il faut combiner avec précision les mouvements du tamis et la progression de la feuille de papier.

M. Esménard, habile pharmacien de Paris, a simplifié cette préparation. Au lieu de se servir d'un sparadrapier et d'un tamis, il applique simplement le procédé mis en usage par les fabricants de papier de verre : la solution de caoutchouc est étalée sur le papier à l'aide d'une brosse spéciale, et la poudre de moutarde est ensuite tamisée à la surface en deux couches successives, à une heure environ d'intervalle. Après avoir été pressées entre deux rouleaux cylindriques en caoutchouc, les feuilles sont desséchées pendant quarante-huit heures dans une étuve graduellement chauffée jusqu'à 60°. Les feuilles, découpées en rectangles, sont mises dans des boîtes chauffées, puis hermétiquement closes.

Grâce au chauffage prolongé dans une étuve bien aérée, le procédé Esménard donne du papier moutarde complètement inodore et inaltérable.

La farine de moutarde, privée de son huile fixe, est plus active que la farine ordinaire. Toutefois, avec le papier moutarde trempé dans l'eau, la couche active ne produit que la rubéfaction, parce que cette couche est peu épaisse et que son action est vite épuisée. Il n'y a pas lieu de craindre la vésication, comme cela s'observe avec les sinapismes oubliés sur la peau des malades.

CHAPITRE VIII

SUPPOSITOIRES. — LAVEMENTS. — BOUGIES

I. Suppositoires.

Les *suppositoires* sont des médicaments de consistance solide, destinés à être introduits dans le rectum. On leur donne une forme conique et un poids qui varie de 2 à 5 grammes, mais qui est ordinairement de 3 à 4 grammes.

On fait des suppositoires avec du savon, du suif, du beurre de cacao, du miel épaissi. On se sert le plus souvent de beurre de cacao qui constitue un excipient très convenable pour presque toutes les substances médicamenteuses.

Les suppositoires de savon se préparent simplement en taillant un morceau de savon en cône au moyen d'un couteau.

Lorsqu'on se sert de suif, on liquéfie ce corps à une douce chaleur, puis on le coule dans de petits moules en papier de forme conique ou dans des moules en fer blanc graissés avec un peu d'huile d'olive.

S'agit-il de préparer un suppositoire de miel, on fait cuire le miel jusqu'à ce qu'il prenne par le refroidissement une consistance solide; on le coule, pendant qu'il est encore chaud, dans des moules de papier.

Pour introduire dans un suppositoire des matières molles ou liquides, Pfeiffer conseille d'opérer de la manière suivante : on coule le beurre de cacao dans un petit moule de papier, à la manière ordinaire; après refroidissement, on enfonce dans la base et suivant l'axe un tuyau dont le diamètre est en rapport avec le

volume de la substance médicamenteuse que l'on veut administrer ; on forme ainsi une sorte de rigole qui sert de récipient et
d'enveloppe au médicament. Il ne reste plus qu'à fermer l'ouverture avec un peu de beurre de cacao fondu.

Ce procédé est analogue à celui qui a été proposé par Stanislas
Martin et Sauvan : on introduit dans l'axe une tige métallique
chauffée, on décante la partie liquéfiée, et, dans la cavité ainsi
formée, on introduit le médicament.

Récemment, M. Berquier a imaginé un cône métallique tron-

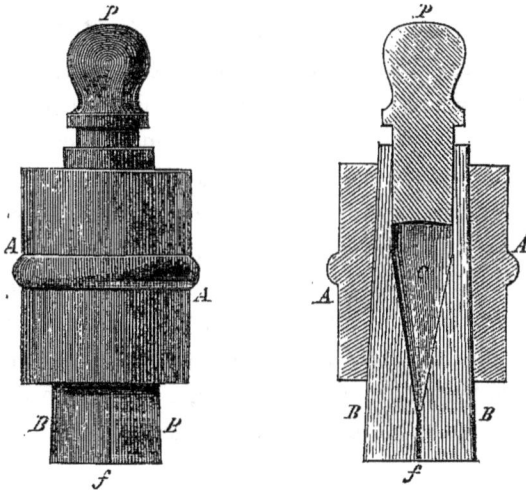

Fig. 85

Moule à suppositoires.   Coupe du moule.
A. Anneau destiné à maintenir le moule BB, formant une cavité cylindro-conique c, et divisé en
deux parties égales suivant la ligne f.
P. Piston pour comprimer la masse des suppositoires dans la cavité c
f. Trou d'air permettant à la masse de se tasser uniformément dans le moule.

qué formé de deux moitiés que l'on peut appliquer l'une contre
l'autre au moyen d'un anneau et figurant dans leur partie centrale une cavité cylindro-conique (fig. 85). Un piston pouvant
descendre dans la partie cylindrique est terminé par une tête qui
est pressée à la main ou à l'aide d'une petite presse Colas, de
manière à forcer la matière du suppositoire à prendre exactement la forme du moule.

Lorsque l'on a beaucoup de suppositoires à préparer, on peut

donner à la matière la forme d'un magdaléon bien cylindrique,
que l'on divise en petites parties égales du poids des suppositoires; chacune de ces parties étant introduite dans l'appareil
prend la forme conique qui convient au médicament. Les suppositoires sont alors d'un poids rigoureusement exact, d'une forme
identique et régulière, d'une homogénéité parfaite, ce qui conduit à un dosage précis. Il ne reste plus qu'à enlever l'anneau et
à séparer les deux moitiés du moule pour mettre le suppositoire
en liberté. Seulement, pour faciliter le démoulage, il est bon
d'enduire la surface cylindro-conique d'une solution éthérée de
paraffine.

Le procédé de Berquier est tout à fait général : on peut dire
que toute substance capable d'être liquéfiée facilement ou susceptible d'être amenée en consistance pilulaire peut être mise sous
forme de suppositoire, comme l'onguent mercuriel, les poudres,
les extraits, les résines, les gommes-résines, etc.

Le même auteur prépare aussi, avec autant de facilité, des *sup-
positoires-capsules* ou cônes creux, avec couvercles, le tout en
beurre de cacao. On y introduit, au moment du besoin, de un
à deux grammes de matières actives : poudres, extraits, teintures, iodoforme, etc. On peut aussi confectionner un petit suppositoire contenant la matière active, l'introduire dans la cavité,
ajouter le couvercle et comprimer le tout dans le moule ordinaire.

SUPPOSITOIRES AU BEURRE DE CACAO

Beurre de cacao........................ 30 grammes.

On fait fondre le corps gras à une douce chaleur; quand la
masse est sur le point de se figer, on la coule dans six moules de
papier, ayant la forme d'un cône allongé.

En été, il est bon d'ajouter au beurre de cacao un dixième de
son poids de cire blanche, afin d'obtenir un médicament moins
fusible.

Lorsque le médecin prescrit l'addition d'un extrait qui ne peut
être pulvérisé, on amène cet extrait, avec un peu d'eau, en consistance sirupeuse, et on l'ajoute au beurre de cacao convenable-

ment refroidi; on mélange exactement et l'on coule dans les moules.

Ce modus faciendi, qui est celui du Codex, peut être avantageusement remplacé par celui qui a été donné par M. Berquier.

SUPPOSITOIRES D'ALOÈS

Aloès en poudre très fine................ ...	5 grammes.
Beurre de cacao.........................	45 —

On opère comme pour le beurre de cacao; lorsque la masse est suffisamment refroidie, on le mélange avec l'aloès pulvérisé.

Avec les proportions ci-dessus, on fait dix suppositoires contenant chacun cinquante centigrammes d'aloès.

SUPPOSITOIRES D'EXTRAIT DE RATANHIA

Extrait de ratanhia......................	10 grammes.
Beurre de cacao........................	40 —

Pour dix suppositoires préparés en suivant le mode indiqué pour les suppositoires d'aloès.

Chaque suppositoire contient par conséquent un gramme d'extrait de ratanhia.

SUPPOSITOIRES A L'EXTRAIT DE BELLADONE

Extrait de Belladone....................	0.10
Beurre de cacao........................	5 grammes.

On dissout l'extrait dans très peu d'eau, on ajoute le beurre de cacao et on chauffe légèrement; on agite pour avoir un mélange exact que l'on coule dans un moule graissé.

On prépare de la même manière les suppositoires avec les extraits de ciguë, de digitale, de jusquiame, de stramonium, etc.

II. Lavements.

Les *lavements* ou *clystères* sont des médicaments liquides destinés à être introduits dans le rectum. Le lavement pèse ordinairement 500 grammes; le demi-lavement, 250 grammes; le quart de lavement, 125 grammes seulement.

A moins d'indications spéciales, on les administre à l'aide d'instruments variés, notamment de seringues, qui sont préférées toutes les fois que le liquide n'est pas homogène et que les principes actifs ne sont pas émulsionnés. L'irrigateur Eguisier est d'un emploi vulgaire.

Les lavements peuvent varier à l'infini suivant les prescriptions du médecin. Voici seulement quelques formules pour fixer les idées.

LAVEMENT D'AMIDON

Amidon...	15 grammes.
Eau...	500 —

On délaye l'amidon dans 100 grammes d'eau froide; on fait chauffer le reste du liquide et on le verse bouillant sur le mélange précédent; on agite pendant quelques instants et on laisse refroidir jusqu'à ce que le liquide soit tiède.

LAVEMENT LAXATIF

Miel de mercuriale..............................	100 grammes.
Eau tiède......	400 —

On mêle simplement.

LAVEMENT PURGATIF

Feuilles de séné.................................	15 grammes.
Sulfate de soude.,......	25 —
Eau bouillante...................................	500 —

On verse l'eau bouillante sur le séné, on laisse infuser pendant un quart d'heure. On passe ensuite, avec expression, à travers une étamine et on ajoute le sulfate de soude.

LAVEMENT AU MUSC

Musc.,...	0.50 à 1 gramme.
Gomme...	10 —
Eau...	Q. S.

On met le musc dans un mortier, on ajoute à trois reprises différentes autant de gouttes d'alcool à 56° qu'il y a de centigrammes de musc et on triture vivement chaque fois, de manière à obtenir une pâte très·fine; on fait ensuite avec cette pâte la gomme et l'eau, un mucilage, que l'on délaye peu à peu dans le reste du liquide.

On prépare de la même manière les lavements avec les *gommes-résines*, mais en supprimant la gomme.

LAVEMENT CAMPHRÉ

Camphre	0.50 à 1	gramme.
Gomme	5	—
Eau	125	—

On met le camphre dans un mortier, on le dissout dans une petite quantité d'alcool, on ajoute la gomme et on triture, de manière à obtenir un mélange homogène que l'on délaye dans la quantité d'eau prescrite.

III. Bougies médicinales.

Les bougies sont de petits cylindres déliés et flexibles, plus ou moins effilés par un bout et destinés à être introduits dans le canal de l'urètre.

Leur nature est très variée. On en fait avec du caoutchouc, des bandelettes de toile, des fils de coton ou de soie réunis en cylindre et enduits d'un mélange emplastique, etc.

On peut les diviser en deux séries : les *bougies emplastiques* et les *bougies élastiques*.

Les premières doivent leur consistance à des mélanges variables de cire fondue, à de l'emplâtre diachylon gommé ou à toute autre composition emplastique à base de plomb. Les secondes sont enduites d'une huile siccative composée qui, en se solidifiant à l'air, leur communique l'apparence du caoutchouc ou gomme élastique.

Les bougies de Daran se préparent au moyen du mélange suivant :

Feuilles de ciguë récentes............	⎫	
— de nicotiane................	⎬ aa	30 grammes.
Fleurs de lotier odorant..............		
— de millepertuis................	⎭	
Huile de noix.........................		5000 —
Axonge et suif de mouton.............	aa	1500 —
Cire jaune............................		1000 —
Litharge..............................		2000 —

On contuse les plantes et on les fait cuire dans l'huile, jusqu'à ce que l'humidité soit complètement dissipée; on exprime, on ajoute les corps gras et on chauffe de nouveau assez fortement; on incorpore alors par parties la litharge dans le mélange que l'on tient sur le feu pendant une heure environ. On ajoute la cire en dernier lieu, et, lorsque la masse est à demi refroidie, on y plonge des bandes de toile fine à demi usées, ayant 22 centimètres de large.

On coupe ensuite cette toile en travers, de manière à former des bandelettes de 22 centimètres de long, un peu plus larges à une extrémité qu'à l'autre. Ces bandelettes étant lissées avec un couteau, on les roule d'abord avec les doigts, puis sur une table légèrement huilée, à l'aide d'une petite planchette en bois dur. Il ne reste plus qu'à façonner le petit bout en forme de pointe mousse et à laisser sécher les bougies à l'air, jusqu'à ce qu'elles puissent être réunies sans adhérer les unes aux autres.

Les *bougies de cire de Piderit* se font simplement avec le mélange suivant :

Cire jaune................................	6 parties.
Huile d'olive.............................	1 —

Dans les *bougies de Goulard*, il entre des quantités variables d'acétate de plomb liquide :

	Faibles.	Moyennes.	Fortes.
Cire jaune................	24	12	12
Sous-acétate de plomb.....	1	2	1

Les *bougies élastiques* se préparent au moyen de l'huile de lin, rapprochée par une longue coction et additionnée de litharge. On

ajoute ensuite un tiers de succin, un tiers d'essence de térébenthine et un vingtième seulement de caoutchouc qui se dissout
bien dans la masse.

On plonge dans ce liquide des fils disposés en faisceaux légèrement coniques, ou un tissu de soie fin et peu serré, qui doit constituer le canevas de la bougie; après séchage, on applique de la
même manière deux ou trois couches successives et on polit la
bougie sur un marbre, comme précédemment.

Bien préparées, ces bougies élastiques doivent être parfaitement lisses et très flexibles.

On fabrique aussi, par des procédés analogues, des *sondes élastiques* qui sont parcourues dans toute leur longueur par un canal,
ce qui les rend propres à expulser l'urine, dès que leur extrémité
mousse et arrondie a franchi le col de la vessie.

On fait aussi des sondes en argent, en or, en ivoire flexible etc. ;
mais ces appareils sont plus spécialement du ressort des fabricants d'instruments de chirurgie.

CHAPITRE IX

FOMENTATIONS, LOTIONS, INJECTIONS, COLLUTOIRES, GARGARISMES, COLLYRES

I. Fomentations.

On donne le nom de *fomentations* aux liquides qui ont pour but d'humecter, de réchauffer certaines parties du corps (*fomentare*, de *fomentum*, action d'échauffer).

On les applique au moyen de linges, de flanelle, de coton, d'éponges, de compresses que l'on applique chaudes, tièdes ou froides, suivant les indications du médecin. On maintient la chaleur des compresses chaudes en les recouvrant de serviettes, de taffetas gommé ou de toile cirée.

Les fomentations, qui sont très variées suivant les prescriptions médicales, consistent en solutés, infusés, décoctés, liqueurs vineuses, acétiques, alcooliques ou éthérées. Parfois ce sont des dissolutions acides, alcalines ou salines.

Les *fomentations vinaigrées* se préparent tantôt avec du vinaigre blanc, tantôt avec du vinaigre rosat ou du vinaigre aromatique, dans la proportion d'une partie de vinaigre pour quatre parties d'eau.

Les fomentations sont ordinairement prescrites au moment du besoin, suivant des formules particulières. Voici quelques formules destinées à servir d'exemples pour leur préparation.

FOMENTATION DE FLEURS DE SUREAU

Fleurs de sureau.........................	50 grammes.
Eau bouillante................	1000 —

On laisse infuser pendant une heure; on passe à travers une étamine.

On opère exactement de la même manière pour obtenir une *fomentation narcotique*, en remplaçant les fleurs de sureau par les espèces narcotiques.

FOMENTATION DE BELLADONE

Feuilles de belladone........................	30 grammes.
Eau bouillante............................	1000 —

On laisse infuser pendant une heure.

On prépare de la même manière les fomentations de *ciguë*, de *digitale*, de *jusquiame*, de *morelle*, de *stramonium*, etc.

FOMENTATION EMOLLIENTE

Espèces émollientes.......................	50 grammes.
Eau	Q. S.

On fait bouillir les plantes pendant dix minutes, en employant la quantité d'eau nécessaire pour qu'il reste un litre de décocté; on passe ensuite avec expression.

FOMENTATION CALMANTE

Racine de guimauve.......................	30 grammes.
Capsules de pavot privées de leurs semences..	10 —
Eau......................................	Q. S.

On fait bouillir pendant une demi-heure, et on passe, pour avoir un litre de décocté.

FOMENTATION VINEUSE

Vin rouge du Midi........................	1000 grammes.
Miel blanc...............................	100 —

On fait simplement dissoudre le miel dans le vin.

II. Lotions.

Les *lotions* sont des médicaments destinés à laver, à nettoyer diverses parties du corps.

Elles diffèrent : des fomentations, en ce que les liquides ne séjournent pas sur la peau; des embrocations, en ce que ces dernières contiennent des corps gras.

L'application se fait au moyen de compresses ou d'éponges, que l'on imbibe des liquides médicamenteux, et que l'on passe ensuite très légèrement sur les parties malades.

LOTION ALCALINE

Carbonate de potasse...................... 50 grammes
Eau distillée.............................. 1000 —

On fait dissoudre le sel dans l'eau et on filtre.

LOTION SULFURÉE
Lotion sulfureuse.

Trisulfure de potassium solide.............. 20 gramme .
Eau distillée.............................. 1000 —

On fait dissoudre et on filtre.

LOTION AVEC L'ACÉTATE DE PLOMB
Eau blanche. — Eau de Goulard.

Sous-acétate de plomb..................... 20 grammes.
Eau de rivière... ... . 900 —
Alcoolat vulnéraire........................ 80 —

On fait dissoudre le sel dans l'eau, et on ajoute l'alcoolat vulnéraire.

La composition de l'eau de Goulard varie légèrement dans les formulaires. Autrefois, on désignait sous le nom d'eau blanche ou d'eau de saturne, de l'eau de Goulard sans alcool; le Codex de 1837 prescrivait 64 grammes d'alcool ordinaire.

En remplaçant l'alcoolat par l'eau-de-vie camphrée, on obtient l'eau de Goulard camphrée. Enfin, dans la pratique, on remplace ordinairement l'eau de rivière par de l'eau ordinaire, qui donne un liquide plus ou moins trouble, tandis que l'eau distillée donnerait une solution limpide.

Ammoniaque liquide à 0.92................	60	grammes.
Alcool camphré..........................	10	—
Chlorure de sodium..	60	––
Eau distillée............................	1000	—

On fait dissoudre le sel dans l'eau, on filtre; on ajoute l'alcool camphré, puis l'ammoniaque.

Il est nécessaire d'agiter chaque fois au moment du besoin.

La formule précédente, adoptée par le Codex, donne l'eau sédative, n° 1. En portant successivement la dose de l'ammoniaque à 80 et à 100 grammes, on obtient respectivement les eaux sédatives n° 2 et n° 3.

LOTION DE GOWLAND

Amandes amères..........	90	grammes.
Eau......................................	500	—
Sublimé corrosif........................	1	—
Sel ammoniaque.........................	2	—
Alcool..................................	15	—
Eau de laurier-cerise....................	15	—

On monde les amandes, on les pile et on fait avec l'eau une émulsion que l'on passe à travers une étamine.

D'autre part, on fait dissoudre les sels dans l'eau de laurier-cerise et dans l'alcool; on mêle les deux solutions.

La lotion de Gowland, ainsi nommée du nom de son inventeur, jouit en Angleterre, depuis un siècle, d'une grande réputation, comme médicament et comme cosmétique. Il faut agiter vivement la bouteille avant d'imbiber les compresses ou les éponges avec lesquelles on lotionne les parties malades. Pour la toilette, cette émulsion doit être étendue d'eau.

COALTAR SAPONINÉ

Le coaltar saponiné de Le Bœuf consiste en une émulsion très stable par la saponine du coaltar ou goudron de houille.

Il se prépare au moyen d'une teinture de *quillaya coaltarée*.

1º TEINTURE DE QUILLAYA

Écorces de Quillaya saponaria............... 1000 grammes.
Alcool à 90°................................ 5000   —

On porte à l'ébullition et on filtre.

2º TEINTURE DE QUILLAYA COALTARÉE

Goudron de houille........................... 1000 grammes.
Teinture de quillaya......................... 4000   —

On laisse le tout en contact pendant huit jours, en agitant fréquemment.

Par un temps froid, alors que le goudron de houille a une consistance trop ferme, on chauffe le mélange au bain-marie pendant
une demi-heure environ, en ayant soin d'agiter de temps en temps
et de continuer l'agitation, pendant les premières heures qui suivent cette opération.

C'est cette teinture qui sert à préparer *l'émulsion de coaltar
au* 5°.

3º ÉMULSION MÈRE DE COALTAR
Coaltar saponiné.

Teinture de quillaya coaltarée............... 1000 grammes.
Eau distillée 4000   —

Mêlez.

La proportion d'eau indiquée dans cette formule est celle qui
donne l'émulsion la plus stable.

La préparation est suffisamment active, car, dans la plupart des
cas, elle doit être additionnée pour l'usage médical d'une plus ou
moins forte proportion d'eau.

III. Injections.

Les *injections* sont des liquides destinés à être introduits dans
les cavités naturelles, parfois même accidentelles, comme les ab-
cès froids, les trajets fistuleux, etc. On a vu que celles qui sont
portées dans le gros intestin prennent le nom de *lavements*.

Les hydrolats et l'eau distillée, chargés de principes médicamenteux, tanin, iode, sels, teintures, etc., constituent ordinairement les injections. On prescrit aussi des injections vineuses, alcooliques, vinaigrées.

L'opération se pratique au moyen de seringues dont la matière ne doit pas être attaquée par les principes dissous. L'étain est un métal très convenable dans beaucoup de cas, mais on utilise le plus souvent les seringues en verre.

Les injections les plus communes, et en même temps les plus délicates, sont celles qui sont destinées au canal de l'urètre. Pour les pratiquer, on remplit au tiers ou à la moitié une seringue de verre, on presse le piston pour chasser l'air jusqu'à ce que le liquide commence à s'écouler par la pointe ; on introduit celle-ci avec précaution, en pressant légèrement l'extrémité du canal entre le pouce et l'index de la main gauche ; on fait ensuite avancer lentement le piston pour chasser le liquide en pressant l'extrémité de l'urètre.

On se sert quelquefois de seringues munies de poires en caoutchouc, sur lesquelles on exerce avec la main une pression suffisante pour projeter le liquide au dehors. La poire en caoutchouc remplit donc ici le rôle du piston.

INJECTION ASTRINGENTE

Tanin........	1 gramme.
Sulfate de zinc...........................	1 —
Eau de roses...................	200 —

On filtre la solution.

INJECTION DE FEUILLES DE MORELLE

Feuilles sèches de morelle.................	50 grammes.
Eau bouillante...........................	1000 —

On verse l'eau bouillante sur les feuilles, on laisse infuser pendant une heure, et on passe la liqueur avec expression à travers une étamine.

On prépare de la même manière les injections de :

Capsules de pavot blanc.
Feuilles de belladone.
— de ciguë.
— de jusquiame.

Feuilles de noyer.
Espèces aromatiques.
— astringentes.

INJECTION D'IODURE DE POTASSIUM IODURÉ

Iode...................................... 5 grammes.
Iodure de potassium....................... 5 —
Alcool à 90°............................... 50 —
Eau distillée............................. 100 —

On dissout l'iode et l'iodure dans l'eau; on ajoute ensuite l'alcool à la liqueur.

Les premières injections iodées, préconisées par Velpeau, étaient faites avec de la teinture d'iode et de l'eau; mais on obtient ainsi un médicament variable, car la quantité d'iode tenue en dissolution est plus ou moins grande suivant que la teinture est plus ou moins récente.

La solution ci-dessus, adoptée par le Codex, donne au contraire un médicament parfaitement dosé.

IV. Collutoires et gargarismes.

Les *Collutoires* et les *Gargarismes* sont des liquides destinés spécialement aux maladies de la bouche et de la gorge.

Le collutoire diffère du gargarisme en ce qu'il est employé pour agir seulement sur les gencives et les parois internes des joues, mais non sur la gorge (*Colluere*, laver). Il possède parfois une consistance sirupeuse; on l'applique avec un pinceau, une barbe de plume ou une petite éponge sur les parties malades.

Les gargarismes sont le plus souvent des hydrolés tenant en dissolution des substances astringentes, excitantes, calmantes, émollientes. On les promène pendant quelques instants dans la bouche ou à la naissance de la gorge, sans les avaler.

COLLUTOIRE BORATE

Borax pulvérisé........................... 10 grammes.
Miel blanc................................ 10 —

On prépare de la même manière le collutoire *aluné*, les collutoires au *chlorate de potassium* et au *chlorate de sodium*.

GARGARISME DÉTERSIF

Alcool sulfurique............................	2 grammes.
Miel rosat..........................	60 —
Décocté d'orge mondé.....................	250 —

On mêle simplement.

GARGARISME AU CHLORATE DE POTASSIUM

Chlorate de potassium.....................	10 grammes.
Sirop de mûres............................	50 —
Eau distillée.................... :	250 —

On fait dissoudre le sel potassique dans l'eau, on filtre et on ajoute le sirop à la liqueur.

GARGARISME ANTISCORBUTIQUE

Espèces amères............................	5 grammes.
Teinture antiscorbutique....................	30 —
Mellite simple............................	60 —
Eau bouillante............................	250 —

On fait infuser dans l'eau les espèces amères pendant une heure; on passe à travers une étamine, on ajoute le mellite et la teinture antiscorbutique.

GARGARISME ASTRINGENT
Gargarisme alumineux.

Sulfate d'alumine.........................	5 grammes.
Sirop diacode............................	20 —
Décocté d'orge............................	300 —

On peut porter la dose de l'orge jusqu'à 20 grammes. On additionne souvent cette préparation de 50 grammes de sirop de mûres ou de Miel rosat.

V. Collyres.

Les *collyres* sont des médicamments destinés à agir directement sur les yeux ou sur les paupières.

Ils sont secs, mous, liquides ou gazeux.

Les premiers sont formés de poudres fines, ordinairement porphyrisées, comme l'alun, le calomel, le sulfate de zinc, les sels de cuivre. On les insuffle dans les yeux à l'aide d'un petit tuyau de plume.

Les collyres *mous* constituent les pommades *ophthalmiques*. Les anciens leur donnaient parfois une forme effilée à l'aide d'une substance gommeuse ou gélatineuse.

MM. E. Baudrimont et Duquenelle ont donné d'intéressants détails sur d'anciens collyres solides trouvés à Reims, au milieu de débris d'origine romaine : un collyre *brun*, formé de matières organiques associées à la silice, au fer, au cuivre, au plomb et au carbonate de chaux ; un collyre *rouge* d'une composition analogue, à cela près qu'il était plus riche en plomb et qu'il ne contenait que des traces de cuivre. Les sels de plomb, de cuivre, de fer, substances styptiques et astringentes, sont encore employés actueltement dans les maladies des yeux.

Les collyres *liquides* ou collyres proprement dits consistent en solutés, infusés, décoctés, tenant en dissolution des principes médicamenteux.

Les collyres *gazeux* sont ordinairement constitués par les vapeurs qui s'échappent des liquides très volatils, comme le baume de Fioraventi, l'ammoniaque, les éthérolés.

Toutes ces préparations, à l'exception des dernières, s'administrent en lotions, à l'aide d'un linge fin, en évitant les frottements ; on baigne quelquefois les yeux avec la liqueur contenue dans un petit vase de porcelaine de forme ovale, nommé œillère. Enfin, lorsque le liquide est très actif, on l'instille par gouttes au moyen d'une plume, d'un pinceau ou d'un plumasseau de charpie.

Sous la dénomination de collyres *secs gradués*, Leperdriel a proposé des papiers sans colle, imprégnés d'une solution médicamentéuse, comme la teinture de fèves de calabar, une solution de sulfate d'atropine ou d'ésérine, etc.

COLLYRE AU CALOMEL

Calomel porphyrisé..........................	10 grammes.
Sucre en poudre..........................	10 —

COLLYRE AU SULFATE DE ZINC
Collyre astrigent.

Sulfate de zinc	0.15
Eau distillée de rose	100 grammes.

On fait dissoudre le sel dans l'eau de rose et on filtre la solution.

Il existe une foule de variantes de ce collyre, soit sur les proportions du sel, soit sur la nature de l'eau distillée aromatique.

COLLYRE OPIACÉ

Extrait d'opium	0.20
Eau distillée de rose	100 grammes.

On fait dissoudre l'extrait dans l'eau de rose et on filtre.

COLLYRE AMMONIACAL
Poudre de Leayson.

Sel ammoniac	4 grammes.
Chaux éteinte	30 —
Cannelle	4 —
Girofles	1 —
Charbon végétal	1 —
Bol d'Arménie	2 —

On mêle la plus grande partie de la chaux avec le charbon et on introduit ce mélange, par couches alternatives, avec le sel ammoniac, dans un flacon bouché à l'émeri. On recouvre le tout avec les substances aromatiques ; on ajoute encore, par-dessus, le reste de la chaux mélangée avec le bol d'Arménie, enfin quelques gouttes d'eau pour humecter la masse.

Lorsque l'on veut se servir de ce collyre, on débouche le flacon et on le promène au-dessous des yeux.

CHAPITRE X

BAINS ET PÉDILUVES. — FUMIGATIONS. — CIGARETTES

I. — Bains et pédiluves.

Les *bains* sont des milieux artificiels, où l'on plonge le corps ou seulement l'une de ses parties.

Les bains, considérés comme hygiéniques ou médicamenteux, remontent à l'antiquité la plus reculée. Les eaux minérales, si souvent prises à l'intérieur, de nos jours, n'étaient utilisées qu'à l'extérieur chez les anciens.

Ils sont ordinairement *liquides*, quelquefois *mous, secs,* ou *gazeux.*

Le bain *liquide* est formé par de l'eau, chargée naturellement ou artificiellement de principes médicamenteux. Très rarement on prescrit des bains de lait, de marc de raisin, de vin.

La température du liquide varie suivant les indications : au voisinage de Zéro, c'est un bain de glace; de 10° à 20°, un bain froid; de 25° à 30°, un bain tiède; enfin, de 30° à 40° et au-dessus, un bain chaud. On sait que la température du corps est de 37° à 38°; il ne faut dépasser cette température que dans des cas exceptionnels et agir alors avec prudence.

La quantité d'eau pour un bain ordinaire est évaluée par le Codex entre 250 litres et 300 litres pour un adulte; cette quantité suivant l'âge, peut descendre à 200 litres, 100 litres, et même 50 litres pour les jeunes enfants. Quant à la durée du bain, elle est variable et comprise entre quelques minutes et plusieurs heures, une heure en moyenne.

Lorsque le liquide est chargé de préparations métalliques, sulfureuses ou iodées, susceptibles d'attaquer l'étamage des baignoires ordinaires, on doit le placer dans des baignoires en zinc ou en bois.

Lorsque le bain liquide n'est que partiel et qu'il est administré d'une certaine manière, on lui donne les noms de *douche*, *d'affusion*, *d'aspersion*, etc.

L'*affusion* consiste à verser un liquide sur le corps ou seulement sur une partie déterminée du corps.

Dans la *douche*, le liquide frappe d'une manière continue et avec une certaine force la partie malade. C'est un bain local dans lequel le jet fluide peut varier en volume, en énergie et en durée. Suivant sa direction, elle est descendante ou latérale. Elle est ordinairement faite avec de l'eau commune; mais on peut utiliser les gaz, l'eau de mer, les eaux minérales, les liquides alcooliques, aromatiques, etc.

Les bains hygiéniques ont une importance qui n'est contestée par personne. Il n'en est pas de même des bains médicinaux, beaucoup d'auteurs pensant que leur action est nulle sur l'économie.

Aujourd'hui, la plupart des physiologistes admettent que la peau, malgré la couche épidermique dont elle est revêtue, peut absorber des matières dissoutes ou même gazeuses. En effet, à la suite de l'administration du bain, des principes médicamenteux dissous dans l'eau ont été retrouvés dans l'urine ou dans le sang, ce qui justifie l'usage des bains médicamenteux. Séguin, Bonfils, Westrumb ont constaté l'absorption par la peau du sublimé corrosif, du sel alembroth, de l'émétique, du cyanure de potassium.

Tout en admettant que la peau peut absorber, alors même que son épiderme est intact, il faut cependant reconnaître que chez l'homme cette absorption est toujours faible dans les conditions ordinaires, sinon nulle. Particulièrement destinée à envelopper le corps et à le protéger contre les objets extérieurs, la peau est évidemment organisée de manière à absorber les fluides extérieurs dans des proportions très restreintes, surtout quand on la compare, sous ce rapport, aux membranes muqueuses.

Toutefois, comme cette propriété absorbante est réelle, on la met souvent en pratique pour les besoins de la thérapeutique : les bains simples ou médicamenteux, les douches, les lotions, les cataplasmes, les fomentations, les frictions, sont journellement employés dans le traitement des maladies.

Les *bains de pieds ou pédiluves* sont généralement prescrits à titre de révulsifs. On y fait alors entrer des substances irritantes qui sont dissoutes dans de l'eau maintenue à une température plus ou moins élevée.

On a imaginé un appareil assez ingénieux, le *thermopode*, pour prendre commodément les bains de pied. Il se compose d'un seau en métal ou mieux en bois; contre les parois internes descend verticalement un long tuyau en fer blanc qui se recourbe inférieurement et vient se terminer dans la partie centrale en forme d'arrosoir. Pour réchauffer le bain, on verse de l'eau chaude dans l'entonnoir qui termine ce tube, de telle sorte qu'il n'est pas nécessaire de découvrir le bain pour ramener la température au point de départ. Il est évident que l'on pourrait avantageusement appliquer un tel système aux baignoires ordinaires, l'excédent d'eau s'écoulant par un trop plein, comme cela se pratique dans le réfrigérant de l'alambic.

BAIN ALCALIN

Carbonate de soude........................ 250 grammes.

Pour un bain.

BAIN DE VICHY

Bicarbonate de soude....................... 500 grammes.

Pour un bain.

La composition du bain de Vichy naturel est beaucoup moins simple. Voici une formule plus exacte :

Bicarbonate de soude........................	1000	grammes.
Chlorure de sodium........................	30	—
— de calcium........	150	—
Sulfate de soude........................	150	—
— de magnésie.................	45	—
— de fer........................	2	—

BAINS ET PÉDILUVES.

On mélange tous les sels et on conserve le produit dans un flacon ; on l'ajoute au moment du besoin à l'eau du bain.

Pour rapprocher encore davantage ce bain de celui que l'on
prend à la source, on a conseillé d'ajouter un peu d'acide sulfurique dans la baignoire, afin de mettre en liberté une certaine
quantité d'acide carbonique. Lorsque l'on fait cette addition, il
convient d'augmenter la dose du bicarbonate et de diminuer celle
du sulfate de soude.

BAINS DIT DE PLOMBIÈRES

	100 grammes.
Carbonate de soude.........................	20 —
Chlorure de sodium........................	6) —
Sulfate de soude...........................	20 —
Bicarbonate de soude.......................	100 —
Gélatine concassée.........................	

On mélange les sels et on les renferme dans un flacon. On délivre à part la gélatine.

Pour préparer ce bain, on fait tremper la gélatine dans 500
grammes d'eau froide pendant une heure environ ; on chauffe
pour achever la dissolution, puis on verse successivement dans la
baignoire le liquide gélatineux et les sels contenus dans le flacon.

Dans quelques formulaires, on remplace la gélatine par du silicate de soude.

BAIN ARTIFICIEL DE BARÈGES

	60 grammes.
Monosulfure de sodium cristallisé...........	60 —
Chlorure de sodium sec....................	30 —
Carbonate de soude desséché...............	

On mêle les trois sels et on les renferme dans un flacon.

La formule de ce bain de Barèges, adoptée par le Codex, est
celle d'Anglada. F. Boudet y fait entrer de la gélatine.

Anglada a établi le premier que parmi les eaux artificielles,
celles qui sont sulfurées avec le monosulfure de sodium ont seules
une analogie de composition avec les sources naturelles des Py-
rénées, lesquelles contiennent en effet du monosulfure de sodium,
d'après les recherches de Filhol.

Si l'on voulait avoir un bain de sulfhydrate de sulfure de sodium, il faudrait promener lentement au fond de la baignoire une

trentaine de grammes de cristaux d'acide tartrique; avec une dose double, il y aurait de l'acide sulfhydrique mis en liberté.

C'est à tort que, dans la pratique, on substitue au bain de Barèges artificiel un bain *sulfuré*, dit *sulfureux*, fait avec 100 grammes de trisulfure de potassium, solide ou dissous dans le double de son poids d'eau.

A Paris, on oblige les établissements à désinfecter les bains sulfureux avant de faire écouler le liquide au dehors, résultat que l'on obtient en mettant simplement dans l'eau, après le bain, cent grammes environ de sulfate de zinc ordinaire.

BAIN IODURÉ

Iode..	
Iodure de potassium........................	10 grammes.
Eau...	20 —
	250 —

On fait dissoudre dans l'eau l'iodure de potassium et l'iode. Ce bain doit être pris dans une baignoire de bois. Lorsque l'on supprime l'iode, on peut se servir à la rigueur, d'une baignoire ordinaire.

Dans ce bain, on recommande avec raison de diminuer la proportion d'eau, de la réduire à 250 litres, et même à 200 litres, lorsque l'on peut disposer d'une baignoire étroite.

Si la prescription est souvent répétée, il peut y avoir avantage à extraire l'iode.

Legrip fait ajouter à l'eau du bain de l'acétate de plomb. On lave l'iodure de plomb qui se précipite et on le décompose par l'acide sulfurique.

Soubeiran recommande de verser dans la solution un mélange de trois parties de sulfate ferreux et de deux parties de sulfate de cuivre, mélange qui précipite tout l'iode à l'état d'iodure cuivreux; ce dernier est ensuite traité dans une cornue par l'acide sulfurique et le bioxyde de manganèse.

BAIN DE SUBLIMÉ CORROSIF

Bichlorure de mercure......................	20 grammes.
Alcool à 90°..................................	50 —
Eau distillée.................................	200 —

On fait dissoudre le sel dans l'alcool et dans l'eau; on renferme le liquide dans un flacon sur lequel on met une étiquette portant d'une manière très apparente : *Solution pour bain.*

Ce bain doit être pris dans une baignoire de bois.

BAIN DE SEL MARIN

Sel marin............................   5 kilogrammes.

Lorsqu'on veut avoir un bain se rapprochant le plus possible du *bain de mer*, le Codex recommande d'employer le résidu de l'évaporation de 250 litres d'eau de mer, que l'on ajoute à l'eau ordinaire d'un bain d'eau douce.

Ce moyen est évidemment préférable à celui qui consiste dans l'emploi de mélanges artificiels. Beaucoup de formules ont été proposées, mais aucune d'elles ne peut avoir la prétention d'être exacte. Voici l'une de ces recettes ;

Sel marin gris........................   8000   —
Sulfate de soude......................   3500   —
Chlorure de calcium....   700   —
    —   de magnésium................   2950   —

Pour un bain de 300 litres.

Afin de se rapprocher davantage de l'eau de mer, Guibourt, prescrit l'addition de 6 à 8 grammes d'iodure et de bromure de potassium.

BAIN GÉLATINEUX

Gélatine concassée......................   500 grammes.

On fait tremper la gélatine dans deux litres d'eau froide pendant une heure environ; on achève la dissolution à chaud et on verse le liquide chaud dans le bain.

On a vu plus haut que la gélatine fait partie du bain dit. de Plombières. On la fait aussi entrer parfois, à la dose de 250 grammes, dans les bains sulfurés, ce qui fournit des bains sulfuro-gélatineux.

BAIN AROMATIQUE

Espèces aromatiques............ .. ....   500 grammes.
Eau bouillante........................   10.000   —

On fait infuser pendant une heure; on passe ensuite avec expression, et on verse le produit de l'infusion dans l'eau du bain.

On prépare de la même manière le bain de *Tilleul*, (fleurs et bractées), et les bains avec les autres fleurs ou feuilles.

Sous la dénomination de *Bain Balsamique*, Trousseau faisait mettre, dans un vase de 25 à 30 litres, un kilogramme de térébenthine de Bordeaux et un kilogramme de goudron; on remplissait le vase d'eau chaude et on remuait deux ou trois fois par jour avant de mêler le liquide à l'eau du bain.

PÉDILUVE CHLORHYDRIQUE
Pédiluve irritant de Scott.

Acide chlorhydrique........................ 150 grammes.
Eau tiède.................................. 6000   —

Le liquide, qui doit être mis dans une terrine de grès ou de bois, ne doit pas dépasser la hauteur des malléoles.

Le Codex fait préparer aux mêmes doses le pédiluve nitro-muriatique.

PÉDILUVE SINAPISÉ

Farine de moutarde récente................. 150 grammes.
Eau tiède.................................. 6000   —

Il est bon de délayer la moutarde dans de l'eau froide et de laisser macérer pendant quelque temps avant d'ajouter l'eau chaude. Une farine, privée de l'huile grasse qu'elle contient donne, pour la même dose, un médicament plus actif.

DOUCHES AU SULFURE DE SODIUM

Sulfure de sodium.......................... 30 grammes.
Chlorure de calcium........................   8   —

On fait fondre les deux sels dans un litre d'eau et on étend ce soluté de quarante fois son poids d'eau tiède.

On fait tomber le liquide de deux mètres environ de hauteur en un filet mince sur les parties malades.

II. Fumigations.

Les *fumigations* consistent en des expansions de gaz ou de vapeur que l'on répand dans l'atmosphère ou que l'on dirige sur une partie déterminée du corps.

Toute substance capable de se volatiliser, ou même de se décomposer avec production de gaz et de produire un effet médicamenteux, peut être utilisée en fumigations.

L'eau et l'alcool, ordinairement chargés de principes médicamenteux, les éthérolés, les baies de genièvre, les résines, et les gommes-résines, le succin, l'iode, le soufre, l'acide sulfureux, les hypochlorites, le cinnabre, constituent les matières le plus communément employées.

Tantôt les vapeurs ont pour but d'agir sur l'air pour détruire les miasmes et les matières organiques, rôle qui convient au chlore, à l'acide sulfureux, aux vapeurs nitreuses ; tantôt elles ont simplement pour effet de masquer quelque mauvaise odeur ; alors on se sert de résines, comme l'oliban, la myrrhe, le succin ; ou de gommes-résines, de baies de genièvre, etc.

On a proposé, comme moyen général de fumigations, l'emploi de clous fumants, sortes de trochisques contenant des substances médicamenteuses et que l'on brûle dans les appartements.

On a imaginé, d'autre part, des appareils à pulvériser les liquides pour répandre ces derniers en fines poussières dans des appartements ou dans des chambres à inhalation.

Pour les inhalations destinées aux organes respiratoires, on se sert d'appareils variés qui permettent de faire entrer dans les voies aériennes des substances gazeuses et volatiles, ou encore des liquides chargés de principes médicamenteux, comme l'iode et ses composés, le camphre, la créosote, l'acide benzoïque. Les inhalations gazeuses ont été introduites dans la thérapeutique depuis quelques années : l'oxygène pur ou saturé de vapeurs goudronneuses, l'oxygène mélangé sous pression au protoxyde d'azote, d'après la méthode de M. Paul Bert, etc.

Enfin, on a aussi préconisé la méthode de pulvérisation des

eaux minérales pour obtenir un système de balnéation particulier dans lequel trois ou quatre litres d'eau, pulvérisés à l'aide d'un *hydrofère*, remplacent la quantité de liquide qui convient à un bain ordinaire.

Tout le monde connaît les avantages que l'on retire des anestésiques, notamment de l'éther, du chloroforme, du protoxyde d'azote.

De nombreux appareils à éthériser ont été successivement proposés. Un procédé très simple consiste à mettre une éponge fine imbibée de 25 à 30 grammes d'éther dans un flacon à deux tubulures, dont l'une donne accès à l'air, tandis que l'autre porte un tube terminé par un embouchoir; avec ce dernier, on aspire les vapeurs du flacon, tandis que l'air afflue par la première tubulure.

On a aussi imaginé, pour faire des fumigations dans les bronches, de se servir d'un flacon à trois tubulures (fig. 86). La

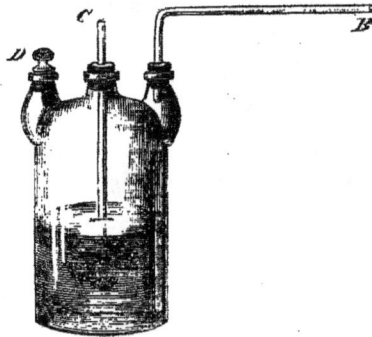

FIG. 86.

première porte un tube recourbé à angle droit B dont la branche horizontale est disposée pour être mise facilement entre les lèvres d'une personne assise ou couchée; la tubulure du milieu porte un simple tube droit C, qui se termine inférieurement par une petite boule percée de plusieurs trous; enfin, la troisième tubulure D bouchant à l'émeri, sert à l'introduction des liquides médicamenteux.

Fumer des cigarettes est encore un moyen quelquefois précieux pour faire des fumigations dans les bronches. Pour atteindre ce

but, on conseille aux malades de remplir leur bouche de fumée,
de retirer la cigarette et de faire une inspiration lente.

FUMIGATION GUYTONIENNE

Chlorure de sodium pulvérisé	250	grammes.
Bioxyde de manganèse	100	—
Acide sulfurique à 1,84	200	—
Eau commune	200	—

On mélange avec soin le sel et le bioxyde de manganèse et on
place ce mélange dans une capsule de terre ou de verre, en le
délayant dans la quantité d'eau prescrite. Dès que l'on ajoute
l'acide sulfurique, il se dégage des vapeurs de chlore, qui deviennent plus abondantes par l'agitation avec une baguette de verre
ou de porcelaine.

La pièce doit être inhabitée, tenue parfaitement close au moins
pendant une demi-heure.

La formule précédente donne une quantité de chlore capable
de désinfecter une pièce de 100 mètres cubes de capacité. On
augmente ou on diminue les doses suivant la grandeur de l'enceinte que l'on veut purifier.

Pour faire des fumigations chlorées, Réveil a proposé l'emploi
de l'hypochlorite de chaux sec que l'on délaye dans un mélange
d'eau, de vinaigre et d'eau de Cologne. On place ce mélange sur
des assiettes que l'on dispose dans la chambre préalablement
débarrassée de tous les objets qui pourraient être attaqués par le
chlore.

CLOUS FUMANTS

Benjoin	80	grammes.
Baume de Tolu	20	—
Santal citrin	20	—
Charbon de bois léger	500	—
Nitrate de potasse	40	—
Mucilage de gomme adragante	Q. S.	

Toutes les substances sont pulvérisées, mélangées exactement,
puis transformées au moyen du mucilage en une pâte ferme que
l'on divise en petits cônes de trois centimètres environ de
hauteur, en donnant à leur base la forme d'un trépied.

Quelques praticiens font de simples fumigations de benjoin,

en projetant le baume sur des charbons ardents; tantôt on fait respirer la fumée qui se dégage, tantôt on condense les vapeurs sur de la flanelle pour faire des frictions sur les parties malades.

CARTON FUMIGATOIRE

Papier gris sans colle..........................	120	grammes.
Poudre de nitrate de potasse..................	60	—
Poudre de belladone, stramonium..... ⎱ $\widetilde{aa}$	5	—
Digitale, lobélie, phellandrie........... ⎰		
Poudres de myrrhe, d'oliban.............. $\widetilde{aa}$	10	—

On déchire le papier gris par morceaux et on le fait tremper dans l'eau jusqu'à ce qu'il soit ramolli; la majeure partie de l'eau étant enlevée par l'égouttage, on pile la pâte pour la rendre homogène, on y incorpore les poudres préalablement mélangées avec soin, puis on étend le produit dans des moules de fer-blanc, en le tassant aussi également que possible; on fait sécher à l'étuve.

Lorsque le carton est parfaitement sec, on le divise en trente-six morceaux rectangulaires.

FUMIGATIONS D'ACIDE CARBONIQUE

L'appareil qui sert à faire ces fumigations, sortes de douches gazeuses, se rapproche d'un appareil Briet renversé.

Il se compose d'un réservoir C, ou carafe munie d'une douille d'étain; d'un réservoir supérieur A ou boule; d'un robinet S, qui sert à mettre les deux réservoirs en communication; enfin d'un manomètre M, pour mesurer la pression (fig. 87).

On verse dans la carafe un mélange froid de 200 grammes d'acide sulfurique étendu de son volume d'eau, tandis que l'on introduit dans la boule 300 grammes de bicarbonate de soude granulé, avant de la visser sur la carafe.

Pour se servir de cet appareil, on ouvre le robinet S, afin de faire tomber du bicarbonate sur le liquide; on ouvre et on ferme ce robinet de temps en temps, jusqu'à ce que le manomètre indique une tension de quatre atmosphères environ. On adapte en T un tube en caoutchouc, terminé par une canule à une ou plusieurs ouvertures; on ouvre alors le robinet R et on dirige le courant gazeux sur les parties malades.

COTON IODÉ

Iode finement pulvérisé.................... 2 grammes.
Coton cardé.............................. 25 —

On repartit aussi uniformément que possible la poudre d'iode dans le coton. Le mélange est ensuite introduit dans un flacon à l'émeri, à large ouverture, de la capacité d'un litre environ. On maintient ce flacon ouvert dans de l'eau presque bouillante pendant quelques minutes, de manière à expulser une partie de l'air, puis on le ferme et on assujettit complètement le bouchon.

Le tout est ensuite soumis pendant deux heures au moins à une température de 90° : l'iode vaporisé se condense sur la cellulose à la façon d'une matière colorante, dans la proportion de 8 pour 100.

On ne doit pas ouvrir le flacon avant qu'il soit refroidi.

Fig. 87.

Le coton iodé doit être conservé dans un flacon fermant exactement.

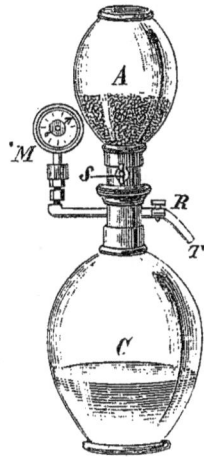

III. Cigarettes médicinales.

Les cigarettes médicinales constituent une forme pharmaceutique nouvelle qui paraît destinée à rendre quelques services à l'art de guérir.

Tantôt on utilise certaines plantes convenablement séchées, tantôt on additionne ces plantes de poudres ou de solutions médicamenteuses; on dispose ensuite la matière sous forme d'un cigare ou d'une cigarette.

Les plantes sèches sont mises pendant une nuit à la cave, avant de les rouler en cigares. Pour les transformer en cigarettes, on les coupe finement avant de les envelopper dans une feuille de papier.

Toutes ces opérations se font à la main ou au moyen d'un instrument spécial.

Toutefois, on donne encore le nom de cigarettes à des tuyaux de plume, à des tubes en verre, en bois ou en ivoire, contenant des substances volatiles, comme le camphre, que l'on aspire sans avoir recours à la combustion.

Les cigarettes les plus employées sont faites avec les Solanées vireuses, qui donnent les cigarettes *narcotiques;* avec des plantes aromatiques ou avec des papiers imprégnés de nitre, d'iode, de solutés balsamiques, etc.

CIGARETTES DE BELLADONE

Feuilles sèches de belladone................ Q. V.

On incise les feuilles et on les introduit à l'aide d'un moule spécial dans des enveloppes de papier à cigarettes.

Chaque cigarette doit contenir un gramme de feuilles.

On prépare de la même manière les cigarettes de :

Digitale. Nicotiane.
Jusquiame. Stramoine, etc.

CIGARETTES ANTIASTHMATIQUES

Feuilles de { belladone, stramoine...... aa	5 grammes.
{ digitale, sauge...	
Teinture de benjoin......................	40 —
Sel de nitre.............................	75 —
Eau commune...........................	1000 —

On fait avec les plantes un décocté auquel on ajoute le nitre et la teinture balsamique; on passe. On y plonge alors, feuille par feuille, une main de papier buvard rose et on prolonge la macération pendant vingt-quatre heures. On fait sécher et on coupe en rectangles de 10 centimètres de long sur 7 de largeur.

Pour faire la cigarette, on roule chaque rectangle sur un petit mandrin de un millimètre de diamètre et on arrête le papier avec un peu de colle.

Trousseau a préconisé l'emploi d'un mélange de stramonium et de sauge, 30 parties de la première substance pour 150 parties de la seconde, le tout divisé en 20 cigarettes ordinaires ou à fumer en pipe.

Les *cigarettes pectorales d'Espic* se préparent avec la belladone, la stramoine, la jusquiame, la phellandrie et l'extrait d'opium. Les feuilles, séchées avec soin, privées de leurs nervures, sont hachées et mélangées exactement. On dissout l'extrait dans Q. S. d'eau de laurier-cerise et on répartit également le soluté dans la masse.

D'autre part, le papier brouillard, qui sert à envelopper le mélange sous forme de cigarettes, est préalablement lavé avec le macéré des plantes ci-dessus dans l'hydrolat de laurier-cerise, puis convenablement séché.

Les *cigarettes indiennes de Lancelot* ont une composition analogue, à cela près qu'elles contiennent du *Canabis indica;* on laisse macérer les feuilles entières dans le soluté d'opium, jusqu'à ce que la fermentation commence à se développer; on sèche ces feuilles avec soin et on les roule en cigarettes.

Favrot a proposé l'emploi de l'amadou nitré dont on aspire la fumée.

Letourneau préfère le papier nitré que le Codex fait préparer ainsi qu'il suit : on trempe dans une solution de- nitre, saturée à froid, des feuilles de papier blanc sans colle que l'on étend sur une corde pour les faire sécher.

PAPIER ARSENICAL DE TROUSSEAU
Cigarettes arsenicales.

Arséniate de soude cristallisé...............	1 gramme.
Eau distillée.............................	30 —

On dissout le sel dans l'eau et on fait absorber la totalité de cette solution par une feuille de papier à filtrer. On fait sécher et on divise la feuille en 20 parties égales qui contiennent chacune 5 centigrammes d'arséniate de soude.

On roule un de ces carrés sur lui-même et on l'indroduit dans un tube de papier à cigarette.

On fait aussi des cigarettes à l'acide arsénieux; un centigramme de cet acide est dissous dans quelques gouttes d'eau que l'on fait absorber par un morceau de papier; celui-ci, après dessiccation, est ensuite roulé en cigarette.

On recommande de faire passer, par une lente aspiration, la fumée dans les bronches, d'aspirer d'abord quatre à cinq bouffées deux fois par jour. On augmente ensuite peu à peu le nombre des inspirations.

Enfin, quelques médecins prescrivent de rouler, dans du papier arsénical, soit du tabac, soit une solanée vireuse, comme la stramoine.

CHAPITRE XI

GLYCÉRINE ET GLYCÉRÉS. — LINIMENTS

I. Glycérine et glycérés.

En 1776, Scheele découvrit la glycérine à laquelle il donna le nom de principe *doux des huiles*. Il l'obtint en évaporant les eaux-mères de la préparation de l'emplâtre simple, préparé non seulement avec les huiles grasses, mais encore avec les matières grasses concrètes, comme le beurre et l'axonge.

Cette grande découverte était tombée dans l'oubli, lorsque Chevreul, au commencement du siècle, démontra que tous les corps gras naturels donnaient à la saponification un acide organique et de la glycérine. Enfin, par ses belles recherches synthétiques, M. Berthelot a démontré que la glycérine était un alcool triatomique.

La glycérine s'obtient en grand dans la fabrication des savons, dans celle des bougies stéariques, et, d'une façon plus générale, dans toutes les opérations qui ont pour point de départ la saponification du corps gras.

Les eaux-mères alcalines, qui restent comme résidu après la séparation du savon par le chlorure de sodium, renferment toute la glycérine, mais celle-ci ne peut être extraite que par une méthode assez compliquée et trop coûteuse pour fournir un produit à bon marché.

Cap a donné un procédé avantageux pour préparer la glycérine dans les usines où l'on fabrique les bougies stéariques : on traite les eaux mères de la saponification calcaire par l'acide sulfurique, afin de précipiter la chaux qui est tenue en dissolution ; on concentre ensuite jusqu'à 10° B et on sature la petite quantité d'acide libre par le carbonate de chaux, puis on concentre jusqu'à 24° B. Après refroidissement et séparation du sulfate de chaux qui se dépose, on filtre, on évapore à 28° B et on décolore par le charbon animal.

Le produit ainsi obtenu est sensiblement pur, à cela près qu'il contient encore environ 12 pour 100 d'eau, et toujours un peu de sel calcaire dont la présence est accusée par l'oxalate d'ammoniaque.

Le meilleur moyen, pour obtenir la glycérine exempte de matières inorganiques, consiste à opérer la saponification des corps gras par de la vapeur d'eau surchauffée, d'après le procédé de Wilson et Payne.

Dans ce procédé, on chauffe les graisses ou les huiles dans un alambic et on fait barboter dans la masse liquide, sous forme de minces filets, de la vapeur d'eau surchauffée, de manière à maintenir la température au voisinage de 300°. Au delà de 315°, la glycérine serait altérée ; au-dessous de 290°, la saponification serait incomplète. Les acides gras et la glycérine, entraînés par le courant gazeux, viennent se condenser dans un récipient à plusieurs divisions, l'eau et la glycérine se déposant de préférence dans les derniers compartiments où la température est moins élevée.

Au surplus, par le refroidissement, après un repos suffisant, les produits distillés se séparent nettement en deux couches, l'une constituée par les acides gras, l'autre par une solution aqueuse de glycérine que l'on concentre directement.

L'appareil peut servir à la rectification des glycérines obtenues par les autres procédés.

En pharmacie, lorsque l'on veut retirer la glycérine qui provient de la préparation de l'emplâtre simple, on peut suivre la marche suivante.

On concentre les eaux-mères et on les fait digérer au bain-marie avec de l'oxyde de plomb finement pulvérisé, de manière à décomposer les dernières traces des corps gras qui avaient pu échapper à la première action de la litharge. On sursature par un courant d'hydrogène sulfuré, on filtre et on concentre finalement, jusqu'au voisinage de 150°. On renferme de suite la glycérine encore chaude dans des flacons, car elle attire d'autant plus avidement l'humidité de l'air qu'elle est plus concentrée. Ainsi préparée, elle est très pure, bien qu'elle soit plus ou moins colorée.

La glycérine se présente sous forme d'un liquide incolore, sirupeux, d'une saveur sucrée, bouillant vers 285°. Pendant longtemps, avec Scheele, on a cru qu'elle était incristallisable, mais elle cristallise parfois spontanément pendant les grands froids de l'hiver, dans des conditions qu'il est encore difficile de préciser. A 15° elle a pour densité 1,266 à l'état liquide, et 1,268 à l'état solide. D'après Croockes, son point de fusion est compris entre 7° et 8°.

Elle est soluble en toute proportion dans l'eau et dans l'alcool, à peu près insoluble dans l'éther, le sulfure de carbone, la benzine, l'essence de térébenthine, les huiles fixes, la plupart des huiles essentielles.

Lorsqu'elle renferme de l'eau en quantité notable et qu'on la soumet à l'action d'un mélange réfrigérant, une partie de l'eau se solidifie, tandis que l'autre portion reste à l'état de dissolution dans le liquide sirupeux.

Son affinité pour l'eau la rend hygrométrique. D'après M. Surun, lorsqu'on l'abandonne à l'air, elle peut absorber jusqu'au quart de son volume d'eau.

Comme Scheele l'a indiqué le premier, elle est volatile. Toutefois, à moins d'opérer dans le vide ou en présence de la vapeur d'eau surchauffée à une température qui ne doit pas dépasser 300°, elle se décompose en partie, avec formation d'acroléine, d'acide carbonique, d'eau et de gaz combustibles, en même temps que des polyglycérides prennent naissance par déshydratation.

Au contact de l'air, surtout si la température s'élève, elle finit par s'acidifier, sans doute avec formation d'acide glycérique. Sous l'influence de la mousse de platine, l'oxydation est rapide : il se forme de l'acide glycérique, qui finit à son tour par se convertir en eau et en acide carbonique.

L'acide azotique exerce une action variable suivant son degré de concentration. En disposant au-dessus d'un acide de 1,5 de densité une couche de glycérine, le mélange s'effectue lentement avec production d'acide glycérique; avec un acide plus concentré ou mieux avec un mélange d'acide azotique et d'acide sulfurique, on obtient la nitroglycérine.

L'action de l'acide oxalique est très intéressante. Lorsque l'on chauffe 4 parties de glycérine et 1 partie de cet acide cristallisé au-dessus de 200°, un mélange d'alcool allylique, d'acroléine et de formiate d'allyle passe à la distillation; au début, il se produit d'abord une monoformine qui se décompose par la chaleur en acide carbonique, eau et alcool allylique. La réaction a-t-elle lieu en présence de l'eau, on recueille à la distillation une solution plus ou moins étendue d'acide formique.

La glycérine, en sa qualité d'alcool polyatomique, se combine avec les acides pour former des éthers. C'est là son caractère fondamental.

Avec l'iodure de phosphore Ph I², il passe à la distillation de l'eau, du propylène et de l'éther allyliodhydrique; avec l'anhydride phosphorique ou le bisulfate de potassium, de l'acroléine; avec le brome, à chaud, de l'acide bromhydrique, de l'acroléine et une petite quantité de bromhydrine, tandis que l'iode s'y dissout sans altération.

Au point de vue pharmaceutique, ce qu'il y a de plus important à connaître, c'est le pouvoir dissolvant, qui participe à la fois de celui de l'alcool et de celui de l'eau. Cette connaissance permet de déterminer quels sont les corps médicamenteux qui peuvent être associés à la glycérine et de fixer les formules les mieux appropriées à ces associations.

D'après M. Surun, la glycérine dissout en toute proportion les corps suivants :

Brome.	Acide acétique.
Iodure ferreux.	— citrique.
Monosulfure de sodium.	— lactique.
Chlorure d'antimoine.	— tartrique.
Perchlorure de fer.	Ammoniaque.
Hypochlorite de sodium.	Potasse caustique.
— de potassium.	Soude caustique.
Acide sulfurique.	Codéine
— azotique.	Azotate d'argent.
— chlorhydrique.	Azotate acide de mercure.
— phosphorique.	

D'autre part, 100 parties de glycérine dissolvent :

Carbonate de sodium........	98	Chlorure de baryum........	10
Borax.....................	60	Acide borique..............	10
Tanin	50	— benzoïque.............	10
Urée......................	50	Acétate neutre de cuivre.....	10
Arséniate de potassium..... .	50	Sulfure de calcium........	10
— de sodium.........	50	— de potassium........	10
Chlorure de zinc............	50	Bicarbonate de sodium.......	8
Iodure de potassium.........	40	Tartrate ferrico-potassique...	8
— de zinc..............	40	Sublimé................. ..	7.50
Alun......................	40	Sulfate de cinchonine........	6.70
Sulfate de zinc.............	35	Emétique..................	5.50
— d'atropine...........	33	Azotate de strychnine........	3.85
Cyanure de potassium........	32	Chlorate de potassium	3.50
Sulfate de cuivre............	30	Atropine..................	3
Cyanure de mercure.........	27	Sulfate de quinine...........	2.75
Bromure de potassium	25	Brucine....................	2.25
Persulfure de potassium......	25	Iode......................	1.90
Sulfate de fer..............	25	Iodure de soufre............	1.67
Sulfate de strychnine........	23	Vératrine..................	1
Chlorh. d'ammoniaque.......	20	Tanate de quinine...........	0.77
Chlorure de sodium.........	20	Quinine...................	0.50
Acide arsénieux............	20	Cinchonine................	0.50
— arsénique............	20	Morphine.	0.45

Indépendamment des substances précédentes, la glycérine dissout les gommes, les sucres, les matières colorantes, les sucres végétaux, les teintures non résineuses, les extraits, les savons, l'albumine, etc.

Par contre, elle ne dissout pas les corps gras, les essences, le camphre, les carbures aromatiques, les résines; quelques composés minéraux, comme le calomel, les iodures de plomb et de mercure, les sulfures métalliques. Elle ne prend que $\frac{2}{1000}$ de phosphore et $\frac{1}{1000}$ seulement de soufre.

Pour opérer ces dissolutions, on se contente ordinairement de broyer simplement à froid dans un mortier, la substance soluble avec la glycérine; c'est ainsi que l'on prépare les glycérés liquides.

On facilite souvent la dissolution en chauffant le mélange au bain-marie. Dans tous les cas, il est nécessaire, au point de vue médical, de se servir d'un produit parfaitement pur. D'où la nécessité de procéder à un essai, lorsque l'on a des doutes sur la pureté de la glycérine.

La glycérine que l'on obtient par la saponification des corps gras, au moyen de la chaux ou de l'oxyde de plomb, renferme toujours une quantité notable de matières minérales. Le plomb est décelé par l'hydrogène sulfuré; la chaux, par l'oxalate d'ammoniaque. Un bon moyen, d'après Cap, pour reconnaître la chaux, consiste à dissoudre la glycérine dans son poids d'alcool fort, acidulé au centième avec de l'acide sulfurique : il se précipite du sulfate de chaux.

On trouve quelquefois dans le commerce une glycérine d'une belle apparence, neutre, mais en réalité très impure, produisant sur les tissus une irritation plus ou moins vive. Cette glycérine, décolorée par des agents chimiques, paraît contenir des dérivés de l'acide oxalique; car, au contact de l'acide sulfurique, elle donne lieu à un dégagement gazeux d'acide carbonique et d'oxyde de carbone à volumes égaux.

La glycérine est parfois additionnée de matières gommeuses et sucrées.

Pour reconnaître la présence du sucre cristallisable, le mieux est de la chauffer pendant quelques instants avec de l'acide chlorhydrique étendu, de saturer ensuite avec une solution de potasse caustique et de faire un essai au moyen de la liqueur cupropotassique, réactif qui ne réduit pas la glycérine pure.

Enfin la dextrine, comme la gomme, d'après M. E. Baudrimont, est décelée au moyen de l'alcool concentré qui la précipite sous forme de flocons blancs finissant par se réunir sous forme d'une couche sirupeuse.

D'après Champion et Pellet, l'essai quantitatif d'une glycérine commerciale comprend : les dosages de l'eau et des matières organiques, ceux de la chaux et de la glycérine.

La proportion d'eau se déduit de la densité; les matières organiques sont précipitées par le sous-acétate de plomb, et la chaux par l'oxalate d'ammoniaque; enfin 100 parties de glycérine pure donnent 190 parties de nitro-glycérine.

La glycérine pure, obtenue par distillation, possède une saveur agréable, franchement sucrée. Elle présente les caractères suivants :

Elle est neutre aux réactifs colorés. L'ammoniaque est sans

action sur elle. Il en est de même du nitrate d'argent, de l'oxalate d'ammoniaque, du chlorure de baryum et du sous-acétate de plomb, réactifs qui ne doivent déterminer ni louche, ni précipité.

Ces caractères négatifs démontrent l'absence du fer, de l'alumine, des composés chlorés, de l'acide formique, des sels de chaux, des sulfates et des acides gras.

La glycérine a reçu des applications nombreuses et variées depuis quelques années. Elle sert au graissage des machines délicates, à conserver au cuir sa souplesse; on la mêle aux couleurs, aux mordants, pour retarder la dessiccation, etc.

En pharmacie, on la fait servir à la confection des capsules molles et des glycérolés; en chirurgie, elle est employée au pansement des plaies, au traitement des maladies cutanées, etc.

On a vanté ses propriétés adoucissantes et calmantes, mais il ne faut pas perdre de vue qu'elle jouit, jusqu'à un certain point, des propriétés physiques des alcools et qu'elle détermine en réalité des irritations topiques, même lorsqu'elle est pure, à plus forte raison lorsqu'elle possède une réaction acide au papier de tournesol.

Chargée de principes médicamenteux, la glycérine donne lieu à une nouvelle forme pharmaceutique constituant les *glycérolés* ou glycérés du Codex.

Les glycérés, dans certains cas, peuvent être substitués avec avantage aux liniments, aux pommades, aux collutoires, etc. Le plus important est le glycéré d'amidon.

GLYCÉRÉ D'AMIDON

Amidon pulvérisé..........................	10 grammes.
Glycérine................................	150 —

On mélange les deux substances et on les fait chauffer dans une capsule de porcelaine, à une chaleur modérée, en remuant continuellement avec une spatule, jusqu'à ce que la masse soit prise en gelée.

La formule précédente, adoptée par le Codex, ne précise pas la densité de la glycérine qu'il faut adopter.

La glycérine pure et anhydre ne dissout pas l'amidon; l'empois n'est susceptible de prendre naissance qu'autant que l'eau existe en quantité suffisante dans la préparation. En se basant sur cette observation, voici la formule qui a été proposée par M. H. Mayet :

> Glycérine à 30° B.......................... 140 grammes.
> Eau....................................... 10   —

On chauffe, et on ajoute, en remuant, le mélange suivant :

> Amidon.................................... 10 grammes.
> Eau....................................... 10   —

On continue de chauffer et de remuer, jusqu'à ce que la masse se prenne en gelée, ce qui a lieu au voisinage de 90°.

On obtient, par ce moyen, un glycéré parfaitement homogène, d'un blanc nacré et d'une consistance convenable.

Cette préparation doit être faite au moment du besoin ; avec le temps, elle jaunit, prend de l'odeur et perd son homogénéité, sans s'acidifier.

En somme, ce glycéré n'est autre chose qu'un empois d'amidon ayant la glycérine pour excipient.

Les préparations suivantes sont faites aux mêmes doses que les pommades correspondantes.

GLYCÉRÉ D'IODURE DE POTASSIUM

> Iodure de potassium...................... 4 grammes.
> Glycéré d'amidon......................... 30   —

Le Codex recommande de dissoudre l'iodure de potassium dans son poids d'eau et d'ajouter ce soluté au glycéré d'amidon.

Cette préparation est trop liquide. Comme l'iodure alcalin est très soluble dans l'eau, sa dissolution préalable est évidemment inutile.

GLYCÉRÉ D'IODURE DE POTASSIUM IODURÉ

> Iodure de potassium...................... 5 grammes.
> Iode..................................... 1   —
> Glycérine................................ 40   —

On fait dissoudre l'iode et l'iodure de potassium dans leur poids d'eau et on ajoute la glycérine.

GLYCÉRÉ DE GOUDRON

Goudron purifié.......................... . 10 grammes.
Glycéré d'amidon........................... 30 —

On mêle avec soin les deux substances.

GLYCÉRÉ DE SOUFRE

Soufre sublimé et lavé..................... 10 grammes.
Glycéré d'amidon........................,.......... 100 —

On ramollit l'extrait dans une très petite quantité d'eau et on le mêle avec soin au glycéré d'amidon.

On prépare de la même manière les glycérés avec les autres extraits, ceux de ciguë, de belladone, d'opium, etc.

GLYCÉRÉ DE TANNIN

Tanin pulvérisé....... .... 10 grammes.
Glycéré d'amidon...... .... 40 —

D'après M. H. Mayet, cette préparation n'a pas une belle apparence. Il est préférable d'opérer ainsi qu'il suit :

Tanin.................................. 12 grammes.
Eau....................................... 4 —
Glycérine concentrée...................... 28 —

On chauffe le tout et on y incorpore par agitation 4 grammes d'amidon délayé au préalable dans son poids d'eau.

Dès que le mélange commence à s'épaissir, on le verse dans un flacon à large ouverture où il prend une consistance convenable.

Les *glycérés végétaux* se préparent comme les huiles médicinales et aux mêmes doses. Avec les plantes sèches, par exemple, on opère comme pour l'huile de camomille; avec les plantes fraîches, comme pour l'huile de ciguë. Dans ce dernier cas, on reconnaît que la préparation est terminée lorsque le glycéré marque à chaud 26° au pèse-sirop.

II. Liniments.

Les *liniments* sont des préparations externes qui ont ordinairement l'huile pour excipient, et dont on se sert pour oindre
ou frictionner la peau (*linire*, adoucir, oindre, frotter). On les désigne parfois sous le nom de *frictions*.

Ces mots ont été aussi appliqués à des mélanges non huileux,
destinés au même usage, comme les *œléolés savonneux*, le baume
opodeldoch par exemple.

La composition des liniments est très variée. On y fait entrer
des liquides alcooliques, des huiles médicamenteuses, des matières grasses, du savon, du camphre, de l'opium, du laudanum,
des sels, etc.

Les liniments sont ordinairement liquides; parfois leur consistance se rapproche de celle des pommades.

On les applique, soit à l'aide de la main nue ou gantée, soit
avec un morceau d'étoffe, comme la flanelle.

Pour les rendre plus homogènes, Deschamps a proposé de les
additionner de $\frac{1}{10}$ de cérat de Galien, que l'on mélange d'abord
avec l'huile.

LINIMENT CALCAIRE
Savon calcaire.

Huile d'amandes douces......................	100 grammes.
Eau de chaux.............................	900 —

On agite vivement les deux liquides, puis on verse le mélange
dans un entonnoir à douille fermée. On laisse en repos pendant
une minute environ; on fait écouler l'eau accumulée à la partie
inférieure, et on reçoit dans un flacon à large ouverture la masse
crémeuse qui reste en dernier et qui seule doit être employée.

Au lieu de suivre la manipulation du Codex, on se contente
souvent de faire une simple mixture à parties égales, comme l'indiquent la plupart des pharmacopées étrangères.

Ce liniment, qui est très efficace contre les brûlures, est parfois
additionné, sur prescription spéciale, de laudanum de Sydenham.

LINIMENT AMMONIACAL
Liniment volatil.

Huile d'amandes douces....................	90 grammes.
Ammoniaque liquide......................	10 —

On mélange par agitation dans une bouteille que l'on tient exactement bouchée. On agite ce liquide chaque fois que l'on veut s'en servir.

Ce médicament est analogue à la pommade de Gondret. Employé en frictions sur les paupières, il prend le nom de *collyre ammoniacal de Gondret*.

Au moment de sa préparation, il ne consiste guère qu'en un mélange d'huile et d'ammoniaque; avec le temps, ces deux corps réagissent lentement l'un sur l'autre, avec formation d'une sorte de savon ammoniacal.

En remplaçant l'huile d'amandes douces par l'huile camphrée, on obtient *le liniment volatil camphré*.

LINIMENT EXCITANT
(Formulaire des hôpitaux de Paris.)

Alcoolat de Fioraventi......................	40 grammes.
Huile d'amandes douces....................	40 —
Alcool camphré...........................	15 —
Ammoniaque.............................	5 —

On mêle simplement le tout dans un flacon que l'on bouche avec soin.

LINIMENT CAMPHRÉ OPIACÉ

Huile camphrée...........................	80 grammes.
Cérat de Galien...........................	10 —
Teinture d'opium.........................	10 —

On délaye le cérat dans l'huile et on ajoute la teinture d'opium.

LINIMENT NARCOTIQUE

Baume tranquille.........................	80 grammes.
Cérat de Galien...........................	10 —
Laudanum de Sydenham....................	10 —

On délaye le cérat dans le baume Tranquille et on ajoute le laudanum.

LINIMENT DE ROSEN

Huile concrète de muscades.................	5 grammes.	
— volatile de girofle....................	5	—
Alcoolat de genièvre...	90	—

On triture dans un mortier l'huile de girofle avec le beurre de muscades, on ajoute ensuite peu à peu l'alcoolat de genièvre.

Suivant M. P. Vigier, cette préparation est assez longue et même assez difficile à bien réussir lorsque l'on suit exactement le *modus faciendi* du Codex; mais si l'on ajoute seulement à la masse un gramme ou deux d'huile de ricins, on obtient avec facilité un liniment parfaitement homogène.

LINIMENT SAVONNEUX

Teinture de savon........................	50 grammes.	
Huile d'amandes douces........	5	—
Alcool à 80°.............................	45	—

On mêle par agitation, et on conserve dans une bouteille bien bouchée.

En remplaçant l'alcool à 80° par l'alcool camphré, on obtient le *liniment savonneux camphré.*

LINIMENT SAVONNEUX OPIACÉ

Huile d'amandes douces......	90 grammes.	
Savon pulvérisé............................	5	—
Teinture d'opium.......................	5	—

On triture le savon avec l'huile d'amandes douces; on verse le mélange dans une fiole contenant la teinture d'opium et on agite.

LINIMENT SAVONNEUX SULFURÉ
Liniment de Jadelot.

Huiles d'olives............................	640 grammes.	
Savon de Marseille........................	320	—
Sulfure de potasse.......................	60	—

On met le savon râpé dans un bain-marie fermé, avec 15 grammes d'eau; on réduit le mélange en une pâte bien homogène à l'aide d'un bistortier; on ajoute ensuite l'huile par partie, puis le sulfure de potasse récemment pulvérisé.

Guibourt recommande de faire cette dernière addition dans une terrine vernissée.

Le liniment de Jadelot se détériore promptement à l'air, par suite de la fixation de l'oxygène qui fait passer le sulfure à l'état de sulfite sulfuré, et par l'absorption de l'eau qui détermine la séparation du corps gras. Il ne faut donc le préparer qu'au moment du besoin.

Cette préparation antipsorique est souvent remplacée par le *savon soufré*, de Lugol, dont voici la formule :

SAVON SOUFRÉ

Savon blanc................................	3	parties.
Soufre sublimé.............................	3	—
Eau..	6	—

On dissout à chaud le savon dans l'eau et on on triture cette solution avec le soufre dans un mortier.

BAUME OPODELDOCH

Savon animal..............................	300	grammes.
Camphre...................................	240	—
Ammoniaque liquide........................	100	—
Huile volatile de romarin.................	60	—
— de thym...................	20	—
Alcool à 90°...............................	2500	—

On introduit dans un matras le savon préalablement râpé, puis l'alcool; on fait fondre au bain-marie, on ajoute le camphre pulvérisé, et, quand il est dissous, les huiles volatiles. On agite le mélange liquide avec 100 grammes de noir animal; on y verse alors l'ammoniaque, et on filtre rapidement dans des flacons à large ouverture que l'on ferme avec des bouchons de liège, entourés d'une feuille d'étain.

Dans un autre procédé, qui a été longtemps suivi, on dissout les essences dans l'alcool et on distille jusqu'à siccité, afin d'obtenir un soluté parfaitement incolore, dans lequel on fait dissoudre successivement le savon râpé, le camphre et l'ammoniaque.

Dans le procédé du Codex de 1866, la décoloration est obtenue plus simplement encore au moyen du charbon et l'opération se trouve simplifiée.

En ajoutant au mélange, au moment de le couler dans les fioles, du laudanum ou du chloroforme, on obtient le baume opodeldoch *opiacé* ou *chloroformé*.

Bien préparé, le baume opodeldoch a une consistance demi-solide, une transparence opaline; il est entièrement soluble dans l'alcool; il fond à la chaleur de la main.

Dans la formule primitive de la pharmacopée du collège royal de Londres, il n'entrait pas d'ammoniaque. Voici cette formule :

Savon..	90 grammes.
Camphre.....................................	30 —
Esprit de Romarin...........................	500 —

Planche le premier a donné une recette qui se rapproche beaucoup de la formule actuelle, à cela près qu'il y faisait entrer une certaine quantité d'eau distillée de thym, indépendamment des essences de thym et de romarin. A l'instar de la pharmacopée prussienne, Parmentier a proposé de supprimer l'eau distillée de thym.

Le baume opodeldoch, qui n'est en définitif qu'un *alcoolé ammoniacal de savon*, est d'autant plus transparent que l'on se sert d'ammoniaque et d'alcool plus concentrés.

Il perd souvent sa demi-transparence, par suite de la formation de cristaux arborisés qui se développent lentement au sein de la masse. Ces cristaux ont été rapportés tour à tour : à du margarate de sodium (Virey); à du bi-margarate de sodium (Tournal); à du stéarate de chaux (Schwrahe); à un mélange de stéarate et de margarate de sodium (Chevreul).

Ces arborisations sont recherchées par quelques praticiens, mais comme elles détruisent l'homogénéité de la masse, et qu'elles ne contribuent en rien à augmenter les propriétés du remède, il est préférable d'éviter leur formation, plutôt que de chercher à la favoriser.

CHAPITRE XII

ESCARROTIQUES. — MOXAS

I. Escarrotiques.

Les *escarrotiques* sont des médicaments qui servent à cautériser la peau, à détruire les chairs fongueuses des plaies ou des ulcères, de manière à les réduire en une escarre qui finit par se détacher; à détruire les polypes, les condylomes, les granulations, les verrues, etc.

Ils prennent le nom de *cathérétiques* lorsque leur action est moins énergique.

On emploie comme escarrotiques des substances médicamenteuses très variées : l'iode, l'oxyde rouge de mercure, l'acide arsénieux, les acides minéraux, les alcalis caustiques, le sublimé, les chlorures d'antimoine et de zinc, les sulfures d'arsenic, etc.

TROCHISQUES AU SUBLIMÉ CORROSIF

Deutochlorure de mercure.........................	1
Amidon..	2
Mucilage..	Q. S.

On porphyrise le sublimé et on le mêle intimement à l'amidon; on ajoute ensuite le mucilage, de manière à obtenir une pâte à laquelle on donne la forme de trochisques en forme de grains d'avoine du poids de 15 centigrammes.

Les trochisques escarrotiques avec le minimum ne sont qu'une variante des précédents. Voici leur composition :

Deutochlorure de mercure......................... 2
Mie de pain tendre................................ 8
Oxyde rouge de plomb pulvérisé.................... 1
Eau distillée..................................... Q. S.

On fait une pâte que l'on divise, comme la précédente, en trochisques de 15 centigrammes, auxquels on donne également la
forme de grains d'avoine.

POUDRES ESCARROTIQUES ARSÉNICALES
1° FORMULES D'ANTOINE DUBOIS
(Poudre faible).

Acide arsénieux pulvérisé............................ 1
Sulfure rouge de mercure pulvérisé.................. 16
Sang-dragon pulvérisé.............................. 8

On mêle exactement ces trois substances.

Au moment du besoin, on ajoute à cette poudre *arsénicale faible*
de l'eau en quantité suffisante pour en faire une pâte.

La préparation contient $\frac{1}{25}$ de son poids d'acide arsénieux.

Cette poudre caustique peut être modifiée à volonté en y ajoutant une plus ou moins grande quantité d'acide arsénieux. Voici
la recette adoptée par le formulaire de l'École vétérinaire d'Al-
fort :

Acide arsénieux......................... 10 grammes.
Cinnabre................................ 60 —
Sang-dragon............................. 1 —

Délayé dans l'eau gommée, ce mélange sert à confectionner des
bouillies et des pâtes caustiques.

2° FORMULE DU FRÈRE COME
(Poudre forte.)

Acide arsénieux pulvérisé............................ 1
Sulfure rouge de mercure pulvérisé................. 5
Éponge torréfiée pulvérisée......................... 2

On mélange exactement le tout, ce qui fournit une poudre qui
contient $\frac{1}{8}$ de son poids d'acide arsénieux.

Au moment du besoin, on ajoute à cette poudre quantité suffisante d'eau pour en faire une pâte.

La poudre arsénicale d'Augustin renferme, en sus des matières précédentes, de la corne de cerf calcinée; celle de Van-Mons, du charbon animal; celle de Justamont, de l'extrait d'opium, etc.

MIEL ESCHAROTIQUE
Onguent Ægyptiac.

Sous-acétate de cuivre pulvérisé.............	100 grammes.
Vinaigre blanc............................	140 —
Miel blanc.................	280 —

On chauffe toutes ces substances dans une bassine de cuivre d'une grande capacité, en remuant continuellement, jusqu'à ce que le mélange ait acquis une couleur rouge et une consistance de miel.

La masse perd peu à peu sa couleur verte, le verdet se transforme d'abord en acétate neutre soluble sous l'influence du vinaigre, puis en acétate cuivreux, et, finalement, en oxyde cuivreux, sous l'influence réductrice des glucoses contenues dans le miel. En même temps, par suite d'une véritable combustion, il se dégage, avec une sorte d'effervescence, de l'acide carbonique et de la vapeur d'eau, gaz qui boursouflent la masse et dont la formation nécessite l'emploi d'une bassine beaucoup plus grande que le volume des ingrédients ne semblerait l'exiger d'abord.

La cessation du gonflement indique que l'opération touche à sa fin; cependant, il faut encore maintenir pendant quelque temps le mélange sur le feu pour obtenir une consistance convenable, malgré la petite quantité de liquide primitivement ajoutée, sans doute parce qu'il se forme une notable proportion d'eau, par suite de l'action comburante de l'oxyde cuivrique sur les matières organiques du miel. Il arrive même parfois que le mellite cuivreux, alors qu'il est coulé dans un vase, augmente notablement de volume.

Bien que l'acide acétique se dégage ou se détruise en partie, il en reste encore une notable quantité dans la préparation, qui est constituée, en somme, par du miel caramélisé, de l'oxyde cuivreux et un peu d'acétate de cuivre.

Dans un mémoire publié au commencement du siècle, Voge a démontré que la couleur rougeâtre de l'onguent Ægyptiac est due à de l'oxyde cuivreux. Se ralliant à une ancienne opinion de

Baumé, Henry a ensuite avancé, mais à tort, qu'elle devait être attribuée à du cuivre métallique.

Le miel escharotique se sépare aisément en deux couches, l'une inférieure et consistante formée surtout d'oxydule de cuivre, l'autre supérieure constituant une sorte de sirop fortement coloré. Il faut donc mélanger les deux couches chaque fois que l'on veut se servir de ce médicament, qui est, du reste, exclusivement réservé pour l'usage externe.

Enfin, le mélange étant très hygrométrique, il convient de le conserver dans un vase fermé, placé dans un endroit sec.

MIXTURE CATHÉRÉTIQUE
Collyre de Lanfranc.

Aloès et myrrhe āā......................	5	grammes.
Sous-acétate de cuivre...,..................	10	—
Sulfure jaune d'arsenic......................	15	—
Eau distillée de rose.......................	380	—
Vin blanc..................................	1000	—

Toutes les substances solides, préalablement réduites en poudres très fines, sont mises dans un mortier de verre et délayées dans le vin blanc par une légère trituration; on ajoute ensuite l'eau de rose, et on conserve le mélange dans un flacon que l'on agite chaque fois au moment d'en faire usage.

Cette mixture cathérétique ou collyre de Lanfranc est encore connue sous le nom de *Solution cathérétique* ou *Vin arsénical cuivreux.*

1° EAU PHAGÉDÉNIQUE NOIRE.
eau phagédénique

Calomel...................... .... 1 à	5	grammes.
Eau de chaux..............................	500	—

Il se forme par double décomposition du chlorure de calcium et de l'oxyde noir de mercure qui communique au liquide une coloration brune.

La pharmacopée allemande fait entrer dans ce remède, qui est à peu près inusité, une certaine quantité d'opium en poudre.

2° EAU PHAGÉDÉNIQUE ROUGE.
Eau divine de Fernel.

Deutochlorure de mercure...................	0.40
Eau de chaux...............................	120 grammes.

On fait dissoudre le sublimé dans une petite quantité d'eau, une dizaine de grammes, et on verse le soluté dans l'eau de chaux; la liqueur se trouble immédiatement par suite de la formation d'un précipité jaune d'oxyde mercurique. On agite pendant quelques instants pour favoriser la réaction chimique. Il faut également agiter chaque fois au moment de l'usage.

L'eau phagédénique, qui s'emploie trouble, consiste dans un soluté de chaux, de chlorure de calcium et d'oxyde jaune de mercure :

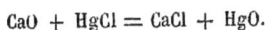

$$CaO + HgCl = CaCl + HgO.$$

Dans la formule du Codex, l'eau de chaux est en excès et la mixture renferme de l'oxyde mercurique en suspension.

D'après Guibourt, la composition de l'eau phagédénique ne change pas, tant que la dose de sublimé ne dépasse pas 20 centigrammes par 30 grammes d'eau de chaux; mais au-dessus, il y a un excès de sublimé qui se combine à l'oxyde jaune pour former de l'oxydo-iodure de mercure, corps ayant une couleur rouge brique et qui se précipite en partie; alors la solution ne renferme plus de chaux libre. Enfin, lorsque le sublimé corrosif dépasse 24 centigrammes, une portion de ce sel reste en solution et la liqueur devient beaucoup plus corrosive.

Il résulte de là que l'eau phagédénique, dont la formule varie suivant les pharmacopées, a une composition variable suivant les quantités de sublimé et d'eau de chaux qui sont en présence.

PIERRE DIVINE
Pierre ophtalmique.

Sulfate de cuivre cristallisé...............	100 grammes.
Azotate de potassium....................	100 —
Alun cristallisé.........................	100 —
Camphre pulvérisé......................	5 —

On réduit les trois sels en poudre et on les chauffe dans un creuset, de manière à leur faire éprouver la fusion aqueuse; on ajoute le camphre et on coule la masse sur un marbre huilé.

Quand le produit est refroidi, on le concasse et on le renferme dans un vase bien sec que l'on bouche exactement. Quelquefois aussi, on se contente de le diviser par morceaux à sa sortie du creuset.

En dissolvant 0,40 de pierre divine dans 100 parties d'eau distillée, on obtient *le collyre de pierre divine* du Codex.

Dans *le collyre cathérétique*, on dissout 0,50 de pierre divine dans 100 grammes d'eau et on ajoute 50 gouttes de laudanum de Sydenham.

Guibourt fait judicieusement remarquer que la fusion est assez inutile, et que l'on pourrait tout aussi bien dissoudre les sels et le camphre dans l'eau distillée, pour obtenir, après filtration, le collyre au sulfate de cuivre aluné, vanté autrefois par Helvétius.

CAUSTIQUE DE POTASSE ET DE CHAUX
Caustique de Filhos.

Potasse à la chaux..........................	100 grammes.
Chaux vive pulvérisée......................	20 —

On amène la potasse en fusion tranquille, on y incorpore la chaux et on coule le tout dans des moules de plomb de différents diamètres ou dans des lingotières. Dans ce dernier cas, il faut que les cylindres soient immédiatement enveloppés de guttapercha.

On conserve ces deux sortes de cylindres dans des tubes de verre contenant de la chaux vive et fermés.

La potasse à la chaux, mélangée à la cinquième partie de son poids de chaux vive, donne une masse très dure qui attire promptement l'acide carbonique et l'humidité de l'air. C'est pour obvier à ce double inconvénient que Filhos a eu l'idée de couler la préparation dans des cylindres de plomb.

Pour se servir de ces sortes de crayons, on coupe la paroi du tube dans une longueur correspondante à la portion du caustique que l'on veut utiliser. La portion mise à nu est-elle recouverte d'une couche carbonatée, on enlève celle-ci avec un grattoir.

On peut, au besoin, donner à la préparation une plus grande

activité en la trempant légèrement dans de l'alcool ou dans toute autre liqueur spiritueuse. Lorsque la cautérisation est faite, on essuie avec soin la portion qui est à découvert et on replace le caustique dans son tube de verre.

Les effets de ce caustique étant subordonnés à la durée de son application, on peut les graduer et obtenir ainsi tous les degrés de cautérisation dont on a besoin.

CAUSTIQUE AVEC LE CHLORURE DE ZINC
Pâte de Canquoin.

Chlorure de zinc............................	50 grammes.
Farine de blé..............................	50 —

On fait dissoudre le sel dans quantité suffisante d'eau distillée, par trituration dans un mortier de porcelaine; on ajoute la farine et on fait une pâte ferme que l'on étend en plaques.

Cette préparation doit être conservée dans un flacon bouché.

Lorsque l'on découpe cette pâte en petits triangles isocèles, on obtient les flèches caustiques qui, introduites à l'aide de légères incisions dans les tumeurs, déterminent une cautérisation régulière. Ces flèches, après dessiccation à l'étuve, sont conservées dans des flacons contenant de la chaux vive, car elles sont très hygrométriques.

En ajoutant du chlorure d'antimoine au mélange précédent, on obtient une pâte qui a la consistance d'une cire molle, et qui se moule aisément sur les parties malades.

II. Moxas.

On cautérise au moyen du calorique de diverses manières. Tantôt on se sert d'un fer chauffé au rouge (*cautère actuel*), ou d'un métal trempé dans l'eau bouillante (*marteau de Mayor*); tantôt on enflamme sur la peau des matières organiques convenablement disposées, matières qui prennent le nom de *moxas*.

Suivant Littré et Robin, les moxas sont très anciennement connus, car les Chinois et les Japonais cautérisent depuis longtemps à l'aide d'un tissu cotonneux préparé avec les feuilles desséchées de l'*Artémisia chinensis*, Lin. (Composées). Ils font avec le parenchyme des feuilles de cette plante une sorte de cône qui s'allume par le sommet et dont la base repose sur les parties malades, la chaleur et la douleur augmentant graduellement à mesure que le feu se rapproche de la peau.

Actuellement encore, on utilise parfois, pour faire des moxas, l'espèce de bourre qui constitue le résidu de la pulvérisation des feuilles d'absinthe; on en forme de petits cylindres ou de petits cônes que l'on entoure d'un peu de papier. On les maintient en place à l'aide de pinces spéciales ou au moyen d'une couche de collodion, suivant la méthode de Cramer.

Toutefois, ces moxas ont l'inconvénient de brûler inégalement, de répandre autour d'eux des étincelles, et d'exiger au besoin un soufflage incommode.

En vue d'obvier à ces défauts, Percy a proposé l'emploi des moxas nitrés, qui brûlent avec facilité. Pour les préparer, on fait digérer du coton ou de la toile fine dans de l'eau contenant un huitième de son poids de nitre; on évapore à l'étuve, puis on découpe des bandelettes que l'on dispose sous forme de cônes ou de cylindres.

A l'azotate de potassium, Ferrary substitue une solution saturée de chlorate de potassium; Jacobson, de Copenhague, vante l'emploi d'un soluté de chromate de potassium.

Enfin, sous la dénomination de *moxas de Marmoral*, Guépratte préconise la préparation suivante :

On plonge dans du sous-acétate de plomb une pièce de calicot lavé ou même une feuille de papier; lorsque l'imbibition est complète, on la fait sécher, et on la découpe en bandelettes d'une hauteur égale à celle que l'on veut donner au moxa. En roulant ces bandelettes, avec la précaution de les serrer modérément, on fait un petit cylindre que l'on fixe sur son pourtour par trois ou quatre points de suture. Ces *points isolés* sont préférables à une couture unique, parce que le cylindre conserve plus facilement sa forme régulière, jusqu'à la fin de l'incinération.

Ces cylindres brûlent, d'ailleurs, régulièrement et parallèlement à leur base, sans dégager ni fumée, ni odeur désagréable.

Percy s'est également servi de moxas, dits *moxas de velours*, préparés avec la tige du grand soleil, l'*Hélianthus annuus*, Lin. (Composées). On peut, à la rigueur, comme l'indique l'auteur, se contenter de couper par petits tronçons des tiges bien développées, contenant dans leur partie centrale une moelle spongieuse, facilement combustible. Robinet préfère extraire la moelle elle-même et l'entourer d'une couche de coton nitré, que l'on maintient à l'aide d'une petite bandelette de mousseline également nitrée.

Enfin, Graefe, de Berlin, s'est servi tout simplement de pains à cacheter, trempés dans un mélange de trois parties d'essence de térébenthine et d'une partie d'éther; on les essuie et on les brûle, après y avoir pratiqué quelques trous avec une épingle, afin de rendre la combustion plus uniforme; mais il est évident que l'action de tels moxas ne peut être suffisamment graduée.

Lorsque l'on veut faire entrer dans un moxa une matière pulvérulente, il faut revenir à l'emploi d'un mucilage, comme dans la préparation suivante.

CAUSTIQUE-MOXA AU CHARBON

Gomme adragante.....................................	5 grammes.
Charbon végétal pulvérisé...	15 —
Azotate de potassium.....................	2 —

On fait avec la gomme, et quantité suffisante d'eau sucrée, un mucilage concentré dans lequel on incorpore le nitre et le charbon; la pâte étant parfaitement homogène et d'une consistance ferme, on la roule en cylindres que l'on fait sécher et que l'on conserve pour l'usage.

Pour se servir de ces charbons caustiques, on les allume par un bout, et l'on attend, pour les appliquer, que la combustion se soit étendue sur une longueur d'un centimètre environ. Suivant le diamètre des cylindres, la cautérisation est plus ou moins profonde.

DOCUMENTS

Les *équivalents* ou *nombres proportionnels* sont les nombres qui expriment les rapports, suivant lesquels, les corps se remplacent dans les combinaisons chimiques.

Pour exprimer ces rapports, on prend l'hydrogène pour unité, étant, de tous les corps actuellement connus, celui dont l'équivalent est le moins élevé.

On substitue souvent aux équivalents des corps simples leurs *poids atomiques*, exprimés par des nombres qui sont identiques ou dans un rapport très simple avec les premiers. Cette distinction, purement théorique, n'a en réalité aucune importance pratique.

On a souvent besoin de recourir aux équivalents dans les opérations pharmaceutiques.

Veut-on, par exemple, préparer par double décomposition des pilules d'iodure de fer avec 5 grammes d'iodure de potassium et du sulfate de protoxyde de fer, on raisonnera de la manière suivante :

Équivalent de l'iodure de potassium ;

$$IK = 126.85 + 39.137 = 165.987.$$

Équivalent du sulfate de fer desséché ;

$$SO^4Fe = 16.037 + 32 + 28 = 76.037$$

165,987 d'iodure de potassium exigent... 76,037 de sulfate de fer.

1 d'iodure de potassium exigera :

$$\frac{76.037}{165.937}$$

Et 5 grammes d'iodure de potassium exigeront :

$$SO^4Fe = \frac{76.037 \times 5}{165.987} = 2.29.$$

Il faut donc prendre 2 gr. 29 de sulfate de fer desséché pour décomposer 5 grammes d'iodure de potassium.

TABLEAU DES ÉQUIVALENTS, POIDS ATOMIQUES ET CHALEURS SPÉCIFIQUES DES PRINCIPAUX CORPS SIMPLES

NOMS	SYMBOLES	ÉQUIVALENTS.	POIDS anatomiques.	CHALEURS spécifiques.
Aluminum.........	Al	13.75	27.5	0.2143
Antimoine........	Sb	122	122	0.0523
Argent...........	Ag	107.93	107.93	0.057
Arsenic.	As	75	75	0.0814
Azote............	Az	14.044	14.044	
Baryum..........	Ba	68.6	137.012	
Bismuth..........	Bi	210	210	0.0305
Bore.............	Bo	11	11	0.5 (600°)
Brome...........	Br	79.95	79.95	0.0843
Cadmium........	Cd	56	112	0.0567
Carbone.........	C	6	12	0.0567
Calcium.........	Ca	20	40	0.46 (600°)
Chlore..........	Cl	35.457	35.457	
Chrome.........	Cr	26.2	52.4	
Cobalt..........	Co	29.5	59	0.1067
Cuivre..........	Cu	31.75	63.5	0.0952
Etain	Sn	59	118	0.0548
Fer.............	Fe	28	56	0.01138
Fluor..........	Fl	19	19	
Gallium........	Ga	68 (?)		
Hydrogène......	H	1	1	
Iode.......... ...	I	126.85	126.85	0.0541
Lithium........	Li	7	7	0.9408
Magnésium......	Mg	12	24	0.2499
Manganèse......	Mn	27.6	55.2	0.1217
Mercure........	Hg	100	200	0.0319
Molybdène	Mo	48	96	0.0722
Nickel..........	Ni	29.5	59	0.1092
Or..............-	Au	197	197	0.0321
Oxygène........	O	8	16	
Palladium.......	Pd	53	106	0.0593
Phosphore	Ph	31	31	0.202
Platine	Pt	99	198	0.0324
Plomb..........	Pb	103.46	206.92	
Potassium......	K	39.137	39.137	0.1655
Rhodium........	Rh	52	104	0.058
Rubidium.......	Rb	85.4	85.4	
Sélénium	Se	39.5	79	0.0762
Silicium.........	Si	14	28	0.202(1000°)
Sodium........	Na	23.043	23.043	0.2934
Soufre.........	S	16.037	32.074	0.1776
Strontium.......	Sr	43.75	87.5	
Tantale	Ta	68.8	137.6	
Tellure.........	Te	64	128	0.0474
Thallium........	Tl	204	204	0.0336
Titane.........	Ti	25	50	
Tungstène.......	W	92	184	0.0334
Uranium	U	120	120	
Zinc...........	Zn	32.5	65	00995
Zirconium.......	Zr	44.8	89.6	

ÉVALUATIONS APPROXIMATIVES EN POIDS DES CUILLERÉES VERRÉES, PINCÉES, POIGNÉES, ETC

Il existe plusieurs substances médicamenteuses qne l'on prescrit volontiers par cuillerées à café, à dessert ou à bouche, par pincées, poignées, etc. Comme ces expressions ne se rapportent à aucune mesure rigoureusement déterminée, il y a lieu de donner à ce sujet quelques indications générales. Bien que ces évaluations soient un peu vagues, il faut reconnaître qu'elles ne peuvent être facilement remplacées dans la pratique par des notions plus exactes. Voici un tableau qui renferme quelques renseignements utiles au praticien.

Une cuillerée à café d'eau équivaut à..........	5	grammes.
— ordinaire —	20	—
Une verrée de 8 cuillerées environ...........	160	—
Une poignée de semences de céréales.........	80	—
— de — de lin.............	50	—
— de farine de lin.	100	—
— de fleurs de mauves.............	40	—
— de chicorée.....'...............	30	—
Une pincée de fleurs d'arnica..............	1.50	
— de mauves....................	1.50	
— de guimauve.......	2	—
— de tilleul....................	2	—
— de tussilage...................	2	—
— de camomille.................	2	—
— de fruits d'anis.................	2	—
— de fenouil..,...................	2	—
Un œuf de poule, moyen................	60	—
— blanc seul....................	40	—
— jaune seul..........	20	—
Amande mondée........	1	—

COMPTE-GOUTTES. — POIDS DES GOUTTES

Très souvent les médecins prescrivent d'ajouter un nombre déterminé de gouttes médicamenteuses sur un morceau de sucre, dans un verre d'eau, sur un cataplasme, etc. Or, le poids des gouttes varie singulièrement suivant les conditions dans lesquelles on opère.

M. Lebaigue a publié sur cette question un très intéressant travail dont voici les conclusions :

1° La nature de la substance du tube d'écoulement est sans influence sur le poids des gouttes, dès que cette substance peut être mouillée par le liquide ;

2° Le diamètre de l'orifice du tube d'écoulement est également sans influence sur le poids des gouttes ; même avec un tube plein, c'est-à-dire sans orifice, les gouttes qui s'écoulent en baignant les parties extérieures sont du même poids que celles qui s'écouleraient du même tube s'il était perforé ; il en résulte que l'épaisseur des parois du tube, si minces qu'on les suppose, sont aussi sans influence sur le poids des gouttes ;

3° Le *diamètre total* de la circonférence du tube d'écoulement, orifice et parois compris, fait seul varier le poids des gouttes, et cela d'une manière régulière.

Les chiffres suivants donnent, d'après M. Lebaigue la mesure exacte de ces variations :

Diamètre total du tube d'écoulement : Mètres.	Poids de la goutte d'eau distillée : Grammes.
0.001	0.025
0.002	0.375
0.003	0.005
0.004	0.062
0.005	0.075
0.006	0.088
0.007	0.102
0.008	
0.009	0.139

Comme conclusion pratique, l'auteur tire de ses expériences la conséquence suivante : pour un même liquide, le poids des gouttes est en raison directe du diamètre total du tube d'écoulement, l'augmentation étant sensiblement de 0,013 par millimètre et par goutte.

Le Codex prescrit de se servir d'un compte-goutte qui donne avec l'eau distillée une goutte du poids de *cinq* centigrammes, à la température de 15°.

D'après le tableau ci-dessus, on voit que cette condition est remplie toutes les fois que le diamètre total du tube qui donne naissance à la goutte est exactement de *trois* millimètres, quel que soit d'ailleurs le diamètre intérieur de l'orifice.

En se basant sur ces faits expérimentaux d'accord avec la théorie, on a imaginé un certain nombre de petits appareils qui donnent des mesures d'une exactitude très suffisante dans la pratique.

Le compte-goutte Lebaigue (A), se compose d'un petit cylindre

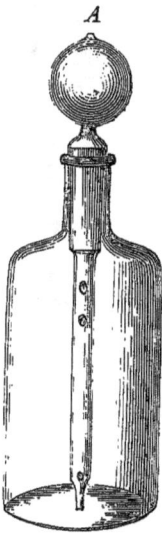

FIG. 86
Compte-goutte Lebaigue

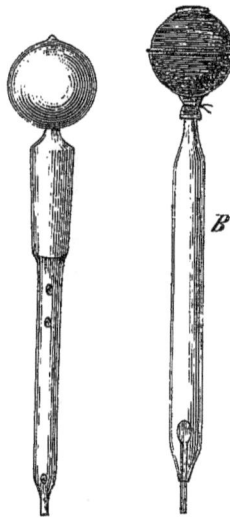

FIG. 87
Compte-goutte Guichard.

de verre d'une seule pièce, dont la partie inférieure est terminée par un ajutage à trou capillaire et calibré pour donner exactement des gouttes conformes aux indications du Codex (Fig. 86).

Ce cylindre se termine supérieurement par unè boule qui porte elle-même un renflement destiné à former bouchon et à être ajusté à l'émeri sur différents flacons. Enfin, au-dessous de ce renflement se trouvent deux petites ouvertures destinées :

1° A la sortie de l'air lorsque l'instrument est plongé dans un liquide;

2° A l'introduction du liquide et à la sortie de l'air quand le niveau est trop bas pour que le liquide pénètre directement dans le tube ; il est alors nécessaire de renverser le flacon pour amorcer l'instrument.

M. Guichard a modifié légèrement ce compte-goutte de la manière suivante : une petite tige pleine (fig. 87), d'un diamètre de

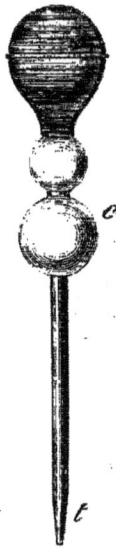

FIG. 88
Compte-goutte Limousin.

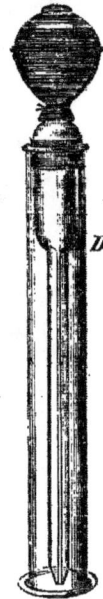

FIG. 89

trois millimètres est mobile dans l'appareil, et peut descendre en partie sans toutefois pouvoir s'échapper par l'orifice inférieur. Grâce à cette disposition, on peut puiser au fond d'un vase ou d'un flacon la plus petite quantité de liquide. Enfin, l'appareil est terminé à l'autre extrémité par une poire en caoutchouc, comme dans le compte-goutte de M. Limousin.

Le compte-goutte Limousin (fig. 88) s'amorce par aspiration et permet à volonté, soit de faire sortir les gouttes une à une, soit de faire sortir le liquide par jet.

Il se compose d'un tube capillaire t, d'une section totale de trois millimètres, soudé à un petit cylindre de verre ou à des boules dont la capacité est plus grande que celle de la poire en caoutchouc qui termine l'instrument.

Pour le faire fonctionner, on plonge sa partie effilée dans le liquide, on comprime la poire en caoutchouc entre le pouce et l'index, puis on déprime graduellement, de manière à faire monter le liquide dans les boules. Dès que la quantité introduite est suffisante, on porte l'instrument au-dessus du point où l'on veut faire tomber les gouttes : il suffit de comprimer de nouveau très légèrement le caoutchouc pour faire sortir le liquide goutte à goutte.

Avec une telle disposition, on peut à volonté, suivant que l'on exerce une pression plus ou moins forte, faire sortir le liquide en jet ou par gouttes, de même que l'on peut suspendre l'écoulement en cessant momentanément la compression.

La facilité avec laquelle on peut, alternativement, faire entrer ou sortir de l'eau de ce compte-goutte permet un nettoyage facile après chaque opération. En l'appliquant sur flacon à large col, on peut le transformer en un compte-goutte titré (fig. 89).

Voici un tableau, dressé par M. Limousin, indiquant le nombre de gouttes *pesant un gramme*, pour les médicaments les plus importants :

Eau distillée	20	gouttes.
Liqueur de Pearson	20	—
— de Fowler	23	—
Acide sulfurique	28	—
Laudanum de Sydenham	38	—
Gouttes noires anglaises	40	—
Huile de croton	48	—
Chloroforme	54	—
Eau de Rabel	56	—
Teinture de noix vomique	58	—
— d'aconit	58	—
— d'arnica	58	—
— de belladone	58	—
— de colchique	58	—
Alcoolature d'aconit	60	—
Gouttes de baumé	60	—
Liqueur d'Hoffmann	70	—
Teinture éthérée de digitale	96	—
Éther pur	98	—

TABLES DE GAY-LUSSAC

Lorsque l'on plonge l'alcoomètre centésimal dans un alcool quelconque, à la température de 15°, le degré correspondant au point
d'affleurement indique exactement la richesse du liquide en alcool
absolu. Lorsque l'instrument s'enfonce, par exemple, jusqu'au
trait marqué 45, cela signifie que le mélange est formé de 45
centimètres cubes d'alcool absolu et 55 centimètres cubes d'eau.

Lorsque la température à laquelle on fait l'expérience est supérieure à 15°, la densité du liquide diminuant, le point d'affleurement est nécessairement situé plus haut sur la tige et le titre
trouvé est trop fort; l'inverse a lieu pour une température inférieure à 15°.

Dans la pratique, il faut donc opérer à 15°; ou bien, et c'est là
le moyen pratique, recourir aux tables qui ont été dressées par
Gay-Lussac.

Voici la portion de cette table qui correspond à la richesse de
l'alcool dont l'emploi se trouve prescrit dans les différentes préparations médicamenteuses.

TABLE DE CORRECTION POUR LES DEGRÉS CENTÉSIMAUX DE L'ALCOOL MESURÉ
A DES TEMPÉRATURES SUPÉRIEURES OU INFÉRIEURES A 15°

TEMPÉRATURE observée.	45° DEGRÉS	50° DEGRÉS	55° DEGRÉS	60° DEGRÉS	80° DEGRÉS	85° DEGRÉS	90° DEGRÉS	95° DEGRÉS	100° DEGRÉS
0	50.7	55.4	60.2	65	84.3	88.9	93.6	98	»
1	50.3	55.1	59.9	64.7	84	88.7	93.3	97.8	»
2	49.9	54.7	59.5	64.4	83.7	88.5	93.1	97.6	»
3	49.6	54.3	59.2	64.1	83.5	88.2	92.9	97.4	»
4	49.2	51.	58.9	63.7	83.2	87.9	92.7	97.2	»
5	48.8	53.6	58.5	63.4	82.9	87.7	92.4	97	»
6	48.4	53.3	58.1	63	82.6	87.4	92.2	96.8	»
7	48.1	52.9	57.8	62.7	82.3	87.2	91.9	96.6	»
8	47.7	52.6	57.5	62.4	82	86.9	91.7	96.4	»
9	47.3	52.2	57.1	62	81.8	86.6	91.5	96.2	»
10	46.9	51.8	56.8	61.7	81.	86 4	91.2	96	»
11	46.6	51.5	56.4	61.4	81.2	86.1	91	95.8	»
12	46.2	51.1	56	61	80.9	85.8	90.7	95.6	»
13	45.8	50.8	55.7	60.7	80.6	85.5	90.5	95.4	»
14	45.4	50.4	55.3	60.3	80.3	85.3	90.2	95.2	»
15	45°	50°	55°	60°	80°	85°	90°	95°	100°
16	44.6	49.6	54.6	59.6	79.7	84.7	89.7	94.8	99.8
17	44.2	49.3	54.3	59.3	79.4	84.4	89·5	94.6	99.7
18	43.8	48.9	53.9	58.9	79.1	84.1	89.2	94.3	99.5
19	43.5	48.5	53.6	58.6	78.8	83.9	88.9	94.1	99.3
20	43.1	48.2	53.2	58.2	78.5	83.6	88.7	93.9	99.1
21	42.7	47.8	52.9	57.9	78.2	83.3	88.4	93.7	99
22	42.3	47.4	52.5	57.5	77.9	83	88.2	93.4	98.8
23	41.9	47	52.1	57.1	77.6	82.7	87.9	93.2	98.6
24	41.5	56.6	51.8	56.8	77.3	82.4	87.6	93	98.4
25	41.1	46.3	51.4	56 5	77	82.1	87.4	92.7	98.2
26	40.7	45.9	51	56.1	76.7	81.8	87.1	92.5	98.1
27	40.3	45.5	50.7	55.8	76.3	81.5	86.8	92.2	97.9
28	39.9	45.1	50.3	54.4	76	81.2	86.5	92	97.7
29	39.5	44.7	49.9	55	75.7	80.9	86.2	91.7	97.5
30	39.1	44.3	49.6	54.7	74.4	80.6	86	91.5	97.3

POIDS D'UN LITRE

OU DENSITÉ DES DIVERS LIQUIDES DONT LES NOMS SUIVENT

	Grammes.
Eau distillée...	1000
Acide acétique pur......................................	1063
— chlorhydrique saturé à froid......................	1210
— cyanhydrique.....................................	696
— azotique à 4 éq. d'eau...........................	1422
— — monohydraté.........................	1520
— sulfurique (66° Baumé)........................	1847
Alcool absolu..	795
— à 85°..	850
— à 60° (eau-de-vie).............................	914

	Grammes.
Ammoniaque liquide (22°B)	917
Chloroforme	480
Éther acétique	914
— sulfurique pur	729
Huile volatile de citron	847
— de térébenthine	870
Lait de vache	1032
— d'ânesse	1035
— de brebis	1040
— de chèvre	1034
Petit-lait clarifié	1026
Sulfure de carbone	1271
Vin de Bordeaux	994
— de Bourgogne	992
— de Madère	996
— de Malaga	1056
Vinaigre blanc d'Orléans	1013
— distillé	1009

DENSITÉS DES HUILES GRASSES
A LA TEMPÉRATURE DE 15°

Les huiles grasses se distinguent les unes des autres par leur densité, toujours inférieure à celle de l'eau. Malheureusement, les chiffres qui représentent ces densités à une même température, 15° par exemple, sont parfois tellement rapprochés les uns des autres qu'il est difficile d'établir des distinctions certaines en se basant seulement sur cette propriété physique.

Toutefois, à l'aide d'un densimètre très sensible, comme l'*Oléomètre à froid* de Lefebvre, d'Amiens, ou l'*Elaïomètre* de Gobley, on tire dans certains cas de bonnes indications du poids spécifique des huiles. On pourra consulter avec fruit le tableau suivant :

	Buignet.	Lefebvre.
Huile d'amandes douces	0.918	0.918
— de colza	0.913	»
— de faîne	0.922	0.9207
— de foie de morue blonde	0.928	»
— — blanché	0.920	»
— — de raie	0.928	0.9207
— de lin	0.939	0.935
— de moutarde noire	0.917	»
— de navette	0.912	»
— de noix	0.928	»
— de noisette	0.924	»
— d'olive	0.910	0.917
— de pavot	0.924	0.9253

	Buignet	Lefebvre
Huile de ricins....................	0.969	»
— de cachalot..................	»	0.8840
— de suif ou oléine.............	»	0.9003
— de colza d'hiver..............	»	0.9150
— de navette d'hiver.:..........	»	0.9154
— de navette d'été.............	»	0.9157
— de pied de bœuf.............	»	0.9160
— de colza.....................	»	0.9167
— d'arachides..................	»	0.9170
— de ravison...................	»	0.9210
— de sésame...................	»	0.9235
— de baleine...................	»	0.9240
— de chenevis..................	»	0.9270
— de foie de morue.............	»	0.9270
— de caméline..................	»	0.9282
— de coton....................	»	0.9306

DENSITÉS DE MÉLANGES D'EAU ET D'ALCOOL

(Gay-Lussac).

ALCOOL % en volume à 15° ou degrés alcoométriques.	DENSITÉS.	ALCOOL % en volumes à 15° ou degrés alcoométriques.	DENSITÉS.	ALCOOL % en volumes à 50° ou degrés alcoométriques.	DENSITÉS.	ALCOOL % en volumes à 15° ou degrés alcoométriques.	DENSITÉS.
0	1.000	26	0.9700	52	0.9309	78	0.8699
1	0.9985	27	0.9690	53	0.9289	7	0.8672
2	0.9970	28	0.9679	54	0.9269	80	0.8645
3	0.9956	29	0.9668	55	0.9248	81	0.8617
4	0.9942	30	0.9657	56	0.9227	82	0.8589
5	0.9929	31	0.9645	57	0.9206	83	0.8560
6	0.9916	32	0.9633	58	0.9185	84	0.8531
7	0.9903	33	0.9621	59	0.9163	85	0.8502
8	0.9891	34	0.9608	60	0.9141	86	0.8472
9	0.9878	35	0.9594	61	0.9119	87	0.8442
10	0.9867	36	0.9581	62	0.9095	88	0.8411
11	0.9855	37	0.9567	63	0.9073	89	0.8379
12	0.9844	38	0.9553	64	0.9050	90	0.8346
13	0.9833	39	0.9538	65	0.9027	91	0.8312
14	0.9822	40	0.9523	66	0.9004	92	0.8278
15	0.9812	41	0.9507	67	0.8980	93	0.8242
16	0.9802	42	0.9491	68	0.8956	94	0.8206
17	0.9792	43	0.9474	69	0.8932	95	0.8168
18	0.9782	44	0.9457	70	0.8907	96	0.8128
19	0.9773	45	0.9440	71	0.8882	97	0.8086
20	0.9763	46	0.9422	72	0.8857	98	0.8042
21	0.9753	47	0.9404	73	0.8831	99	0.7996
22	0.9742	48	0.9386	74	0.8805	100	0.7947
23	0.9732	49	0.9367	75	0.8779		
24	0.9721	50	0.9348	76	0.8753		
25	0.9711	51	0.9329	77	0.8726		

Pour avoir la quantité d'alcool pour 100 en poids (p), d'après la quantité en volume déterminée à l'aide de l'alcoomètre (v), on prend, dans la table ci-dessus, la densité (D) du mélange et celle de l'alcool pur (δ); ou alors :

$$p = v\, \frac{\delta}{D}.$$

La quantité d'eau L qui, ajoutée à 100 parties d'alcool marquant v degrés alcoométriques et possédant par conséquent la densité D, donnera un alcool marquant v' et une densité D', sera exprimée par l'équation suivante

$$L = 100 \left[D' \frac{v}{v'} - D \right].$$

Voici une table qui s'applique à des mélanges usuels.

QUANTITÉ D'EAU
A AJOUTER A UN ALCOOL DE TITRE DONNÉ

	ALCOOL 90 %.	ALCOOL 85 %.	ALCOOL 80 %.	ALCOOL 75 %.	ALCOOL 70 %.	ALCOOL 65 %.	ALCOOL 60 %.	ALCOOL 55 %.	ALCOOL 50 %.
85	6.56								
80	13.79	6.83							
75	21.89	14.48	7.20						
70	31.10	23.14	15.35	7.64					
65	41.53	33.03	24.66	16.37	8.15				
60	53.65	44.48	35.41	26.47	17.58	8.76			
55	67.87	57.90	48.07	38.32	28.63	19.02	9.47		
50	84.74	73.90	63.04	52.43	41.73	31.25	20.47	10.35	
45	105.34	93.30	81.38	69.54	57.78	46.00	34.46	22.00	11.41
40	130.80	117.34	104.01	90.76	77.58	64.48	51.43	38.46	25.55
35	163.28	148.01	132.88	117.82	102.84	87.93	70.08	58.31	43.50
30	206.22	188.57	171.05	153.53	136.34	118.94	101.71	84.54	67.45
25	266.12	245.15	224.30	203.61	182.83	162.24	141.65	121.16	100.73
20	355.80	329.84	304.01	278.26	252.58	226.98	201.43	175.96	150.55
15	505.27	471	436.85	402.81	368.83	334.91	301.07	267.29	233.61
10	804.50	753.65	702.89	652.21	601.60	551.06	500.50	450.19	399.85

Veut-on, par exemple, ramener de l'alcool à 85° au titre de 60°, on cherche, dans la colonne verticale correspondant à 85°, le nombre qui correspond à la ligne horizontale 60, on trouve 44,48. Ainsi, à 100 volumes d'alcool à 85°, il faut ajouter 44,48 volumes d'eau pour obtenir de l'alcool à 60°.

DENSITÉS DES GAZ ET DE QUELQUES VAPEURS

GAZ ET VAPEURS.	FORMULES	POIDS molécul.	DENSITÉS Air = 1.	POIDS du litre en gr. à zéro.
Oxygène..................	O^2	32	1.056	1.430
Hydrogène................	H^2	2	0.06926	0.08958
Azote....................	Az^2	28	0.9714	1.256
Chlore	Cl^2	71	2.47	13.18
Brome...................	Br^2	160	5.54	8.96
Iode.....................	I^2	254	8.716	11.30
Mercure.................	Hg	200	6.976	7.16
Acide chlorhydrique........	HCl	36.5	1.278	1.635
— Bromhydrique........	HBr	81	2.71	3 63
— Iodhydrique...	HI	128	4.44	5.73
— Fluorhydrique........	HFl	20	0.693	0 896
— Sulfhydrique	H^2S^2	34	1.171	1.523
Ammoniaque..............	AzH^3	17	0 597	0.761
Hydrogène phosphoré......	PhH^3	34	1.214	1.52
— arsénié...........	AsH^3	78	2.695	3.49
Protoxyde d'azote....	Az^2O^2	44	1.527	1.971
Bioxyde d'azote...........	AzO^2	30	1.039	1.343
Acide azoteux..............	Az^2O^6	76	2.63	3.40
Peroxyde d'azote...........	AzO^4	46	1.57 (200°)	2.06
Acide sulfureux............	S^2O^4	64	2.25	2.87
Oxyde de carbone.........	C^2O^2	28	0.968	1.254
Acide carbonique..........	C^2O^4	44	1 529	1.9774
— hypochloreux	Cl^2O^2	87	3.02	3 90
Oxychlorure de carbone.....	$C^2O^2Cl^2$	99	3.46	4.43
Chlorure de méthyle........	C^2H^3Cl	50.5	1.738	2.261
— d'éthyle.........	C^4H^5Cl	64.5	2.219	2.889
— de bore..........	$BoCl^3$	117.5	3.94	5.26
Fluorure de bore..........	$BoFl^3$	68	2.31	3.05
— de silicium........	$SiFl^4$	104	3.60	4.66
Formène.................	C^2H^4	16	0.558	0.716
Hydrure d'éthyle	C^4H^6	30	1.075	1 343
Éthylène.................	C^4H^4	28	0.971	1.254
Acétylène................	C^4H^2	26	0.91	1.165
Cyanogène................	C^4Az^2	52	1.806	2.330
Acide cyanhydrique........	C^2AzH	27	0.948	1.210
Chlorure de cyanogène......	C^2AzCl	61.5	2.131	2.755
Air atmosphérique.........	»	14.4	1	1.2932
Vapeur d'eau.............	H^2O^2	18	0.622	0.896

COEFFICIENTS DE DILATATION

DU VERRE, DU MERCURE ET DE QUELQUES LIQUIDES EMPLOYÉS A DES USAGES
PHARMACEUTIQUES OU MÉDICAUX (A ZÉRO ET AU POINT D'ÉBULLITION)

Verre ordinaire..........................	de zéro à 50°	0.000026
	— à 100°	0.000027
	— à 150°	0.00028
	— à 200°	0.00029
Cristal de Choisy-le-Roi..................	de zéro à 50°	0.0000227
	— à 100°	0.0000228
	— à 150°	0.000023
	— à 200°	0.0000231
Mercure..............................	de zéro à 50°	0.000180
	— à 100°	0.000181
	— à 150°	0.000182
	— à 200°	0.000184
Acide cyanhydrique	à zéro	0.0018
	à 25°	0.0025
Alcool absolu...........................	à 78°3	0.0010
		0.0013
Alcool méthylique.......................	à zéro	0.0012
	à 63°	0.0015
Alcool amylique.........................	à zéro	0.0009
	à 131°8	0.0016
Brome................................	à zéro	0.0010
	à 63°	0.0013
Chloroforme.............	à zéro	0.0011
	à 63°5	0.0015
Eau distillée......................	à zéro	0.00006
	à 100°	0.00044
Essence de térébenthine.....	à zéro	0.0009
	à 161°	0.0013
Éther bromhydrique.................	à zéro	0.0018
	à 35°5	0.0015
Éther chlorhydrique.....................	à zéro	0.0015
	à 13°	0.0016
Éther iodhydrique	à zéro	0.0011
	à 70°	0.0915
Éther ordinaire........................	à zéro	0.0015
	à 35°4	0.0018
Sulfure de carbone......................	à zéro	0.0011
	à 47°9	0.0014

POINTS DE FUSION DES SOLIDES SUIVANTS

Noms des substances.	Températures de fusion.
Acide acétique cristallisé	16°
Chlorure de calcium hydraté et cristallisé	29°
Beurre ordinaire	30°
— de cacao	30°
— de muscade	31°
Phosphore	44°
Blanc de baleine	49°
Suif de mouton	51°
Potassium	55°
Cire jaune	63°
— blanche	64°
Sodium	90°
Atropine	90°
Alliage de D'Arcet	94°
Brucine	105°
Iode	107°
Vératrine	115°
Soufre	115°
Salicine	120°
Acide benzoïque	120°
Quinine hydratée à 6 éq. d'eau	120°
Santonine	136°
Cholestérine	137°
Codéine	150°
Sucre candi	160°
Quinidine	160°
Cinchonine	165°
Mannite	166°
Narcotine	170°
Camphre du Japon	175°
Acide tartrique	175°
Nitrate d'argent	198°
Étain	235°
Bismuth	265°
Plomb	335°
Nitrate de potasse	350°
Zinc	450°
Aluminium (rouge)	»
Argent (rouge vif)	1000°
Cuivre	1050°
Or	1250°
Fer (blanc éblouissant)	1500°
Cobalt	1600° (?)
Nickel	1600° (?)
Platine	2000° (?)
Iridium	2500° (?)

TEMPÉRATURES D'EBULLITION

DES LIQUIDES SUIVANTS

Eau...................................	100°
Alcool absolu..........................	78°.4
Éther pur..............................	35°.5
Acide cyanhydrique....................	26°.5
Sulfure de carbone....................	48°
Chloroforme...........................	60°.8
Éther acétique........................	74°
Benzine...............................	80°.8
Sirop de sucre........................	105°
Acide acétique cristallisable.........	120°
Acide nitrique à 4 éq. d'eau..........	125°
Essence de térébenthine..............	155°
— de citron........................	170°
Dissolution saturée de chlorure de sodium.....	109°.7
— — de chlorhydrate d'ammoniaque	114°.2
— — de nitrate de potassium.....	115°.9
— — de nitrate de sodium........	121°
— — de carbonate de potassium..	135°
— — de nitrate de chaux........	151°
— — de chlorure de calcium......	179°
Acide sulfurique concentré............	325°
Mercure...............................	350°
Soufre................................	440°
Potassium et sodium (au rouge)........	»
Cadmium	860°
Zinc..................................	1040°
Magnésium, vers.......................	1040°

SOLUBILITÉ DES GAZ

COEFFICIENTS D'ABSORPTION CALCULÉS POUR 0, 4°, 10°, 15° ET 20°

(Bunsen et Carius.)

NOMS DES GAZ		0°	4°	10°	15°	20°
Azote........ dans	Eau...	0.02835	0.01838	0.01607	0.01478	0.01403
	Alcool.	0.12634	0.12476	0.12276	0.12142	0.12038
Hydrogène.........	Eau...	0.01930	0.01930	0.01930	0.01930	0.01930
	Alcool.	0.06925	0.06867	0.06786	0.06725	0.06668
Oxygène..........	Eau...	0.04114	0.03717	0.03250	0.02989	0.02838
	Alcool.	0.28397	0.28397	0.028397	0.028397	0.028397
Acide carbonique...	Eau...	1.7987	1.5126	1.1847	1.0020	0.9014
	Alcool.	4.3295	3.9736	3.5140	3.1993	2.9465
Oxyde de carbone..	Eau...	0.03287	0.02987	0.02635	0.02432	0.02312
	Alcool.	0.02044	0.02044	0.02044	0.02044	0.02044
Protoxyde d'azote..	Eau...	1.3052	1.1346	0.9196	0.7778	0.67
	Alcool.	4.1780	3.9085	3.5408	3.2678	3.0253
Bioxyde d'azote.....	Alcool.	0.31606	0.3029	0.2861	0.2748	0.2659
Gaz des marais.....	Eau...	0.05449	0.04993	0.04372	0.03909	0.03499
	Alcool.	0.52259	0.51135	0.49535	0.4828	0.47096
Gaz oléfiant........	Eau...	0.2568	0.2227	0.1837	0.1615	0.1488
	Alcool.	3.595	3.375	3.0859	2.8825	2.7131
Hydrure d'éthylène.	Eau...	0.0874	0.0748	0.0599	0.0508	0.0447
Hydrure de butylène.	Eau...	0.03147	0.0277	0.02355	0.02147	0.02065
Hydrogène sulfuré..	Eau...	4.3706	4.0442	3.5858	3.2326	2.9053
Acide sulfureux....	Eau...	79.789	69.828	56.647	47.276	39.874
	Alcool.	328.62	265.81	190.31	144.55	114.48
Ammoniaque.......	Eau...	1049.6	941.9	812.8	727.2	654
Air..............	Eau...	0.02471	0.02237	0.01953	0.01795	0.01704

MÉLANGES RÉFRIGÉRANTS

MÉLANGES RÉFRIGÉRANTS DE LIQUIDES ET DE SELS

MÉLANGES.	PARTIES.	TEMPÉRATURE obtenue
Eau...	10	
Azotate de potassium...........................	6	— 5°
Chlorhydrate d'ammoniaque....	6	
Sulfate de soude cristallisé......................	4.5	
Sulfate de soude cristallisé......................	4	— 8°
Acide sulfurique à 41° B........................	3	
Azotate de potassium pulvérisé..................	5	
Eau...	16	— 12°
Sel ammoniaque pulvérisé.......................	5	
Eau...	1	— 16°
Azotate d'ammoniaque pulvérisé................	1	
Acide chlorhydrique............................	5	— 18°
Sulfate de Sodium pulvérisé....................	8	

MÉLANGES DE NEIGE ET DE SEL A 0°

MÉLANGES	PARTIES	TEMPÉRATURE
Neige...	1	— 18°
Chlorure de Sodium............................	1	
Neige...	2	— 33°
Acide sulfurique avec un demi vol. d'eau.........	1	
Neige refroidie à — 18°.........................	1	— 55°
Chlorure de calcium pulv. refroidi à — 18°.......	2	

POUVOIRS ROTATOIRES

DES CORPS DISSOUS OU LIQUIDES EMPLOYÉS EN PHARMACIE

Formule $[\alpha]x = \dfrac{\alpha\nu}{l\pi}$

ou : $[\alpha]x = \dfrac{\alpha}{ld} \times \dfrac{\rho}{\pi}$

α, Angle observé.
π, poids de la substance.
ν, volume de la solution.
ρ, poids de la solution et d sa densité.

SUBSTANCES ACTIVES	(x)	[α]	SUBSTANCES ACTIVES [1]	(x)	[α]
			— Néroli	j	+ 10.2
			— Portugal	j	+105.2
MATIÈRES SUCRÉES			— Romarin	j	+ 14.7
Eucalyne	j	+ 85	-- Santal	j	— 24.3
Galactose	j	+ 83.3	— Sassafras	j	+ 2.4
Glucose	j	+ 56	— Sauge	j	— 8.9
Isodulcite	j	+ 7.6	— Térébenthine	j	— 43.5
Lactose	j	+ 60.2	— Thym	j	— 11.2
Lévulose à 15°	j	—106	Baume de Copahu	j	— 25.8
— à 90°	j	— 53	**HUILES FIXES**		
Mannite (G. Bouchardat)	D	— 0.15			
Mélézitose	j	+ 94.1	Huiles grasses	»	0
Mélitose	j	+102	Huiles de ricins	r	+ 4.8
Pinite	j	+ 58.6	**ACIDES ORGANIQUES**		
Quercite	j	+ 53.59			
Saccharose	j	+ 73.8	Acide aspartique, solution acide	ts	+ 27.68
Sorbine	j	— 46 9	— solution alcaline { NaHo²	j	— 2.2
Tréhalose	j	+2.0	{ AzH⁴	j	— 11.67
MATIÈRES GOMMEUSES			Acide camphorique		+ 38.9
			— Glutamique		+ 34.7
Amidon soluble	j	+221	— Glycocholique	D	+ 29
Arabine	j	— 36	— Malique		— 50
Dextrine	j	+138.7	— Tartrique		— 9.6
Inuline	j	— .4	— Taurocholique	j	+ 25.3
MATIÈRES NEUTRES			**ALCALOÏDES**		
Amygdaline	j	— 46.3			
Asparagine	j	+ 35	Atropine	j	— 14.5
Digitaline	j	— 39.1	Aconitine		— 8.6
Phloridzine	j	— 39.9	Brucine		— 79.7
Picrotoxine	j	— 36.6	Cicutine		+ 20.7
Salicine	j	— 72.8	Cinchonidine, en solution al-		
Santonine	j	—230	coolique		—144.61
Cholestérine	D	— 31.59	Cinchonidine, en sol. alc. + HCl		—190.4
Hématoxyline	j	+ 92.	Codéine, en sol. alc.		—118.2
HUILES VOLATILES			Igasurine		— 62.9
			Morphine, en sol. alc. +HCl..	r	+ 88.04
Camphre du Japon	j	+ 47.4	Narcéine, en sol. alc		— 6.7
— de Bornéo	j	+ 33.4	Narcotine, en sol. alc		—130
— de Succin	j	+ 4.5	Nicotine	r	— 93.5
— Gauche	j	— 47.4	Quinidine (Pasteur)		+250.75
Ess. de Bergamotte	j	+ 18.4	Quinine, en sol. alc	r	—126.7
— Camomille	j	+ 48.8	Cinchonidine (Pasteur)		—144.61
— Carvi	j	+ 87.3	Strychnine	r	—132.7
— Cédrat	j	+ 88.8	Sulfate de Cinchonine		+259.5
— Citron	j	+ 87	— de quinine, eau acidulée légt	r	—147.74
— Copahu	j	— 17.5	Chlorhydrate de morphine		—114.8
— Fenouil	j	+ 8.1	**MATIÈRES ALBUMINOÏDES**		
— Genièvre	j	— 14.8			
— Lavande	j	— 21.2	Albumine de l'œuf	D	— 35.5
— Menthe	j	— 34.3	— en sol. alcaline	D	— 47
— Menthe (France)	j	— 14.3	— du sang (sérine)	D	— 56
— Menthe Pouliot	j	+ 25.1	— en sol. alcaline	D	— 86
— Muscades	j	— 34.3	— en sol. HCl	D	— 71

1. Le pouvoir rotatoire [α] se rapporte à la teinte sensible (ts) ou au rayon jaune (j) r, rayon rouge. — D, raie de Fraunhofer.

DIMENSIONS

DES GLOBULES DU SANG ET DES GLOBULES D'AMIDON

I. GLOBULES CIRCULAIRES	Diamètre en millim.	II. GLOBULES ELLIPTIQUES	Grand diamètre	Petit Diamètre
I. GLOBULES DU SANG				
Escargot de vigne............	0.010	Salamandre.	0.033	0.018
Homme.....................	0.008	Grenouille commune...	0.022	0.013
Singe, chien, lapin.........	0.007	Tortue terrestre.......	0.021	0.012
Cochon, cochon d'Inde........	0.007	Couleuvre............	0.020	0.010
Ane, chat, souris...........	0.006	Vipère..............	0.017	0.010
Chamois, cerf...............	0.005	Lézard gris..........	0.015	0.009
Cheval, bœuf, mulet.........	0.003	Pigeon, dinde, canard..	0.013	0.010
Mouton, chèvre	0.003	Poulet, oie, moineau...	0.012	0.010
Oreillard	0.003	Dromadaire, alpaga....	0.008	0.004
II. GLOBULES D'AMIDON				
Colombo (racine)............	0.180	Maïs gros.................		0.030
Canna (rhizome).............	0.175	Sorgho rouge (fruits)........		0.030
Arrow-root (rhizome)........	0.140	Cactus brasiliensis (tige).......		0.020
Pomme de terre.............	0.140	Rhubarbe..................		0.015
Lis (bulbes)................	0.115	Globbs nutans (Pollen)........		0.015
Oxalis crenata (tubercules).....	0100	Millet (panicum italicum)......		0.010
Sagou.....................	0.075	Nopal (cactus opuntia)........		0.010
Fèves grosses (graines).......	0.070	Ailanthe (écorce)............		0.008
Lentilles...................	0.067	Panais (racine)...............		0.007
Haricots...................	0.063	Betterave..................		0.004
Pois gros..................	0.050	Cardamome (grand)..........		0.003
Blé blanc..................	0.050	Cardamome (petit)		0.003
Patates (tubercules)..........	0.045	Chenopodium quinoa.........		
Salep (tubercules)...........	0.045	(Petit riz).................		0.002

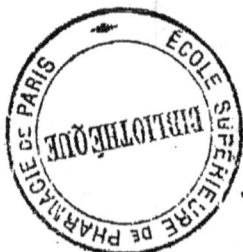

FIN

TABLE DES AUTEURS

TABLE GÉNÉRALE ALPHABÉTIQUE DES MATIÈRES

ÉCOLE SUPÉRIEURE DE PHARMACIE DE PARIS — BIBLIOTHÈQUE

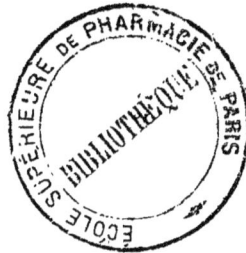

FIN DE LA TABLE GÉNÉRALE ALPHABÉTIQUE DES MATIÈRES

PARIS. — IMPRIMERIE ÉMILE MARTINET, RUE MIGNON, 2.

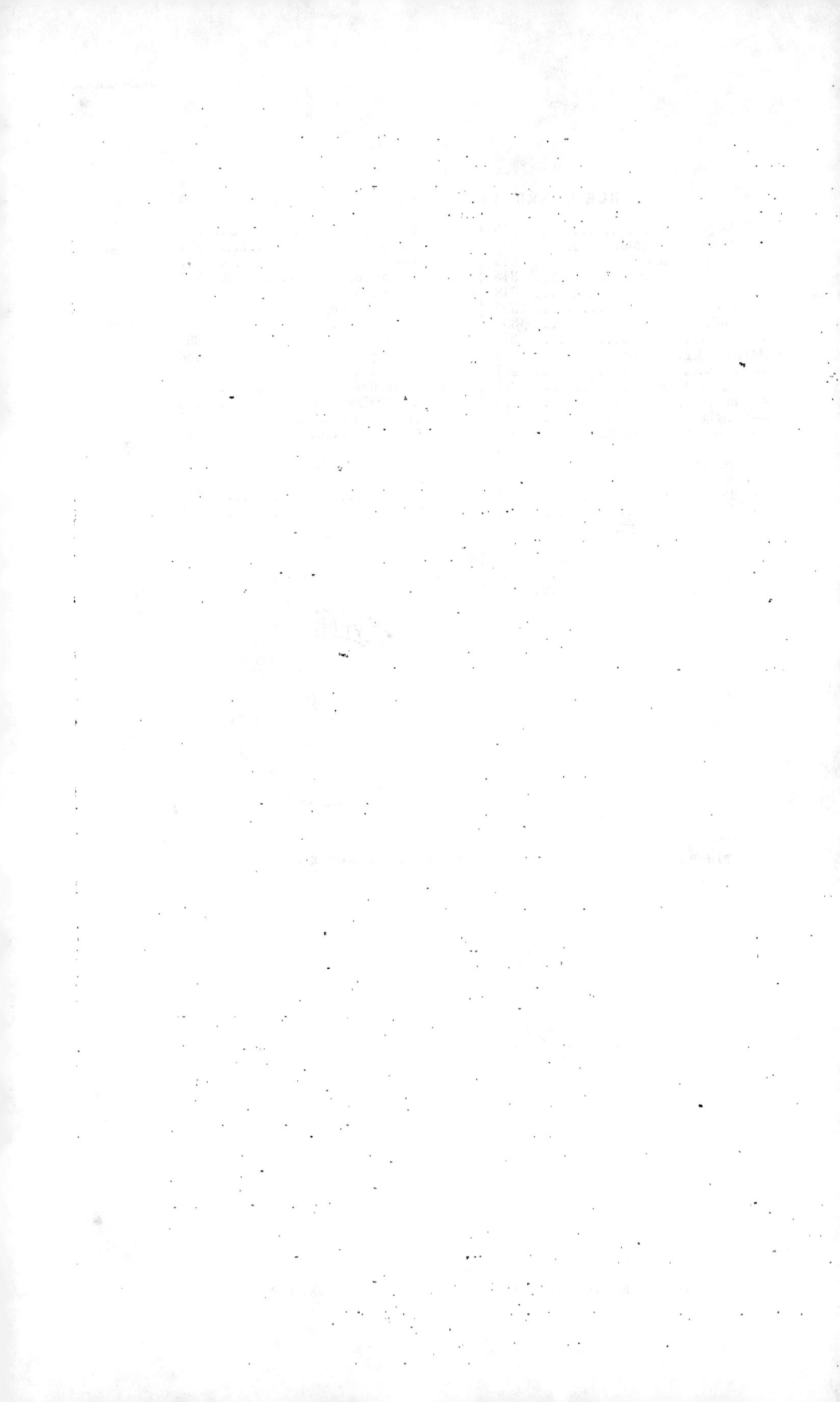

www.ingramcontent.com/pod-product-compliance
Lightning Source LLC
Chambersburg PA
CBHW060442240326
41598CB00087B/2142